专科护理实践与临床解读

ZHUANKE HULI SHIJIAN YU
LINCHUANG JIEDU

主编 魏 然 秦金凤 牛冬梅 邱利慧
郭玉红 聂 霞 王 黎

黑龙江科学技术出版社

图书在版编目(CIP)数据

专科护理实践与临床解读 / 魏然等主编. -- 哈尔滨：
黑龙江科学技术出版社，2022.7

ISBN 978-7-5719-1502-5

Ⅰ．①专… Ⅱ．①魏… Ⅲ．①护理学 Ⅳ．①R47

中国版本图书馆CIP数据核字（2022）第121708号

专科护理实践与临床解读
ZHUANKE HULI SHIJIAN YU LINCHUANG JIEDU

主　　编	魏　然　秦金凤　牛冬梅　邱利慧　郭玉红　聂　霞　王　黎
责任编辑	包金丹
封面设计	宗　宁
出　　版	黑龙江科学技术出版社
	地址：哈尔滨市南岗区公安街70-2号　邮编：150007
	电话：（0451）53642106　传真：（0451）53642143
	网址：www.lkcbs.cn
发　　行	全国新华书店
印　　刷	哈尔滨双华印刷有限公司
开　　本	787 mm×1092 mm　1/16
印　　张	27.5
字　　数	694千字
版　　次	2022年7月第1版
印　　次	2023年1月第1次印刷
书　　号	ISBN 978-7-5719-1502-5
定　　价	198.00元

编委会

主　编

魏　然　秦金凤　牛冬梅　邱利慧

郭玉红　聂　霞　王　黎

副主编

许　艳　刘春霞　尹　婷　李玉泽

石　婷　王立华

编　委（按姓氏笔画排序）

王　黎（新疆医科大学附属肿瘤医院）

王立华（山东省庆云县人民医院）

牛冬梅（临清市人民医院）

尹　婷（四川省德阳市人民医院）

石　婷（贵州中医药大学第二附属医院）

刘春霞（济宁市中西医结合医院）

许　艳（江苏省苏北人民医院）

李玉泽（溧阳市人民医院）

邱利慧（山东省滕州市精神卫生中心）

郝　懿（十堰市人民医院）

秦金凤（山东省青岛市市立医院）

聂　霞（泰安市第一人民医院）

郭玉红（菏泽市妇幼保健计划生育服务中心）

魏　然（枣庄市中医医院）

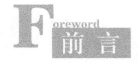

前言

　　随着医学模式、社会模式的转变及现代医学科学技术的快速发展,护理模式、护理观念不断更新,护理服务质量要求涵盖面更加广泛,护理技术也在不断提高。为了跟上时代发展的步伐,护理工作者必须不断学习护理基础知识,掌握更加规范的操作技术和专业技能,更好地为患者提供高质量的护理服务。为帮助广大护理工作者更新护理知识,提升临床专业水平,我们特组织了一批具有丰富临床经验的专家共同编写了《专科护理实践与临床解读》一书。

　　本书以实用性为出发点,首先简单介绍了护理的基础知识,包括护理管理、护理程序和基础护理技术;然后详细阐述了呼吸内科、神经内科、风湿内科、肿瘤内科、神经外科、乳腺外科等科室常见疾病的病因、发病机制、辅助检查、鉴别诊断、治疗、护理措施和护理评估等内容。本书在总结编者多年工作经验的基础上,参考了最新的文献资料,融科学性、系统性、先进性与启发性于一体,内容丰富、条理清晰、重点突出,对提高护理工作的科学化、现代化和规范化水平起着重要的作用。本书适合各级医院的护理工作者参考阅读,也可供护理院校的教育工作者与在校生参考使用。

　　尽管在编撰过程中,各位编者都付出了巨大的努力,对稿件进行了多次认真地修改,但由于编写时间有限、编写经验不足,书中难免存在不足之处,敬请广大读者提出宝贵的意见,以期再版时修正完善。

　　　　　　　　　　　　　　　　　　　　　　　《专科护理实践与临床解读》编委会

　　　　　　　　　　　　　　　　　　　　　　　2022 年 6 月

第一章

护 理 管 理

第一节　护理的发展概况

一、西方护理学的发展

(一)古代护理

1.公元前

自从有了人类便有了护理活动。在古代,人们以自我保护式、互助式、经验式、家庭式等爱抚手段与疾病和死亡作斗争,并无科学根据,医、药、护不分,这种情况持续了数千年。当时的护理记录主要存在于一些文明古国对医疗及护理发展的记录。在埃及,一名叫查脱的医师,提出了王室尸体的埋葬法,即木乃伊制作。受此影响,当时的埃及人已经能够应用各种草药、动物及矿物质制成丸、膏等制剂来治疗疾病,同时也具备了伤口包扎、止血、催吐、灌肠等护理技术。在希腊,医学之父希波克拉底破除了宗教迷信,将医学引入科学发展的轨道,他创造了"体液学说",并教会了人们应用冷热泥等敷法。公元前 1600 年,古印度《吠陀经》即载有内科、外科、妇产科、小儿科等疾病的治疗与护理。

2.公元初期(公元 1—500 年)

公元初年,基督教兴起后逐渐开始了教会对医护一千多年的影响,这个时期主要是以基督教会的宗教意识来安排及组织护理活动。主要从事护理工作的修女没有接受过正规的护理训练,是出于宗教的博爱、济世宗旨认真护理服务对象。当时,在基督教会的赞助下建立了许多医院、救济院、孤儿院、老人院等慈善机构。公元 400 年,基督教会组织修女建立了护理团体,从事护理工作,随后又有一些护理团体成立,使护理组织化、社会化。

3.中世纪

中世纪的护理发展主要以宗教与战争为主题。当时的护理工作环境分为一般医疗机构和以修道院为中心的教会式医疗机构两种。教会式医疗机构遵循一定的护理原则,按照服务对象的病情轻重,将服务对象安排在不同的病房。中世纪后期,护理除重视医疗环境的改善外,还重视护理人员的训练、护理技术的发展、在岗教育、对服务对象的关怀、工作划分等,但护理培训和实践很不正规。

4.文艺复兴时期

文艺复兴时期,医学领域有了长足的进步与发展,比利时医师维萨留斯写了第一部人体解剖学书,英国的威廉·哈维发现了血液循环的原理。相比而言,护理工作仍然停留在中世纪状态,由于护理教育缺乏、宗教改革及工业革命的影响,护理事业落入了长达 200 年的黑暗时期。直到 1576 年,法国天主教神父圣·文森保罗在巴黎成立慈善姊妹会,使得护理逐渐摆脱教会的束缚,成为一种独立的职业。

(二)现代护理

19 世纪后期,欧洲相继开设了一些护士训练班,护理的质量和地位有了一定的提高。1836 年,德国牧师西奥多·弗里德尔在斯瓦茨建立了世界上第一个较为正规的护士训练班。但现代护理学的发展主要是从南丁格尔时代开始的。

1.南丁格尔时期

南丁格尔对护理发展的贡献主要体现在以下方面。

(1)明确了护理学的概念和护士的任务,提出了公共卫生的护理思想,重视服务对象的生理及心理护理,为护理向正规的科学化方向发展提供了基础。

(2)著书立说,分别写了《医院札记》及《护理札记》阐述其基本护理思想。

(3)致力于创办护士学校,将护理作为一门科学的职业,采用了新的教育体制与方法,为正规的护理教育奠定了基础。

(4)创立一整套护理制度,采用系统化的管理方式,在设立医院时先确定相应的政策,要求每个医院必须设立护理部,并由护理部主任来管理护理工作。

(5)其他方面,强调了护理伦理及人道主义护理观念,要求平等对待每位护理对象,不分信仰、种族、贫富。

2.现代护理的形成与发展

19 世纪后,现代护理由职业向专业发展,主要表现在以下方面。

(1)建立完善的护理教育体制:以美国为例,1901 年约翰霍普金斯大学开设了专门的护理课程。1924 年耶鲁大学首先成立护理学院,学生毕业后取得护理学士学位,并于 1929 年开设硕士学位。1964 年加州大学旧金山分校开设了第一个护理博士学位课程。1965 年美国护士协会提出凡是专业护士都应该有学士学位。

(2)护理向专业化方向发展:主要表现在护理理论的研究与探讨,对护理科研的重视与投入,以及各种专业护理团体的形成。

(3)护理管理体制的建立:世界各国相继应用南丁格尔的护理管理模式,并将管理学的原理与技巧应用到护理管理中,强调护理管理中的人性管理,同时指出护理管理的核心是质量管理。

(4)临床护理分科:从 1841 年开始,随着科技的发展及现代治疗手段的进一步提高,护理专业化趋势越发明显,要求也越来越高。在美国,除了传统的内、外、妇、儿、急症等分科外,还有重症监护、职业病、社区及家庭等不同的护理分科。

二、中国护理学的发展

(一)古代护理

中国传统医学的特点是将人看成一个整体,有自己独特的理论体系及治疗方法,医、护、药不分,强调护理及修养的重要性。在中国古代医学书籍中记载了许多护理知识及技术。如《黄帝内经》中提到疾病与饮食调节、心理因素、环境和气候改变的关系,并谈到了要扶正祛邪,即加强自身的抵抗力以防御疾病,同时也提出了"圣人不治已病而治未病"的预防观点。孙思邈《备急千金要方》中提出了凡衣服、巾、枕等不与别人通用的预防观点,并创造了以葱尖去叶,插入尿道的导尿疗法。当时的这些医学观点都没有将护理单独提出。

(二)近代护理

1.西方护理的传入及影响(1840—1919年)

1840年以后,西方医学与护理学借助数量可观的传教士、医师及护士以前所未有的势头传入我国。当时的医院环境、护士教材、护理操作技术规程、护士的培训方法都承袭西方的观点和习惯,形成了欧美式的中国护理专业。1835年广东建立了第一所西医医院,两年后以短期训练班的方法培养护士。1884年,美国第一位来华护士兼传教士麦克尼奇在上海妇孺医院率先开办护士训练班。1888年,美国护士约翰逊女士在福州开办了中国第一所护士学校,开始了较为正规的中国近代护理教育。1912年,中国护士会在牯岭召开的第三次会议决定,统一中国护士学校的课程,规定全国护士统一考试时间并订立章程,同时成立护士教育委员会,促使我国近代护理向初步规范化迈出了开创性的一步。

2.中国近代护理的发展(1920—1949年)

1920年,北平协和医学院与燕京大学、金陵女子文理学院、东吴大学、岭南大学、齐鲁大学等五所大学合办了高等护士专科学校,成为我国第一所培养高等护理人才的学校。1933年政府开办的中央护士学校成立。1936年,教育部成立医学教育委员会,内设医、药、护、牙、助产及卫生等专门委员会,该委员会制定了护理教育课程设置标准、教材大纲等,并要求全国护士学校向教育部办理相关的登记手续。革命战争期间,许多医疗护理工作者满怀激情奔赴革命根据地,护理工作受到党中央的重视和关怀。1931年底在江西汀州开办了中央红色护士学校。1933年前后在延安开办了中央医院、和平医院、边区医院,这些医院造就了大批护理工作者。1941年延安成立了"中华护士学会延安分会"。到1949年全国共建立护士学校183所,有护士3万多人。

(三)现代护理(1949年至今)

1.护理教育

1950年在北京召开了全国第一届卫生工作会议,护理教育被列为中等专业教育之一,并纳入正规教育系统。招生对象为初中毕业生,同时停办高等护理教育。1966—1976年间,护理教育形成断层,全国几乎所有的护士学校全部停办、解散或被迁往边远地区,校舍及各种仪器设备遭到破坏,护理教育基本停滞。1977年,恢复高等院校招生,各医学院校纷纷创办起了护理大专教育。

1983年天津医学院率先在国内开设五年制本科护理专业,学生毕业后获得学士学位。1984年,原国家教育委员会和卫生部(现卫健委)联合召开高等护理专业教育座谈会,明确了高等护理教育的地位和作用,恢复了高等护理教育。1992年北京医科大学、1993年第二军医大学护理系被批准为护理硕士学位授予点。2003年第二军医大学护理系以二级学科独立申报护理博士点,开始培养护理博士生。近20年来,护理教育有了长足的进步与发展,教育层次不断提高,规模不断扩大。截至2006年,全国开展护理本科教育的院校有190余所;2008年底开展护理硕士教育的院校有60余所;2007年有博士教育办学点4所,目前已超过20所。我国已形成了多层次、多渠道的护理学历教育体系。

2.岗位教育及继续教育

自 1979 年始,各医疗单位陆续对护士进行了岗位教育,教育手段主要采用邀请国内外护理专家讲课,选派护理骨干到国内先进的医院进修学习,组织编写有关材料供广大护理人员学习等。

自 1987 年始,国家教育委员会、国家科学技术委员会、国家经济委员会、国家劳动人事部、财政部及中国科学技术学会联合发布了《关于开展大学后继续教育的暂行规定》。之后国家人事部又颁发了相应的文件,规定了继续教育的要求。1996 年,卫生部(现卫健委)继续医学教育委员会正式成立。1997 年,卫生部(现卫健委)继续教育委员会护理学组成立,标志着我国的护理学继续教育正式纳入国家规范化的管理。1997 年,中华护理学会在无锡召开了继续教育座谈会,制定了护理继续教育的规章制度及学分授予办法,使护理继续教育更加制度化、规范化、标准化。

3.临床护理工作方面

自 1950 年以来,我国临床护理工作一直受传统医学模式的影响,实行的是以疾病为中心的护理服务。护理人员主要在医院从事护理工作,医护分工明确,护士为医师的助手,处于从属的地位,临床护理规范是以疾病的诊断及治疗为中心而制定的。1979 年以后,由于加强了国内外的学术交流,加上医学模式的转变,护理人员积极探讨以人的健康为中心的整体护理。同时护理的范围也不断扩大,护理人员开始在社区及其他的卫生机构开展护理服务。

4.国内外学术交流及其他方面

随着改革开放的不断深入,美国、加拿大、澳大利亚、日本、泰国、新加坡等国家的护理专家纷纷来华讲学或进行学术交流。各高等院校的护理系或学院也加强了与国外护理界的学术交流及访问,国家及各地每年选定一定数量的护理人员去国外进修或攻读学位。这些国际交流缩短了我国护理与国外护理之间的差距,提高了我国的护理教育水平及护理质量。

(王　黎)

第二节　护理管理的发展

一、鸦片战争至新中国成立前我国医院护理管理的发展

中国第一所护士学校成立后,教会创办的教会医院里开始有了专门的护士,护理管理也随着护理事业一起进入了现代化进程。1909 年,7 名外国护士和 2 名中国医师筹建了"中国中部看护联合会",随后更名为"中国看护组织联合会",这便是中国护理协会的雏形。1914 年中华护士会第一次全国代表大会在上海召开,从此它成为护理行业的组织者和领导者,在护理发展史上发挥了巨大作用,其历史贡献主要表现:第一,建立了护校注册制度;第二,成立了教育委员会统管护士统一考试;第三,加入了国际护士会;第四,指导组建了全国各地护士分会;第五,出版了护士专业期刊和书籍。

二、1949—1986 年我国护理管理的发展

新中国成立初期,护理管理工作得到了一定发展,我国护理工作者根据患者病情将患者分为

轻、重、危三种情况并提出了与病情相适应的护理方案,形成了早期的分级护理思想。20世纪50年代学习苏联,医院实行科主任负责制,取消护理部,把护理工作置于从属地位,削弱了护理工作的领导,护理工作减速发展。20世纪60年代初期总结了经验教训,恢复了护理部,加强了领导和管理。到1965年,我国护理管理体系自上而下为中央卫生部(现卫健委)医政处,省卫生厅医政处,县、市卫生科(局)。由此,护理行政管理机构初步理顺,加强了对护理工作的领导,为护理工作的全面发展奠定了良好的基础。

1966年至1976年,护理部被彻底取消,护士长地位降低,护理工作几乎无人过问,护理工作质量下降,中国护理事业进入无序状态及历史低谷时期。1978年重新恢复护理部,1979年卫生部(现卫健委)颁发《卫生技术人员职称及晋升条例(试行)》,明确了护士的技术职称级别。1983年中华护理学会和各省、自治区、直辖市的护理学会相继恢复。1985年成立全国护理中心。1986年第一次全国护理工作会议召开,制定了《关于护理队伍建设的五年规划(1986—1990年)》并决定在医政司内成立护理处,护理管理工作开始走向正轨。

三、1987—2005 年我国护理管理的发展

1985年我国正式启动医疗卫生改革,医疗机构根据医疗任务需求,自行设置业务科室和人员数量,公开招聘,择优聘用,护理人员可以自由择业。这导致了公立医院对护理人员准入制度控制不严也不注重护理人才的后续培养,同时还产生优秀护理人员集中在个别待遇好的医疗机构中,基层偏远地区的公立医院招不到优秀的护理人员的结构性问题。1993年国家卫生部颁发了新中国成立以来第一个关于护士的执业和注册的部长令与《中华人民共和国护士管理办法(草案)》,对我国护理管理作出了进一步规范。

四、2005 年至今我国医院护理管理的发展

2005年医疗改革逐渐从市场主导回归到政府主导的道路上来,公立医院逐渐回归公益性。这一定程度上加强了对我国护理发展的管理与规范。2005年起,我国每五年制定全国护理事业发展规划,2008年1月全国人大通过《护士条例》,首次从法律层面明确提出维护护士的合法权益,我国护理事业在国家政策的引导下进入了快速发展的轨道。

（王　黎）

第三节　护理管理的特点

一、护理学的综合性与交叉性

(一)综合性

护理学是以自然科学和社会科学理论为基础的一门综合性应用学科,包含了基础医学、临床医学、预防医学、康复医学,以及管理学、经济学、社会学、美学、伦理学等,是一门以研究如何维护、促进、恢复人类健康,并为人们生老病死这一生命现象的全过程提供全面、系统、整体服务的一级学科。

护理管理学是管理学在护理管理工作中的具体应用,是结合护理工作特点研究护理管理活动的普遍规律、基本原理与方法的一门科学。它既属于专业领域管理学,是卫生事业管理中的重要部分,也是现代护理学的分支学科。护理管理学以护理管理专业知识为主,如护理安全、护理质量、护士长执行力、护士长角色、团队建设、绩效考核、培训教学、护理信息管理、护理科研、个人职业发展等,同时涉及其他管理相关知识如人际沟通、时间管理、品管圈应用、法律法规、心理咨询、经济学、人文伦理、计算机使用等内容,是一门综合性应用学科。

(二)交叉性

护理学交叉性是指由护理学科体系中的一门或一门以上的学科与一门或一门以上的其他学科在研究对象、原理、方法和技术等某些学科要素上跨越原有的学科界限,在一定范围内彼此相交、结合而形成的新的综合理论或系统知识。随着科学技术的发展,护理学科之间表现出既高度细化又高度融合的趋势,通过不同学科之间的交叉渗透占领学术制高点和不断发掘科研创新点,如一方面形成并发展了静疗专科、造口专科、糖尿病专科等高度分化的临床专科;另一方面实践并完善了护理信息学、护理心理学、护理经济学等不同学科交流融合的护理交叉学科。不仅有助于融合不同学科之间的范式,整合学科资源,应对医疗卫生问题的复杂化,提升护理学科的社会服务能力;还有助于打破不同学科之间的壁垒,丰富学科内涵,实现护理学科的可持续性发展,培养高素质复合型护理人才。

护理管理学综合运用多种学科的理论和方法,研究在现有医疗条件下,如何通过各学科交叉融合,合理的组织和配置人、财、物、时间、信息等因素,提高护理服务的水平。护理管理学的交叉性,有利于学科的宽度和深度发展,能够提高护理管理人员的综合素质,培养新时代所需的护理管理人才。

二、护理管理的二重性

专业的护理技术与科学的管理方法是提高护理质量的保障,两者相辅相成,缺一不可。不断革新的护理专业技术和方法让护理理念从"以疾病为中心"过渡到"以人为中心",不仅带来了护理学的历史性飞跃,同时创新和拓展了护理管理模式,最终提高了护理质量。因此,护理管理者必须具备相应的护理学专业技术。

护理管理是现代医院管理的重要组成部分,其管理水平也是医院管理水平的重要体现。在护理专业的历史发展进程中,无论是护理专业的创始人南丁格尔在克里米亚战争中通过环境管理有效降低患者的死亡率,还是近期某三甲大型医院因消毒隔离措施等过程管理环节缺失,导致ICU患者大面积感染甚至死亡的事件,都表明科学管理手段的应用及护理管理方法是发挥护理专业为人类健康服务的作用的重要基础。因此,护理专业是技术与管理的一个有机结合体。

三、护理管理的实践性

护理服务的对象是人,包括基础护理和专科护理等多个层面。护理管理作为护理服务的一个重要方面,也必须在护理工作实践中进行。在护理管理的过程中,其实践范畴包括:运用管理学的基本理论和方法对护理工作的诸要素,如人、财、物、时间、信息等进行科学的管理,并通过管理职能即计划、组织、协调、控制、人力资源管理等以确保护理服务的科学、正确、及时、安全和有效。

四、护理管理的广泛性

(一)护理管理内容广泛

护理管理涉及护理服务的每一个方面、每一个环节,管理的内容包括护理质量管理、组织管理、护理安全管理、护理运营管理、护理人力资源管理、护理教学管理等多个方面。

(二)护理管理所涉及的人员广泛

护理管理包括管理者及各层级护理人员、护生、相关专业医护人员的管理。护理管理者要与医师、医技、后勤、行政管理等部门及患者、家属、单位等多方面发生联系,形成以患者为中心、以护理工作为主体的工作关系,因此协调好这些关系是护理管理的重要内容。在新的医疗形式和医改政策下,护理管理的职能还在不断拓展延伸。护理管理者有义务向各级管理部门提供最真实的临床数据和事实,参与到医疗改革的建设中,以帮助制定更加利于人民健康的政策和规范。因此,参政议政也是护理管理广泛性的重要体现。

五、现代护理管理发展特点

(一)管理创新

管理创新是指企业把新的管理要素(如新的管理方法、新的管理手段、新的管理模式等)或要素组合引入企业管理系统以更有效地实现组织目标的创新活动。在知识经济高速发展的今天,管理创新已成为医院发展的核心竞争力。如何在工作中制订切实可行的步骤改善流程、如何寻求新的方法提高服务质量、如何在员工工作范畴内进行创新活动、如何鼓励团队在日常工作中寻找创新等问题已经成为现代护理管理内容的重中之重。

护理管理者应从"大处着想,小处着手",从护理管理理念、管理机制、流程、内容、方法等几个方面进行工作创新,及时找出存在的问题,提出整改措施,提高管理及服务水平。在创新项目的实际开展过程中,要求护理管理者及项目负责人能采用多部门商讨,多学科交叉,多手段并用,多角度管理,多环节监控,多渠道推动,甚至多中心合作等综合管理模式,找到临床护理与护理创新项目管理的切入点,用有效的判断方法,确定创新的可行性,平衡风险和机会,逐步实现护理服务创新的长久化。

(二)精细化管理

精细化管理是一种理念,一种文化。它是社会分工精细化、服务质量精细化对现代管理的必然要求。现代管理学认为,科学化管理有3个层次:第一个层次是规范化,第二个层次是精细化,第三个层次是个性化。精细化管理也是近年来临床上积极探索的护理管理模式,其主题为"关爱患者、关爱生命",强调"以患者为中心"。精细化护理管理要求护士在护理过程中,充分关注每一项护理细节,具备预见能力,杜绝熟视无睹的危险,消除管理中的死角,及时控制和采取措施,及时发现护理工作中的细节问题,从细节上下功夫,提高护理质量;深入患者,真正了解患者的需要,为患者解决困难,从细节服务上下功夫,从细节上体现护理真情。最终能有效克服传统护理的经验性和盲目性,促使护理人员积极转变护理理念,从被动护理转变为主动护理,改善服务质量,为患者提供全面化、细节化、优质化的护理服务。

(三)信息技术一体化

护理信息系统是指一个由护士和计算机组成,能对护理管理和临床业务技术信息进行收集、存储和处理的系统,是医院信息系统的重要组成部分。包括临床护理信息系统和护理管理信息系统。

护理管理信息系统是医院护理信息系统的重要组成部分,其主要任务是实现对护理活动的规范化、科学化及现代化管理,运用数据来实现对护理活动过程中的全对象、全过程、全方位的管理,其信息主要来源于临床护理信息系统、医院人力系统、财务系统、物资管理系统及医院其他业务管理信息系统。护理管理者利用信息技术手段,及时动态地掌控护理过程中所涉及的所有人、财、物、业务等信息流,利用数据对护理信息资源进行整合和优化配置,辅助临床护理决策,降低护理管理成本,提升护理质量。

随着健康中国上升为国家战略,"健康中国"的蓝图更加清晰,"互联网＋医疗"模式逐步打开。"互联网＋医疗"是互联网在医疗行业的新应用,其包括了以互联网为载体和技术手段的健康教育、医疗信息查询、电子健康档案、疾病风险评估、在线疾病咨询、电子处方、远程会诊、远程治疗和康复等多种形式的健康医疗服务模式。互联网医疗代表了医疗行业新的发展方向,有利于解决中国医疗资源不平衡和人们日益增加的健康医疗需求之间的矛盾,是国家卫生健康委员会积极引导和支持的医疗发展模式。这对护理管理人员的管理能力提出了更高的要求。医院护理管理信息系统正在不断完善和普及,护理管理也逐步向数据化、精细化管理的方向迈进,加快护理管理信息化建设步伐是护理行业发展的必然趋势。

(四)柔性管理

柔性管理是一种"以人为中心"的人性化管理模式,它是在研究人的心理和行为规律的基础上,采用非强制性方式,在员工心目中产生一种潜在的说服力,从而把组织意志变为个人的自觉行动。柔性管理从本质上说是一种对"稳定和变化"进行管理的新方略。柔性管理的最大特点主要在于不是依靠权力影响力,而是依赖于员工的心理过程,依赖于每个员工内心深处激发的主动性、内在潜力和创造精神,因此具有明显的内在驱动性,柔性管理是面向未来的护理管理发展趋势。

(五)分级诊疗制度下的护理管理

"分级诊疗和双向转诊"医疗制度引导了患者合理分流,形成小病、慢性病在社区医院就诊,大病、疑难、危重症患者在城市医院或区域医疗中心诊疗的分布格局,逐步建立起"基层首诊,双向转诊,急慢分治,上下联动"的医疗服务模式。这一新模式使各医疗机构收治疾病种类及疾病严重程度等局面发生改变,相应的对护理需求亦发生改变,护理管理者面临着新的局面和挑战。大型综合性医院护理以收治疑难、急、危、重症患者为主,开展高、精、尖技术的医疗服务,各科室专业、亚专业的发展日益细化和壮大,因此对重症监护、急诊急救和专科护理需求增加;相反,收治常见病、多发病、慢性病的科室将逐渐萎缩,这些专业的护理岗位将逐渐减少,出现护理人员培训转岗现象。与此同时,社区基层医院护理需求增加,医护人员严重缺编,基层医院资源和服务能力不足,如何提高基层护理人员的业务技能,以满足患者优质护理的需求,是护理管理者亟待解决的问题,这也是双向转诊顺利实施的基本保证。分级诊疗后,护理管理应从加强岗位培训、能力提升培训的投入、绩效考核、设备和人员配置等工作入手,避免问题出现后被动管理,制约分级诊疗的进展,制约护理学的发展。

(六)变革管理

当组织成长迟缓,内部不良问题产生,无法适应经营环境的变化时,管理者必须做出组织变革策略,将内部层级、工作流程及文化进行必要的调整与改善,以达到顺利转型。近几年护理在变革管理中进行了诸多转变,如从重视工作、操作实施过程管理向不同层次、多元化管理转变,从一维分散管理向系统管理转变,从重视硬件管理向重视软件信息管理转变,从经验决策向科学决策转变,从短期行为目标向长期目标转变,从守业管理向创新管理转变,从重视监督管理向重视激励因素转变,管理人才从技术型的"硬专家"向"软专家"转变等。以上转变促成新的医疗、护理格局,有助于护理专业迎接新的机遇和挑战。变革管理的模式是动态的,它包括 PDCA 模式、BPR 模式和价值链模式。其中 PDCA 模式是一种循环模式,它包括四个循环往复的过程,即计划(plan)、执行(do)、检查(check)、行动(action),目前 PDCA 循环是护理质量管理最基本的方法,已经广泛应用于医疗和护理领域的各项工作中。

（王　黎）

第四节　护理管理的主要内容

一、护理管理理念与原理

护理管理是医院管理的重要组成部分,也是最基础和最贴近临床实践的管理行为。科学的护理管理理念对实现医院发展目标具有重要意义。无论是以泰勒的"科学管理理论"、法约尔的"管理过程理论"和韦伯的"行政组织理论"为代表的"古典管理科学理论",还是以"人际关系学说""人类需要层次理论"和"人性管理理论"为代表的"行为科学理论",到以"管理过程学派""系统管理学派""决策理论学派""管理科学学派"为代表的现代管理理论,都给护理管理者提供了诸多指引和经验参考。在现代医院的护理管理过程中,基于"系统原理""人本原理""动态原理""效益原理",护理管理者合理联合运用多种管理理论,以实现护理管理的最终目标,促进医院发展。

二、护理管理对象

护理管理对象既遵循管理学的基本原则,也具有其管理的特殊性。护理管理者只有在明确管理对象的前提下,才能够科学运用管理技巧,发挥其管理职能。

(一)人

人是管理的最主要因素,是管理的核心。传统人的管理包括人员的选择、聘任、培养、考核、晋升,现在延伸到人力资源的开发和利用。对于护理管理者而言,管理对象"人"不仅仅是护士,还包括相关专业从业者和患者及其家属。护理管理需要创造护士和相关专业从业者之间的友好、融洽相处的氛围,这是促进团队合作和护理发展的重要保障。患者及其家属是管理对象"人"的其他重要组成,有效的管理措施和行为,能够有效提高临床护理行为的安全性,促进患者康复。

(二)财

财的管理是指对资金的分配和使用,以保证有限的资金产生最大的效益。财的管理应遵守的原则是开源、节流、注重投资效益。护理管理的"财"还包括对患者费用的有效管理,要确保患者费用的准确,避免因费用管理而产生的纠纷隐患,影响医患、护患和谐。

(三)物

物是指设备、材料、仪器、能源等。物的管理应遵循的原则是保证供应、合理配置、物尽其用、检验维修、监督使用、资源共享。护理管理中的"物"还包括药品、各种医疗护理用品等,需要重视对各种医疗用品有效期、安全性、测量仪器准确性等的管理,从而保障患者安全。

(四)时间

时间是最珍贵的资源,它没有弹性,没有替代品。管理者要充分利用好组织系统的时间和自己的时间。在护理管理过程中,有效的时间管理不仅仅体现在个人工作统筹安排上,更多地体现在对护理排班模式探讨、护理工作流程再造、护理方法革新和改进等方面,从而提高对时间的有效利用。

(五)信息

信息是管理活动的媒介。信息的管理包括广泛地收集信息,精确地加工和提取信息,快速准确地传递信息,利用和开发信息。信息管理在护理管理中具有显著的特殊性,即患者信息的隐私保护。基于伦理学的基本法则,患者信息务必处于严密保护中,护理管理作为医院管理的基本单元和一线执行者,具有重要的责任。

三、护理管理职能

管理的五大职能由管理学家法约尔提出,主要是指计划、组织、指挥、协调和控制,而对于护理管理而言,作为医院最基本的管理单元,将从计划、组织、协调、控制、人力资源管理进行分析。

(一)计划

计划是指护理管理者在没有采取行动之前可采用或可实施的方案。计划帮助护理管理者明确待解决的问题或实现已定的工作目标,何时去做、由谁去做、做什么、如何去做等问题。一个好的计划,应具有统一性、连续性、灵活性、精确性等特征。计划有不同的分类体系和方法:根据时间可分为长期计划、中期计划、短期计划;根据内容分为全面计划、单项计划;根据表现形式分为任务计划、目标计划;根据约束力程度分为指令性计划、指导性计划等。在护理管理活动中,护理管理者应根据不同的计划类型,选择适宜的制订计划的方法,包括滚动计划法、关键路径法、组合网络法、线性规划法等,以实现组织管理目标。

目标管理亦称"成果管理"。是以目标为导向,以人为中心,以成果为标准,使组织和个人取得最佳业绩的现代管理方法。管理者在组织员工共同的积极参与下,制定具体的、可行的、能够客观衡量效果的工作目标,并在工作中实行"自我控制",自下而上地保证目标实现,并以共同制定的目标为依据进行检查和评价目标达成情况的管理办法。目标管理与传统管理模式不同,注重人的因素,是参与的、民主的、自我控制的管理制度,是把个人需求与组织目标结合起来的管理制度。在临床工作中,护理管理者应通过集思广益制定护理目标,将目标分解,权力下放,在实施目标管理的过程中,制定绩效考核制度和措施,通过检查、考核、反馈信息,加强对各层级护士目标达成的程度定期评价,并在反馈中强调自查自纠,促进护士更好地发挥自身作用,提高控制目标实现的能力,最终共同努力达成总目标。

项目管理是通过项目相关人的合作,把各种资源应用到项目中,实现项目目标并满足项目相关人的需求。项目管理是对一些成功地达成一系列目标的相关活动的整体检测和管控。包括项目的提出和选择、项目的确定和启动、项目的计划和制定、项目的执行和实施及项目的追踪和控制等五个阶段,项目管理是一个较新的管理模式,为临床护理管理者提供了全新的思路和管理工具,在运用中应重点关注和把握关键问题和要点,以确保实现项目目标。

(二)组织

管理学角度而言,组织有两层含义:一方面,组织为一种机构形式;另一方面,组织则作为一种活动过程。在护理管理职能阐述中,组织将作为一种活动过程而讨论,它指建立工作机构或框架,规定并明确职权范围和工作关系,并组织必要的资源力量去执行既定的计划,以实现管理目标而采取行动的全过程。组织应遵循统一指挥、能级对应、职权匹配、分工协作等基本原则。医院护理管理过程中,根据任务或计划类型建立组织框架,如三级护理管理体系(护理部－科护士长－护士长),并明确各层级人员的职责,然后基于明确、具体、可操作、可考核的原则分解管理目标,最后根据需要调用包括人力、财力、物力等各方资源合理分配和利用以实现医院发展目标。组织文化的建立是组织行为中的重要部分。组织文化对护理团队的发展具有重要意义,护理管理者应根据组织发展需要,建设适合的组织文化,以达到激励下属共同努力实现组织目标和愿景的目的。

从 20 世纪 90 年代末开始,我国学者已经着手对医院管理流程进行研究,尝试医院流程再造。近年来,护理管理者也开始将流程再造应用于各种护理领域,在现代医院管理工作中,对护理流程进行优化,根据医疗市场和患者需求,重新整合护理服务资源,从患者、竞争、市场变化的顺应性上对服务流程、组织管理经营、文化等进行彻底变革,以优化护理工作流程,改善护理服务效果、效能和效益,使护理服务增值最佳化。具体来说护理流程再造是对原有护理工作流程的薄弱、隐患、不切合实际的环节业务进行流程再造,对不完善的工作流程实施重建;通过对原工作环节进行整合、重组、删减等,形成以提高整体护理效益、减少医疗意外为核心的护理过程。护理流程再造包括护理业务流程的优化、组织结构的调整、人力资源的重新配置和整合资源,遵循"规范－创新－再规范－再创新"的管理思路,用"扬弃"的观点,不断审核各自专业的工作护理流程再造,支撑着医院核心竞争力,改变护理管理者的观念,改进护理人员整体服务意识,提高护理工作效率,提升患者满意度,降低成本从而推动医院发展。实施护理流程再造是医院管理创新的具体体现,是对组织的资源进行有效整合以达成组织既定目标与责任的动态性创造活动。

(三)协调

协调是护理管理者为有效实现组织既定目标,将各项管理活动进行调节,使之统一,保证各部门、各科室、各环节之间配合默契。协调的本质就是让事情和行动都有合适的比例,方法适应目的。有效协调的组织的特征包括每个部门都与其他部门保持一致、各部门都了解并理解自身的任务、各部门的计划可随情况而动态调整。协调按照执行范围可分为组织内部协调和组织外部协调,按照执行方向可分为平面协调、对下协调、对上协调,按照组织性质可分为正式组织协调和非正式组织协调,按照执行对象和内容可分为人际关系协调、资源协调、利益协调和环境协调。

护理管理者在协调各类事务的过程中,应遵循内部与外部的医护技患管全员参与、成员相互尊重、成员直接接触、正式并有效处理冲突、原则性与灵活性相结合、准确定位与心理调适等原则,以实现组织管理目标。建立相互信任的基础,增进信任感和亲切感,在管理中统一思想、认清目标、体会各自的责任和义务,柔性化管理,营造和谐的工作氛围。

在互联网信息技术高速普及的今天,如何协调信息平台下的医患沟通与冲突已成为护理管理者不可回避的问题。社交网络的出现为医患双方交流提供了一种全新的沟通渠道。广为人知的社交网络如微信、微博、QQ 等,这些信息沟通平台一方面可以发挥巨大优势,但同时也存在一些劣势。网络的开放性和法律约束的缺失,网络信息的发布虽及时但却难以避免片面性和随意性。有些事件未经证实就被网络媒体或网友发布在社交平台上,尤其是一些关于医患关系的不实报道,一经发布,很快会被网友转载跟帖,激起大众的负面情绪。这种对医患关系负面的舆论导向与评价在潜移默化中会给大众留下负面印象,不利于医患关系的缓和。由于医学是一门专业性很强的学科,没有充分的理论知识,很难了解一个疾病的病情发展及治疗方法,所以患者往往处于信息不对称的被动地位,医患信息不对称也会影响医患沟通效果,进而影响医患关系。作为护理管理者,应顺应时代发展,重视网络信息平台的学习运用及搭建,加强与病患及家属的有效信息沟通,及时消除误解、缓和矛盾。同时也可以充分发挥社交网络的优势,通过网络平台构建新型医患交流和信息传播渠道,提升医患沟通效果,普及医学知识,有助于医患关系的和谐发展。

(四)控制

控制是护理管理者按照计划标准衡量、检查实施工作是否与既定计划要求和标准相符,而采取的必要的纠正行动,以确保计划目标的实现。控制的对象可以是人,也可以是活动本身。护理管理活动涉及医院运行的各个方面,因此控制方法也有多种可运用。包括护理管理者在计划实施前,对将要实施过程中出现的各种可能风险、偏差进行纠正行动,以保证计划目标的实现的预先控制,即前馈控制;护理管理者到护理活动中指挥工作进行的现场控制,即同步控制;护理管理者根据结果与计划标准进行比较、分析,总结经验或失误的原因,指导下一步工作的结果控制,即反馈控制。

预算控制是组织中使用最为广泛和有效的控制手段,它通过制定各项工作的财务支持标准,对照该定量标准进行比较和衡量,并纠正偏差,以确保经营财务目标的实现。预算控制的优点表现在:能够把整个组织内所有部门的活动用可以考核的数量化方式表现出来,非常方便衡量、检查、考核和评价;能够帮助管理者对组织的各项活动进行统筹安排,有效地协调各种资源。但过多地根据预算数字来苛求计划会导致控制缺乏灵活性,过多的费用支出预算,可能会让管理者失去管理部门所有自由,有可能造成管理者仅忙于编制、分析,忽视非量化的信息。

成本控制是根据一定时期预先建立的成本管理目标,由成本控制主体在其职权范围内,在生产耗费发生以前和成本控制过程中,对各种影响成本的因素和条件采取的一系列预防和调节措施,以保证成本管理目标实现的管理行为。护理成本控制是指按照既定的成本目标,对构成护理成本的一切耗费进行严格的计算、考核和监督,及时揭示偏差,并采取有效措施,纠正偏差,使成本被限制在预定的目标范围之内的管理行为。我国护理成本核算组织管理体系、内容和核算方法都有待完善,目前缺乏合理的护理价格和收费标准,使护理服务价值难以得到真正的体现,从而影响人力资源配置。

护理质量管理是护理管理的核心,也是护理管理的重要职能和永恒的主题。其按照护理质量形成的过程和规律,对构成护理质量的各要素进行计划、组织、协调和控制,以保证护理工作达到规定的标准和满足服务对象需要的活动过程。常用的护理质量管理方法有 PDCA 循环、品管圈、追踪法、六西格玛和临床路径等。

(五)人力资源管理

人力资源管理是指管理者根据组织内部的人力资源供需状况所进行的人员选择、培训、使用、评价的活动过程,目的是保证组织任务的顺利完成。护理人力资源管理是通过选聘、培训、考评、激励、提升等多种管理措施,对护理人员和相应的事件进行合理安排,以达到调动护士积极性,使其个人潜能得以发挥到最大限度,减低护理人员人力成本,提高组织工作效率,从而实现组织目标的工作过程。护理人力资源管理的目的是建立科学、具有识别筛选功能的护士招聘和选留体系,促进护理人力资源的开发,为医院的持续、健康发展提供动力。在护理人力资源管理过程中,应遵循职务要求明确、责权利一致、公平竞争、用人之长、系统管理等基本原则。

变革、引领、创新是当今世界的三大强音,随着我国经济水平的提高和社会发展的进步,人民健康已上升至战略地位。现代护理管理的内涵还在不断拓展。本章还将详细介绍现代护理管理的发展与面临的挑战、现代医院护理人力资源管理、现代医院的病房与护理单元的管理,以及现代医院护理工作模式与管理等内容。管理者需要科学地学习并应用在科室整体运作中,保证护理质量安全,在完成临床护理工作的同时还应承担培训及引领协助团队开展科研工作,使护理管理内涵深度与广度不断得到延伸。

护理管理队伍决定着整个护理专业的前途。护理改革任重而道远。在机遇与挑战面前,我们要敢于变革,善于引领,勤于创新,齐心协力,团结一心,使我国的护理事业再攀新的高峰。

（王　黎）

第五节　护理管理的发展趋势

随着科学技术的高度发展、知识经济的到来,以及护理观念的更新和转变,我国护理事业取得了长足的发展与进步。与此同时,经广大护理工作者的不懈努力,积累了宝贵的护理经验,为加快护理事业发展提供了丰富的实践基础。目前,护理工作受到国家的高度重视,为加快护理事业发展提供了良好的社会基础。加强科学管理、提高管理效率,促进护理事业发展适应社会经济发展和人民群众健康服务需求不断提高的要求,是护理管理未来发展的方向。

一、护理管理队伍专业化

随着护理学的发展与进步,发达国家高级护理实践领域的实践与发展,推动了护理学科的专业化进程。在医院护理管理改革中,培养和建设一支政策水平较高、管理能力强、综合素质优的护理管理专业化队伍是未来的趋势。各级医疗服务机构应进一步理顺护理管理的职能,按照"统一、精简、高效"的原则,建立完善的责权统一、职责明确、精简高效、领导有力的护理管理体制及运行机制,提高护理管理的科学化、专业化和精细化水平,以适应现代医院和临床护理工作发展的需要。

二、管理手段信息化

随着信息技术在护理管理中的广泛运用,加快了护理管理的现代化进程。护理信息系统的建立和完善改变了传统的护理工作模式,在护理质量管理、人力资源管理、物资管理、教育培训及患者安全管理等方面取得了很大成效,对贯彻"以患者为中心"的护理理念,提高护理质量,促进护理管理的科学化、规范化具有重要意义。

管理者要在医院信息系统建设的基础上进一步发展护理信息系统,用科学管理的思想指导和设计护理信息管理系统,建立以护理管理为核心的数据库,实现包括患者识别、医嘱处理、病情观察、危机预警、护理绩效、考核评价、统计查询、质量控制等多功能、广覆盖的护理管理网络,为护理管理者科学决策提供客观准确的数据。

近年来全国大型综合医院建立了电子病历、移动查房系统、床旁护理移动系统等医疗信息化平台,加速了护理信息的共享和护理技术的优势互补,为护理信息在护理管理中的应用提供了广阔的空间,同时也为医院的发展和护理管理工作带来了新的挑战。如何充分利用护理信息系统的功能,合理设定管理指标,在护理绩效管理、岗位管理、人力资源管理、护理质量管理等方面更好地发挥护理管理的职能,为科学预测和正确决策提供客观依据,促进临床护理的变革,提高护理管理效能,成为护理管理者面临的新课题。

三、管理方法人性化

随着管理有效性研究的深入,制度管理开始进入人性化管理的时代。护理管理者需要不断更新管理理念和管理模式,树立人本观念,构建多元的护理组织文化,适应不同护理人员管理的需要,在人文理论的指导下,将科学、人性、和谐的思想用于管理之中,最大限度地发挥管理效益,提高护理专业的核心竞争力。在护理管理过程中,要关注护理人员的成长与发展,创造能够使护理人员得到发展的良好机制和环境,其中包括实行民主管理、参与管理、建立平等的竞争机制,合理配置护理人力资源,基于护理人员发展的绩效评估等制度和措施,提高护理人员职业满意度,激发护士的服务潜能,提升护理的服务品质。

四、管理研究科学化

当前国际护理科学研究水平逐渐提高,学科特征明显,呈现出研究范围扩大、研究问题深化和研究手段多样化的特点。护理管理的要素具体涉及护理人员、劳动生产率、护理成本核算、物资管理、时间分配等各方面,这些可变因素都会因医院内外环境的变化而变化,给护理管理和决策带来一系列问题和挑战。为了适应日益变革的护理管理体制和履行多元的护理管理者角色,护理管理者需要从经验型管理转向科学型管理,不仅应具备科研思维和技能,科学决策,还应具备管理技能,促进决策方案的有效实施。随着护理管理理念的不断发展,多学科知识的交叉与融合将成为研究的趋势。护理管理研究将突破学科间的传统界限,促进学科间的相互渗透,以获得创新性成果,最终实现管理的标准化、专业化、科学化、现代化。

五、管理工作多样化

随着护理事业的发展与进步及社会环境的变化,护理工作的发展面临着新的机遇与挑战,增加了护理管理工作的多样性。在护理事业发展过程中,护理工作的国际化与市场化已成护理发展的新趋势。护理专业目标国际化、职能范围国际化、管理国际化、人才流动国际化、教育国际化,以及跨国护理援助和护理合作的增多,为护理管理工作提出了新的要求。同时,随着市场经济的发展,市场竞争的日益激烈,医疗改革带来的护理体制变革和相应政策的推行,护理工作将被推向市场。护理人员的流动和分布将由市场来调节,护理服务的内涵和外延也将根据市场的需求发生变化。在这种趋势下,护理管理工作者应不断学习新的知识和技能,提高自己的管理能力和水平,顺应发展趋势,在时代发展的浪潮中推动护理事业的继续发展与进步。

(王 黎)

第六节　护理管理的挑战

一、国内外护理管理的比较

(一)管理者的教育层次

发达国家的护理管理者均具有较高的护理教育层次,在护理专业基础上,进一步接受管理课程的教育,分别达到管理学硕士、博士学位,各种不同的职位均有其相应的最低管理学位。我国的护理管理者的教育层次偏低,且大多数没经过专业的管理课程培训。这是阻碍我们护理管理水平提高的一大因素。近些年来已引起了卫生管理部门的重视,并逐渐有了管理课程教育及学位教育。

(二)护理管理者的管理地位

发达国家的护理管理者地位真正体现了护理学科的独立性。有些国家的医院的最高护理领导为护理院院长,医院内设有护理副院长,他们直接参与医院整体行政管理的决策,具有相应的经济、物资和人事权。各级护士长也相应具有本部门的经济、物资和招聘、解聘权力,除了直接的上司外,极少有其他人员干预,真正做到了有职有权,并在总的原则基础上能充分发挥每个管理者自己的创造性和自主性,极少强求统一。另外,护理管理体系均属垂直领导,并直接向院长负责。我国正规的护理管理体系起步较晚,而且没有在真正意义上承认护理是一门独立的学科,是与医师一起为患者的健康服务的合作伙伴。所以大多数医院护理均从属于医疗,护理部仅仅是一个职能部门,受医疗院长和科室主任的领导,这在很大程度上限制了护理专业的发展。

(三)管理行为

国外的护理管理者均受过管理课程的教育,且在护理管理实践中能充分发挥其才干。他们的管理在某种意义上讲充分体现了科学管理和现代化管理,管理者的主要作用是协调各部门、各个个体之间的关系。而且花大量的时间来研究如何促进护理人员的积极性的发挥,如何使护理人员从内心深处喜欢本职工作,是一种非常民主化的管理方法。

我国的护理管理者是在经验式管理的基础上进行工作的,把大量时间花在检查、监督、反复训练基本功的工作中,强求许多统一,在很大程度上限制了广大护理人员的创造性思维,久而久之使我们的护理人员变得非常被动,不会自己思考和判断。目前的人事管理制度也大大增加了护理管理者的难度,因为他们没有进行招聘和解聘其职工的自主权。

(四)管理内容

国外的护理高级管理者参与医院的整个规划、决策,在行政上有一定的地位,所以工作内容在很大程度上体现了管理方面的内容。当然对护理业务也要有一定的熟悉程度。各级护理管理者也一样,主要的管理内容是对本部门宏观上的控制和计划,包括本部门的预算(人员、物资、设备、消耗、工资)及如何创造一个促进员工职业发展的氛围,以便能把最优秀的护理人员留在自己周围,并促进个体的价值体现。

二、我国护理管理面临的挑战

(一)社会环境变迁的挑战

1.疾病谱和人口结构变化的影响

随着社会经济和医疗技术的发展,现代医学模式由生物模式向生物、心理、社会和环境相结合模式的转变,疾病谱的变化,与生活方式、心理、社会因素密切相关的慢性非传染性疾病的发病率逐年增高,并成为影响社会人群健康和生活质量的重要因素。人口老龄化、家庭规模小型化和人口流动化等趋势越来越明显,护理服务需求日益突出。人民群众观念的不断提高,对健康的需求和期望不断增长,促使护理服务向高质量、人性化方向发展。因此,在国家卫生事业发展总目标下,制定与之相适应的互利战略目标,研究和发展与我国国情相符合的护理服务模式刻不容缓。

2.全球经济化进程及人类活动全球化的影响

随着护理领域的国际交流与合作日益扩大,使我国护理事业的发展面临许多机遇与挑战。经济时代的到来,改变了护理工作模式、卫生服务保健形式及护理教育的环境和方式。因此,加强护理行业的法制建设,提高科学管理水平,以适应国际间技术、服务、人才相互开放过程中管理方面的需要成为一项紧迫而重要的工作。

3.医疗卫生保健体系的影响

完善公共医疗保险体系、增加医疗服务的可及性、满足社会公众的医疗健康服务需求,是政府推行医疗卫生体制改革的主要衡量指标。随着医疗卫生改革与发展,卫生服务由医疗卫生组织内扩展到医疗卫生组织外;健康服务由单纯的医疗性服务扩大到主动指导健康人群的生活方式的卫生保健性服务;医疗保险支付制度的改革对护理工作提出了新的要求。快速变化的服务保健体系要求护理人员具备更多的知识、技能、服务能力和独立的决策等综合能力。如何建立长效的护理服务体系运行机制,满足社会对护理服务的高品质化和多元化需求,成为护理管理者需要思考的问题。

(二)医疗卫生体制改革的挑战

护理专业作为医疗卫生服务的重要组成部分,在医学科学的进步和市场经济的竞争中,护理工作的内涵及外延都有了新的拓展。

1.护理专业人力资源

"十一五"期间,是我国历史上护士数量增长最快的时期,医院医护比例倒置的问题逐步扭转。但是相比广大人民群众日益提高的健康服务需求,能够适应社会需要的护理人力资源还处于相对缺乏的状况。另外,由于目前我国护理管理者大多来自基层护理人员,缺乏专门的护理管理培训,经验式管理模式还较为普遍,与国外护理已经形成了不同领域的专业特色的情况相比,我国在形成科学化和专业化的护理管理队伍方面还有较大差距。

2.护理经营模式

护理作为不可替代的医疗服务项目,由其工作价值带来的经济效益一直未得到应有的体现。护理服务成本在很大程度上反映了护理服务的社会效益和经济效益,是反映医院工作质量的一个重要指标,因此护理经济作为一个概念逐渐被引入医疗机构。管理者要注重护理价值的研究,逐渐将经济学的经营管理理念和知识渗透到护理管理工作中。要站在护理发展的长远利益和全局高度来思考护理工作发展中面临的问题,利用现代化护理信息管理手段,构建我国的成本核算模型,真实体现护理人员的工作价值。

3.护理管理体制

根据我国人口学特点及经济发展现状,护理工作重点从医院扩大到社区已成为发展趋势。但长期以来,我国各级医院护理服务管理体制一直是以临床护理管理为重点,这种模式下的护理管理机制只适用于医院护理管理,缺乏延伸至社区及家庭的护理管理,难以满足社会的广大需求,尤其在老年护理、慢性病护理、临终关怀等方面的服务存在的问题尤为突出。由此可见,改革护理行政管理体制已是摆在各级行政领导和护理管理者面前的一项紧迫的任务。

(三)护理学科发展的挑战

护理学是一门综合性的应用学科,以人、环境、健康和护理作为学科的基本概念框架逐渐形成了自己的护理理论体系。在社会、经济、文化、科学和学科自身实践发展等综合因素的影响下,护理学在护理理念、工作性质和工作范畴方面发生了重大变化,护理实践的独立性和自主性大大提高。鉴于国内外"护理学"的发展需要,尤其国内本科护理学教育现状,经过中国学位与研究生教育学会医药科工作委员会专家反复论证,2011年初将"护理学"定为国家一级学科,为护理学科的发展提供了更广阔的空间,同时也向护理管理人员提出了新的课题。

1.护理教育改革

过去我国护理学科定位为临床医学的二级学科,护理教育呈"医学＋护理"的两段式课程模式,学科主体意识不强,学科知识体系不完整,护理人才培养缺乏护理学科的专业特色。护理学科成为一级学科后,护理管理者应加快护理教育教学改革的步伐,致力于护理学科体系构建的研究,在护理学科建制规范、学科体系结构、学科的理论基础、研究方法、解决实际问题的思路等方面深入探讨。按照一级学科的培养目标,以实践为导向,以实践需求为先,发展具有护理专业特色的护理教育模式,设置相应的具有护理特色的专业,制订科研型和专业型的高层次人才培养方案,从而形成具有护理学科特色的人才队伍,促进护理事业的不断发展。

2.临床护理实践

随着护理改革的不断深入,护理实践领域进一步扩大,实践形式也日趋多样化。一级学科的定位,可以使护理学进一步确立自己的研究和实践方向,在学科自主的条件下,按照专业性学位研究生的培养目标进行高级护理人才的培养,积极发展高级护理实践,提高护理质量和护理绩效,才能满足不断变化的健康护理服务需求。

3.护理研究

护理服务是技术性强、内涵丰富、具有一定风险的专业服务,需要科学理论及研究作为基础指南。学科建设是科学研究的基础和推动力,科学研究是学科建设的前提和拉动力,而科研项目则是护理学科建设的载体。在护理学科的发展进程中,我国护理学科的研究相对滞后,研究问题、研究方法和研究对象缺乏学科领域特色,在深度和广度方面存在较大局限。在经济飞速发展和医疗技术快速进步的环境中,管理者要以此为契机,善于发现新的护理现象和护理问题,创新护理研究方法和手段,用循证护理方法指导临床实践,促进护理学知识体系的建立与完善,加快护理学科发展的进程。

（王　黎）

第二章

护 理 程 序

第一节　护 理 评 估

护理评估是有目的、有计划、有步骤地收集有关护理对象生理、心理、社会文化和经济等方面的资料,对其进行整理与分析,以判断服务对象的健康问题,为护理活动提供可靠的依据。具体包括收集资料、整理资料和分析资料三部分。

一、收集资料

(一)资料的来源

1.直接来源

护理对象本人,是第一资料来源也是主要来源。

2.间接来源

(1)护理对象的重要关系人,也就是社会支持性群体,包括亲属、关系亲密的朋友、同事等。

(2)医疗活动资料,如既往实验室报告、出院小结等健康记录。

(3)其他医护人员,放射医师、化验师、药剂师、营养师、康复师等。

(4)护理学及其他相关学科的文献等。

(二)资料的内容

在收集资料的过程中,各个医院均有自己设计的收集资料表,无论依据何种框架,基本内容主要包括一般资料、生活状况及自理程度、健康检查、心理状况、社会状况等。

1.一般资料

患者姓名、性别、出生日期、出生地、职业、民族、婚姻、文化程度、住址等。

2.现在的健康状况

主诉、现病史、入院方式、医疗诊断及目前用药情况。目前的饮食、睡眠、排泄、活动、健康管理等日常生活形态。

3.既往健康状况

既往史、创伤史、手术史、家族史、有无过敏史、有无传染病。既往的日常生活形态、烟酒嗜好、女性还包括月经史和婚育史。

4.护理体检

体温、脉搏、呼吸、血压、身高、体重、生命体征、各系统的生理功能及有无疼痛、眩晕、麻木、瘙痒等,有无感觉(视觉、听觉、嗅觉、味觉、触觉)异常,有无思维活动、记忆能力障碍等认知感受形态。

5.实验室及其他辅助检查结果

最近进行的辅助检查的客观资料,如实验室检查、X线、病理检查等。

6.心理方面的资料

对疾病的认知和态度、康复的信心,病后情绪、心理感受、应对能力等变化。

7.社会方面的资料

就业状态、角色问题和社交状况;有无重大生活事件,支持系统状况等;有无宗教信仰;享受的医疗保健待遇等。

(三)资料的分类

1.按照资料的来源划分

其包括主观资料和客观资料:主观资料指患者对自己健康问题的体验和认识。包括患者的知觉、情感、价值、信念、态度、对个人健康状态和生活状况的感知。主观资料的来源可以是患者本人,也可以是患者家属或对患者健康有重要影响的人。客观资料指检查者通过观察、会谈、体格检查和实验等方法得到或被检测出的有关患者健康状态的资料。客观资料获取是否全面和准确主要取决于检查者是否具有敏锐的观察能力及丰富的临床经验。

当护士收集到主观资料和客观资料后,应将两方面的资料加以比较和分析,可互相证实资料的准确性。

2.按照资料的时间划分

其包括既往资料和现时资料:既往资料是指与服务对象过去健康状况有关的资料,包括既往病史、治疗史、过敏史等。现时资料是指与服务对象现在发生疾病有关的状况,如现在的体温、脉搏、呼吸、血压、睡眠状况等。

护士在收集资料时,需要将既往资料和现时资料结合起来分析。

(四)收集资料的方法

1.观察

观察是指护理人员运用视、触、叩、听、嗅等感官获得患者、家属及患者所处环境的信息并进行分析判断,是收集有关服务对象护理资料的重要方法之一。观察贯穿在整个评估过程中,可以与交谈同时进行。护士应及时、敏锐、连续地对服务对象进行观察,如患者出现痛苦面容、呈强迫体位,就提示患者是否有疼痛,由此进一步询问持续时间、部位、性质等。观察作为一种技能,护理人员需要在实践中不断培养和锻炼,以期得到发展和提高。

2.交谈

护患之间的交谈是一种有目的的医疗活动,使护理人员获得有关患者的资料和信息。一般可分为两种。①正式交谈:指事先通知患者,有目的、有计划的交谈,如入院后的采集病史。②非正式交谈:指护士在日常护理工作中与患者随意自然的交谈,不明确目的,不规定主题、时间,是一种"开放式交流",以便及时了解服务对象的真实想法和心理反应。交谈时护士应注意沟通技巧的运用,对一些敏感性话题应注意保护患者的隐私。

3.护理体检

护理人员运用体检技能,为护理对象进行系统的身体评估,获取与护理有关的生命体征、身高、体重等,以便收集与护理诊断、护理计划有关的患者方面的资料,及时了解病情变化和发现护理对象的健康问题。

4.阅读

查阅护理对象的医疗病历(门诊和住院)、各种护理记录及实验室和辅助检查结果,以及有关文献等。也可以用心理测量及评定量表对服务对象进行心理社会评估。

二、整理资料

为了避免遗漏和疏忽相关和有价值的资料,得到完整全面的资料,常依据某个护理理论模式设计评估表格,护理人员依据表格全面评估并整理资料。

(一)按戈登的功能性健康形态整理分类

1.健康感知-健康管理形态

其指服务对象对自己健康状态的认识和维持健康的方法。

2.营养代谢形态

其包括食物的利用和摄入情况。如营养、液体、组织完整性、体温调节及生长发育等的需求。

3.排泄形态

其主要指肠道、膀胱的排泄状况。

4.活动-运动形态

其包括运动、活动、休闲与娱乐状况。

5.睡眠-休息形态

其指睡眠、休息及精神放松的状况。

6.认知-感受形态

其包括与认知有关的记忆、思维、解决问题和决策及与感知有关的视、听、触、嗅等功能。

7.角色-关系形态

家庭关系、社会中角色任务及人际关系的互动情况。

8.自我感受-自我概念形态

其指服务对象对于自我价值与情绪状态的信念与评价。

9.性-生殖形态

其主要指性发育、生殖器官功能及对性的认识。

10.应对-压力耐受形态

其指服务对象压力程度、应对与调节压力的状况。

11.价值-信念形态

其指服务对象的思考与行为的价值取向和信念。

(二)按马斯洛需要层次进行整理分类

1.生理需要

体温 39 ℃,心率 120 次/分,呼吸 32 次/分,腹痛等。

2.安全的需要

对医院环境不熟悉,夜间睡眠需开灯,手术前精神紧张,走路易摔倒等。

3.爱与归属的需要

患者害怕孤独,希望有亲友来探望等。

4.尊重与被尊重的需要

如患者说"我现在什么事都不能干了""你们应该征求我的意见"等。

5.自我实现的需要

担心住院会影响工作、学习,有病不能实现自己的理想等。

(三)按北美护理诊断协会的人类反应形态分类

1.交换

包括营养、排泄、呼吸、循环、体温、组织的完整性等。

2.沟通

主要指与人沟通交往的能力。

3.关系

指社交活动、角色作用和性生活形态。

4.价值

包括个人的价值观、信念、宗教信仰、人生观及精神状况。

5.选择

包括应对能力、判断能力及寻求健康所表现的行为。

6.移动

包括活动能力、休息、睡眠、娱乐及休闲状况,日常生活自理能力等。

7.知识

包括自我概念、感知和意念,对健康的认知能力、学习状况及思考过程。

8.感觉

包括个人的舒适、情感和情绪状况。

三、分析资料

(一)检查有无遗漏

将资料进行整理分类后,应仔细检查有无遗漏,并及时补充,以保证资料的完整性及准确性。

(二)与正常值比较

收集资料的目的在于发现护理对象的健康问题。因此护士应掌握常用的正常值,将所收集的资料与正常值进行比较,并在此基础上进行综合分析,以发现异常情况。

(三)评估危险因素

有些资料虽然目前还在正常范围,但是由于存在危险因素,若不及时采取预防措施,以后很可能会出现异常,损害服务对象的健康。因此,护士应及时收集资料评估这些危险因素。

护理评估通过收集服务对象的健康资料,对资料进行组织、核实和分析,确认服务对象对现存的或潜在的健康问题或生命过程的反应,为作出护理诊断和进一步制订护理计划奠定了基础。

四、资料的记录

(一)原则

书写全面、整洁、简练、流畅,客观资料运用医学术语,避免使用笼统、模糊的词,主观资料尽量引用护理对象的原话。

(二)记录格式

根据资料的分类方法,根据各医院,甚至各病区的特点自行设计,多采用表格式记录。与患者第一次见面收集到的资料记录称入院评估,要求详细、全面,是制订护理计划的依据,一般要求入院后 24 小时内完成。住院期间根据患者病情天数,每天或每班记录,反映了患者的动态变化,用以指导护理计划的制订、实施、评价和修订。

(秦金凤)

第二节 护 理 诊 断

护理诊断是护理程序的第二个步骤,是在评估的基础上对所收集的健康资料进行分析,从而确定服务对象的健康问题及引起健康问题的原因。护理诊断是一个人生命过程中的生理、心理、社会文化发展及精神方面健康状况或问题的一个简洁、明确的说明,这些问题都属于护理职责范围之内,能够用护理的方法解决的问题。

一、护理诊断的概念

1990 年,北美护理诊断协会(NANDA)提出并通过了护理诊断的定义:护理诊断是关于个人、家庭、社区对现存或潜在的健康问题及生命过程反应的一种临床判断,是护士为达到预期的结果选择护理措施的基础,这些预期结果应能通过护理职能达到。

二、护理诊断的组成部分

护理诊断有四个组成部分:名称、定义、诊断依据和相关因素。

(一)名称

名称是对服务对象健康状况的概括性的描述。应尽量使用 NANDA 认可的护理诊断名称,以有利于护士之间的交流和护理教学的规范。常用改变、受损、缺陷、无效或低效等特定描述语。例如排便异常、便秘、有皮肤完整性受损的危险。

(二)定义

定义是对名称的一种清晰的、正确的表达,并以此与其他诊断相鉴别。一个诊断的成立必须符合其定义特征。有些护理诊断的名称虽然十分相似,但仍可从定义中发现彼此的差异。例如,"压力性尿失禁"的定义是"个人在腹内压增加时立即无意识地排尿的一种状态""反射性尿失禁"的定义是"个体在没有要排泄或膀胱满胀的感觉下可以预见的不自觉地排尿的一种状态"。虽然两者都是尿失禁,但前者的原因是腹内压增高,后者的原因是无法抑制的膀胱收缩。因此,确定诊断时必须认真区别。

(三)诊断依据

诊断依据是做出护理诊断的临床判断标准。诊断依据常常是患者所具有的一组症状和体征,以及有关病史,也可以是危险因素。对于潜在的护理诊断,其诊断依据则是原因本身(危险因素)。

诊断依据依其在特定诊断中的重要程度分为主要依据和次要依据。

1.主要依据

主要依据是指形成某一特定诊断所应具有的一组症状和体征及有关病史,是诊断成立的必要条件。

2.次要依据

次要依据是指在形成诊断时,多数情况下会出现的症状、体征及病史,对诊断的形成起支持作用,是诊断成立的辅助条件。

例如,便秘的主要依据是"粪便干硬,每周排大便不到三次",次要依据是"肠鸣音减少,自述肛门部有压力和胀满感,排大便时极度费力并感到疼痛,可触到肠内嵌塞粪块,并感觉不能排空"。

(四)相关因素

相关因素是指造成服务对象健康状况改变或引起问题产生的情况。常见的相关因素包括以下几个方面。

1.病理生理方面的因素

指与病理生理改变有关的因素。例如,"体液过多"的相关因素可能是右心衰竭。

2.心理方面的因素

指与服务对象的心理状况有关的因素。例如,"活动无耐力"可能是由疾病后服务对象处于较严重的抑郁状态引起。

3.治疗方面的因素

指与治疗措施有关的因素(用药、手术创伤等)。例如,"语言沟通障碍"的相关因素可能是使用呼吸机时行气管插管。

4.情景方面的因素

指环境、情景等方面的因素(陌生环境、压力刺激等)。例如,"睡眠形态紊乱"可能与住院后环境改变有关。

5.年龄因素

指在生长发育或成熟过程中与年龄有关的因素。如婴儿、青少年、中年、老年各有不同的生理、心理特征。

三、护理诊断与合作性问题及医疗诊断的区别

(一)合作性问题——潜在并发症

在临床护理实践中,护士常遇到一些无法完全包含在 NANDA 制订的护理诊断中的问题,而这些问题也确实需要护士提供护理措施,因此,1983 年有学者提出了合作性问题的概念。她把护士需要解决的问题分为两类:一类经护士直接采取措施可以解决,属于护理诊断;另一类需要护士与其他健康保健人员尤其是医师共同合作解决,属于合作性问题。

合作性问题需要护士承担监测职责,以及时发现服务对象身体并发症的发生和情况的变化,

但并非所有并发症都是合作性问题。有些可通过护理措施预防和处理,属于护理诊断;只有护士不能预防和独立处理的并发症才是合作性问题。合作性问题的陈述方式是"潜在并发症:×××××",如"潜在并发症:脑出血"。

(二)护理诊断与合作性问题及医疗诊断的区别

1.护理诊断与合作性问题的区别

护理诊断是护士独立采取措施能够解决的问题;合作性问题需要医师、护士共同干预处理,处理决定来自医护双方。对合作性问题,护理措施的重点是监测。

2.护理诊断与医疗诊断的区别

明确护理诊断和医疗诊断的区别对区分护理和医疗两个专业、确定各自的工作范畴和应负的法律责任非常重要。两者主要区别见表 2-1。

表 2-1　护理诊断与医疗诊断的区别

项目	护理诊断	医疗诊断
临床判断的对象	对个体、家庭、社会的健康问题/生命过程反应的一种临床判断	对个体病理生理变化的一种临床判断
描述的内容	描述的是个体对健康问题的反应	描述的是一种疾病
决策者	护士	医疗人员
职责范围	在护理职责范围内进行	在医疗职责范围内进行
适用范围	适用于个体、家庭、社会的健康问题	适用于个体的疾病
数量	往往有多个	一般情况下只有一个
是否变化	随病情的变化	一旦确诊不会改变

(秦金凤)

第三节　护　理　计　划

制订护理计划是如何解决护理问题的一个决策过程,计划是对患者进行护理活动的指南,是针对护理诊断制订具体护理措施来预防、减轻或解决有关问题。其目的是为了确认护理对象的护理目标及护士将要实施的护理措施,使患者得到合适的护理,保持护理工作的连续性,促进医护人员的交流和利于评价。制订计划包括四个步骤。

一、排列护理诊断的优先顺序

一般情况下,患者可以存在多个护理诊断,为了确定解决问题的优先顺序,根据问题的轻重缓急合理安排护理工作,需要对这些护理诊断包括合作性问题进行排序。

(一)排列护理诊断

一个患者可同时有多个护理问题,制订计划时应按其重要性和紧迫性排出主次,一般把威胁最大的问题放在首位,其他的依次排列,这样护士就可根据轻、重、缓、急有计划地进行工作,通常可按如下顺序排列。

1.首优问题

首优问题是指会威胁患者生命,需立即行动去解决的问题。如清理呼吸道无效、气体交换受阻等。

2.中优问题

中优问题是指虽不会威胁患者生命,但能导致身体上的不健康或情绪上变化的问题,如活动无耐力、皮肤完整性受损、便秘等。

3.次优问题

次优问题指人们在应对发展和生活中变化时所产生的问题。这些问题往往不是很紧急,如营养失调、知识缺乏等。

(二)排序时应该遵循的原则

(1)按马斯洛的人类基本需要层次论进行排列,优先解决生理需要。这是最常用的一种方法。生理需要是最低层次的需要,也是人类最重要的需要,一般来说,影响生理需要的护理问题,对生理功能的平衡状态威胁最大的护理问题是需要优先解决的护理诊断。如与空气有关的"气体交换障碍""清理呼吸道无效"、与水有关的"体液不足"、与排泄有关的"尿失禁""潴留"等。

具体的实施步骤可以按以下方法进行:首先列出患者的所有护理诊断,将每一诊断归入五个需要层次,然后由低到高排列出护理诊断的先后顺序。

(2)考虑患者的需求。马斯洛的理论为护理诊断的排列提供了一个普遍的原则,但由于护理对象的复杂性、个体性,相同的需求对不同的人,其重要性可能不同。因此,在无原则冲突的情况下,可与患者协商,尊重患者的意愿,考虑患者认为最重要的问题予以优先解决。

(3)现存的问题优先处理,但不要忽视潜在的和有危险的问题。有时它们也被列为首优问题而需立即采取措施或严密监测。

二、制订预期目标

预期目标是指通过护理干预,护士期望患者达到的健康状态或在行为上的改变。其目的是指导护理措施的制订。预期目标不是护理行为,但能指导护理行为,并作为对护理效果进行评价的标准。每一个护理诊断都要有相应的目标。

(一)预期目标的制订

1.目标的陈述公式

时间状语＋主语＋(条件状语)＋谓语＋行为标准。

(1)主语:指患者或患者身体的任何一部分,如体温、体重、皮肤等,有时在句子中省略了主语,但句子的逻辑主语一定是患者。

(2)谓语:患者将要完成的行动,必须用行为动词来说明。

(3)行为标准:主语进行该行动所达到的程度。

(4)条件状语:指患者完成该行为时所处的特定条件。如"拄着拐杖"行走50 m。

(5)时间状语:指主语应在何时达到目标中陈述的结果,即何时对目标进行评价,这一部分的重要性在于限定了评价时间,可以督促护士尽心尽力地帮助患者尽快达到目标,评价时间往往需要根据临床经验和患者的情况来确定。

2.预期目标的种类

根据实现目标所需时间的长短可将护理目标分为短期目标和长期目标两大类。

（1）短期目标：在相对较短的时间内要达到的目标（一般指一周内），适合于病情变化快、住院时间短的患者。

（2）长期目标：指需要相对较长时间才能实现的目标（一般指一周以上甚至数月）。

长期目标是需要较长时间才能实现的，范围广泛；短期目标则是具体达到长期目标的台阶或需要解决的主要矛盾。如下肢骨折患者，其长期目标是"三个月内恢复行走功能"，短期目标分别为"第一个月借助双拐行走""第二个月借助手杖行走""第三个月逐渐独立行走"。短期目标与长期目标互相配合、呼应。

（二）制订预期目标的注意事项

（1）目标的主语一定是患者或患者的一部分，而不能是护士。目标是期望患者接受护理后发生的改变，达到的结果，而不是护理行动本身或护理措施。

（2）一个目标中只能有一个行为动词。否则在评价时，如果患者只完成了一个行为动词的行为标准就无法判断目标是否实现。另外行为动词应可观察和测量，避免使用含糊的不明确的词语。可运用描述、解释、执行、能、会、增加、减少等动词，不可使用了解、掌握、好、坏、尚可等。

（3）目标陈述的行为标准应具体，以便于评价。有具体的检测标准，有时间限度，由护患双方共同制订。

（4）目标必须具有现实性和可行性，要在患者的能力范围之内，要考虑其身体心理状况、智力水平、既往经历及经济条件。目标完成期限的可行性、目标结果设定的可行性需患者认可，乐意接受。

（5）目标应在护理工作所能解决范围之内，并要注意医护协作，即与医嘱一致。

（6）目标陈述要针对护理诊断，一个护理诊断可有多个目标，但一个目标不能针对多个护理诊断。

（7）应让患者参与目标的制订，这样可使患者认识到自己的健康不仅是医护人员的责任，也是患者的责任，护患双方应共同努力以保证目标的实现。

（8）关于潜在并发症的目标，潜在并发症是合作性问题，护理措施往往无法阻止其发生，护士的主要任务在于监测并发症的发生或发展。潜在并发症的目标陈述为护士能及时发现并发症的发生并积极配合处理。如"潜在并发症：心律失常"的护理目标是"护士能及时发现心律失常的发生并积极配合抢救"。

三、制订护理措施

护理措施是护士为帮助患者达到预定目标而制订的具体方法和内容。规定了解决健康问题的护理活动方式与步骤。是一份书面形式的护理计划，也可称为"护嘱"。

（一）护理措施的类型

护理措施可分为依赖性护理措施、协作性护理措施和独立性护理措施三类。

1.依赖性的护理措施

即来自医嘱的护理措施，它描述了贯彻医疗措施的行为。如医嘱"每晨测血压 1 次""每小时巡视患者 1 次"。

2.协作性护理措施

协作性护理措施是护士与其他健康保健人员相互合作采取的行动。如患者出现"营养失调：高于机体的需要量"的问题时，为帮助患者达到理想体重的目标，需要和营养师一起协商、讨论，制订护理措施。

3.独立性护理措施

独立性护理措施是护士根据所收集的资料，凭借自己的知识、经验、能力，独立思考、判断后做出的决策，是在护理职责范围内。这类护理措施完全由护士设计并实施，不需要医嘱。如长期卧床患者存在的"有皮肤破损的危险"，护士每天定时给患者翻身、按摩受压部位皮肤，温水擦拭等措施都是独立性护理措施。

(二)护理措施的构成

完整的护理措施计划应包括护理观察措施、行动措施、教育措施三部分。

例如，护理诊断：胸痛，与心肌缺血、缺氧致心肌坏死有关。

护理目标：24 小时内患者主诉胸痛程度减轻。

制订护理措施如下。

1.观察措施

(1)观察疼痛的程度和缓解情况。

(2)观察患者心律、心率、血压的变化。

2.行动措施

(1)给予持续吸氧，2～4 L/min。（依赖性护理措施）

(2)遵医嘱持续静脉点滴硝酸甘油 15 滴/分。（依赖性护理措施）

(3)协助床上进食、洗漱、大小便。（独立性护理措施）

3.教育措施

(1)教育患者绝对卧床休息。

(2)保持情绪稳定。

(三)制订护理措施应注意的事项

1.针对性

护理措施针对护理目标制订，一般一个护理目标可通过几项措施来实现，措施应针对目标制订，否则即使护理措施没有错误，也无法促使目标实现。

2.可行性

护理措施要切实可行，措施制订时要考虑：①患者的身心问题，这也是整体护理中所强调的要为患者制订个体化方案的原因。措施要符合患者的年龄、体力、病情、认知情况及患者自己对改变目前状况的愿望等。如对老年患者进行知识缺乏的健康教育时，让患者短时间内记忆很多教育内容是困难的。护理措施必须是患者乐于接受的。②护理人员的情况，如护理人员的配备及专业技术、理论知识水平和应用能力等是否能胜任所制订的护理措施。③适当的医院设施、设备。

3.科学性

护理措施应基于科学之上，每项护理措施都应有措施依据，措施依据来自护理科学及相关学科的理论知识。禁止将没有科学依据的措施用于患者。护理措施的前提是一定要保证患者的安全。

4.一致性

护理措施不应与其他医务人员的措施相矛盾,否则容易使患者不知所措,并造成不信任感,甚至可能威胁患者安全。制订护理措施时应参阅其他医务人员的病历记录、医嘱,意见不一致时应共同协商,达成一致。

5.指导性

护理措施应具体,有指导性,不仅使护理同一患者的其他护士很容易地执行措施,也有利于患者。如对于体液过多需进食低盐饮食的患者,正确的护理措施:①观察患者的饮食是否符合低盐要求。②告诉患者和家属每天摄盐<5 g。含钠多的食物除咸味食品外,还包括发面食品、碳酸饮料、罐头食品等。③教育患者及家属理解低盐饮食的重要性等。

不具有指导性护理措施:①嘱患者每天摄盐量<5 g。②嘱患者不要进食含钠多的食物。

四、护理计划成文

护理计划成文是将护理诊断、目标、护理措施以一定的格式记录下来而形成的护理文件。不仅为护理程序的下一步实施提供了指导,也有利于护士之间及护士与其他医务人员之间的交流。护理计划的书写格式,因不同的医院有各自具体的条件和要求,所以书写格式也是多种多样的。大致包括日期、护理诊断、目标、措施、效果评价几项内容,见表2-2。

表 2-2 护理计划

日期	护理诊断	护理目标	护理措施	评价	停止日期	签名
2020-02-19	气体交换受阻	1. 2.	1. 2. 3.			
2020-02-22	焦虑	1. 2.	1. 2. 3.			

护理计划应体现个体差异性,一份护理计划只对一个患者的护理活动起作用。护理计划还应具有动态发展性,随着患者病情的变化、护理的效果而调整。

（牛冬梅）

第四节 护 理 实 施

实施是为达到护理目标而将计划中各项措施付诸行动的过程。实施的质量如何与护士的专业知识、操作技能和人际沟通能力三方面的水平有关.实施过程中的情况应随时用文字记录下来。

实施过程包括实施前准备、实施和实施后记录三个部分,一般来讲,实施应发生于护理计划完成之后,但在某些特殊情况下,如遇到急诊患者或病情突变的住院患者,护士只能先在头脑中迅速形成一个初步的护理计划并立即采取紧急救护措施,事后再补上完整的护理计划。

一、实施前的准备

护士在执行护理计划之前,为了保证护理效果,应思考安排以下几个问题,即"五个 W"。

(一)"谁去做"

对需要执行的护理措施进行分类和分工,确定护理措施是由护士做,还是辅助护士做;哪一级别或水平的护士做;是一个护士做,还是多个护士做。

(二)"做什么"

进一步熟悉和理解计划,执行者对计划中每一项措施的目的、要求、方法和时间安排应了如指掌,以确保措施的落实,并使护理行为与计划一致。此外,护士还应理解各项措施的理论基础,保证科学施护。

(三)"怎样做"

(1)三分析所需要的护理知识和技术:护士必须分析实施这些措施所需要的护理知识和技术,如操作程序或仪器设备使用的方法,若有不足,则应复习有关书籍或资料,或向其他有关人员求教。

(2)明确可能会发生的并发症及其预防:某些护理措施的实施有可能对患者产生一定程度的损伤。护士必须充分预想可能发生的并发症,避免或减少对患者的损伤,保证患者的安全。

(3)如果患者情绪不佳,合作性差,那么需要考虑如何使措施得以顺利进行。

(四)"何时做"

实施护理措施的时间选择和安排要恰当,护士应该根据患者的具体情况、要求等多方面因素来选择执行护理措施的时机,例如健康教育的时间,应该选择在患者身体状况良好、情绪稳定的情况下进行以达到预期的效果。

(五)"何地做"

确定实施护理措施的场所,以保证措施的顺利实施。在健康教育时应选择相对安静的场所;对涉及患者隐私的操作,更应该注意选择环境。

二、实施

实施是护士运用操作技术、沟通技巧、观察能力、合作能力和应变能力去执行护理措施的过程。在实施阶段,护理的重点是落实已制订的措施,执行医嘱、护嘱,帮助患者达到护理目标,解决问题。在实施中必须注意既要按护理操作常规规范化地实施每一项措施,又要注意根据每个患者的生理、心理特征个性化地实施护理。

实施是评估、诊断和计划阶段的延续,需随时注意评估患者的病情及患者对护理措施的反应及效果,努力使护理措施满足患者的生理、心理需要,促进疾病的康复。

三、实施后的记录

实施后,护士要对其所执行的各种护理措施及患者的反应进行完整、准确的文字记录,即护理病历中的护理病程记录,以反映护理效果,为评价做好准备。

记录可采用文字描述或填表,在相应项目上打"√"的方式。常见的记录格式有 PIO 记录方式,PIO 即由问题(problem,P)、措施(intervention,I)、结果(outcome,O)组成。"P"的序号要与护理诊断的序号一致并写明相关因素,可分别采用 PES、PE、SE 三种记录方式。"I"是指与 P 相对应的已实施的护理措施。即做了什么,但记录并非护理计划中所提出的全部护理措施的罗列。"O"是指实施护理措施后的结果。可出现两种情况:一种结果是当班问题已解决;另一种结果是当班问题部分解决或未解决,若措施适当,由下一班负责护士继续观察并记录;若措施不适宜,则由下一班负责护士重新修订并制订新的护理措施。

记录是一项很重要的工作,其意义在于:①可以记录患者住院期间接受护理照顾的全部经过;②有利于其他医护人员了解情况;③可作为护理质量评价的一个内容;④可为以后的护理工作提供资料;⑤是护士辛勤工作的最好证明。

(牛冬梅)

第五节 护理评价

评价是有计划的、系统的将患者的健康现状与确定的预期目标进行比较的过程。评价是护理程序的第五步,但实际上它贯穿于整个护理程序的各个步骤,如评估阶段,需评估资料收集是否完全,收集方法是否正确;诊断阶段,需评价诊断是否正确,有无遗漏,是否是以收集到的资料为依据;计划阶段,需评价护理诊断的顺序是否合适,目标是否可行,措施是否得当;实施阶段,需评价措施是否得到准确执行,执行效果如何等。评价虽然位于程序的最后一步,但并不意味着护理程序的结束,相反,通过评价发现新问题,重新修订计划,而使护理程序循环往复地进行下去。

评价包括以下几个步骤。

一、收集资料

收集有关患者目前健康状态的资料,资料涉及的内容与方法同第二节评估部分的相应内容。

二、评价目标是否实现

评价的方法是将患者目前健康状态的资料与计划阶段的预期目标相比较,以判断目标是否实现。经分析可得出三种结果:①目标已达到;②部分达到目标;③未能达到目标。

例如,预定的目标为"一个月后患者拄着拐杖行走 50 m",一个月后评价结果如下。

患者能行走 50 m——目标达到。

患者能行走 30 m——目标部分达到。

患者不能行走——目标未达到。

三、重审护理计划

对护理计划的调整包括以下几种方式。

(一)停止

重审护理计划时,对目标已经达到,问题已经解决的,停止采取措施,但应进一步评估患者可能存在的其他问题。

(二)继续

问题依然存在,计划的措施适宜,则继续执行原计划。

(三)修订

对目标部分实现或未实现的原因要进行探讨和分析,并重审护理计划,对诊断、目标和措施中不适当的内容加以修改,应考虑下述问题:收集的资料是否准确和全面;护理问题是否确切;所定目标是否现实;护理措施设计是否得当及执行是否有效,患者是否配合等。

护理程序作为一个开放系统,患者的健康状况是一个输入信息,通过评估、计划和实施,输出患者健康状况的信息,经过护理评价结果来证实计划是否正确。如果患者尚未达到健康目标,则需要重新收集资料、修改计划,直到患者达到预期的目标,护理程序才告停止。因此,护理程序是一个周而复始、无限循环的系统工程(图 2-1)。

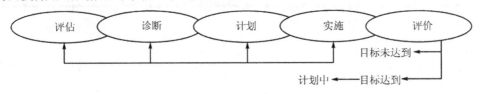

1. 护理观的确立
2. 决定资料收集框架
3. 收集资料
4. 核实资料

1. 分析、解释资料
2. 找出存在的问题及原因
3. 确定护理诊断

1. 排列护理诊断顺序
2. 制订护理目标
3. 选择护理措施
4. 计划成文

1. 执行护理计划
2. 完成护理记录

1. 收集资料
2. 与护理目标比较
3. 分析原因
4. 修订计划

图 2-1　护理程序的循环过程

护理程序是一种系统地解决问题的程序,是护士为患者提供护理照顾的方法,应用护理程序可以保证护士给患者提供有计划、有目的、高质量、以患者为中心的整体护理。因此它不仅适用于医院临床护理、护理管理,同时它还适用于其他护理实践,如社区护理、家庭护理、大众健康教育等,是护理专业化的标志之一。

(聂　霞)

第三章

基础护理技术

第一节 皮内注射

一、目的

(1)进行药物过敏试验,以观察有无变态反应。

(2)预防接种。

(3)局部麻醉的起始步骤。

二、评估

(一)评估患者

(1)双人核对医嘱。

(2)核对患者床号、姓名、住院号和腕带(请患者自己说出床号和姓名)。

(3)评估患者病情、意识状态、配合能力、用药史、药物过敏史、不良反应史。

(4)向患者解释操作目的和过程,取得患者配合。

(5)查看注射部位皮肤情况(皮肤颜色,有无皮疹、感染和皮肤划痕阳性)。

(6)协助患者取舒适坐位或卧位。

(二)评估环境

安静整洁,宽敞明亮,必要时遮挡。

三、操作前准备

(一)人员准备

仪表整洁,符合要求。洗手,戴口罩。

(二)按医嘱配制药液

(1)操作台(治疗室):注射盘、无菌治疗巾、无菌镊子、1 mL 注射器、药液、安尔碘、75％乙醇、无菌棉签等。

（2）双人核对药液标签、药名、浓度、剂量、有效期、给药途径。

（3）检查瓶口有无松动，瓶身有无破裂，药液有无浑浊、沉淀、絮状物和变质。

（4）检查注射器、安尔碘、75％乙醇、无菌棉签包装有无破裂、是否在有效期内。

（5）按正规操作抽吸药液，并贴好标识，置于无菌盘内。

（6）再次核对皮试液，并签名。

（三）物品准备

治疗车上层放置无菌盘（内置已抽吸好的药液）、治疗盘（75％乙醇、无菌棉签）、备用（1 mL注射器1支、0.1％盐酸肾上腺素1支，变态反应时用）、快速手消毒剂、注射单，以上物品符合要求，均在有效期内。治疗车下层放置生活垃圾桶、医疗废物桶、锐器盒。

四、操作程序

（1）携用物、推车至患者床旁，核对床号、姓名、住院号、腕带和药物过敏史（请患者自己说出床号和姓名）。

（2）选择注射部位（过敏试验选择前臂掌侧下 1/3；预防接种选择上臂三角肌下缘；局部麻醉则选择麻醉处）。

（3）75％乙醇常规消毒皮肤。

（4）二次核对患者床号、姓名和药名。

（5）排尽空气，药液至所需刻度，且药液不能外溢。

（6）一手绷紧局部皮肤，一手持注射器，针头斜面向上，与皮肤呈5°刺入皮内。

（7）待针头斜面完全进入皮内后，放平注射器，固定针栓并注入 0.1 mL 药液，使局部形成一个圆形隆起的皮丘（皮丘直径 5 mm，皮肤变白，毛孔变大）。

（8）迅速拔出针头，勿按揉和压迫注射部位。

（9）20 分钟后观察患者局部反应，作出判断。

（10）协助患者取舒适体位，整理床单位。

（11）快速手消毒剂消毒双手，签名。

（12）推车回治疗室，按医疗废物处理原则处理用物。

五、20 分钟后判断结果

（1）核对患者床号、姓名、住院号和腕带（请患者自己说出床号和姓名）。

（2）须经两人判断皮试结果，并将结果告知患者和家属。

（3）洗手，皮试结果记录在病历、护理记录单和病员一览表等处。阳性用红笔标记"＋"，阴性用蓝色或黑笔标记"－"。

（4）如对结果有怀疑，应在另一侧前臂皮内注入 0.1 mL 生理盐水做对照试验。

六、皮内试验结果判断

（一）阴性

皮丘无改变，周围无红肿，并无自觉症状。

（二）阳性

局部皮丘隆起，局部出现红晕、硬块，直径＞1 cm 或周围有伪足；或局部出现红晕，伴有小水疱者;或局部发痒者为阳性。严重时可出现过敏性休克。观察反应的同时,应询问有无头晕、心慌、恶心、胸闷、气短、发麻等不适症状,如出现上述症状时不可使用青霉素。

七、注意事项

(1)皮试药液要现用现配,剂量准确。

(2)备好相应抢救设备与药物,及时处理变态反应。

(3)行皮试前,尤其行青霉素过敏试验前必须询问患者家族史、用药史和药物过敏史,如有药物过敏史者不可做试验。

(4)药物过敏试验时,患者体位要舒适,不可采取直立位。

(5)选择注射部位时应注意避开瘢痕和皮肤红晕处。

(6)皮肤试验时禁用碘剂消毒,对乙醇过敏者可用生理盐水消毒,避免反复用力涂擦局部皮肤。

(7)拔出针头后,注射部位不可用棉球按压揉擦,以免影响结果观察。

(8)进针角度以针尖斜面全部刺入皮内为宜,进针角度过大易将药液注入皮下,影响结果的观察和判断。

(9)如需做对照试验,应用另一注射器和针头,抽吸无菌生理盐水,在另一前臂相同部位皮内注射0.1 mL,观察 20 分钟进行对照。告知患者皮试后 20 分钟内不要离开病房。

(10)正确判断试验结果,对皮试结果阳性者,应在病历、床头或腕带、门诊病历和患者一览表上醒目标记,并将结果告知医师、患者和家属。

(11)特殊药物皮试,按要求观察结果。

(魏　然)

第二节　皮　下　注　射

一、目的

(1)注入小剂量药物,用于不宜口服给药而需在一定时间内发生药效时。

(2)预防接种。

(3)局部供药,如局部麻醉用药。

二、评估

(一)评估患者

(1)双人核对医嘱。

(2)核对患者床号、姓名、住院号和腕带(请患者自己说出床号和姓名)。

(3)评估患者病情、意识状态、配合能力、用药史、药物过敏史、不良反应史等。

(4)向患者解释操作目的和过程,取得患者配合。

(5)查看注射部位皮肤情况(皮肤颜色,有无皮疹、感染)。

(6)协助患者取舒适坐位或卧位。

(二)评估环境

安静整洁,宽敞明亮,必要时遮挡。

三、操作前准备

(一)人员准备

仪表整洁,符合要求。洗手,戴口罩。

(二)按医嘱配制药液

(1)操作台上放置注射盘、纸巾、无菌治疗巾、无菌镊子、2 mL注射器、医嘱用药液、安尔碘、75%乙醇、无菌棉签。

(2)双人核对药液标签、药名、浓度、剂量、有效期、给药途径。

(3)检查瓶口有无松动,瓶身有无破裂,药液有无浑浊、沉淀、絮状物和变质。

(4)检查注射器、安尔碘、75%乙醇、无菌棉签等包装有无破裂,是否在有效期内。

(5)按正规操作抽吸药液,并贴好标识,置于无菌盘内。

(6)再次核对药液,记录时间并签名。

(三)物品准备

治疗车上层放置无菌盘(内置抽吸好的药液)、治疗盘(安尔碘、75%乙醇)、注射单、快速手消毒剂,以上物品符合要求,均在有效期内。治疗车下层放置生活垃圾桶、医疗废物桶、锐器盒。

四、操作程序

(1)携用物、推车至患者床旁,核对床号、姓名、住院号和腕带(请患者自己说出床号和姓名)。

(2)根据注射目的选择注射部位(上臂三角肌下缘、两侧腹壁、后背、股前侧和外侧等)。

(3)常规消毒皮肤,待干。

(4)二次核对患者床号、姓名和药名。

(5)排尽空气;取干棉签夹于左手示指与中指之间。

(6)一手绷紧皮肤,另一手持注射器,示指固定针栓,针头斜面向上,与皮肤成30°～40°(过瘦患者可捏起注射部位皮肤,并减小穿刺角度)快速刺入皮下,深度为针梗的1/2～2/3;松开紧绷皮肤的手,抽动活塞,如无回血,缓慢推注药液。

(7)注射毕,用无菌干棉签轻压针刺处,快速拔针后按压片刻。

(8)再次核对患者床号、姓名和药名,注射器按要求放置。

(9)协助患者取舒适体位,整理床单位,并告知患者注意事项。

(10)快速手消毒剂消毒双手,记录时间并签名。

(11)推车回治疗室,按医疗废物处理原则处理用物。

(12)洗手,根据病情书写护理记录单。

五、注意事项

(1)遵医嘱和药品说明书使用药品。

(2)长期注射者应注意更换注射部位。

(3)注射中、注射后观察患者不良反应和用药效果。

(4)注射＜1 mL 药液时须使用 1 mL 注射器,以保证注入药液剂量准确无误。

(5)持针时,右手示指固定针栓,但不可接触针梗,以免污染。

(6)针头刺入角度不宜超过 45°,以免刺入肌层。

(7)尽量避免应用对皮肤有刺激作用的药物做皮下注射。

(8)若注射胰岛素时,需告知患者进食时间。

(魏　然)

第三节　肌内注射

一、目的

注入药物不适合或不能口服或静脉注射,且要求比皮下注射更快发生疗效时。

二、评估

(一)评估患者

(1)双人核对医嘱。

(2)核对患者床号、姓名、住院号和腕带(请患者自己说出床号和姓名)。

(3)评估患者病情、治疗情况、意识状态、用药史、药物过敏史、不良反应史、肢体活动能力和合作程度。

(4)向患者解释操作目的和过程,取得患者配合。

(5)查看注射部位皮肤情况(皮肤颜色,有无皮疹、感染和皮肤划痕阳性)。

(6)协助患者取舒适坐位或卧位。

(二)评估环境

安静整洁,宽敞明亮,必要时遮挡。

三、操作前准备

(一)人员准备

仪表整洁,符合要求。洗手,戴口罩。

(二)按医嘱配制药液

(1)操作台:注射盘、无菌治疗盘、2 mL 注射器、5 mL 注射器、医嘱所用药液、安尔碘、无菌棉签。如注射用药为油剂或混悬液,需备较粗针头。

(2)双人核对药物标签、药名、浓度、剂量、有效期、给药途径。

(3)检查瓶口有无松动,瓶身有无破裂,药液有无浑浊、变质。

(4)检查无菌注射器、安尔碘、无菌棉签等包装有无破裂,是否在有效期内。

(5)按正规操作抽吸药液,并贴好标识,置于无菌盘内。

(6)再次核对药液,记录时间并签名。

（三）物品准备

治疗车上层放置无菌盘（内置抽吸好药液）、安尔碘、注射单、无菌棉签、快速手消毒剂，以上物品符合要求，均在有效期内。治疗车下层放置生活垃圾桶、医疗废物桶、锐器盒。

四、操作程序

（1）携用物、推车至患者床旁，核对床号、姓名、住院号和腕带（请患者自己说出床号和姓名）。

（2）协助患者取舒适体位，暴露注射部位，注意保暖，保护患者隐私，必要时可遮挡。

（3）选择注射部位（臀大肌、臀中肌、臀小肌、股外侧和上臂三角肌）。

（4）常规消毒皮肤，待干。

（5）再次核对患者床号、姓名和药名。

（6）拿取药液并排尽空气，取干棉签，夹于左手示指与中指之间，以一手拇指和示指绷紧局部皮肤，另一手持注射器，中指固定针栓，将针头迅速垂直刺入，深度约为针梗的 2/3。

（7）松开紧绷皮肤的手，抽动活塞。如无回血，缓慢注入药液，同时观察反应。

（8）注射毕，用无菌干棉签轻按进针处，快速拔针，按压片刻。

（9）再次核对患者床号、姓名和药名。

（10）协助患者取舒适体位，整理床单位，注射后观察用药反应。

（11）快速手消毒剂消毒双手，记录时间并签名。

（12）推车回治疗室，按医疗废物处理原则处理用物。

（13）洗手，根据病情书写护理记录单。

五、常用肌内注射定位方法

（一）臀大肌肌内注射定位法

注射时应避免损伤坐骨神经。

1.十字法

从臀裂顶点向左或右侧画一水平线，然后从髂嵴最高点作一垂线，将一侧臀部划分为 4 个象限，其外上象限并避开内角为注射区。

2.连线法

从髂前上棘至尾骨做一连线，其外 1/3 处为注射部位。

（二）臀中肌、臀小肌肌内注射定位法

（1）以示指尖和中指尖分别置于髂前上棘和髂嵴下缘处，在髂嵴、示指、中指之间构成一个三角形区域，示指与中指构成的内角为注射部位。

（2）髂前上棘外侧三横指处（以患者手指的宽度为标准）。

（三）股中段外侧肌肌内注射定位法

在股中段外侧，一般成人可取髋关节下 10 cm 至膝关节的范围。此处大血管、神经干很少通过，且注射范围广，可供多次注射，尤适用于 2 岁以下的幼儿。

（四）上臂三角肌肌内注射定位法

取上臂外侧，肩峰下 2～3 横指处。此处肌肉较薄，只可做小剂量注射。

(五)体位准备

1.卧位

臀部肌内注射时,为使局部肌肉放松,减轻疼痛与不适,可采用以下姿势。

(1)侧卧位:上腿伸直,放松,下腿稍弯曲。

(2)俯卧位:足尖相对,足跟分开,头偏向一侧。

(3)仰卧位:常用于危重和不能翻身的患者,采用臀中肌、臀小肌肌内注射法较为方便。

2.坐位

坐位为门诊患者接受注射时常用体位。可供上臂三角肌或臀部肌内注射时采用。

六、注意事项

(1)遵医嘱和药品说明书使用药品。

(2)药液要现用现配,在有效期内,剂量要准确。选择两种药物同时注射时,应注意配伍禁忌。

(3)注射时应做到"两快一慢"(进针、拔针快,推注药液慢)。

(4)选择合适的注射部位,避免刺伤神经和血管,无回血时方可注射。

(5)注射时切勿将针梗全部刺入,以防针梗从根部衔接处折断。若针头折断,应先稳定患者情绪,并嘱患者保持原位不动,固定局部组织,以防断针移位,同时尽快用无菌血管钳夹住断端取出;如断端全部埋入肌肉,应速请外科医师处理。

(6)对需长期注射者,应交替更换注射部位,并选择细长针头,以避免或减少硬结的发生。如因长期多次注射出现局部硬结时,可采用热敷、理疗等方法予以处理。

(7)2岁以下婴幼儿不宜选用臀大肌肌内注射,因其臀大肌尚未发育好,注射时有损伤坐骨神经的危险,最好选择臀中肌和臀小肌肌内注射。

(魏　然)

第四节　静　脉　注　射

一、目的

(1)所选用药物不宜口服、皮下、肌内注射,又需迅速发挥药效时。

(2)注入药物做某些诊断性检查,如对肝、肾、胆囊等造影时需静脉注入造影剂。

二、评估

(一)评估患者

(1)双人核对医嘱。

(2)核对患者床号、姓名、住院号和腕带(请患者自己说出床号和姓名)。

(3)了解患者病情、意识状态、配合能力、药物过敏史、用药史。

(4)评估患者穿刺部位的皮肤状况、肢体活动能力、静脉充盈度和管壁弹性。选择合适静脉注射的部位,评估药物对血管的影响程度。

(5)向患者解释静脉注射的目的和方法,告知所注射药物的名称,取得患者配合。

(二)评估环境

安静整洁,宽敞明亮。

三、操作前准备

(一)人员准备

仪表整洁,符合要求。洗手,戴口罩。

(二)物品准备

1.操作台

治疗单、静脉注射所用药物、注射器。

2.按要求检查所需用物,符合要求方可使用

(1)双人核对药物名称、浓度、剂量、有效期、给药途径。

(2)检查药物的质量、标签,液体有无沉淀和变色,有无渗漏、混浊和破损。

(3)检查注射器和无菌棉签的有效期、包装是否紧密无漏气,安尔碘的使用日期是否在有效期内。

3.配制药液

(1)安尔碘棉签消毒药物瓶口,掰开安瓿,瓶帽弃于锐器盒内。

(2)打开注射器,将外包装袋置于生活垃圾桶内,固定针头,回抽针栓,检查注射器,取下针帽置于生活垃圾桶内,抽取安瓿内药液,排气,置于无菌盘内。在注射器上贴上患者床号、姓名、药物名称、用药方法的标签。

(3)再次核对空安瓿和药物的名称、浓度、剂量、用药方法和时间。

4.备用物品

治疗车上层治疗盘内放置备用注射器一支、安尔碘、无菌棉签,无菌盘内放置配好的药液、垫巾。以上物品符合要求,均在有效期内。治疗车下层放置生活垃圾桶、医疗废物桶、锐器盒,含有效氯 250 mg/L 消毒液桶。

四、操作程序

(1)携用物、推车至患者床旁,核对床号、姓名、住院号和腕带(请患者自己说出床号和姓名)。

(2)向患者说明静脉注射的方法、配合要点、注射药物的作用和不良反应。

(3)协助患者取舒适体位,充分暴露穿刺部位,放垫巾于穿刺部位下方。

(4)在穿刺部位上方 5～6 cm 处扎压脉带,末端向上,以防污染无菌区。

(5)安尔碘棉签消毒穿刺部位皮肤,以穿刺点为中心向外螺旋式旋转擦拭,直径>5 cm。

(6)再次核对患者床号、姓名和药名。

(7)嘱患者握拳,使静脉充盈,左手拇指固定静脉下端皮肤,右手持注射器与皮肤成 15°～30°自静脉上方或侧方刺入,见回血可再沿静脉进针少许。

(8)保留静脉通路者安尔碘棉签消毒静脉注射部位三通接口,以接口处为中心向外螺旋式旋转擦拭。

(9)静脉注射过程中,观察局部组织有无肿胀,严防药液渗漏,如出现渗漏立即拔出针头,按

压局部,另行穿刺。

(10)拔针后,指导患者按压穿刺点3分钟,勿揉,凝血功能差的患者适当延长按压时间。

(11)再次核对患者床号、姓名和药名。

(12)将压脉带与输液垫巾对折取出,输液垫巾置于生活垃圾桶内,压脉带放于含有效氯250 mg/L消毒液桶中。整理患者衣物和床单位,观察有无不良反应,并向患者讲明注射后注意事项。快速手消毒剂消毒双手,推车回治疗室,按医疗废物处理原则整理用物。

(13)洗手,在治疗单上签名并记录时间。按护理级别书写护理记录单。

五、注意事项

(1)严格执行查对制度,需双人核对医嘱。

(2)严格遵守无菌操作原则。

(3)了解注射目的、药物对血管的影响程度、给药途径、给药时间和药物过敏史。

(4)选择粗直、弹性好、易固定的静脉,避开关节和静脉瓣。常用的穿刺静脉为肘部浅静脉:贵要静脉、肘正中静脉、头静脉。小儿多采用头皮静脉。

(5)根据患者年龄、病情和药物性质掌握注入药物的速度,并随时听取患者主诉,观察病情变化。必要时使用微量注射泵。

(6)对需要长期注射者,应有计划地由小到大、由远心端到近心端选择静脉。

(7)根据药物特性和患者肝肾或心脏功能,采用合适的注射速度。随时听取患者主诉,观察体征和其病情变化。

(魏　然)

第五节　气　管　插　管

一、概述

气管插管是指将特制的气管导管,通过口腔或鼻腔插入患者气管内,能迅速解除上呼吸道梗阻,进行有效的机械通气,为气道通畅、通气供氧、呼吸道吸引和防止误吸等提供最佳条件,是一种气管内麻醉和抢救患者的技术。

二、病情观察与评估

(1)监测生命体征,观察呼吸频率、动度及血氧饱和度变化。

(2)观察患者意识、面色、口唇及甲床有无发绀。

(3)评估有无喉头水肿,气道急性炎症等插管禁忌证。

(4)评估年龄、体重,选择与患者匹配的气管导管型号。

(5)评估患者有无因躁动导致意外拔管的危险。

三、护理措施

（一）插管前准备

1.抢救药品

盐酸肾上腺素、阿托品、镇静剂（常用丙泊酚）等。

2.用物准备

合适型号的导管、喉镜、牙垫、连接好管道的呼吸机、氧气设备、吸痰器、简易呼吸器等。

3.抢救人员

符合资质的医师至少1名、护士2名。

（二）插管时的护理配合

（1）评估患者意识、耐受程度；约束四肢，避免抓扯；遵医嘱使用镇静剂。

（2）判断插管成功的指标：呼气时导管口有气流，人工辅助通气时胸廓对称起伏，能闻及双肺呼吸音。

（3）妥善固定导管：选择适当牙垫或气管导管固定器固定导管。

（4）监测气囊压力：维持压力 $0.25\sim0.29$ kPa（$25\sim30$ cmH$_2$O）为宜，避免误吸或气管黏膜的损伤。

（三）插管后护理

（1）体位：床头抬高 $15°\sim30°$，保持患者头后仰，减轻气管插管对咽、喉的压迫。

（2）每班观察、记录插管长度并交接，成人经口（22 ± 2）cm，儿童为 $12+$年龄$\div2$，经鼻插管时增加 2 cm。

（3）保持呼吸道通畅，按需吸痰，观察痰液颜色、量及黏稠度。痰液黏稠者持续气道湿化或遵医嘱雾化吸入。

（4）口腔护理：经口气管插管口腔护理由2人配合进行，1人固定气管插管，1人做口腔护理。口腔护理前吸净插管内及口鼻腔分泌物。

（5）防止非计划拔管：遵医嘱适当约束和镇静。使用呼吸机的患者更换体位时，专人负责管路固定，避免气管插管过度牵拉移位发生脱管。

（四）拔管护理

拔管前吸净口腔及气道内分泌物，气囊放气后拔管。密切观察患者呼吸频率、动度及氧饱和度。

四、健康指导

（1）告知患者及家属气管插管的目的及配合要点。

（2）告知家属行保护性约束的目的及意义。

（3）指导并鼓励患者进行有效咳嗽，做深呼吸，及早拔管。

（4）指导患者在插管期间通过写字板、图片、宣教卡等方式进行有效沟通。

（魏　然）

第六节 灌肠技术

灌肠技术是将一定量的液体由肛门经直肠灌入结肠,以帮助患者清洁肠道、排便、排气或由肠道供给药物或营养,达到确定诊断和治疗目的的方法。根据灌肠的目的,分为保留灌肠和不保留灌肠;根据灌入的液体量,将不保留灌肠分为大量不保留灌肠和小量不保留灌肠。如为了达到清洁肠道的目的,而反复使用大量不保留灌肠,则为清洁灌肠。

一、适应证

(1)各种原因引起的便秘及肠胀气。
(2)结肠、直肠及大手术前的准备。
(3)高热降温。
(4)分娩前准备。

二、禁忌证

(1)急腹症和胃肠道出血。
(2)肠道手术。
(3)肠伤寒。
(4)严重心脑血管疾病。

三、操作方法

(一)操作前准备
(1)操作者衣帽整洁,修剪指甲,洗手,戴口罩。酌情关闭门窗,屏风遮挡患者,保持合适的室温,光线充足或有足够的照明。
(2)评估患者的年龄、病情、临床诊断、意识状态、心理状况、排便情况、理解配合能力。向患者及家属解释灌肠的目的、操作方法、注意事项及配合要点。
(3)用物准备:一次性灌肠包(内有灌肠筒、引流管、肛管一套,垫巾、孔巾、纸巾数张,手套)、弯盘、水温计、输液架,医嘱单,手消毒液,便器及便巾,生活垃圾桶(袋)、医疗垃圾桶(袋)。

(二)操作步骤
以大量不保留灌肠为例。
(1)携用物至患者床旁,核对患者身份;协助患者取左侧卧位,双膝屈曲,脱裤至膝部,臀部移至床沿(不能自控排便的患者可取仰卧位,臀下垫便盆),盖好被子,暴露臀部;操作者消毒双手。
(2)检查灌肠器包并打开,取出垫巾铺在患者臀下,孔巾铺在患者臀部,暴露肛门,置弯盘于患者臀部旁边,备好纸巾。
(3)取出灌肠筒,关闭开关;将灌肠液倒入灌肠筒中,挂灌肠筒于输液架上,筒内液面高于肛门 40～60 cm;戴手套;润滑肛管前端,排尽管内气体。
(4)左手垫纸巾分开臀部,暴露肛门,嘱患者深呼吸,右手将肛管轻轻插入直肠 7～10 cm(小儿插入深度 4~7 cm),固定肛管。

(5)打开开关,使液体缓缓流入;灌入过程中密切观察筒内液面下降速度和患者的情况;待灌肠液即将流尽时夹闭肛管,用纸巾包裹肛管轻轻拔出;擦净肛门,脱下手套,消毒双手。

(6)协助患者取舒适卧位;嘱其尽量保留 5~10 分钟后再排便;对不能下床的患者给予便盆,协助能下床的患者上厕所排便。

(7)清理用物;根据需要留取标本送检;协助患者取舒适体位,整理床单位;消毒双手,记录灌肠的结果。

四、注意事项

(一)特殊情况

肝性脑病患者禁用肥皂水灌肠;充血性心力衰竭和水钠潴留患者禁用生理盐水灌肠。

(二)准确选用灌肠溶液

(1)大量不保留灌肠常用灌肠溶液为 0.1%~0.2%的肥皂液,生理盐水。成人每次用量为 500~1 000 mL,小儿 200~500 mL。溶液温度一般为 39~41 ℃,降温时为 28~32 ℃,中暑患者灌肠溶液温度为 4 ℃。

(2)小量不保留灌肠常用"1、2、3"溶液(50%硫酸镁 30 mL、甘油 60 mL、温开水 90 mL)、甘油 50 mL 加等量温开水或各种植物油,溶液温度通常为 38 ℃;液面距肛门通常不超过 30 cm;灌注溶液后,嘱患者保留 10~20 分钟。

(3)保留灌肠常用 10%水合氯醛及各种抗生素溶液,溶液量一般不超过 200 mL,温度通常为 38 ℃;慢性细菌性痢疾患者取左侧卧位,阿米巴痢疾取右侧卧位;灌注溶液前在臀下垫治疗巾,使臀部抬高 10 cm;排气后将肛管插入肛门 15~20 cm;开水 5~10 mL,嘱患者尽量保留药液 1 小时以上。降温灌肠时溶液要保留 30 分钟,排便后 30 分钟测量体温并记录。

(4)灌肠时,灌肠溶液流速和压力适宜。患者如有腹胀或便意时,应嘱患者做深呼吸,以减轻不适。伤寒患者灌肠时溶液不得超过 500 mL,压力要低,液面不得超过肛门 30 cm。

(5)灌肠过程中,随时观察患者病情变化,如发现脉速、面色苍白、出冷汗、剧烈腹痛、心慌气急时,应立即停止灌肠并及时采取急救措施。

(魏　然)

第七节　胃肠道减压

胃肠道减压是利用负压吸引的原理,将胃管自口腔或鼻腔插入,通过胃管将积聚于胃肠道内的气体及液体吸出,对胃肠梗阻患者可减低胃肠道内的压力和膨胀程度,对胃肠道穿孔患者可防止胃肠内容物经破口继续漏入腹腔,并有利于胃肠吻合术后吻合口的愈合。因此适用范围很广,常用于急性胃扩张、肠梗阻、胃肠穿孔修补或部分切除术及胆道或胰腺手术后。

一、适应证

(1)适用于单纯性及麻痹性肠梗阻,解除肠内压力。

（2）腹部较大手术前做胃肠减压，减少并发症。

（3）胃、食管、肠道手术后的患者。

（4）胃部疾病需要排出胃内容物。

（5）胃、十二指肠穿孔。

二、禁忌证

（1）活动性上消化道出血。

（2）食管阻塞或静脉曲张。

（3）极度衰弱。

（4）食管或胃腐蚀性损伤。

三、操作前准备

（1）明确操作目的。

（2）物品准备治疗卡、治疗盘、治疗碗内盛生理盐水或凉开水、治疗巾、一次性 12/14 号胃管、20 mL 注射器、液状石蜡、纱布、棉签、胶布、镊子、止血钳、弯盘、压舌板、听诊器、胃肠减压器。

（3）患者准备操作前告知患者胃肠减压的目的，正确认识胃肠减压技术的重要性及必要性，消除患者思想上的恐惧心理，主动配合操作。

四、操作过程

（1）体位能配合者取半坐位或坐位，无法坐起者取右侧卧位，昏迷患者取去枕平卧位，头向后仰，将治疗巾围于患者颌下，放置弯盘，接唾液或者患者的呕吐物。

（2）测量胃管插入长度并标记，液状石蜡润滑胃管前端，持镊子夹住胃管前端从一侧鼻孔轻轻插入。

（3）插入胃管达咽喉部时（10～15 cm），清醒患者嘱其做吞咽动作，对于昏迷患者，护士左手将其头托起，使下颌靠近胸骨柄，缓缓将胃管插至预定长度。

（4）确认胃管是否在胃内：在胃管末端连接注射器抽吸，抽出胃液，说明胃管留置成功。

（5）胃管连接胃肠减压吸引器的吸引管，持续吸引。

五、操作后护理

（1）胃肠减压期间应禁食、禁饮，一般应停服药物。如需胃内注药，则注药后应夹管并暂停减压 0.5～1.0 小时。适当补液，加强营养，维持水、电解质的平衡。

（2）妥善固定胃管固定要牢固，防止移位或脱出，尤其是外科手术后胃肠减压，胃管一般置于胃肠吻合的远端，一旦胃管脱出，应及时报告医师，切勿再次下管。因下管时可能损伤吻合口而引起吻合口瘘。

（3）保持胃管通畅维持有效负压，每隔 2～4 小时用生理盐水 10～20 mL 冲洗胃管 1 次，以保持管腔通畅。

（4）观察引流液颜色、性质和量，并记录 24 小时引流液总量。观察胃液颜色，有助于判断胃内有无出血情况，一般胃肠手术后 24 小时内，胃液多呈暗红色，2～3 天后逐渐减少。若有鲜红色液体吸出，说明术后有出血，应停止胃肠减压，并通知医师。引流装置每天应更换 1 次。

(5)加强口腔护理预防口腔和呼吸道感染,必要时给予雾化吸入,以保持口腔和呼吸道的湿润及通畅。

(6)观察胃肠减压后的肠功能恢复情况,并鼓励患者于术后12小时在床上翻身,有利于胃肠功能恢复。

(7)拔管通常在术后48~72小时,肠鸣音恢复,肛门排气后可拔除胃管。拔胃管时,先将吸引装置与胃管分离,捏紧胃管末端,嘱患者吸气并屏气,迅速拔出,以减少刺激,防止患者误吸。擦净鼻孔及面部胶布痕迹,妥善处理胃肠减压装置。

(8)长期胃肠减压者,普通胃管每周更换1次,硅胶胃管每月更换1次,从另一侧鼻孔插入。

（魏　然）

第八节　中心静脉置管

一、概述

中心静脉置管(central venous catheter,CVC)是指经锁骨下静脉、颈内静脉、股静脉置管,尖端位于上腔静脉或下腔静脉的导管。作为需要大量补液的输注通道,同时监测大手术或危重患者血容量的动态变化,判断是否存在血容量不足或心功能不全。

二、病情观察与评估

(1)监测生命体征,观察患者有无发热、脉搏增快等表现。

(2)观察管路是否通畅。

(3)观察穿刺点有无发红、肿胀、脓性分泌物、破溃。

(4)评估患者有无因意识不清、烦躁导致非计划拔管的风险。

三、护理措施

(一)置管前准备

(1)告知患者及家属中心静脉置管的目的,签署《中心静脉置管知情同意书》。

(2)根据病情选择单腔、双腔或三腔中心静脉导管及准备好其他用物。

(二)置管时护理配合

(1)协助医师安置患者体位:颈内静脉置管,患者去枕平卧,头偏向一侧;锁骨下静脉置管,去枕平卧,肩部垫薄枕;股静脉置管,患者穿刺侧肢体外展,充分暴露穿刺部位。

(2)穿刺过程中密切观察患者心率、血压、氧饱和度变化。

(三)置管后护理

(1)固定与标识:用无菌透明敷贴妥善固定导管,标识并记录导管的名称、留置时间和导管插入的深度,每班交接。更换敷贴后注明更换的日期。

(2)穿刺点护理:观察穿刺点有无红肿、渗血、渗液及脓性分泌物。一般每周更换无菌敷贴1次,如有污染、潮湿、松动、脱落及时更换。消毒穿刺点及周围皮肤8~10 cm,操作时动作轻柔,防止导管移位或脱出。

（3）保持导管通畅：避免导管打折、移位。输液前回抽导管，如无回血，先用肝素盐水冲洗管道，经多次抽吸冲洗后仍无回血，阻力大，可能是导管阻塞，不得再使用该导管。输液完毕，用0.9%氯化钠注射液10～20 mL 或 0～10 U/mL 肝素盐水脉冲式正压封管。

（4）预防非计划拔管：烦躁患者适当约束双上肢或遵医嘱镇静，翻身及其他操作治疗时避免牵拉导管，防止非计划拔管。

（四）拔管

每日评估留置导管的必要性，病情允许时及早拔出中心静脉导管。拔管后，用无菌纱布压迫穿刺点约 5 分钟，防止发生血肿。如怀疑导管相关感染，留取导管尖端 5 cm 做培养。

四、健康指导

（1）告知患者及家属留置中心静脉导管的目的。

（2）保持穿刺部位皮肤清洁干燥，勿抓挠。

（3）指导患者选用开衫衣服，正确穿脱上衣，防止管道拉出。

（魏　然）

第四章

呼吸内科护理

第一节　急性气管-支气管炎

一、概述

(一)疾病概述

急性气管-支气管炎是由生物、物理、化学刺激或过敏等因素引起的急性气管-支气管黏膜炎症。多为散发,无流行倾向,年老体弱者易感。临床症状主要为咳嗽和咳痰。常发生于寒冷季节或气候突变时。也可由急性上呼吸道感染迁延不愈所致。

(二)相关病理生理

由病原体、吸入冷空气、粉尘、刺激性气体或因吸入致敏原引起气管-支气管急性炎症反应。其共同的病理表现为气管、支气管黏膜充血水肿,淋巴细胞和中性粒细胞浸润;同时可伴纤毛上皮细胞损伤,脱落;黏液腺体肥大增生。合并细菌感染时,分泌物呈脓性。

(三)急性气管-支气管炎的病因与诱因

病原体导致的感染是最主要病因,过度劳累、受凉、年老体弱是常见诱因。

1.病原体

病原体与上呼吸道感染类似。常见病毒为腺病毒、流感病毒(甲、乙)、冠状病毒、鼻病毒、单纯疱疹病毒、呼吸道合胞病毒和副流感病毒。常见细菌为流感嗜血杆菌、肺炎链球菌、卡他莫拉菌等,近年来衣原体和支原体感染明显增加,在病毒感染的基础上继发细菌感染亦较多见。

2.物理、化学因素

冷空气、粉尘、刺激性气体或烟雾(如二氧化硫、二氧化氮、氨气、氯气等)的吸入,均可刺激气管-支气管黏膜引起急性损伤和炎症反应。

3.变态反应

常见的吸入致敏原包括花粉、有机粉尘、真菌孢子、动物毛皮排泄物;或对细菌蛋白质的过敏,钩虫、蛔虫的幼虫在肺内的移行均可引起气管-支气管急性炎症反应。

(四)临床表现

临床主要表现为咳嗽咳痰。一般起病较急,通常全身症状较轻,可有发热。初为干咳或少量

47

黏液痰,随后痰量增多,咳嗽加剧,偶伴血痰。咳嗽、咳痰可延续 2～3 周,如迁延不愈,可演变成慢性支气管炎。伴支气管痉挛时,可出现程度不等的胸闷气促。

(五)辅助检查

1.血液检查

病毒感染时,血常规检查白细胞计数多正常;细菌感染较重时,白细胞计数和中性粒细胞计数增高。血沉检查可有血沉加快。

2.胸部 X 线检查

多无异常,或仅有肺纹理的增粗。

3.痰培养

细菌或支原体衣原体感染时,可明确病原体;药物敏感试验可指导临床用药。

(六)治疗要点

1.对症治疗

咳嗽无痰或少痰,可用右美沙芬、喷托维林(咳必清)镇咳。咳嗽有痰而不易咳出,可选用盐酸氨溴索、溴己新(必嗽平),桃金娘油提取物化痰,也可雾化帮助祛痰。较为常用的为兼顾止咳和化痰的棕色合剂,也可选用中成药止咳祛痰。发生支气管痉挛时,可用平喘药如茶碱类、β_2受体激动剂等。发热可用解热镇痛药对症处理。

2.抗菌药物治疗

有细菌感染证据时应及时使用。可以首选大环内酯类、青霉素类,亦可选用头孢菌素类或喹诺酮类等药物。多数患者口服抗菌药物即可,症状较重者可经肌内注射或静脉滴注给药,少数患者需要根据病原体培养结果指导用药。

3.一般治疗

多休息,多饮水,避免劳累。

二、护理评估

(一)病因评估

主要评估患者健康史和发病史,近期是否有受凉、劳累、是否有粉尘过敏史、是否有吸入冷空气或刺激性气体史。

(二)一般评估

1.生命体征

患者体温可正常或发热;有无呼吸频率加快或节律异常。

2.患者主诉

有无发热、咳嗽、咳痰、喘息等症状。

3.相关记录

体温、痰液颜色、性状和量等情况。

(三)身体评估

听诊有无异常呼吸音;有无双肺呼吸音变粗,两肺可否闻及散在的干湿啰音,湿啰音部位是否固定,咳嗽后湿啰音是否减少或消失。有无闻及哮鸣音。

(四)心理-社会评估

患者在疾病治疗过程中的心理反应与需求,家庭及社会支持情况,引导患者正确配合疾病的治疗与护理。

(五)辅助检查结果评估

1.血液检查

有无白细胞总数和中性粒细胞百分比升高,有无血沉加快。

2.胸部 X 线检查

有无肺纹理增粗。

3.痰培养

有无致病菌生长,药敏试验结果如何。

(六)常用药治疗效果的评估

1.应用抗生素的评估要点

(1)记录每次给药的时间与次数,评估有无按时,按量给药,是否足疗程。

(2)评估用药后患者发热、咳嗽、咳痰等症状有否缓解。

(3)评估用药后患者是否出现皮疹、呼吸困难等变态反应。

(4)评估用药后患者有无较明显的恶心、呕吐、腹泻等不良反应。

2.应用止咳祛痰剂效果的评估

(1)记录每次给药的时间与次量。

(2)评估用祛痰剂后患者痰液是否变稀,是否较易咳出。

(3)评估用止咳药后,患者咳嗽频繁是否减轻,夜间睡眠是否改善。

3.应用平喘药后效果的评估

(1)记录每次给药的时间与量。

(2)评估用药后,患者呼吸困难是否减轻,听诊哮鸣音有否消失。

(3)如应用氨茶碱时间较长,需评估有无茶碱中毒表现。

三、主要护理诊断/问题

(一)清理呼吸道无效

清理呼吸道无效与呼吸道感染、痰液黏稠有关。

(二)气体交换受损

气体交换受损与过敏、炎症引起支气管痉挛有关。

四、护理措施

(一)病情观察

观察生命体征及主要症状,尤其咳嗽,痰液的颜色、性质、量等的变化;有无呼吸困难与喘息等表现;监测体温情况。

(二)休息与保暖

急性期应减少活动,增加休息时间,室内空气新鲜,保持适宜的温度和湿度。

(三)保证充足的水分及营养

鼓励患者多饮水,必要时由静脉补充。给予易消化营养丰富的饮食,发热期间进食流质或半流质食物为宜。

（四）保持口腔清洁

由于患者发热、咳嗽、痰多且黏稠,咳嗽剧烈时可引起呕吐,故要保持口腔卫生,以增加舒适感,增进食欲,促进毒素的排泄。

（五）发热护理

热度不高不需特殊处理,高热时要采取物理降温或药物降温措施。

（六）保持呼吸道通畅

观察呼吸道分泌物的性质及能否有效地咳出痰液,指导并鼓励患者有效咳嗽;若为细菌感染所致,按医嘱使用敏感的抗生素。若痰液黏稠,可采用超声雾化吸入或蒸气吸入稀释分泌物;对于咳嗽无力的患者,宜经常更换体位,拍背,使呼吸道分泌物易于排出,促进炎症消散。

（七）给氧与解痉平喘

有咳喘症状者可给予氧气吸入或按医嘱采用雾化吸入平喘解痉剂,严重者可口服。

（八）健康教育

1.疾病预防指导

预防急性上呼吸道感染的诱发因素。增强体质,可选择合适的体育活动,如健康操、太极拳、跑步等,可进行耐寒训练,如冷水洗脸、冬泳等。

2.疾病知识指导

患病期间增加休息时间,避免劳累;饮食宜清淡、富含营养;按医嘱用药。

3.就诊指标

如两周后症状仍持续应及时就诊。

五、护理效果评估

（1）患者自觉症状好转（咳嗽咳痰、喘息、发热等症状减轻）。

（2）患者体温恢复正常。

（3）患者听诊时双肺有无闻及干湿啰音。

（刘春霞）

第二节　支气管扩张症

一、疾病概述

（一）概念和特点

支气管扩张症是由于急、慢性呼吸道感染和支气管阻塞后,反复发生支气管炎症、致使支气管组织结构病理性破坏,引起的支气管异常和持久性扩张。临床上以慢性咳嗽,大量脓痰和/或反复咯血为特征,患者多有童年麻疹、百日咳或支气管肺炎等病史。

（二）相关病理生理

支气管扩张症的主要病因是支气管-肺组织感染和支气管阻塞,两者相互影响,促使支气管扩张的发生和发展。支气管扩张发生于有软骨的支气管近端分支,主要分为柱状、囊状和不规则扩张三种类型,腔内含有多量分泌物并容易积存。呼吸道相关疾病损伤气道清除机制和防御功能,使其清除分泌物的能力下降,易发生感染和炎症;细菌反复感染使气道内因充满包含炎性介质和病原菌的黏稠液体而逐渐扩大、形成瘢痕和扭曲;炎症可导致支气管壁血管增生,并伴有支气管动脉和肺动脉终末支的扩张和吻合,形成小血管瘤而易导致咯血。病变支气管反复炎症,使周围结缔组织和肺组织纤维化,最终引起肺的通气和换气功能障碍。继发于支气管肺组织感染病变的支气管扩张多见于下肺,尤以左下肺多见。继发于肺结核则多见于上肺叶。

(三)病因与诱因

1.支气管-肺组织感染

支气管扩张与扁桃体炎、鼻窦炎、百日咳、麻疹、支气管肺炎、肺结核等呼吸道感染密切相关,引起感染的常见病原体为铜绿假单胞菌、流感嗜血杆菌、卡他莫拉菌、肺炎克雷伯杆菌、金黄色葡萄球菌、非结核分枝杆菌、腺病毒和流感病毒等。婴幼儿期支气管-肺组织感染是支气管扩张最常见的病因。

2.支气管阻塞

异物、肿瘤、外源性压迫等可使支气管阻塞导致肺不张,胸腔负压直接牵拉支气管管壁导致支气管扩张。

3.支气管先天性发育缺损与遗传因素

支气管先天性发育缺损与遗传因素也可形成支气管扩张,可能与软骨发育不全或弹性纤维不足导致局部管壁薄弱或弹性较差有关。部分遗传性 α-抗胰蛋白酶缺乏者也可伴有等支气管扩张。

4.其他全身性疾病

支气管扩张可能与机体免疫功能失调有关,目前已发现类风湿关节炎、溃疡性结肠炎、克罗恩病、系统性红斑狼疮等疾病同时伴有支气管扩张。

(四)临床表现

1.症状

(1)慢性咳嗽、大量脓痰:咳嗽多为阵发性,与体位改变有关,晨起及晚上临睡时咳嗽和咳痰尤多。严重程度可用痰量估计:轻度每天少于 10 mL,中度每天 10～150 mL,重度每天多于150 mL。感染急性发作时,黄绿色脓痰量每天可达数百毫升,将痰液放置后可出现分层的特征,即上层为泡沫,下悬脓性成分;中层为混浊黏液;下层为坏死组织沉淀物。合并厌氧菌感染时,痰和呼气具有臭味。

(2)咯血:反复咯血为本病的特点,可为痰中带血或大量咯血。少量咯血每天少于 100 mL,中量咯血每天 100～500 mL,大量咯血每天多于 500 mL 或一次咯血量＞300 mL。咯血量有时与病情严重程度、病变范围不一致。部分病变发生在上叶的"干性支气管扩张"患者以反复咯血为唯一症状。

(3)反复肺部感染:由于扩张的支气管清除分泌物的功能丧失,引流差,易反复发生感染,其特点是同一肺段反复发生肺炎并迁延不愈。

(4)慢性感染中毒症状:可出现发热、乏力、食欲减退、消瘦、贫血等,儿童可影响发育。

2.体征

早期或病变轻者无异常肺部体征,病变严重或继发感染时,可在病变部位尤其下肺部闻及固定而持久的局限性粗湿啰音,有时可闻及哮鸣音,部分患者伴有杵状指(趾)。

(五)辅助检查

1.影像学检查

胸部 X 线检查:囊状支气管扩张的气道表现为显著的囊腔,腔内可存在气液平面,纵切面可显示"双轨征",横切面显示"环形阴影",并可见气道壁增厚。胸部 CT 检查:可在横断面上清楚地显示扩张的支气管。高分辨 CT 进一步提高了诊断敏感性,成为支气管扩张症的主要诊断方法。

2.纤维支气管镜检查

有助于发现患者的出血部位或阻塞原因。还可局部灌洗,取灌洗液作细菌学和细胞学检查。

(六)治疗原则

保持引流通畅,处理咯血,控制感染,必要时手术治疗。

1.保持引流通畅、改善气流受限

清除气道分泌物保持气道通畅能减少继发感染和减轻全身中毒症状,如应用祛痰药物(盐酸氨溴索、溴己新、α-糜蛋白酶)等稀释痰液,痰液黏稠时可加用雾化吸入。应用振动、拍背、体位引流等方法促进气道分泌物的清除。应用支气管舒张剂可改善气流受限,伴有气道高反应及可逆性气流受限的患者疗效明显。如体位引流排痰效果不理想,可用纤维支气管镜吸痰法以保持呼吸道通畅。

2.控制感染

急性感染期的主要治疗措施。应根据症状、体征、痰液性状,必要时根据痰培养及药物敏感试验选择有效的抗生素。常用阿莫西林、头孢类抗生素、氨基糖苷类等药物,重症患者,尤其是铜绿假单胞菌感染者,常需第三代头孢菌素加氨基糖苷类药联合静脉用药。如有厌氧菌混合感染,加用甲硝唑或替硝唑等。

3.外科治疗

保守治疗不能缓解的反复大咯血且病变局限者,可考虑手术治疗。经充分的内科治疗后仍反复发作且病变为局限性支气管扩张,可通过外科手术切除病变组织。

二、护理评估

(一)一般评估

1.患者的主诉

有无胸闷、气促、心悸、疲倦、乏力等症状。

2.生命体征

严密观察呼吸的频率、节律、深浅和音响,患者呼吸可正常或增快,感染严重时或合并咯血可伴随不同程度的呼吸困难和发绀。患者体温正常或偏高,感染严重时可出现高热。

3.咳嗽咳痰情况

观察咳嗽咳痰的发作时间、频率、持续时间、伴随的症状和影响因素等,患者反复继发肺部感染,支气管引流不畅,痰不易咳出时可导致咳嗽加剧,大量脓痰咳出后,患者感觉轻松,体温下降,精神改善。重点观察痰液的量、颜色、性质、气味和与体位的关系,痰液静置后的分层现象,记录24 小时痰液排出量。注意患者是否出现面色苍白、出冷汗、烦躁不安等出血的症状,观察咯血的颜色、性质及量。

4.其他

血气分析、血氧饱和度、体重、体位等记录结果。

（二）身体评估

1.头颈部

患者的意识状态,面部颜色(贫血),皮肤黏膜有无脱水、是否粗糙干燥;呼吸困难和缺氧的程度(有无气促、口唇有无发绀、血氧饱和度数值等)。

2.胸部

检查胸廓的弹性,有无胸廓的挤压痛,两肺呼吸运动是否一致。病变部位可闻及固定而持久的局限性粗湿啰音或哮鸣音。

3.其他

患者有无杵状指(趾)。

（三）心理-社会评估

询问健康史,发病原因、病程进展时间及以往所患疾病对支气管扩张的影响,评估患者对支气管扩张的认识;另外,患者常因慢性咳嗽、咳痰或痰量多、有异味等症状产生恐惧或焦虑的心理,并对疾病治疗缺乏治愈的自信。

（四）辅助检查阳性结果评估

血氧饱和度的数值;血气分析结果报告;胸部 CT 检查明确的病变部位。

（五）常用药物治疗效果的评估

抗生素使用后咳嗽咳痰症状有无减轻,原有增高的血白细胞计数有无回降至正常范围,核左移情况有无得到纠正。

三、主要护理诊断/问题

（一）清理呼吸道无效

清理呼吸道无效与大量脓痰滞留呼吸道有关。

（二）有窒息的危险

有窒息的危险与大咯血有关。

（三）营养失调

低于机体需要量与慢性感染导致机体消耗有关。

（四）焦虑

焦虑与疾病迁延、个体健康受到威胁有关。

（五）活动无耐力

活动无耐力与营养不良、贫血等有关。

四、护理措施

（一）环境

保持室内空气新鲜、无臭味,定期开窗换气使空气流通,维持适宜的温湿度,注意保暖。

（二）休息和活动

休息能减少肺活动度,避免因活动诱发咯血。小量咯血者以静卧休息为主,大量咯血患者应绝对卧床休息,尽量避免搬动。取患侧卧位,可减少患侧胸部的活动度,既防止病灶向健侧扩散,同时有利于健侧肺的通气功能。缓解期患者可适当进行户外活动,但要避免过度劳累。

(三)饮食护理

提供高热量、高蛋白质、富含维生素易消化的饮食,多进食含铁食物有利于纠正贫血,饮食中富含维生素 A、维生素 C、维生素 E 等(如新鲜蔬菜、水果),以提高支气管黏膜的抗病能力。大量咯血者应禁食,小量咯血者宜进少量温、凉流质饮食,避免冰冷食物诱发咳嗽或加重咯血,少食多餐。为痰液稀释利于排痰,鼓励患者多饮水,每天不少于 2 000 mL。指导患者在咳痰后及进食前后漱口,以祛除口臭,促进食欲。

(四)病情观察

严密观察病情,正确记录每天痰量及痰的性质,留好痰标本。有咯血者备好吸痰和吸氧设备。

(五)用药护理

遵医嘱使用抗生素、祛痰剂和支气管舒张剂,指导患者进行有效咳嗽,辅以叩背及时排出痰液。指导患者掌握药物的疗效、剂量、用法和不良反应。

(六)体位引流的护理

体位引流是利用重力作用促使呼吸道分泌物流入气管、支气管排出体外的方法,其效果与需引流部位所对应的体位有关。体位引流的护理措施如下。

(1)体位引流由康复科医师执行,引流前向患者说明体位引流的目的、操作过程和注意事项,消除顾虑取得合作。

(2)操作前测量生命体征,听诊肺部明确病变部位。引流前 15 分钟遵医嘱给予支气管舒张剂(有条件可使用雾化器或手按定量吸入器)。备好排痰用纸巾或一次性容器。

(3)根据病变部位、病情和患者经验选择合适体位(自觉有利于咳痰的体位)。引流体位的选择取决于分泌物潴留的部位和患者的耐受程度,原则上抬高病灶部位的位置,使引流支气管开口向下,有利于潴留的分泌物随重力作用流入支气管和气管排出。首先引流上叶,然后引流下叶后基底段。如果患者不能耐受,应及时调整姿势。头部外伤、胸部创伤、咯血、严重心血管疾病和病情状况不稳定者,不宜采用头低位进行体位引流。

(4)引流时鼓励患者做腹式深呼吸,辅以胸部叩击或震荡,指导患者进行有效咳嗽等措施,以提高引流效果。

(5)引流时间视病变部位、病情和患者身体状况而定,一般每天 1~3 次,每次 15~20 分钟。在空腹或饭前一个半小时前进行,早晨清醒后立即进行效果最好。咯血时不宜进行体位引流。

(6)引流过程应有护士或家人协助,注意观察患者反应,如出现咯血、面色苍白出冷汗、头晕、发绀、脉搏细弱、呼吸困难等情况,应立即停止引流。

(7)体位引流结束后,协助患者采取舒适体位休息,给予清水或漱口液漱口。记录痰液的性质、量及颜色,复查生命体征和肺部呼吸音及啰音的变化,评价体位引流的效果。

(七)窒息的抢救配合

(1)对大咯血及意识不清的患者,应在病床旁备好急救器械。

(2)一旦患者出现窒息征象,应立即取头低脚高 45°俯卧位,面向一侧,轻拍背部,迅速排出在气道和口咽部的血块,或直接刺激咽部以咳出血块。嘱患者不要屏气,以免诱发喉头痉挛。必要时用吸痰管进行负压吸引,以解除呼吸道阻塞。

（3）给予高浓度吸氧，做好气管插管或气管切开的准备与配合工作。

（4）咯血后为患者漱口，擦净血迹，防止因口咽部异物刺激引起剧烈咳嗽而诱发咯血，及时清理患者咯出的血块及污染的衣物、被褥，安慰患者，以助于稳定情绪，增加安全感，避免因精神过度紧张而加重病情。对精神极度紧张、咳嗽剧烈的患者，可按医嘱给予小剂量镇静剂或镇咳剂。

（5）密切观察咯血的量、颜色、性质及出血的速度，观察生命体征及意识状态的变化，有无胸闷、气促、呼吸困难、发绀、面色苍白、出冷汗、烦躁不安等窒息征象；有无阻塞性肺不张、肺部感染及休克等并发症的表现。

（6）用药护理：①垂体后叶素可收缩小动脉，减少肺血流量，从而减轻咯血。但也能引起子宫、肠道平滑肌收缩和冠状动脉收缩，故冠心病、高血压患者及孕妇忌用。静脉滴注时速度勿过快，以免引起恶心、便意、心悸、面色苍白等不良反应。②年老体弱、肺功能不全者在应用镇静剂和镇咳药后，应注意观察呼吸中枢和咳嗽反射受抑制情况，以早期发现因呼吸抑制导致的呼吸衰竭和不能咯出血块而发生窒息。

（八）心理护理

护士应以亲切的态度多与患者交谈，讲明支气管扩张反复发作的原因和治疗进展，帮助患者树立战胜疾病的信心，解除焦虑不安心理。呼吸困难患者应根据其病情采用恰当的沟通方式，及时了解病情，安慰患者。

（九）健康教育

（1）预防感冒等呼吸道感染，吸烟患者戒烟。不要滥用抗生素和止咳药。

（2）疾病知识指导：帮助患者和家属正确认识和对待疾病，了解疾病的发生、发展与治疗、护理过程，与患者及家属共同制订长期防治计划。

（3）保健知识的宣教：学会自我监测病情，一旦发现症状加重，应及时就诊。指导掌握有效咳嗽、胸部叩击、雾化吸入及体位引流的排痰方法，长期坚持，以控制病情的发展。

（4）生活指导：讲明加强营养对机体康复的作用，使患者能主动摄取必需的营养素，以增加机体抗病能力。鼓励患者参加体育锻炼，建立良好的生活习惯，劳逸结合，消除紧张心理，防止病情进一步恶化。

（5）及时到医院就诊的指标：体温过高，痰量明显增加；出现胸闷、气促、呼吸困难、发绀、面色苍白、出冷汗、烦躁不安等症状；咯血。

五、护理效果评估

（1）保持呼吸道通畅，痰易咳出，痰量减少或消失，血氧饱和度、动脉血气分析值在正常范围。

（2）肺部湿啰音或哮鸣音减轻或消失。

（3）患者体重增加，无并发症（咯血等）发生。

（刘春霞）

第三节 慢性阻塞性肺疾病

一、概述

(一)疾病概念

慢性阻塞性肺疾病(chronic obstructive pulmonary disease,COPD)是一组气流受限为特征的肺部疾病,气流受限不完全可逆,呈进行性发展,但是可以预防和治疗的疾病。COPD 主要累及肺部,但也可以引起肺外各器官的损害。

COPD 是呼吸系统疾病中的常见病和多发病,患病率和病死率均居高不下。近年来对我国 7 个地区 20 245 名成年人进行调查,COPD 的患病率占 40 岁以上人群的 8.2%。因肺功能进行性减退,严重影响患者的劳动力和生活质量。

(二)相关病理生理

慢性支气管炎并发肺气肿时,视其严重程度可引起一系列病理生理改变。早期病变局限于细小气道,仅闭合容积增大,反映肺组织弹性阻力及小气道阻力的动态肺顺应性降低。病变累及大气道时,肺通气功能障碍,最大通气量降低。随着病情的发展,肺组织弹性日益减退,肺泡持续扩大,回缩障碍,则残气量及残气量占肺总量的百分比增加。肺气肿加重导致大量肺泡周围的毛细血管受膨胀肺泡的挤压而退化,致使肺毛细血管大量减少,肺泡间的血流量减少,此时肺泡虽有通气,但肺泡壁无血液灌流,导致生理无效腔气量增大;也有部分肺区虽有血液灌流,但肺泡通气不良,不能参与气体交换。如此,肺泡及毛细血管大量丧失,弥散面积减少,产生通气与血流比例失调,导致换气功能发生障碍。通气和换气功能障碍可引起缺氧和二氧化碳潴留,发生不同程度的低氧血症和高碳酸血症,最终出现呼吸功能衰竭。

(三)病因与诱因

确切的病因不清楚。但认为与肺部对香烟烟雾等有害气体或有害颗粒的异常炎症反应有关。这些反应存在个体易感因素和环境因素的互相作用。

(1)吸烟:重要的发病因素,吸烟者慢性支气管炎的患病率比不吸烟者高 2~8 倍,烟龄越长,吸烟量越大,COPD 患病率越高。

(2)职业粉尘和化学物质:接触职业粉尘及化学物质,如烟雾、变应原、工业废气及室内空气污染等,浓度过高或时间过长时,均可能产生与吸烟类似的 COPD。

(3)空气污染:大气中的有害气体如二氧化硫、二氧化氮、氯气等可损伤气道黏膜上皮,使纤毛清除功能下降,黏液分泌增加,为细菌感染增加条件。

(4)感染因素:与慢性支气管炎类似,感染亦是 COPD 发生发展的重要因素之一。

(5)蛋白酶-抗蛋白酶失衡。

(6)炎症机制。

(7)其他:自主神经功能失调、营养不良、气温变化等都有可能参与 COPD 的发生、发展。

(四)临床表现

起病缓慢、病程较长。主要症状如下。

1.慢性咳嗽

随病程发展可终身不愈。常晨间咳嗽明显,夜间有阵咳或排痰。

2.咳痰

一般为白色黏液或浆液性泡沫性痰,偶可带血丝,清晨排痰较多。急性发作期痰量增多,可有脓性痰。

3.气短或呼吸困难

早期在劳力时出现,后逐渐加重,以致在日常活动甚至休息时也感到气短,是COPD的标志性症状。

4.喘息和胸闷

部分患者特别是重度患者或急性加重时出现喘息。

5.其他

晚期患者有体重下降,食欲减退等。

6.COPD病程分期

COPD的病程可以根据患者的症状和体征的变化分为2个时期。①急性加重期:指在疾病发展过程中,短期内出现咳嗽、咳痰、气促、和/或喘息加重、痰量增多,呈脓性或黏液脓性痰,可伴发热等症状。②稳定期:患者咳嗽、咳痰、气促等症状稳定或较轻。

7.并发症

(1)慢性呼吸衰竭:常在COPD急性加重时发生,其症状明显加重,发生低氧血症和/或高碳酸血症,可具有缺氧和二氧化碳潴留的临床表现。

(2)自发性气胸:如有突然加重的呼吸困难,并伴有明显的发绀,患侧肺部叩诊为鼓音,听诊呼吸音减弱或消失,应考虑并发自发性气胸,通过X线检查可以确诊。

(3)慢性肺源性心脏病:由于COPD肺病变引起肺血管床减少及缺氧致肺动脉痉挛、血管重塑,导致肺动脉高压、右心室肥厚扩大,最终发生右心功能不全。

(五)辅助检验

1.肺功能检查

肺功能检查是判断气流受限的主要客观指标,对COPD诊断、严重程度评价、疾病进展、预后及治疗反应等有重要意义。

(1)第一秒用力呼气容积占用力肺活量百分比（FEV_1/FVC）是评价气流受限的一项敏感指标。

(2)第一秒用力呼气容积占预计值百分比（$FEV_1\%$预计值）是评估COPD严重程度的良好指标,其变异性小,易于操作。

(3)吸入支气管舒张药后$FEV_1/FVC<70\%$及$FEV_1<80\%$预计值者,可确定为不能完全可逆的气流受限。

2.胸部X线检查

COPD早期胸片可无变化,以后可出现肺纹理增粗、紊乱等非特异性改变,也可出现肺气肿改变。X线胸片改变对COPD诊断特异性不高,主要作为确定肺部并发症及与其他肺疾病鉴别之用。

3.胸部CT检查

CT检查不应作为COPD的常规检查。高分辨CT,对有疑问病例的鉴别诊断有一定意义。

4.血气分析

对确定发生低氧血症、高碳酸血症、酸碱平衡失调及判断呼吸衰竭的类型有重要价值。

5.其他

COPD合并细菌感染时,外周血白细胞计数增高,核左移。痰培养可能查出病原菌;常见病原菌为肺炎链球菌、流感嗜血杆菌、卡他莫拉菌、肺炎克雷伯杆菌等。

(六)治疗原则

1.缓解期治疗原则

减轻症状,阻止COPD病情发展,缓解或阻止肺功能下降,改善COPD患者的活动能力,提高其生活质量,降低病死率。

2.急性加重期治疗原则

控制感染、抗炎、平喘、解痉,纠正呼吸衰竭与右心衰竭。

(七)缓解期药物治疗

1.支气管舒张药

支气管舒张药包括短期按需应用以暂时缓解症状,以及长期规则应用以减轻症状。

(1)β_2肾上腺素受体激动剂:主要有沙丁胺醇气雾剂,每次100～200 μg(1～2喷),定量吸入,疗效持续4～5小时,每24小时不超过8～12喷。特布他林气雾剂亦有同样作用。可缓解症状,尚有沙美特罗、福莫特罗等长效 β_2肾上腺素受体激动剂,每天仅需吸入2次。

(2)抗胆碱能药:COPD常用的药物,主要品种为异丙托溴铵气雾剂,定量吸入,起效较沙丁胺醇慢,持续6～8小时,每次40～80 mg,每天3～4次。长效抗胆碱药有噻托溴铵选择性作用于 M_1、M_3受体,每次吸入18 μg,每天1次。

(3)茶碱类:茶碱缓释或控释片,0.2 g,每12小时1次;氨茶碱,0.1 g,每天3次。

2.祛痰药

对痰不易咳出者可应用。常用药物有盐酸氨溴索,30 mg,每天3次,N-乙酰半胱氨酸0.2 g,每天3次,或羧甲司坦0.5 g,每天3次。稀化黏素0.5 g,每天3次。

3.糖皮质激素

对重度和极重度患者(Ⅲ级和Ⅳ级),反复加重的患者,长期吸入糖皮质激素与长效 β_2肾上腺素受体激动剂联合制剂,可增加运动耐量、减少急性加重发作频率、提高生活质量,甚至有些患者的肺功能得到改善。

4.长期家庭氧疗(LTOT)

对COPD慢性呼吸衰竭者可提高生活质量和生存率。对血流动力学、运动能力、肺生理和精神状态均会产生有益的影响。LTOT指征:①$PaO_2 \leqslant 7.3$ kPa(55 mmHg)或 $SaO_2 \leqslant 88\%$,有或没有高碳酸血症。②PaO_2 7.3～8.0 kPa(55～60 mmHg),或 $SaO_2 < 89\%$,并有肺动脉高压、心力衰竭水肿或红细胞增多症(血细胞比容>0.55)。一般用鼻导管吸氧,氧流量为1.0～2.0 L/min,吸氧时间10～15 h/d。目的是使患者在静息状态下,达到 $PaO_2 \geqslant 8.0$ kPa(60 mmHg)和/或使 SaO_2 升至90%。

(八)急性发作期药物治疗

1.支气管舒张药

药物同稳定期。有严重喘息症状者可给予较大剂量雾化吸入治疗,如应用沙丁胺醇500 μg或异丙托溴铵500 μg,或沙丁胺醇1 000 μg加异丙托溴铵250～500 μg,通过小型雾化器给患者吸入治疗以缓解症状。

2.抗生素

应根据患者所在地常见病原菌类型及药物敏感情况积极选用抗生素治疗。如给予 β 内酰胺类/β 内酰胺酶抑制剂;第二代头孢菌素、大环内酯类或喹诺酮类。如果找到确切的病原菌,根据药敏结果选用抗生素。

3.糖皮质激素

对需住院治疗的急性加重期患者可考虑口服泼尼松 $30\sim40$ mg/d,也可静脉给予甲泼尼龙 $40\sim80$ mg,每天一次。连续 $5\sim7$ 天。

4.祛痰剂

溴己新 $8\sim16$ mg,每天 3 次;盐酸氨溴索 30 mg,每天 3 次酌情选用。

5.吸氧

低流量吸氧。

二、护理评估

(一)一般评估

1.生命体征

急性加重期时合并感染患者可有体温升高;呼吸频率常达每分钟 $30\sim40$ 次。

2.患者主诉

有无慢性咳嗽、咳痰、气短、喘息和胸闷等症状。

3.相关记录

体温、呼吸、心率、皮肤、饮食、出入量、体重等记录结果。

(二)身体评估

1.视诊

胸廓前后径增大,肋间隙增宽,剑突下胸骨下角增宽,称为桶状胸。部分患者呼吸变浅,频率增快,严重者可有缩唇呼吸等。

2.触诊

双侧语颤减弱。

3.叩诊

肺部过清音,心浊音界缩小,肺下界和肝浊音界下降。

4.听诊

两肺呼吸音减弱,呼气延长,部分患者可闻及湿啰音和/或干啰音。

(三)心理-社会评估

患者在疾病治疗过程中的心理反应与需求,家庭及社会支持情况,引导患者正确配合疾病的治疗与护理。

(四)辅助检查结果评估

1.肺功能检查

吸入支气管舒张药后 $FEV_1/FVC<70\%$ 及 $FEV_1<80\%$ 预计值者,可确定为不能完全可逆的气流受限。

2.血气分析

对确定发生低氧血症、高碳酸血症、酸碱平衡失调及判断呼吸衰竭的类型有重要价值。

3.痰培养

痰培养可能查出病原菌。

(五)COPD 常用药效果的评估

1.应用支气管扩张剂的评估要点

(1)用药剂量/天、用药的方法(雾化吸入法、口服、静脉滴注)的评估与记录。

(2)评估急性发作时,是否能正确使用定量吸入器(MDI),用药后呼吸困难是否得到缓解。

(3)评估患者是否掌握常用三种雾化吸入器的正确使用方法:定量吸入器(MDI)、都保干粉吸入器,准纳器。并注意用后漱口。

2.应用抗生素的评估要点

参照其他相关章节。

三、主要护理诊断/问题

(一)气体交换受损

气体交换受损与气道阻塞、通气不足、呼吸肌疲劳、分泌物过多和肺泡呼吸面积减少有关。

(二)清理呼吸道无效

清理呼吸道无效与分泌物增多而黏稠、气道湿度减低和无效咳嗽有关。

(三)焦虑

焦虑与健康状况改变、病情危重、经济状况有关。

四、护理措施

(一)休息与活动

中度以上 COPD 急性加重期患者应卧床休息,协助患者采取舒适体位,极重度患者宜采取身体前倾坐位,视病情增加适当的活动,以患者不感到疲劳,不加重病情为宜。

(二)病情观察

观察咳嗽、咳痰及呼吸困难的程度,观察血压、心率,监测动脉血气和水、电解质、酸碱平衡情况。

(三)控制感染

遵医嘱给予抗感染治疗,有效地控制呼吸道感染

(四)合理用氧

采用低流量持续给氧,流量 1～2 L/min。提倡长期家庭氧疗,每天氧疗时间在 15 小时以上。

(五)用药护理

遵医嘱应用抗生素、支气管舒张药和祛痰药,注意观察效果及不良反应。

(六)呼吸功能训练

指导患者正确进行缩唇呼吸和腹式呼吸训练。

1.缩唇呼吸

呼气时将口唇缩成吹笛子状,气体经缩窄的口唇缓慢呼出。作用是提高支气管内压,防止呼

气时小气道过早陷闭,以利肺泡气体排出。

2.腹式呼吸

患者可取立位、平卧位、半卧位,两手分别放于前胸部和上腹部。用鼻缓慢吸气,膈肌最大程度下降,腹部松弛,腹部凸出,手感到腹部向上抬起;经口呼气,吸气时腹肌收缩,膈肌松弛,膈肌别的腹部腔内压增加而上抬,推动肺部气体排出,手感到下降。

3.缩唇呼气和腹式呼吸训练

每天训练 3～4 次,每次重复 8～10 次。

(七)保持呼吸道通畅

(1)痰多黏稠、难以咳出的患者需要多饮水,以达到稀释痰液的目的。

(2)遵医嘱每天进行氧气或超声雾化吸入。

(3)护士或家属协助给予胸部叩击和体位引流。

(4)指导有效咳嗽。尽可能加深吸气,以增加或达到必要的吸气容量;吸气后要有短暂的闭气,以使气体在肺内得到最大的分布,稍后关闭声门,可进一步增强气道中的压力,而后增加胸膜腔内压,即增高肺泡内压力,这是使呼气时产生高气流的重要措施;最后声门开放,肺内冲出的高速气流,使分泌物从口中喷出。

(5)必要时给予机械吸痰或纤支镜吸痰。

(八)减轻焦虑

护士与家属共同帮助患者去除焦虑产生的原因;与家属、患者共同制订和实施康复计划;指导患者放松技巧。但要向家属与患者强调镇静安眠药对该病的危害,会抑制呼吸中枢,加重低氧血症和高碳酸血症。需慎用或不用。

(九)健康指导

1.疾病预防指导

戒烟是预防 COPD 的重要措施,避免粉尘和刺激性气体的吸入;避免和呼吸道感染患者接触,在呼吸道传染病流行期间,尽量避免去人群密集的公共场所;指导患者要根据气候变化,及时增减衣物,避免受凉感冒。

制订个体化锻炼计划:增强体质,按患者情况坚持全身有氧运动;坚持进行腹式呼吸及缩唇呼气训练。

2.饮食指导

重视缓解期营养摄入,改善营养状况。应制订高热量、高蛋白、高维生素饮食计划。

3.家庭氧疗的指导

护士应指导患者和家属做到:①了解氧疗的目的、必要性及注意事项;②注意安全:供氧装置周围严禁烟火,防止氧气燃烧爆炸;③氧疗装置定期更换、清洁、消毒。

4.就诊指标

(1)患者咳嗽、咳痰症状加重。

(2)原有的喘息症状加重,或出现呼吸困难伴或不伴皮肤、口唇、甲床发绀。

(3)咳出脓性或黏液脓性痰,伴发热。

(4)突发明显的胸痛,咳嗽时明显加重。

(5)出现下垂部位水肿,如下肢等。

五、护理效果评估

(1)患者自觉症状好转（咳嗽、咳痰、呼吸困难减轻）。

(2)患者体温降至正常，生命体征稳定。

(3)患者能学会缩唇呼吸与腹式呼吸，学会有效咳嗽。

(4)患者能独立操作三种常用支气管扩张剂气雾剂的使用方法和注意事项。

(5)患者能掌握家属氧疗的方法与使用注意事项。

(6)患者情绪稳定。

（刘春霞）

第五章

神经内科护理

第一节 特发性面神经麻痹

特发性面神经麻痹又称 Bell 麻痹,为面神经在茎乳孔以上面神经管内段的急性非化脓性炎症。

一、病因

病因不明,一般认为面部受冷风吹袭、病毒感染、自主神经功能紊乱造成面神经的营养微血管痉挛,引起局部组织缺血、缺氧所致。近年来也有认为可能是一种免疫反应。膝状神经节综合征则为带状疱疹病毒感染,使膝状神经节及面神经发生炎症所致。

二、临床表现

无年龄和性别差异,多为单侧,偶见双侧,多为吉兰-巴雷综合征。发病与季节无关,通常急性起病,数小时至 3 天达到高峰。病前 1～3 天患侧乳突区可有疼痛。同侧额纹消失、眼裂增大,闭眼时眼睑闭合不全,眼球向外上方转动并露出白色巩膜,称 Bell 现象。病侧鼻唇沟变浅,口角下垂。不能做嚓嘴和吹口哨动作,鼓腮时病侧口角漏气,食物常滞留于齿颊之间。

若病变波及鼓索神经,尚可有同侧舌前 2/3 味觉减退或消失。镫骨肌支以上部位受累时,出现同侧听觉过敏。膝状神经节受累时,除面瘫、味觉障碍和听觉过敏外,还有同侧唾液、泪腺分泌障碍,耳内及耳后疼痛,外耳道及耳郭部位带状疱疹,称膝状神经节综合征。一般预后良好,通常于起病 1～2 周后开始恢复,2～3 个月痊愈。发病时伴有乳突疼痛、老年、糖尿病病史和动脉硬化者预后差。可遗有面肌痉挛或面肌抽搐。可根据肌电图检查及面神经传导功能测定判断面神经受损的程度和预后。

三、诊断与鉴别诊断

根据急性起病的周围性面瘫即可诊断。但需与以下疾病鉴别。

(1)吉兰-巴雷综合征:可有周围面瘫,多为双侧性,并伴有对称性肢体瘫痪和脑脊液蛋白-细胞分离。

（2）中耳炎迷路炎乳突炎等并发的耳源性面神经麻痹，以及腮腺炎肿瘤下颌化脓性淋巴结炎等所致者多有原发病的特殊症状及病史。

（3）颅后窝肿瘤或脑膜炎引起的周围性面瘫：起病较慢，且有原发病及其他脑神经受损表现。

四、治疗

（一）急性期治疗

以改善局部血液循环，消除面神经的炎症和水肿为主。如因带状疱疹所致的 Hunt 综合征，可口服阿昔洛韦 5 mg/(kg·d)，每天 3 次，连服 7～10 天。①类固醇皮质激素：泼尼松（20～30 mg）每天 1 次，口服，连续 7～10 天。②改善微循环，减轻水肿：706 代血浆（羟乙基淀粉）或低分子右旋糖酐 250～500 mL，静脉滴注，每天 1 次，连续 7～10 天，亦可加用脱水利尿药。③神经营养代谢药物：维生素 B_1 50～100 mg，维生素 B_{12} 500 μg，胞磷胆碱 250 mg，辅酶 Q_{10} 5～10 mg 等，肌内注射，每天 1 次。④理疗：茎乳孔附近超短波透热疗法，红外线照射。

（二）恢复期治疗

以促进神经功能恢复为主。①口服维生素 B_1、维生素 B_{12} 各 1～2 片，每天 3 次；地巴唑 10～20 mg，每天 3 次。亦可用加兰他敏 2.5～5.0 mg，肌内注射，每天 1 次。②中药，针灸，理疗。③采用眼罩、滴眼药水、涂眼药膏等方法保护暴露的角膜。④病后 2 年仍不恢复者，可考虑行神经移植治疗。

五、护理

（一）一般护理

（1）病后两周内应注意休息，减少外出。

（2）本病一般预后良好，约 80% 的患者可在 3～6 周痊愈，因此应向患者说明病情，使其积极配合治疗，解除心理压力，尤其年轻患者，应保持健康心态。

（3）给予易消化、高热能的半流质饮食，保证机体足够营养代谢，增加身体抵抗力。

（二）观察要点

特发性面神经麻痹是神经科常见病之一，在护理观察中主要注意以下两方面的鉴别。

1.鉴别中枢性面瘫和周围性面瘫

中枢性面瘫是由对侧皮质延髓束受损引起的，故只产生对侧下部面肌瘫痪，表现为鼻唇沟浅、口角下坠、露齿、鼓腮、吹口哨时出现肌肉瘫痪，而皱额、闭眼仍正常或稍差。哭笑等情感运动时，面肌仍能收缩。周围性面瘫所有表情肌均瘫痪，不论随意或情感活动，肌肉均无收缩。

2.正确判断患病侧

面肌挛缩时病侧鼻唇沟加深，眼裂缩小，易误认健侧为病侧。如让患者露齿时可见挛缩侧面肌不收缩，而健侧面肌收缩正常。

（三）保护暴露的角膜及防治结膜炎

由于患者不能闭眼，因此必须注意眼的清洁卫生。①外出必须戴眼罩，避免尘沙进入眼内；②每天抗生素眼药水滴眼，入睡前用眼药膏，防治角膜炎或暴露性角结膜炎；③擦拭眼泪的正确方法是向上，以防止加重外翻。④注意用眼卫生，养成良好习惯，不能用脏手、脏手帕擦泪。

(四)保持口腔清洁防止牙周炎

由于患侧面肌瘫痪,进食时食物残渣常停留于患侧颊齿间,故应注意口腔卫生。①经常漱口,必要时使用消毒漱口液;②正确的刷牙方法应采用短横法或竖转动法两种方法,以去除菌斑及食物残片;③牙齿的邻面与间隙容易堆积菌斑而发生牙周炎,可用牙线紧贴牙齿颈部,然后在邻面做上下移动,每个牙齿4~6次,直至刮净;④牙龈乳头萎缩和齿间空隙大的情况下可用牙签沿着牙龈的形态线平行插入,不宜垂直插入,以免影响美观和功能。

(五)家庭护理

1.注意面部保暖

夏天避免在窗下睡觉,冬天迎风乘车要戴口罩,在野外作业时注意面部及耳后的保护。耳后及病侧面部给予温热敷。

2.平时加强身体锻炼

增强抗风寒侵袭的能力,积极治疗其他炎性疾病。

3.瘫痪面肌锻炼

因面肌瘫痪后常松弛无力,患者自己可对着镜用手掌贴于瘫痪的面肌上做环形按摩,每天3~4次,每次15分钟,以促进血液循环,并可减轻患者面肌受健侧的过度牵拉。当神经功能开始恢复时,鼓励患者练习病侧的各单个面肌的随意运动,以促进瘫痪肌的早日康复。

(聂　霞)

第二节　视神经脊髓炎

视神经脊髓炎是免疫介导的主要累及视神经和脊髓的原发性中枢神经系统炎性脱髓鞘病。Devic(1849)首次描述了单相病程的视神经脊髓炎,称为Devic病。视神经脊髓炎在中国、日本等亚洲人群的中枢神经系统脱髓鞘病中较多见,而在欧美西方人群中较少见。

一、病因及发病机制

视神经脊髓炎的病因及发病机制尚不清楚。长期以来关于视神经脊髓炎是独立的疾病实体,还是多发性硬化的亚型一直存在争议。近年来研究发现中枢神经系统水通道蛋白4(AQP4)抗体是视神经脊髓炎较为特异的免疫标志物。与多发性硬化不同,视神经脊髓炎是以体液免疫为主、细胞免疫为辅的中枢神经系统炎性脱髓鞘病。由于视神经脊髓炎在免疫机制、病理改变、临床和影像改变、治疗和预后等方面均与多发性硬化有差异,故大部分学者认为视神经脊髓炎是不同于多发性硬化的疾病。

二、临床表现

(1)任何年龄均可发病,平均年龄为39岁,女:男比例为(5~10):1。

(2)单侧或双侧视神经炎及急性脊髓炎是本病主要表现,其初期可为单纯的视神经炎或脊髓炎,亦可两者同时出现,但多数先后出现,间隔时间不定。

(3)视神经炎可单眼、双眼间隔或同时发病。多起病急、进展快,视力下降可致失明,伴眶内疼痛,眼球运动或按压时明显。眼底可见视盘水肿,晚期可见视神经萎缩,多遗留显著视力障碍。

(4)脊髓炎可为横贯性或播散性,症状常在几天内加重或达到高峰,表现为双下肢瘫痪、双侧感觉障碍和尿潴留,且程度较重。累及脑干时可出现眩晕、眼震、复视、顽固性呃逆和呕吐、饮水呛咳及吞咽困难。根性神经痛、痛性肌痉挛较为常见。

(5)部分视神经脊髓炎患者可伴有其他自身免疫性疾病,如系统性红斑狼疮、干燥综合征、混合结缔组织病、重症肌无力、甲状腺功能亢进、桥本甲状腺炎、结节性多动脉炎等,血清学检查亦可检出抗核抗体、抗心磷脂抗体等。

(6)经典的视神经脊髓炎为单时相病程,在西方多见。80%～90%的视神经脊髓炎患者呈现反复发作病程,称为复发型视神经脊髓炎,常见于亚洲人群。

三、辅助检查

(一)脑脊液

细胞数显著增多,约1/3的单相病程及复发型患者单核细胞$>50 \times 10^6 /$L;复发型患者脑脊液蛋白增高明显,脑脊液蛋白电泳可检出寡克隆区带,但检出率较多发性硬化低。

(二)血清 AQP4 抗体

视神经脊髓炎血清 AQP4 抗体多为阳性,而多发性硬化多为阴性,为鉴别视神经脊髓炎与多发性硬化的依据之一。

(三)MRI 检查

视神经脊髓炎患者脊髓 MRI 的特征性表现为脊髓长节段炎性脱髓鞘病灶,连续长度一般≥3个椎体节段,轴位像上病灶多位于脊髓中央,累及大部分灰质和部分白质。病灶主要见于颈段、胸段,急性期病灶处脊髓肿胀,严重者可见空洞样改变,增强扫描后病灶可强化。

(四)视觉诱发电位

P100 潜伏期显著延长,有的波幅降低或引不出波形。在少数无视力障碍患者中也可见P100 延长。

(五)血清其他自身免疫抗体

视神经脊髓炎患者可出现血清抗核抗体谱阳性,包括抗核抗体、抗双链 DNA、抗着丝粒抗体等。

四、治疗原则

视神经脊髓炎的治疗包括急性发作期治疗、缓解期治疗和对症治疗。

(一)急性发作期治疗

首选大剂量甲泼尼龙琥珀酸钠(甲强龙)冲击疗法,能加速视神经脊髓炎病情缓解。从每天1 g 开始,静脉滴注 3～4 小时,共 3 天,剂量阶梯依次减半,甲强龙停用后改为口服泼尼松1 mg/(kg·d),逐渐减量。对激素有依赖性患者,激素减量过程要慢,每周减 5 mg,至维持量每天15～20 mg,小剂量激素维持时间应较多发性硬化长一些。对甲强龙冲击疗法反应差的患者,应用血浆置换疗法可能有一定效果。一般建议置换 3～5 次,每次用血浆 2～3 L,多数置换 1～2 次后见效。无血浆置换条件者,使用静脉注射免疫球蛋白可能有效,用量为 0.4 g/(kg·d),一般连续用 5 天为 1 个疗程。对合并其他自身免疫性疾病的患者,可选择激素联合其他免疫抑制剂如环磷酰胺治疗。

(二)缓解期治疗

主要通过抑制免疫达到降低复发率、延缓残疾的目的,需长期治疗。一线药物方案包括硫唑嘌呤联合泼尼松或者利妥昔单抗。二线药物可选用环磷酰胺、米托蒽醌、吗替麦考酚酯等,定期使用静脉注射免疫球蛋白或间断血浆交换也可用于视神经脊髓炎治疗。

(三)对症治疗

1.疲劳

药物治疗常用金刚烷胺或莫达非尼,每天用量为 100～200 mg,早晨服用。职业治疗、物理治疗、心理干预及睡眠调节可能有一定作用。

2.行走困难

中枢性钾通道阻滞剂达方吡啶是一种能阻断神经纤维表面钾离子通道的缓释制剂,2010 年被美国食品和药品监督管理局批准用来改善各种类型多发性硬化患者的行走能力。推荐剂量为 10 mg(1 片)口服,每天 2 次,间隔 12 小时服用,24 小时剂量不应超过 2 片。常见不良反应包括泌尿道感染、失眠、头痛、恶心、灼热感、消化不良、鼻部及喉部刺痛等。

3.膀胱功能障碍

可使用抗胆碱药物解除尿道痉挛、改善储尿功能,如索利那新、托特罗定、非索罗定、奥昔布宁,此外,行为干预亦有一定效果。尿液排空功能障碍患者,可间断导尿,每天 3～4 次。混合型膀胱功能障碍患者,除间断导尿外,可联合抗胆碱药物或抗痉挛药物治疗,如巴氯芬、多沙唑嗪、坦索罗辛等。

4.疼痛

对急性疼痛,卡马西平或苯妥英钠可能有效。度洛西汀,普瑞巴林,加巴喷丁和阿米替林对感觉异常如烧灼感、紧束感、瘙痒感可能有效。穿加压长袜或戴手套对缓解感觉异常可能也有一定效果。

5.认知障碍

目前仍缺乏疗效肯定的治疗方法。可应用胆碱酯酶抑制剂如多奈哌齐。

6.抑郁

可应用选择性 5-羟色胺再摄取抑制剂类药物。心理治疗也有一定效果。

7.其他症状

如男性患者勃起功能障碍可选用西地那非治疗。眩晕症状可选择美克洛嗪、昂丹司琼或东莨菪碱治疗。

五、护理评估

(一)健康史

有无感染史(消化道、呼吸道),有无其他自身免疫性疾病如系统性红斑狼疮、干燥综合征、混合结缔组织病、重症肌无力、甲状腺功能亢进、桥本甲状腺炎、结节性多动脉炎等。

(二)症状

1.视神经损害

视力下降伴眼球胀痛,在眼部活动时明显。急性起病患者受累眼几小时或几天内部分或完全视力丧失。视野改变主要表现为中心暗点及视野向心性缩小,也可出现偏盲或象限盲;以视神经炎形式发病者,眼底早期有视盘水肿,晚期出现视神经萎缩。以球后视神经炎发病者早期眼底正常,晚期出现原发性视神经萎缩。

2.脊髓损害

脊髓损害为脊髓完全横贯性损害,症状常在几天内加重或达到高峰,表现为双下肢瘫痪、双侧感觉障碍和尿潴留,且程度较重。累及脑干时可出现眩晕、眼震、复视、顽固性呃逆和呕吐,饮水呛咳及吞咽困难。

(三)身体状况

1.生命体征

生命体征有无异常。

2.肢体活动障碍

有无受累部位肢体肌力、肌张力下降,有无感觉障碍。

3.吞咽困难

有无饮水呛咳、吞咽困难。

4.二便障碍

有无尿失禁、尿潴留、便秘。

5.视力障碍

有无视力丧失、下降,视野缺损,偏盲,复视等。

(四)心理状况

(1)有无焦虑、恐惧、抑郁等情绪。

(2)疾病对生活、工作有无影响。

六、护理诊断/问题

(一)生活自理能力缺陷

其与肢体无力有关。

(二)躯体移动障碍

其与脊髓受损有关。

(三)有受伤的危险

其与视神经受损有关。

(四)有皮肤完整性受损的危险

其与瘫痪及大小便失禁有关。

(五)便秘

其与脊髓受累有关。

(六)潜在的并发症

感染,与长期应用激素导致机体抵抗力下降有关。

(七)有泌尿系统感染的危险

其与长期留置尿管及卧床有关。

(八)知识缺乏

其与疾病相关知识缺乏有关。

(九)焦虑

其与担心疾病预后及复发有关。

七、护理措施

(一)环境与休息

保持病室安静舒适,病房内空气清新,温湿度适宜。病情危重的患者应卧床休息。病情平稳时鼓励患者下床活动,注意预防跌倒、坠床等不良事件的发生。

(二)饮食护理

指导患者进高热量、高蛋白质、高维生素食物,少食多餐,多吃新鲜蔬菜和水果。出现吞咽困难等症状时,进食应抬高床头,速度宜慢,并观察进食情况,避免呛咳。必要时遵医嘱留置胃管,并进行吞咽康复锻炼。

(三)安全护理

(1)密切观察病情变化,视力、肌力如有下降,及时通知医师。视力下降、视野缺损的患者要注意用眼卫生,不用手揉眼,保持室内光线良好,环境简洁整齐。将呼叫器、水杯等必需品放在患者视力范围内,暖瓶等危险物品远离患者。复视患者活动时建议戴眼罩遮挡一侧眼部,以减轻头晕症状。

(2)感觉异常的患者,指导其选择宽松、棉质衣裤,以减轻束带感。洗漱时,以温水为宜,可以缓解疲劳。禁止患者使用热水袋,避免泡热水澡。避免因过热而导致症状波动。

(四)肠道护理

排泄异常的患者嘱其养成良好的排便习惯,定时排便。每天做腹部按摩,促进肠蠕动,排便困难时可使用开塞露等缓泻药物。平时多食含粗纤维食物,以保证大便通畅。留置尿管的患者,保持会阴部清洁、干燥。定时夹闭尿管,协助患者每天做膀胱、盆底肌肉训练,增强患者控制膀胱功能的能力。

(五)基础护理

保持床单位清洁、干燥,保证患者"六洁四无"。定时翻身、拍背、吸痰,保持呼吸道通畅,保持皮肤完好。肢体处于功能位,每天进行肢体的被动活动及伸展运动训练。能行走的患者,鼓励其进行主动锻炼。锻炼要适度,并保证患者安全,避免外伤。

(六)用药护理

使用糖皮质激素应注意观察药物的不良反应及并发症,及时有效遵医嘱给予处理。注意观察生命体征、血糖变化。保护胃黏膜,避免进食坚硬、刺激性食物。长期应用药物者,要注意避免感染,并向患者及家属进行药物宣教,以取得其配合。使用免疫抑制剂应向患者及家属做好药物知识宣教,使其了解药物的使用注意事项及不良反应,注意观察药物不良反应,预防感染,定期抽血,监测血常规及肝肾功能。

(七)心理护理

要做好患者心理护理,介绍有关疾病知识,鼓励患者配合医护人员的治疗,做好长期治疗的准备,树立战胜疾病的信心,减轻恐惧、焦虑、抑郁等不良情绪,以促进疾病康复。

八、健康指导

(1)合理安排工作、学习,生活有规律。

(2)保证充足睡眠,保持积极乐观的精神状态,增加自我照顾能力和应对疾病的信心。

(3)避免紧张和焦虑的情绪。

（4）进行康复锻炼，以保持活动能力，强度要适度。

（5）正确用药，合理饮食。

（聂　霞）

第三节　帕金森病

帕金森病由 James Parkinson（1817）首先描述，旧称震颤麻痹，是发生于中年以上的中枢神经系统慢性进行性变性疾病，病因至今不明。多缓慢起病，逐渐加重。其病变主要在黑质和纹状体。其他疾病累及锥体外系统也可引起同样的临床表现，称为震颤麻痹综合征或帕金森综合征。65 岁以上人群患病率为 1 000/10 万，随年龄增加，男性稍多于女性。

一、临床表现

（一）震颤

肢体和头面部不自主抖动，这种抖动在精神紧张时和安静时尤为明显，病情严重时抖动呈持续性，只有在睡眠后消失。

（二）肌肉僵直，肌张力增高

表现为手指伸直，掌指关节屈曲，拇指内收，腕关节伸直，头前倾，躯干俯屈，髋关节和膝关节屈曲等特殊姿势。

（三）运动障碍

运动减少，动作缓慢，写字越写越小，精细动作不能完成，开步困难，慌张步态，走路前冲，呈碎步，面部缺乏表情。

（四）其他症状

多汗、便秘，油脂脸，直立性低血压，精神抑郁症状等，部分患者伴有智力减退。

二、体格检查

（一）震颤

检查可发现静止性、姿势性震颤，手部可有搓丸样动作。

（二）肌强直

患肢肌张力增高，可因均匀的阻力而出现"铅管样强直"，如伴有震颤则似齿轮样转动，称为"齿轮样强直"。四肢躯干颈部和面部肌肉受累出现僵直，患者出现特殊姿态。

（三）运动障碍

平衡反射、姿势反射和翻正反射等障碍，以及肌强直导致的一系列运动障碍，写字过小症及慌张步态等。

（四）自主神经系统体征

仅限于震颤一侧的大量出汗和皮脂腺分泌增加等体征，食管、胃及小肠的功能障碍导致吞咽困难和食管反流，以及顽固性便秘等。

三、辅助检查

(一)MRI

唯一的改变为在 T_2 相上呈低信号的红核和黑质网状带间的间隔变窄。

(二)正电子发射体层摄影(PET)

可检出纹状体摄取功能下降,其中又以壳核明显,尾状核相对较轻,即使症状仅见于单侧的患者,也可查出双侧纹状体摄取功能降低。尚无明确症状的患者,PET 若检出纹状体的摄取功能轻度下降或处于正常下界,以后均可发病。

四、诊断

(一)诊断思维

(1)帕金森病实验室检查及影像学检查多无特殊异常,临床诊断主要依赖发病年龄、典型临床症状及治疗性诊断(即应用左旋多巴有效)。

(2)帕金森病诊断明确后,还须进行帕金森综合评分量表评分及分级,来评判帕金森病的严重程度并指导治疗。

(二)鉴别诊断

1.脑炎后帕金森综合征

昏睡性脑炎所致帕金森综合征已近 70 年未见报道,因此该脑炎所致脑炎后帕金森综合征也随之消失。近年来报道病毒性脑炎患者可有帕金森样症状,但本病有明显感染症状,可伴有颅神经麻痹、肢体瘫痪、抽搐、昏迷等神经系统损害的症状,脑脊液可有细胞数轻中度增高、蛋白增高、糖减低等。病情缓解后其帕金森样症状随之缓解,可与帕金森病鉴别。

2.肝豆状核变性

隐性遗传性疾病,约 1/3 有家族史,青少年发病,可有肢体肌张力增高、震颤、面具样脸、扭转痉挛等锥体外系症状。具有肝脏损害、角膜 K-F 环及血清铜蓝蛋白降低等特征性表现,可与帕金森病鉴别。

3.特发性震颤

特发性震颤属显性遗传病,表现为头、下颌、肢体不自主震颤,震颤频率可高可低,高频率者甚似甲状腺功能亢进,低频者甚似帕金森震颤。本病无运动减少、肌张力增高及姿势反射障碍,并于饮酒后消失,普萘洛尔治疗有效等,可与原发性帕金森病鉴别。

4.进行性核上性麻痹

本病也多发于中老年,临床症状可有肌强直、震颤等锥体外系症状。但本病有突出的眼球凝视障碍,肌强直以躯干为重,肢体肌肉受累轻而较好的保持了肢体的灵活性,颈部伸肌张力增高致颈项过伸与帕金森病颈项屈曲显然不同,均可与帕金森病鉴别。

5.Shy-Drager 综合征

临床常有锥体外系症状,但因有突出的自主神经症状,如晕厥、直立性低血压、性功能及膀胱功能障碍,左旋多巴制剂治疗无效等,可与帕金森病鉴别。

6.药物性帕金森综合征

过量服用利血平、氯丙嗪、氟哌啶醇及其他抗抑郁药物均可引起锥体外系症状,因有明显的服药史,并于停药后减轻可资鉴别。

7.良性震颤

良性震颤指没有脑器质性病变的生理性震颤(肉眼不易觉察)和功能性震颤。功能性震颤包括:①生理性震颤加强,肉眼可见,多呈姿势性震颤,与肾上腺素能的调节反应增强有关;也见于某些内分泌疾病,如嗜铬细胞瘤、低血糖、甲状腺功能亢进;②可卡因和酒精中毒及一些药物的不良反应;癔症性震颤,多有心源性诱因,分散注意力可缓解震颤;③其他:情绪紧张时和做精细动作时出现的震颤。良性震颤临床上无肌强直、运动减少和姿势异常等帕金森病的特征性表现。

五、治疗

(一)一般治疗

因本病的临床表现为震颤、强直、运动障碍、便秘和生活不能自理,故家属及医务人员应鼓励帕金森病早期患者多做主动运动,尽量继续工作,培养业余爱好,多吃蔬菜、水果或蜂蜜,防止摔跤,避免食用刺激性食物和烟酒。晚期卧床患者应勤翻身,多在床上做被动运动,以防发生关节固定、褥疮及坠积性肺炎。

(二)药物治疗

帕金森病宜首选内科治疗,多数患者可通过内科药物治疗缓解症状。

各种药物治疗虽能使患者的症状在一定时期内获得一定程度的好转,但皆不能阻止本病的自然发展。药物治疗必须长期坚持,而长期服药则药效减退和不良反应难以避免。虽然有相当一部分患者通过药物治疗可获得症状改善,但即使目前认为效果较好的左旋多巴或复方多巴(美多芭及信尼麦),也有15%左右的患者无效。用于治疗本病的药物种类繁多,现今最常用者仍为抗胆碱药和多巴胺替代疗法。

1.抗胆碱药物

该类药物最早用于帕金森病的治疗,常用者为苯海索 2 mg,每天 3 次口服,可酌情增加;东莨菪碱 0.2 mg,每天 3~4 次口服;甲磺酸苯扎托品 2~4 mg,每天 1~3 次口服。因甲磺酸苯扎托品对周围副交感神经的阻滞作用,不良反应多,应用越来越少。

2.多巴胺替代疗法

此类药物主要补充多巴胺的不足,使乙酰胆碱-多巴胺系统重获平衡而改善症状。最早使用的是左旋多巴,但其可刺激外周多巴胺受体,引起多方面的外周不良反应,如恶心、呕吐、厌食等消化道症状和血压降低、心律失常等心血管症状。目前不主张单用左旋多巴治疗,用它与苄丝肼或卡比多巴的复合制剂。常用的药物有美多芭、息宁或帕金宁。

(1)美多芭:左旋多巴和苄丝肼 4:1 配方的混合剂。对病变早期的患者,开始剂量可用 62.5 mg,每天 3 次口服。如患者开始治疗时症状显著,则开始剂量可为 125 mg,每天 3 次;如效果不满意,可在第 2 周每天增加 125 mg,第 3 周每天再增加 125 mg。如果患者的情况仍不满意,则应每隔 1 周每天再增加125 mg。如果美多芭的日剂量>1 000 mg,需再增加剂量只能每月增加 1 次。该药明显减少了左旋多巴的外周不良反应,但却不能改善其中枢不良反应。

(2)息宁:左旋多巴和卡比多巴 10:1 的复合物,开始剂量可用 125 mg,日服 2 次,以后根据病情逐渐加量。其加药的原则和上述美多芭的加药原则是一致的。帕金宁是左旋多巴和卡比多巴 10:1 的复合物的控释片,它可使左旋多巴血浓度更稳定并达 4~6 小时,有利于减少左旋多巴的剂末现象、开始现象和剂量高峰多动现象。但是,控释片也有一些缺陷,如起效慢,并且由于在体内释放缓慢,有可能在体内产生蓄积作用,有时反而出现异动症的现象,改用美多芭后症状消失。

3.多巴胺受体激动剂

多巴胺受体激动剂能直接激动多巴胺能神经细胞突触受体,刺激多巴胺释放。

(1)溴隐亭:最常用,对震颤疗效好,对运动减少和强直均不及左旋多巴,常用剂量维持量为每天15～40 mg。

(2)甲磺酸培高利特:患者使用时应逐步增加剂量,以达到不出现或少出现不良反应的目的。一般来讲,增加到每天 0.3 mg 是比较理想的剂量,但对于个别早期的患者,可能并不需要增加到这个剂量,那么可以在你认为合适的剂量长期服用而不再增加。如果效果不理想,还可以根据病情的需要及对药物的耐受情况,每隔 5 天增加 0.025 mg 或 0.05 mg。

(3)吡贝地尔缓释片:使用剂量是每天 100～200 mg。可以从小剂量每天 50 mg 开始,可逐渐增加剂量。在帕金森病的早期,可以单独使用吡贝地尔缓释片治疗帕金森病,剂量最大可增加至每天 150 mg。如果和左旋多巴合并使用,剂量可以维持在每天 50～150 mg。一般每使用 250 mg左旋多巴,可考虑合并使用吡贝地尔缓释片 50 mg 左右。

(三)外科手术治疗

1.立体定向手术治疗

立体定向手术包括脑内核团毁损、慢性电刺激和神经组织移植。

(1)脑内核团毁损。①第一次手术适应证:长期服药治疗无效或药物治疗不良反应严重者;疾病进行性缓慢发展已超过 3 年者;年龄在 70 岁以下者;工作能力和生活能力受到明显限制者(按 Hoehn 和 Yahr 分级为Ⅱ～Ⅳ级);术后短期复发,同侧靶点再手术者。②第二次对侧靶点毁损手术适应证:第一次手术效果好,术后震颤僵直基本消失,无任何并发症者;手术近期疗效满意并保持在 12 个月以上者;年龄在 70 岁以下者;两次手术间隔时间要 1 年者;目前无明显自主神经功能紊乱症状或严重精神症状,病情仍维持在Ⅱ～Ⅳ级者。

禁忌证:症状很轻,仍在工作者;年老体弱者;出现严重关节挛缩或有明显精神障碍者;严重的心、肝、肾功能不全,高血压脑动脉硬化或有其他手术禁忌者。

(2)脑深部慢性电刺激:目前脑深部慢性电刺激最常用的神经核团为丘脑腹中间核、丘脑底核和苍白球腹后部。

慢性刺激术控制震颤的效果优于丘脑腹外侧核毁损术,后者发生并发症也常影响手术的成功。通过改变刺激参数可减少不必要的不良反应,远期疗效可靠。该法尚可用于非帕金森性震颤,如多发性硬化和创伤后震颤。

丘脑底核也是刺激术时选用的靶点。有学者(1994)报道应用此方法观察治疗一例运动不能的帕金森病患者。靶点定位方法为脑室造影,并参照立体定向脑图谱,同时根据慢性电极刺激和电生理记录进行调整。发现神经元活动自发增多的区域位于 AC-PC 平面下 2～4 mm,AC-PC线中点旁 10 mm。对该处进行 130 Hz 刺激,可立即缓解运动不能症状(主要在对侧肢体),但不诱发半身舞蹈症等运动障碍。上述观察表明,对丘脑底核进行慢性电刺激可用于治疗严重运动障碍的帕金森病患者。

2.脑细胞移植和基因治疗

帕金森病脑细胞移植术和基因治疗已在动物试验上取得很大成功,但最近临床研究显示,胚胎脑移植只能轻微改善 60 岁以下患者的症状,并且 50% 的患者在手术后出现不随意运动的不良反应,因此,目前此手术还不宜普遍采用。基因治疗还停留在实验阶段。

六、护理

(一)护理评估

1.健康史评估

(1)询问患者职业,农民的发病率较高,主要是他们与杀虫剂、除草剂接触有关。

(2)评估患者家族中有无患此病的人,帕金森病与家族遗传有关,患者的家族发病率为7.5%～94.5%。

(3)评估患者居住、生活、工作的环境,农业环境中神经毒物(杀虫剂、除草剂),工业环境中暴露重金属等是帕金森病的重要危险因素。

2.临床观察评估

帕金森病常为50岁以上的中老年人发病,发病年龄平均为55岁,男性稍多,起病缓慢,进行性发展,首发症状多为动作不灵活与震颤,随着病程的发展,可逐渐出现下列症状和体征。

(1)震颤:常为首发症状,多由一侧上肢远端(手指)开始,逐渐扩展到同侧下肢及对侧肢体,下颌、口唇、舌及头部通常最后受累,典型表现是静止性震颤,拇指与屈曲的示指间呈"搓丸样"动作,安静或休息时出现或明显,随意运动时减轻或停止,紧张时加剧,入睡后消失。

(2)肌强直:肌强直表现为屈肌和伸肌同时受累,被动运动关节时始终保持增高的阻力,类似弯曲软铅管的感觉,故称"铅管样强直";部分患者因伴有震颤,检查时可感到在均匀的阻力中出现断续停顿,如同转动齿轮感,称为"齿轮样强直",是由于肌强直与静止性震颤叠加所致。

(3)运动迟缓:表现为随意动作减少,包括行动困难和运动迟缓,并因肌张力增高、姿势反射障碍而表现一系列特征性运动症状,如起床、翻身、步行、方向变换等运动迟缓;面部表情肌活动减少,常常双眼凝视,瞬目运动减少,呈现"面具"脸;手指做精细动作如扣钮、系鞋带等困难;书写时字越写越小,呈现写字过小症。

(4)姿势步态异常:站立时呈屈曲体姿,步态障碍甚为突出,患者自坐位、卧位起立困难,迈步后即以极小的步伐向前冲去,越走越快,不能及时停步或转弯,呈慌张步态。

(5)其他症状:反复轻敲眉弓上缘可诱发眨眼不止。口、咽、腭肌运动障碍,讲话缓慢,语音低沉、单调,流涎,严重时可有吞咽困难,还有顽固性便秘、直立性低血压等;睡眠障碍;部分患者疾病晚期可出现认知功能减退、抑郁和视幻觉等,但常不严重。

3.诊断性检查评估

(1)头颅CT:CT可显示脑部不同程度的脑萎缩表现。

(2)生化检测:采用高效液相色谱可检测到脑脊液和尿中高香草酸含量降低。

(3)基因检测:DNA印迹技术、聚合酶链反应、DNA序列分析等在少数家族性帕金森病患者中可能会发现基因突变。

(4)功能显像检测:采用PET与特定的放射性核素检测,可发现帕金森病患者脑内多巴胺转运蛋白功能显著降低,且疾病早期即可发现,D_2型多巴胺受体活性在疾病早期超敏、后期低敏,以及多巴胺递质合成减少,对帕金森病的早期诊断、鉴别诊断及病情进展监测均有一定的价值。

(二)护理问题

1.运动障碍

帕金森病患者由于其基底核或黑质发生病变,以致负责运动的锥体外束发生功能障碍,患者运动的随意肌失去了协调与控制,产生运动障碍并随之带来一定的意外伤害。

(1)跌倒：震颤、关节僵硬、动作迟缓、协调功能障碍常是患者摔倒的原因。

(2)误吸：舌头、唇、颈部肌肉和眼睑亦有明显的震颤及吞咽困难。

2.营养摄取不足

患者常因手、头不自主的震颤，进食时动作太慢，常常无法独立吃完一顿饭，以致未能摄取日常所需热量，因此，约有70％的患者有体重减轻的现象。

3.便秘

由于药物的不良反应、缺乏运动、胃肠道中缺乏唾液（因吞咽能力丧失，唾液由口角流出），液体摄入不足及肛门括约肌无力，所以大多数患者有便秘。

4.尿潴留

吞咽功能障碍以致水分摄取不足，贮存在膀胱的尿液不足300 mL则不会有排尿的冲动感；排尿括约肌无力引起尿潴留。

5.精神障碍

疾病使患者协调功能不良、顺口角流唾液，而且又无法进行日常生活的活动，因此患者会有心情抑郁、产生敌意、罪恶感或无助感等情绪反应。由于外观的改变，有些患者还会发生因自我形象的改变而造成与社会隔离的问题。

(三)护理目标

(1)患者未发生跌倒或跌倒次数减少。

(2)患者有足够的营养；患者进食水时不发生呛咳。

(3)患者排便能维持正常。

(4)患者能维持部分自我照顾的能力。

(5)患者及家属的焦虑症状减轻。

(四)护理措施

1.安全护理

(1)安全配备：由于患者行动不便，在病房楼梯两旁、楼道、门把附近的墙上，增设沙发或木制的扶手，以增加患者开、关门的安全性；配置牢固且高度适中的座厕、沙发或椅子，以利于患者坐下或站起，并在厕所、浴室增设可供扶持之物，使患者排便及穿脱衣服方便；应给患者配置助行器辅助设备；呼叫器置于患者床旁，日常生活用品放在患者伸手可及处。

(2)定时巡视：主动了解患者的需要，既要指导和鼓励患者增强自我照顾能力，做力所能及的事情，又要适当协助患者洗漱、进食、沐浴、如厕等。

(3)防止患者自伤：患者动作笨拙，常有失误，应谨防其进食时烫伤。端碗持筷困难者，尽量选择不易打碎的不锈钢餐具，避免使用玻璃和陶瓷制品。

2.饮食护理

(1)增加饮食中的热量、蛋白质的含量及容易咀嚼的食物；吃饭少量多餐。定时监测体重变化；在饮食中增加纤维与液体的摄取，以预防便秘。

(2)进食时，营造愉快的气氛，因患者吞咽困难及无法控制唾液，所以有的患者喜欢单独进食；应将食物事先切成小块或研磨，并给予粗大把手的叉子或汤匙，使患者易于把持；给予患者充分的进食时间，若进食中食物冷却了，应予以温热。

(3)吞咽障碍严重者，吞咽可能极为困难，在进食或饮水时有呛咳的危险，而造成吸入性肺炎，故不要勉强进食，可改为鼻饲喂养。

3.保持排便畅通

给患者摄取足够的营养与水分,并教导患者解便与排尿时,吸气后闭气,利用增加腹压的方法解便与排尿。另外,依患者的习惯,在进食后半小时应试着坐于马桶上排便。

4.运动护理

告知患者运动锻炼的目的在于防止和推迟关节僵直和肢体挛缩,与患者和家属共同制定锻炼计划,以克服运动障碍的不良影响。

(1)尽量参与各种形式的活动,如散步、太极拳、床边体操等。注意保持身体和各关节的活动强度与最大活动范围。

(2)对于已出现某些功能障碍或坐起已感到困难的患者,要有目的有计划地锻炼。告诉患者知难而退或由他人包办只会加速功能衰退。如患者感到坐立位变化有困难,应每天做完一般运动后,反复练习起坐动作。

(3)必须指导患者注意姿势,以预防畸形。应小心观察头与颈部是否有弯曲的倾向。正确姿势有助于头、颈直立。躺于床上时,不应垫枕头,且患者应定期俯卧。

(4)本病常使患者起步困难和步行时突然僵住,因此嘱患者步行时要放松。尽量跨大步伐;向前走时脚要抬高,双臂摆动,目视前方而不要注视地面;转弯时,不要碎步移动,否则会失去平衡;护士和家属在协助患者行走时,不要强行拖着患者走;当患者感到脚黏在地上时,可告诉患者先向后退一步,再往前走,这样会比直接向前容易。

(5)过度震颤者让他坐在有扶手的椅子上,手抓着椅背,可以稍加控制震颤。

(6)晚期患者出现显著的运动障碍时,要帮助患者活动关节,按摩四肢肌肉,注意动作轻柔,勿给患者造成疼痛。

(7)鼓励患者尽量试着独立完成日常生活的活动,自己安排娱乐活动,培养兴趣。

(8)让患者穿轻便宽松的衣服,可减少流汗与活动的束缚。

5.合并抑郁症的护理

帕金森病患者的抑郁与帕金森疾病程度呈正相关,即患者的运动障碍越重,对其神经心理的影响越严重。在护理患者时要教会患者一些心理调适技巧:重视自己的优点和成就;尽量维持过去的兴趣和爱好,积极参加文体活动,寻找业余爱好;向医师、护士及家人倾诉内心想法,疏泄郁闷,获得安慰和同情。

6.睡眠异常的护理

(1)创造良好的睡眠环境:建议患者要有舒适的睡眠环境,如室温和光线适宜;床褥不宜太软,以免翻身困难;为运动过缓和僵直较重的患者提供方便上、下床的设施;卧室内放尿壶及便器,有利于患者夜间如厕等。避免在有限的睡眠时间内实施影响患者睡眠的医疗护理操作,必须进行的治疗和护理操作应穿插于患者的自然觉醒时,以减少被动觉醒次数。

(2)睡眠卫生教育:导患者养成良好的睡眠习惯和方式,建立比较规律的活动和休息时间表。

(3)睡眠行为干预。①刺激控制疗法:只在有睡意时才上床;床及卧室只用于睡眠,不能在床上阅读、看电视或工作;若上床15～20分钟不能入睡,则应考虑换别的房间,仅在又有睡意时才上床(目的是重建卧室与睡眠间的关系);无论夜间睡多久,清晨应准时起床;白天不打瞌睡。②睡眠限制疗法:教导患者缩短在床上的时间及实际的睡眠时间,直到允许躺在床上的时间与期望维持的有效睡眠时间一样长。当睡眠效率超过90%时,允许增加15～20分钟卧床时间。睡眠效率低于80%,应减少15～20分钟卧床时间。睡眠效率80%～90%,则保持卧床时间不变。

最终,通过周期性调整卧床时间直至达到适度的睡眠时间。③依据睡眠障碍的不同类型和药物的半衰期遵医嘱有的放矢地选择镇静催眠药物。并主动告知患者及家属使用镇静催眠药的原则,即最小剂量、间断、短期用药,注意停药反弹、规律停药等。

7.治疗指导

药物不良反应的观察如下。

(1)遵医嘱准时给药,预防或减少"开关"现象、剂末现象、异动症的发生。

(2)药物治疗初起可出现胃肠不适,表现为恶心、呕吐等,有些患者可出现幻觉。但这些不良反应可以通过逐步增加剂量或降低剂量的办法得到克服。特别值得指出的是,有一部分患者过分担心药物的不良反应,表现为尽量推迟使用治疗帕金森病的药物,或过分地减少药物的服用量,这不仅对疾病的症状改善没有好处,长期如此将导致患者的心、肺、消化系统等出现严重问题。

(3)精神症状:服用苯海索、金刚烷胺药物后,患者易出现幻觉,当患者表述一些离谱事时,护士应考虑到是服药引起的幻觉,立即报告医师,遵医嘱给予停药或减药,以防其发生意外。

8.功能神经外科手术治疗护理

(1)手术方法:外科治疗方法目前主要有神经核团细胞毁损手术与脑深部电刺激器埋置手术两种方式。原理是为了抑制脑细胞的异常活动,达到改善症状的目的。

(2)手术适应证:诊断明确的原发性帕金森病患者都是手术治疗的适合人群,尤其是对左旋多巴(美多芭或息宁)长期服用以后疗效减退,出现了"开关"波动现象、异动症和"剂末"恶化效应的患者。

(3)手术并发症:因手术靶点的不同,会有不同的并发症。苍白球腹后部切开术可能出现偏盲或视野缺损,丘脑腹外侧核毁损术可出现感觉异常如嘴唇、指尖麻木等,丘脑底核毁损术可引起偏瘫。

(4)手术前护理。①术前教育:相关知识教育。②术前准备:术前一天头颅备皮;对术中、术后应用的抗生素遵医嘱做好皮试;嘱患者晚12:00后开始禁食、水、药;嘱患者清洁个人卫生,并在术前晨起为患者换好干净衣服。③术前30分钟给予患者哌替啶25 mg肌内注射;并将1片美多芭备好交至接手术者以便术后备用。④患者离病房后为其备好麻醉床、无菌巾、一次性吸痰管、心电监护。

(5)手术后护理。①交接患者:术中是否顺利、有无特殊情况发生、术后意识状态、伤口的引流情况等。②安置患者于麻醉床上,头枕于无菌巾上,取平卧位,嘱患者卧床2天,减少活动,以防诱发颅内出血;嘱患者禁食、水、药6小时后逐渐改为流食、半流食、普通饮食。③术后治疗效果观察:原有症状改善情况并记录。④术后并发症的观察:术后患者会出现脑功能障碍、脑水肿、颅内感染、颅内出血等并发症。因此术后严密观察患者神志、瞳孔变化,有无高热、头疼、恶心、呕吐等症状;有无偏盲、视野变窄及感知觉异常;观察患者伤口有无出血及分泌物等。⑤心电监测、颅脑监测24小时,低流量吸氧6小时。

9.给予患者及家属心理的支持

对于心情抑郁的患者,应鼓励其说出对别人依赖感的感受。对于怀有敌意、罪恶感或无助感的患者,应给予帮助与支持,提供良好的照顾。寻找患者有兴趣的活动,鼓励患者参与。

10.健康教育

(1)指导术后服药(参见本章节治疗中所述),针对手术的患者,要让患者认识到手术虽然改善运动障碍,但体内多巴胺缺乏客观存在,仍需继续服药。

(2)指导日常生活中的运动训练,告知患者运动锻炼的目的在于防止和推迟关节僵直和肢体挛缩,与患者和家属共同制定锻炼计划,以克服运动障碍的不良影响。①关节活动度的训练:脊柱、肩、肘、腕、指、髋、膝、踝及趾等各部位都应进行活动度训练。对于脊柱,主要进行前屈后伸、左右侧屈及旋转运动。②肌力训练:上肢可进行哑铃操或徒手训练;下肢股四头肌的力量和膝关节控制能力密切相关,可进行蹲马步或反复起坐练习;腰背肌可进行仰卧位的桥式运动或俯卧位的燕式运动;腹肌力量较差可行仰卧起坐训练。③姿势转换训练:必须指导患者注意姿势,以预防畸形。应小心观察头与颈部是否有弯曲的倾向。正确姿势有助于头、颈直立。躺于床上时,不应垫枕头,且患者应定期俯卧,注意翻身、卧位转为坐位、坐位转为站位训练。④重心转移和平衡训练:训练坐位平衡时可让患者重心在两臀间交替转移,也可训练重心的前后移动;训练站立平衡时双足分开 5~10 cm,让患者从前后方或侧方取物,待稳定后便可突然施加推或拉外力,最好能诱发患者完成迈步反射。⑤步行步态训练:对于下肢起步困难者,最初可用脚踢患者的足跟部向前,用膝盖推挤患者腘窝使之迈出第一步,以后可在患者足前地上放一矮小障碍物,提醒患者迈过时方能起步。抬腿低可进行抬高腿练习,步距短的患者行走时予以提醒;步频快则应给予节律提示。对于上、下肢动作不协调的患者,一开始嘱患者做一些站立相的两臂摆动,幅度可较大;还可站于患者身后,两人左、右手分别共握一根体操棒,然后喊口令一起往前走,手的摆动频率由治疗师通过体操棒传给患者。⑥让患者穿轻便宽松的衣服,可减少流汗与活动的束缚。

(聂　霞)

第四节　多发性硬化

多发性硬化是中枢神经系统白质脱髓鞘疾病,其病因不清,病理特征为中枢神经系统白质区域多个部位的炎症、脱髓鞘及胶质增生病灶。临床上多为青壮年起病,症状和体征提示中枢神经系统多部位受累,病程有复发缓解的特征。

一、病因及发病机制

病因及发病机制尚未完全清楚。有研究认为该病与病毒感染有关,但尚未从患者的脑组织中发现和分离出病毒;亦有认为多发性硬化可能是中枢神经系统病毒感染引起的自身免疫病。多发性硬化还具有明显的家族性倾向,多发性硬化患者的一级亲属中患病的危险比一般人群要高得多,其遗传易感性可能是多基因产物相互作用的结果。环境、种族、免疫接种、外伤、怀孕等因素均可能与该病的发病或复发有关。

二、临床表现

(一)发病年龄

发病通常在青壮年,20~30 岁是发病的高峰年龄。10 岁以前或 60 岁以后很少发病。但有

3 岁和67 岁发病的报道。

(二)发病形式

起病快慢不一,通常急性或亚急性起病。病程有加重与缓解交替。临床病程会由数年至数十年,亦有极少数重症患者在发病后数月内死亡。部分患者首次发作症状可以完全缓解,但随着复发,缓解会不完全。

(三)症状和体征

可出现中枢神经系统各部位受累的症状和体征。其特征是症状和体征复杂,且随着时间变化,其性质和严重程度也发生变化。

(1)视觉症状包括复视、视觉模糊、视力下降、视野缺损。眼底检查可见有视神经炎的改变,晚期可出现视神经萎缩。内侧纵束病变可造成核间性眼肌麻痹,是多发性硬化的重要体征。其特征表现为内直肌麻痹而造成一侧眼球不能内收,并有对侧外直肌无力和眼震。

(2)某些患者三叉神经根部可能会损害,表现为面部感觉异常,角膜反射消失。三叉神经痛应考虑多发性硬化的可能。

(3)其他如眩晕、面瘫、构音障碍、假性延髓性麻痹均可以出现。

(4)肢体无力是最常见的体征。单瘫、轻偏瘫、四肢瘫均能见到,还可能有不对称性四肢瘫。肌力常与步行困难不成比例。某些患者,特别是晚发性患者,会表现为慢性进行性截瘫,可能只出现锥体束征及较轻的本体感觉异常。

(5)小脑及其与脑干的联系纤维常常受累,引起构音障碍、共济失调、震颤及肢体协调不能,其语言具有特征性的扫描式语言,为腭和唇肌的小脑性协调不能加上皮质脑干束受累所致,出现构音不全、震颤及共济失调。

(6)排尿障碍症状包括尿失禁、尿急、尿频等。排便障碍少于排尿障碍。男性患者可以出现性欲减低和阳痿。女性性功能障碍亦不少见。

(7)感觉异常较常见。颈部被动或主动屈曲时会出现背部向下放射的闪电样疼痛,即Lhermitte 征,提示颈髓后柱的受累。各种疼痛除 Lhermitte 征外,还有三叉神经痛、咽喉部疼痛、肢体的痛性痉挛、肢体的局部疼痛及头痛等。

(8)精神症状亦不少见,常见有抑郁、欣快,亦有可能合并情感性精神病。认知、思维、记忆等均可受累。

三、辅助检查

(一)影像学检查

MRI 检查是最有用的诊断手段。90％以上的患者可以通过 MRI 发现白质多发病灶,因而是诊断多发性硬化的首选检查。T_2 加权像是常规检查,质子像或压水像能提高检查的正确率。典型改变应在白质区域有 4 处直径＞3 mm 的病灶,或 3 处病灶至少有 1 处在脑室旁。

(二)脑脊液检查

对于诊断可以提供支持证据。脑脊液 γ 球蛋白改变及出现寡克隆区带,提示鞘内有免疫球蛋白合成,这是多发性硬化的脑脊液改变之一。

(三)电生理检查

视觉诱发电位及脑干诱发电位对发现临床病灶有重要意义。视觉诱发电位对视神经、视交叉、视束病灶非常敏感。

四、治疗原则

(一)激素治疗

糖皮质激素具有抗炎和免疫抑制作用,用于治疗多发性硬化可以缩短病程和减少复发。急性发作较严重,可给予甲泼尼龙 1 000 mg,加入 5% 葡萄糖溶液 500 mL 中静脉滴注,3～4 小时滴完,连续 3 天,然后口服泼尼松治疗;80 mg/d,10～14 天,以后可根据病情调整剂量和用药时间,逐渐减量。亦可给予地塞米松 10～20 mg/d,或氢化可的松 200～300 mg/d,静脉滴注,一般使用 10～14 天改服泼尼松。从对照研究来看,激素治疗可加速急性发作的缓解,但对于最终预后的影响尚不清楚。促皮质激素多数人认为不宜使用。

(二)干扰素

目前认为可能改变多发性硬化病程和病情。干扰素药物治疗可能降低复发缓解期的发作次数,也可降低症状的严重程度。β 干扰素治疗的不良反应较小,有些患者可能产生肝功能异常及骨髓抑制。

(三)免疫抑制剂

1.环磷酰胺

成人剂量一般 0.2～0.4 g 加入 0.9% 生理盐水 20 mL 中静脉注射,隔天 1 次,累计剂量 8～10 g 为 1 个疗程。

2.硫唑嘌呤

口服剂量 1～2 mg/kg,累积剂量 8～10 g 为 1 个疗程。

3.甲氨蝶呤

对于进展性多发性硬化可能有效,剂量为 7.5～15.0 mg,每周 1 次。使用免疫抑制剂时应注意其毒副作用。

(四)Copolymer-1

Copolymer-1 是一种由 L-丙氨酸、L-谷氨酸、L-赖氨酸和 L-酪氨酸按比例合成的一种多肽混合物。它在免疫化学特性上模拟多发性硬化的推测抗原,可清除自身抗原分子,对早期复发缓解性多发性硬化患者可减少复发次数,但对重症患者无效。用法为每天皮下注射 120 mg。

(五)对症治疗

减轻痉挛,可用巴氯芬 40～80 mg/d,分次给予,地西泮和其他肌肉松弛药也可给予。尿失禁患者应注意预防泌尿道感染。有痛性强直性痉挛发作或其他发作性症状,可给予卡马西平 0.1～0.2 g,每天 3 次口服,应注意该药对血液系统和肝功能的不良反应。功能障碍患者应进行康复训练,加强营养。注意预防肺部感染。感冒、妊娠、劳累可能诱发复发,应注意避免。

五、护理评估

(一)健康史

有无家族史;有无病毒感染史。

(二)症状

1.视力障碍

视力障碍表现为急性视神经炎或球后视神经炎,常伴眼球疼痛。部分有眼肌麻痹和复视。

2.运动障碍

四肢瘫、偏瘫、截瘫或单瘫,以不对称瘫痪最常见。易疲劳,可为疾病首发症状。

3.感觉异常

浅感觉障碍,肢体、躯干或面部针刺麻木感,异常的肢体发冷、蚁走感、瘙痒感或尖锐、烧灼样疼痛及定位不明确的感觉异常。

4.共济失调

不同程度的共济运动障碍。

5.自主神经功能障碍

尿频、尿失禁、便秘,或便秘与腹泻交替出现,性欲减退、半身多汗和流涎等。

6.精神症状和认知功能障碍

抑郁、易怒、脾气暴躁,也可表现为淡漠、嗜睡、强哭强笑等。

7.发作性症状

发作性症状指持续时间短暂,可被特殊因素诱发的感觉或运动异常。如构音障碍、共济失调、单肢痛性发作及感觉迟钝、面肌痉挛、阵发性瘙痒和强直性发作等。

(三)身体状况

(1)生命体征:尤其是呼吸、血氧。

(2)肢体活动障碍:肌力分级、肌力有无下降。

(3)二便障碍:有无尿失禁、尿潴留,有无尿管,有无便秘。

(4)呼吸:有无呼吸困难、咳嗽咳痰费力。

(5)视力:有无视力障碍、复视。

(四)心理状况

(1)有无焦虑、恐惧、抑郁等情绪。

(2)疾病对生活、工作有无影响。

六、护理诊断/问题

(一)生活自理能力缺陷

与肢体无力有关。

(二)躯体移动障碍

与脊髓受损有关。

(三)有受伤的危险

与视神经受损有关。

(四)有皮肤完整性受损的危险

与瘫痪及大小便失禁有关。

(五)便秘

与脊髓受累有关。

(六)潜在的并发症

感染,与长期应用激素导致机体抵抗力下降有关。

七、护理措施

(1)环境与休息:保持病室安静舒适,病房内空气清新,温湿度适宜。病情危重患者应卧床休息。病情平稳时应鼓励患者下床活动,预防跌倒、坠床等不良事件的发生。

(2)饮食护理指导患者进高热量、易消化、高维生素饮食,少食多餐,多吃新鲜蔬菜和水果。出现吞咽困难等症状时,进食应抬高床头,速度宜慢,并观察进食情况,避免呛咳,必要时遵医嘱留置胃管,并进行吞咽康复锻炼。

(3)严密观察病情变化,保持呼吸道通畅,出现咳嗽无力、呼吸困难症状给予吸氧、吸痰,并观察缺氧的程度,备好抢救物品。

(4)视力下降、视野缺损的患者要注意用眼卫生,不用手揉眼,保持室内光线良好,环境简洁整齐。将呼叫器、水杯等必需品放在患者视力范围内,暖瓶等危险物品远离患者。复视患者活动时建议戴眼罩遮挡一侧眼部,以减轻头晕症状。

(5)感觉异常的患者,指导其选择宽松、棉质衣裤,以减轻束带感。洗漱时以温水为宜,可以缓解疲劳。禁止给予患者使用热水袋,避免泡热水澡。避免因过热而导致症状波动。

(6)排泄异常的患者嘱其养成良好的排便习惯,定时排便。每天做腹部按摩,促进肠蠕动,排便困难时可使用开塞露等缓泻药物。平时多食含粗纤维食物,以保证大便通畅。留置尿管的患者,保持会阴部清洁、干燥。定时夹闭尿管,协助患者每天做膀胱、盆底肌肉训练,帮助患者控制膀胱功能。

(7)卧床患者加强基础护理。保持床单位清洁、干燥,保证患者“六洁四无”。定时翻身、拍背、吸痰,保持呼吸道通畅,保持皮肤完好。肢体处于功能位,每天进行肢体的被动活动及伸展运动训练。能行走的患者,鼓励进行主动锻炼。锻炼要适度,并保证患者安全,避免外伤。

(8)注射干扰素时,选择正确的注射方式,避免重复注射同一部位,选择注射部位轮流注射。注射前15~30分钟将药物从冰箱取出,置室温环境复温,以减少注射部位反应。注射前冰敷注射部位1~2分钟,以缓解疼痛。注射部位在注射后先轻柔按摩1分钟再冰敷(勿>5分钟),以降低红肿及硬块的发生。

(9)使用激素时要注意观察生命体征、血糖变化。保护胃黏膜,避免进食坚硬、有刺激的食物。长期应用者,要注意预防感染。

(10)要做好患者心理护理,介绍有关疾病知识,鼓励患者配合医护人员的治疗,树立战胜疾病的信心,减轻恐惧、焦虑、抑郁等不良情绪,以促进疾病康复。

八、健康指导

(1)合理安排工作、学习,生活有规律。
(2)保证充足睡眠,保持积极乐观的精神状态,增加自我照顾能力和应对疾病的信心。
(3)避免紧张和焦虑。
(4)进行康复锻炼,以保持活动能力,强度要适度。
(5)避免诱发因素,如感冒、发热、外伤、过劳、手术、疫苗接种。控制感染。
(6)正确用药,合理饮食。
(7)女性患者首次发作后2年内避免妊娠。

(聂　霞)

第五节 重症肌无力

重症肌无力是乙酰胆碱受体抗体介导的细胞免疫依赖及补体参与者的神经-肌肉接头处传递障碍的自身免疫性疾病。病变主要累及神经-肌肉接头突触后膜上乙酰胆碱受体。临床特征为部分或全身骨骼肌易疲劳,通常在活动后加重、休息后减轻,具有晨轻暮重等特点。重症肌无力在一般人群中发病率为 8/10 万～20/10 万,患病率约为 50/10 万。

一、病因

(1)重症肌无力确切的发病机制目前仍不明确,但是有关该病的研究还是很多的,其中,研究最多的是有关重症肌无力与胸腺的关系,以及乙酰胆碱受体抗体在重症肌无力中的作用。大量的研究发现,重症肌无力患者神经-肌肉接头突触后膜上的乙酰胆碱受体数量减少,受体部位存在抗乙酰胆碱受体抗体,且突触后膜上有 IgG 和 C_3 复合物的沉积。

(2)血清中的抗乙酰胆碱受体抗体的增高和突触后膜上的沉积所引起的有效的乙酰胆碱受体数量的减少,是本病发生的主要原因。而胸腺是乙酰胆碱受体抗体产生的主要场所,因此,本病的发生一般与胸腺有密切的关系。所以,调节人体乙酰胆碱受体,使之数量增多,化解突触后膜上的沉积,抑制抗乙酰胆碱受体抗体的产生是治愈本病的关键。

(3)很多临床现象也提示本病和免疫机制紊乱有关。

二、诊断要点

(一)临床表现
本病根据临床特征诊断不难。起病隐袭,主要表现受累肌肉病态疲劳,肌肉连续收缩后出现严重肌无力甚至瘫痪,经短暂休息后可见症状减轻或暂时好转。肌无力多于下午或傍晚劳累后加重,晨起或休息后减轻,称之为晨轻暮重。首发症状常为眼外肌麻痹,出现非对称性眼肌麻痹和上睑下垂,斜视和复视,严重者眼球运动明显受限,甚至眼球固定,瞳孔光反射不受影响。面肌受累表现为皱纹减少,表情困难,闭眼和示齿无力;咀嚼肌受累使连续咀嚼困难,进食经常中断;延髓肌受累导致饮水呛咳、吞咽困难、声音嘶哑或讲话鼻音;颈肌受损时抬头困难。严重时出现肢体无力,上肢重于下肢,近端重于远端。呼吸肌、膈肌受累,出现咳嗽无力、呼吸困难,重症可因呼吸肌麻痹继发吸入性肺炎而导致死亡。偶有心肌受累可突然死亡,平滑肌和膀胱括约肌一般不受累。感染、妊娠、月经前常导致病情恶化,精神创伤、过度疲劳等可为诱因。

(二)临床试验
肌疲劳试验,如反复睁闭眼、握拳或两上肢平举,可使肌无力更加明显,有助诊断。

(三)药物试验
1.新斯的明试验
以甲基硫酸新斯的明 0.5 mg 肌内注射或皮下注射。如肌力在 0.5～1.0 小时内明显改善则可以确诊,如无反应,可次日用 1.0 mg、1.5 mg 直至 2 mg 再试,如 2 mg 仍无反应,一般可排除本病。为防止新斯的明的毒碱样反应,需同时肌内注射阿托品 0.5～1.0 mg。

2.依酚氯铵试验

该试验适用于病情危重、有延髓性麻痹或肌无力危象者。用 10 mg 溶于 10 mg 生理盐水中缓慢静脉注射,至 2 mg 后稍停 20 s,若无反应可注射 8 mg,症状改善者可确诊。

(四)辅助检查

1.电生理检查

常用感应电持续刺激,受损肌反应迅速消失。此外,也可行肌电图重复频率刺激试验,低频刺激波幅递减超过 10%,高频刺激波幅递增超过 30% 为阳性。单纤维肌电图出现颤抖现象延长,延长超过 50 μs 者也属阳性。

2.其他

血清中抗乙酰胆碱受体抗体测定约 85% 的患者增高。胸部 X 线摄片或胸腺 CT 检查显示胸腺增生或伴有胸腺肿瘤,也有辅助诊断价值。

三、鉴别要点

(1)本病眼肌型需与癔症、动眼神经麻痹、甲状腺毒症、眼肌型营养不良、眼睑痉挛鉴别。

(2)延髓肌型者,需与延髓性麻痹鉴别。

(3)四肢无力者需与神经衰弱、周期性瘫痪、感染性多发性神经炎、进行性脊肌萎缩症、多发性肌炎和癌性肌无力等鉴别。特别由支气管小细胞肺癌所引起的肌无力综合征与本病十分相似,但药物试验阴性。肌电图有特征异常,静息电位低于正常,低频重复电刺激活动电位渐次减小,高频重复电刺激活动电位渐次增大。

四、规范化治疗

(一)胆碱酯酶抑制剂

主要药物是溴吡斯的明,剂量为 60 mg,每天 3 次,口服。可根据患者症状确定个体化剂量,若患者吞咽困难,可在餐前半小时服药;如晨起行走无力,可起床前服长效溴吡斯的明 180 mg。

(二)皮质激素

皮质激素适用于胆碱酯酶抑制药反应较差并已行胸腺切除的患者。由于用药早期肌无力症状可能加重,患者最初用药时应住院治疗,用药剂量及疗程应根据患者具体情况做个体化处理。

1.大剂量泼尼松

开始剂量为 60~80 mg/d,口服,当症状好转时可逐渐减量至相对低的维持量,隔天服 5~15 mg/d,隔天用药可减轻不良反应发生。通常 1 个月内症状改善,常于数月后疗效达到高峰。

2.甲泼尼龙冲击疗法

其适用于反复发生危象或大剂量泼尼松不能缓解、住院危重患者、已用气管插管或呼吸机者,每天 1 g,口服,连用 3~5 天。如 1 个疗程不能取得满意疗效,隔 2 周可再重复 1 个疗程,共治疗 2~3 个疗程。

(三)免疫抑制剂

严重的或进展型病例必须做胸腺切除术,并用胆碱酯酶抑制药。症状改善不明显者可试用硫唑嘌呤;小剂量皮质激素未见持续疗效的患者也可用硫唑嘌呤替代大剂量皮质激素,常用剂量为 2~3 mg/(kg·d),最初自小剂量 1 mg/(kg·d) 开始,应定期检查血常规和肝、肾功能。白细胞低于 3×10^9/L 应停用;可选择性抑制 T 细胞和 B 细胞增生,每次 1 g,每天 2 次,口服。

（四）血浆置换

血浆置换用于病情急骤恶化或肌无力危象患者，可暂时改善症状，或于胸腺切除术前处理，避免或改善术后呼吸危象，疗效持续数天或数月，该法安全，但费用较高。

（五）免疫球蛋白

通常剂量为 0.4 g/(kg·d)，静脉滴注，连用 3～5 天，用于各种类型危象。

（六）胸腺切除

60 岁以下的重症肌无力患者可行胸腺切除术，适用于全身型重症肌无力患者，通常可使症状改善或缓解，但疗效常在数月或数年后显现。

（七）危象的处理

1.肌无力危象

肌无力危象最常见，常因胆碱酯酶抑制药剂量不足引起，注射依酚氯铵或新斯的明后症状减轻，应加大胆碱酯酶抑制药的剂量。

2.胆碱能危象

胆碱酯酶抑制药过量可导致肌无力加重，出现肌束震颤及毒蕈碱样反应，依酚氯铵静脉注射无效或加重，应立即停用胆碱酯酶抑制药，待药物排出后重新调整剂量或改用其他疗法。

3.反拗危象

胆碱酯酶抑制药不敏感所致。依酚氯铵试验无反应。应停用胆碱酯酶抑制药，输液维持或改用其他疗法。

（八）慎用和禁用的药物

奎宁、吗啡及氨基苷类抗生素、新霉素、多黏菌素、巴龙霉素等应禁用，地西泮、苯巴比妥等应慎用。

五、护理

（一）护理诊断

1.活动无耐力

其与神经-肌肉联结点传递障碍，肌肉萎缩、活动能力下降，呼吸困难、氧供需失衡有关。

2.废用综合征

其与神经肌肉障碍导致活动减少有关。

3.吞咽障碍

其与神经肌肉障碍（呕吐反射减弱或消失、咀嚼肌肌力减弱、感知障碍）有关。

4.生活自理缺陷

其与眼外肌麻痹、眼睑下垂或四肢无力、运动障碍有关。

5.营养不足，低于机体需要量

其与咀嚼无力、吞咽困难致摄入减少有关。

（二）护理措施

（1）轻症者适当休息，避免劳累、受凉、感染、创伤、激怒。病情进行性加重者须卧床休息。

（2）急性期鼓励患者充分卧床休息。将患者经常使用的日常生活用品（如便器、卫生纸、茶杯等）放在患者容易拿取的地方。根据病情或患者的需要协助其日常生活活动，以减少能量消耗。

（3）指导患者使用床挡、扶手、浴室椅等辅助设施，以节省体力和避免摔伤。鼓励患者在能耐受的活动范围内,坚持身体活动。患者活动时,注意保持周围环境安全,无障碍物,以防跌倒,路面防滑,防止滑倒。

(4)给患者和家属讲解活动的重要性,指导患者和家属对受累肌肉进行按摩和被动/主动运动,防止肌肉萎缩。

(5)选择软饭或半流质饮食,避免粗糙干硬、辛辣等刺激性食物。根据患者需要供给高蛋白、高热量、高维生素饮食。吃饭或饮水时保持端坐、头稍微前倾的姿势。给患者提供充足的进餐时间,喂饭速度要慢,少量多餐,交替喂液体和固体食物,把患者充分咀嚼,吞咽后再继续喂。把药片碾碎后制成糊状再喂药。

(6)注意保持进餐环境安静、舒适;进餐时,避免讲话或进行护理活动等干扰因素。进食宜在口服胆碱酯酶抑制药后 30～60 分钟,以防呛咳。如果有食物滞留,鼓励患者把头转向健侧,并控制舌头向受累的一侧清除残留的食物或喂食数口汤,把食物咽下。如果误吸液体,让患者上身稍前倾,头稍微低于胸口,便于分泌物引流,并擦去分泌物。在床旁备吸引器,必要时吸引。患者不能由口进食时,遵医嘱给予营养支持或鼻饲。

(7)注意观察胆碱酯酶抑制药的疗效和不良反应,严格执行用药时间和剂量,以防因用量不足或过量导致危象的发生。

(三)应急措施

(1)一旦出现重症肌无力危象,应迅速通知医师;立即给予吸痰、吸氧、简易呼吸器辅助呼吸,做好气管插管或切开、人工呼吸机的准备工作;备好新斯的明等药物,按医嘱给药,尽快解除危象。

(2)避免应用一切加重神经肌肉传导障碍的药物,如吗啡、利多卡因、链霉素、卡那霉素、庆大霉素和磺胺类药物。

(四)健康指导

1.入院教育

(1)给患者讲解疾病的名称及病情的现状、进展及转归。

(2)根据患者需要,给患者和家属讲解饮食营养的重要性,取得他们的积极配合。

2.住院教育

(1)仔细向患者解释治疗药物的名称、药物的用法、作用和不良反应。

(2)告知患者常用药治疗方法、不良反应、服药注意事项,避免因服药不当而诱发肌无力危象。

(3)肌无力症状明显时,协助做好患者的生活护理,保持口腔清洁,防止外伤和感染等并发症。

3.出院指导

(1)保持乐观情绪、生活规律、饮食合理、睡眠充足,避免疲劳、感染、情绪抑郁和精神创伤等诱因。

(2)注意根据季节、气候适当增减衣服,避免受凉、感冒。

(3)按医嘱正确服药,避免漏服、自行停服和更改药量。

(4)患者出院后应随身带有卡片,包括姓名、年龄、住址、诊断证明,以及目前所用药物及剂量,以便在抢救时参考。

(5)病情加重时及时就诊。

(聂　霞)

第六节 吉兰-巴雷综合征

一、概述

吉兰-巴雷综合征又称急性感染性脱髓鞘性多发性神经病,是可能与感染有关和免疫机制参与的急性特发性多发性神经病。临床上表现为四肢弛缓性瘫痪、末梢型感觉障碍和脑脊液蛋白细胞分离等。本病确切病因不清,可能与空肠弯曲菌感染有关;或是机体免疫发生紊乱,产生针对周围神经的免疫应答,引起周围神经脱髓鞘。本病年发病率为 0.6/10 万～1.9/10 万,我国尚无系统的流行病学资料。

二、诊断步骤

(一)病史采集要点

1.起病情况

以儿童或青少年多见,急性或亚急性起病,数天或 2 周内达高峰。需要耐心分析,争取掌握比较确切的起病时间,了解病情进展情况。

2.主要临床表现

主要临床表现为运动、感觉和自主神经损害。肢体弛缓性瘫痪,从下肢远端向上发展,至上肢并累及脑神经(也可以首发症状为双侧周围性面瘫)。感觉异常如烧灼感、麻木、疼痛等,以远端为主。自主神经紊乱症状明显,如心律失常、皮肤营养障碍等,但尿便障碍绝大多数患者不出现,严重患者可有。

3.既往史

若发现可能致病的原因有较大意义。如起病前 1～4 周有无胃肠或呼吸道感染症状,有无疫苗接种史或者外科手术史,有无明显诱因。

(二)体格检查要点

1.一般情况

精神疲乏,若感染严重者,可有不同程度的发热。窦性心动过速,血压不稳定,出汗多,皮肤红肿及营养障碍。

2.神经系统检查

神志清,高级神经活动正常。脑神经以双侧周围性面瘫、延髓性麻痹为主,四肢呈弛缓性瘫痪,末梢型感觉障碍,大、小便功能障碍多不明显。

(三)门诊资料分析

1.血常规

白细胞计数轻度升高或正常。

2.生化

血钾正常。

3.病史和检查

可见患者有运动、感觉和自主神经障碍,因此,定位在周围神经病变。起病前有感染等病史,考虑为感染性或自身免疫性疾病,应进一步检查感染和免疫相关指标以确诊。

(四)进一步检查项目

1.腰穿

脑脊液蛋白细胞分离是本病特征性表现,蛋白增高而细胞数正常,出现在起病后 2~3 周,但在第一周正常。

2.肌电图

肌电图可发现运动和感觉神经传导速度明显减慢,有失神经或轴索变性的肌电改变。脱髓鞘病变呈节段性和斑点状特点,可能某一神经感觉传导速度正常,另一神经异常,因此,早期要检查多根神经。发病早期可能只有 F 波或 H 反射延迟或消失。

三、诊断对策

(一)诊断要点

根据起病前有感染史,急性或亚急性起病,四肢对称性下运动神经元瘫痪,末梢型感觉减退及脑神经损害,脑脊液蛋白细胞分离,结合肌电图可以确诊。Asbury 等的诊断标准:①多有病前感染或自身免疫反应。②急性或亚急性起病,进展不超过 4 周。③四肢瘫痪常自下肢开始,近端较明显。④可有呼吸肌麻痹。⑤可有脑神经受损。⑥可有末梢型感觉障碍或疼痛。⑦脑脊液蛋白细胞分离。⑧早期肌电图 F 波或 H 反射延迟,运动神经传导速度明显减慢。

(二)鉴别诊断要点

1.低血钾型周期性瘫痪

本病一般有甲状腺功能亢进、低血钾病史。起病快(数小时至 1 天),恢复也快(2~3 天)。四肢弛缓性瘫痪,无呼吸肌麻痹和脑神经受损,无感觉障碍。脑脊液没有蛋白细胞分离。血钾低,补钾有效。既往有发作史。

2.脊髓灰质炎

本病为脊髓前角病变,没有感觉障碍和脑神经受损。多在发热数天后,体温未恢复正常时出现瘫痪,通常只累及一个肢体。但本病起病后 3 周也可见脑脊液蛋白细胞分离。

3.重症肌无力

本病为神经肌肉接头病变,主要累及骨骼肌,因此,没有感觉障碍和自主神经症状。症状呈波动性,晨轻暮重。疲劳试验和肌电图有助于诊断。

(三)吉兰-巴雷综合征

变异型根据临床、病理及电生理表现可分为以下类型。

1.急性运动轴索型神经病

其为纯运动型,特点是病情中多有呼吸肌受累,24~48 小时内迅速出现四肢瘫痪,肌萎缩出现早,病残率高,预后差。

2.急性运动感觉轴索型神经病发病

此型与前者相似,但病情更重,预后差。

3.Fisher 综合征

其表现为眼外肌麻痹、共济失调和腱反射消失三联征。

4.不能分类的吉兰-巴雷综合征

这包括全自主神经功能不全和极少数复发型吉兰-巴雷综合征。

四、治疗对策

(一)治疗原则

(1)尽早明确诊断,及时治疗。

(2)根据病情的严重情况进行分型,制定合理的治疗方案。

(3)治疗过程中应密切观察病情,注重药物毒副作用。

(4)积极预防和控制感染、消化道出血等。

(5)早期康复训练对功能恢复有重要意义,同时可提高患者自信心,观察效果。

(二)治疗计划

1.基础治疗(对症支持治疗)

(1)辅助呼吸:患者气促,血氧饱和度降低,动脉血氧分压下降至 9.3 kPa(70 mmHg)以下,可进行气管插管,呼吸机辅助呼吸,必要时气管切开。加强护理,保持呼吸道通畅,定时翻身、拍背、雾化吸入、吸痰等。

(2)重症患者持续心电监护,窦性心动过速通常无须处理。血压高时可给予小剂量降压药,血压低时可给予扩容等。

(3)穿长弹力袜预防深静脉血栓。

(4)保持床单平整,勤翻身,预防压疮。

(5)吞咽困难者可给予留置胃管,鼻饲,以免误入气管窒息。

(6)尿潴留可加压按压腹部,无效时可留置尿管。便秘可用大黄苏打片、番泻叶等。出现肠梗阻时应禁食并请外科协助治疗。

(7)出现疼痛,可给予非阿片类镇痛药或服用卡马西平。

(8)早期开始康复治疗,包括肢体被动和主动运动,防止挛缩,用夹板防止足下垂畸形,以及针灸、按压、理疗和步态训练等。

2.特异治疗(病因治疗)

(1)血浆置换:按每千克体重 40 mL 或 1.0～1.5 倍血浆容量计算每次交换血浆量,可用 5% 清蛋白复原血容量,减少使用血浆的并发症。轻、中、重患者每周应分别做 2 次、4 次和 6 次。主要禁忌证是严重感染、心律失常、心功能不全及凝血系统疾病等。

(2)静脉注射免疫球蛋白:成人按 0.4 g/(kg·d)剂量,连用 5 天,尽早使用或在呼吸肌麻痹之前使用。禁忌证是先天性 IgA 缺乏,因为免疫球蛋白制品含少量 IgA,此类患者使用后可导致 IgA 致敏,再次应用可发生变态反应。常见不良反应有发热、面红等,减慢输液速度即可减轻。引起肝功能损害者,停药1 个月即可恢复。

(3)以上两种方法是治疗吉兰-巴雷综合征的首选方法,可消除外周血免疫活性细胞、细胞因子和抗体等,减轻神经损害。尽管两种治疗费用昂贵,但是严重病例或是进展快速病例,均应早期使用,可能减少辅助通气的费用和改变病程。

(4)激素通常认为对吉兰-巴雷综合征无效,并有不良反应。但是,在无经济能力或无血浆置换和静脉注射免疫球蛋白医疗条件时,可用甲泼尼龙 500 mg/d,静脉滴注,连用 5～7 天。或地塞米松10 mg/d,静脉滴注,连用 7～10 天为 1 个疗程。

五、病程观察及处理

可以按照以下分型评估患者的临床状况。

(1)轻型:四肢肌力Ⅲ级以上,可独立行走。

(2)中型:四肢肌力Ⅲ级以下,不能独立行走。

(3)重型:四肢无力或瘫痪,伴Ⅸ、Ⅹ对颅神经和其他神经麻痹,不能吞咽,活动时有轻微呼吸困难,但不需要气管切开人工辅助呼吸。

(4)极重型:数小时或数天内发展为四肢瘫痪,吞咽不能,呼吸肌麻痹,需要气管切开人工辅助呼吸。

六、预后评估

本病为自限性,呈单相病程,多于发病后4周时症状和体征停止进展,经数周或数月恢复,恢复中可有短暂波动,极少复发。70%～75%患者完全恢复,25%遗留轻微神经功能缺损,5%死亡,通常死于呼吸衰竭。前期有空肠弯曲菌感染证据者预后较差,病理以轴索变性为主者病程较迁延且恢复不完全。高龄、起病急骤或辅助通气者预后不良。早期有效治疗及支持疗法可降低重症病例的死亡率。

七、护理

(一)主要护理问题

1.呼吸困难

呼吸困难与病变侵犯呼吸肌,引起呼吸肌麻痹有关。

2.有误吸的危险

这与病变侵犯脑神经,使得吞咽肌群无力有关。

3.生活自理能力缺陷

其与运动神经脱髓鞘改变引起的四肢瘫痪有关。

4.有失用综合征的危险

此与运动神经脱髓鞘改变引起的四肢瘫痪有关。

5.皮肤完整性受损

其与运动神经脱髓鞘改变引起的四肢瘫痪有关。

6.便秘

便秘与自主神经功能障碍及长期卧床有关。

7.恐惧

恐惧与运动障碍引起的快速进展性四肢瘫,或呼吸肌麻痹引起呼吸困难带来的濒死感有关。

(二)护理措施

1.严密观察病情变化

患者因四肢瘫痪,躯干、肋间肌和膈肌麻痹而致呼吸困难,甚至呼吸肌麻痹。因此,应重点观察患者呼吸情况。如果出现呼吸肌群无力、呼吸困难、咳痰无力、烦躁不安及口唇发绀等缺氧症状应及时给予吸氧。必要时进行气管切开,使用人工呼吸机辅助呼吸。

2.保持呼吸道通畅和防止并发症的发生

(1)能否保持患者呼吸道通畅是关系患者生命安危的关键问题。对已气管切开使用人工呼吸机的患者应采取保护性隔离。病室温度保持在22～24 ℃,避免空气干燥,定时通风,保持室内空气新鲜。

(2)吸痰时要严格执行无菌操作,使用一次性吸痰管,操作前后洗手,防止交叉感染。

(3)每2～3小时翻身、叩背1次,气管内滴药,如2%碳酸氢钠,促进痰液排出。预防发生肺不张。

(4)气管切开伤口每天换药,并观察伤口情况。

(5)减少探视。

3.防止压疮的发生

本病发病急骤,瘫痪肢体恢复缓慢,因此,久卧患者要每天擦洗1～2次,保持皮肤清洁干净。患者床褥整齐、干净、平整。每2～3小时翻身更换体位,以免局部受压过久。按压骨突处,促进局部血液循环。

4.加强对瘫痪肢体的护理

吉兰-巴雷综合征患者瘫痪特点为四肢对称性瘫痪,患病早期应保持侧卧、仰卧时的良肢位,恢复期做好患者主动、被动训练、步态训练,以利于肢体功能恢复。

5.生活护理

患者四肢瘫痪,气管切开不能讲话。因此,护理人员必须深入细致地了解患者的各项要求,做好患者口腔、皮肤、会阴部的护理。

6.鼻饲护理

患者应进食营养丰富和易消化的食物。吞咽困难者可行鼻饲,以保证营养。鼻饲时应注意以下几点。

(1)鼻饲前将床头抬高30°。

(2)每次鼻饲前应回抽胃液,观察有无胃潴留、胃液颜色,并观察胃管有无脱出。

(3)每次鼻饲量不宜过多,在200～300 mL。

(4)鼻饲物的温度不宜过热,在38～40 ℃。

(5)速度不宜过快,15～20分钟,以防止呃逆。

(6)鼻饲之后,注入20 mL清水,清洗胃管。

7.肠道护理

患者长期卧床肠蠕动减慢,常有便秘,应多饮水、多吃粗纤维的食物。可做腹部按压,按顺时针方向,必要时服用缓泻药,使患者保持排便通畅。

8.心理护理

要做好患者心理护理,介绍有关疾病的知识,鼓励患者配合医护人员的治疗,树立战胜疾病的信心,早日康复。

9.健康指导

(1)指导患者养成良好的生活习惯,注意休息,保证充足的睡眠。

(2)指导患者坚持每天定时服药,不可随意更改药物剂量,定期复查。

(3)指导患者坚持活动和肢体功能锻炼,克服依赖心理,逐步做一些力所能及的事情。

(聂　霞)

第六章

风湿内科护理

第一节 类风湿关节炎

类风湿关节炎(rheumatoid arthritis,RA)是一种以慢性对称性周围性多关节炎为主要临床表现的异质性、系统性、自身免疫性疾病。

一、病因

RA 的病因研究迄今尚无定论,尽管各种炎症介质、细胞因子、趋化因子在 RA 的发病过程中备受关注,但其具体机制仍不清楚。

(一)环境因素

目前认为一些感染因素如病毒、细菌和支原体等可能通过某些途径影响 RA 的发病和病情进展。

(二)遗传因素

流行病学调查显示,RA 的发病与遗传因素密切相关,家族调查 RA 发病者的一级亲属患 RA 的概率为 11%。单卵双生子同时患 RA 的概率为 12%~30%,而双卵孪生子同患 RA 的概率只有 4%。

(三)性激素

RA 的患病率存在性别差异,绝经期前妇女的发病率显著高于同龄男性,妊娠、口服避孕药可缓解病情,这些现象提示性激素在 RA 的发病中的作用,即雌激素促进 RA 的发生,而孕激素则可能减轻病情或防止发生。

二、临床表现

RA 发生于任何年龄,80%发病于 35~50 岁,女性患者约 3 倍于男性。RA 临床个体差异大,从短暂、轻微的少关节炎到急剧、进行性多关节炎及全身性血管炎表现均可出现,常伴有晨僵。RA 多以缓慢隐匿的方式起病,在出现明显关节症状前可有数周的低热,少数患者可有高热、乏力、全身不适、体重下降等症状,以后逐渐出现典型关节症状。少数则急剧起病,在数天内出现多个关节症状。

（一）症状

1.关节

可分滑膜炎症状和关节结构破坏的表现，RA病情和病程有个体差异，从短暂、轻微的少关节炎到急剧进行性多关节炎均可出现，常伴有晨僵。

（1）晨僵：早晨起床后关节及其周围关节僵硬感称"晨僵"（日间长时间静止不动后也可出现），受累关节因炎症导致充血、水肿和渗出，使关节肿胀、僵硬、有胶黏着样的感觉，持续时间至少1小时者意义较大。晨僵出现在95％以上的RA患者，晨僵持续时间和关节炎症的程度成正比，它常被作为观察本病活动的指标之一。

（2）痛与压痛：关节痛往往是最早出现的症状，主要累及以腕、掌指关节及近端指间关节等小关节，其次是足趾、膝、踝、肘、肩等关节。多呈对称性、持续性，但时轻时重，疼痛的关节往往伴有压痛。受累关节的皮肤可出现褐色色素沉着。

（3）关节肿：由于关节腔内积液或关节周围软组织炎症，凡受累的关节均可肿胀，常见的部位为腕关节、掌指关节、近端指间关节、膝等关节，多呈对称性。病程较长者可因滑膜慢性炎症后的肥厚而引起肿胀。

（4）关节畸形：见于较晚期患者，关节周围肌肉的萎缩、痉挛则使畸形更为加重。最为常见的关节畸形是腕和肘关节强直、掌指关节的半脱位、手指向尺侧偏斜和呈"天鹅颈"样及"纽扣花"样表现。重症患者关节功能丧失，致使生活不能自理。多因绒毛侵袭破坏软骨和软骨下骨质结构造成关节呈纤维性或骨性强直，又因关节周围肌肉的萎缩、痉挛使畸形更为加重。

（5）特殊关节。①颈椎：颈椎半脱位；②肩、髋关节：局部痛和活动受限，髋关节往往表现为臀部及下腰痛；③颞颌关节：早期表现为讲话、咀嚼时疼痛加重，严重者有张口受限。

2.关节外表现

（1）类风湿结节：本病较常见的关节外表现，可见于20％～30％的患者，多位于关节隆起部及受压部位的皮下，如前臂伸面、肘鹰嘴突附近、跟腱等处。其大小不一，结节直径由数毫米至数厘米，质硬、无压痛，呈对称性分布。此外，几乎所有脏器如心、肺等均可累及，其存在提示有本病的活动。

（2）类风湿血管炎：RA患者系统性血管炎少见，体格检查能观察到的有指甲下或指端出现的小血管炎，其表现和滑膜炎的活动性无直接相关性，少数引起局部组织的缺血性坏死，眼部受累多为巩膜炎，严重者因巩膜软化而影响视力。

（3）肺和胸膜：肺受累多见，其中男性多于女性，有时可为首发症状。表现为肺间质病变、胸膜炎及肺动脉高压等。肺间质病变是最常见的肺病变，见于约30％的患者，逐渐出现气短和肺功能不全，少数患者出现慢性纤维性肺泡炎，预后较差。约10％的患者出现胸膜炎，多为单侧或双侧性的少量胸腔积液，偶为大量胸腔积液。此外，肺尘埃沉着病患者合并RA时易出现大量肺结节，称为类风湿尘肺。

（4）心脏：RA患者可累及心脏，其中心包炎最常见。多见于类风湿因子阳性、有类风湿结节的患者，但多数患者无相关临床表现。30％的患者可出现小量心包积液。

（5）胃肠道：多与服用抗风湿药物，尤其非甾体抗炎药有关，很少由RA本身引起，患者可有上腹不适、胃痛、恶心、食欲缺乏甚至黑便等。

（6）肾：本病的血管炎很少累及肾，肾脏的淀粉样变和药物毒性可导致蛋白尿的出现。

(7)神经系统:RA患者出现神经系统病变多因神经受压。受压的周围神经病变与相应关节的滑膜炎的严重程度密切相关。最常受累的神经有正中神经、尺神经和桡神经。神经系统的受累可以根据临床症状和神经定位来诊断,神经系统受累也可以出现脊髓受压和周围神经炎的表现。

(8)血液系统:患者的贫血程度通常和病情活动度相关,尤其与关节的炎症程度相关。RA患者的贫血多是正常细胞正色素性贫血,若出现小细胞低色素性贫血,可因病变本身或因服用非甾体抗炎药而造成胃肠道长期少量出血所致。RA患者伴有脾大、中性粒细胞减少,有的甚至有贫血和血小板减少,称之为Felty综合征。

(9)干燥综合征:30%～40% RA患者在疾病的各个时期均可出现此综合征,随着病程的延长,干燥综合征的患病率逐渐增多,口干、眼干是此综合征的表现,但部分患者症状不明显,必须通过各项检查证实有干燥性角膜炎、干燥性结膜炎和口干燥体征。

(二)体征

(1)晨起关节僵硬程度是最具有特征性表现之一。

(2)晚期患者关节畸形呈"天鹅颈"样及"纽扣花"样。

(3)患者关节隆突部及经常受压部位出现皮下结节,大小不一、质硬、无压痛、对称性分布。

三、治疗原则及要点

由于本病的病因和发病机制未完全明确,临床上尚缺乏根治及预防本病的有效措施。目前的治疗目标是减轻关节症状、延缓病情进展、防止和减少关节的破坏、保护关节功能、最大限度地改善患者的生活质量,强调早期诊断和早期治疗的重要性。

(一)一般性治疗

一般性治疗包括休息、急性期关节制动、恢复期关节功能锻炼、物理疗法等。卧床休息只适用于急性期、发热及内脏受累的患者。

(二)药物治疗

根据药物性能,将治疗RA的常用药物分为五大类,即非甾体抗炎药、改变病情抗风湿药、糖皮质激素、生物制剂和植物药制剂等。

1.非甾体抗炎药

本类药物具有镇痛消肿作用,是改善关节炎症状的常用药,但不能控制病情,必须与改变病情抗风湿药同服。包括塞来昔布、美洛昔康、双氯芬酸、吲哚美辛、布洛芬等。

2.改变病情抗风湿药

该类药物发挥作用缓慢,临床症状明显改善需1～6个月,具有改善和延缓病情进展的作用。药物的选择和应用的方案往往根据患者的病情活动性、严重性和进展而定。一般首选甲氨蝶呤,并将它作为联合治疗的基本药物。另外,柳氮磺吡啶、来氟米特、羟氯喹亦在临床上广泛应用。

3.糖皮质激素

在关节炎急性发作可给予短效激素,泼尼松一般应不超过每天10 mg,若患者有系统症状如伴有心、肺、眼和神经系统等器官受累情况,可给予泼尼松每天量为30～40 mg,症状控制后递减,以每天10 mg或低于10 mg维持。但由于它不能根治本病,停药后症状会复发。

4.生物制剂

生物制剂近年在国内外都在逐渐使用,临床试验提示它们有抗炎及防止骨破坏的作用。为增加疗效和减少不良反应,本类生物制剂宜与甲氨蝶呤联合应用。其主要的不良反应包括注射部位局部的皮疹、感染(尤其是结核感染),有些生物制剂长期使用致淋巴系统肿瘤患病率增加。

5.植物药制剂

常用的植物药制剂包括雷公藤多苷、青藤碱、白芍总苷等。

(三)外科手术治疗

外科手术治疗包括关节置换和滑膜切除手术,前者适用于较晚期有畸形并失去功能的关节。滑膜切除术可以使病情得到一定的缓解,但当滑膜再次增生时病情又会复发,所以必须同时应用改变病情抗风湿药。

四、护理评估

(一)健康史

1.患病及治疗经过

该病多为慢性病程,病情反复发作。应详细询问患者发病的时间,起病急缓,有无明显诱因,主要症状及其特点。如关节疼痛者应询问关节疼痛的初发时间,起病特点,疼痛的部位、性质、程度、持续时间、与活动的关系及伴随症状。

2.既往就医情况

是否经过正规治疗,效果如何;进行过何种检查,结果如何;服用药物情况,包括药物种类、剂量、用法,有无不良反应等。

3.目前的主要临床表现及病情变化

如关节疼痛、肿胀、活动障碍等情况是否加重;一般情况如营养状况、体重、食欲、睡眠及大小便有无异常等。

4.生活史与家族史

询问患者的年龄、出生地、工作环境以及亲属中是否有类似疾病的发生。如是否有感染、寒冷、潮湿、疲劳、营养不良、外伤、精神创伤等因素刺激,这些因素往往可提示本病的诱发原因,它们与 RA 的发生关系密切。

(二)身体评估

1.全身状况

有无发热、乏力、消瘦、口干、眼干、慢性咳嗽、营养状况及精神状态等。

2.肌肉、外周关节及脊柱

有无肌肉萎缩和肌力减退,有无关节红、肿、热、压痛、活动受限及畸形。

3.其他

生命体征是否正常,有无其他脏器损害等。

(三)心理-社会评估

(1)评估患者日常生活、工作是否因患病受到影响。RA 患者常因疾病反复发作、长期不愈,并有关节疼痛、活动受限及致残危险,使患者的生活、学习或工作受到影响。

(2)患者对疾病的性质、过程、预后及防治知识的了解程度。

(3)评估患者的心理状态,有无焦虑、抑郁、偏执和悲伤等心理反应及其程度。

(4)评估社会支持系统,患者家庭结构、经济状况,文化、教育背景,亲属对患者所患疾病的认识和态度,对患者的关心和支持程度,患者单位所能提供的支持,出院后就医条件,以及社区所能提供的医疗服务。

（四）辅助检查

血液检查（血常规、血沉、类风湿因子、免疫学复合物和补体、肝功能、肾功能）、尿常规、关节滑液检查及关节 X 线检查等有无异常改变。

五、护理措施

（一）一般护理

1.休息与体位

（1）急性期患者常伴有发热、乏力等全身症状，应卧床休息，并注意体位和姿势，但不提倡绝对卧床。根据患者病情，采用短时间制动，使关节休息，减轻炎症反应。对患者关节进行主动或主动加被动的最大耐受范围内的伸展运动，每天 1～2 次，以防止关节废用。

（2）患者关节疼痛减轻，全身症状好转后，应鼓励患者及早下床或床上做各种主动或被动锻炼。

（3）缓解期应加强肢体功能锻炼，主要以关节的伸展与屈曲运动为主，每天进行 2～3 次。

2.饮食护理

避免辛辣等刺激性食物，可给予高维生素、高蛋白、营养丰富、清淡易消化的饮食。

3.病情观察

（1）观察关节疼痛、肿胀的程度、部位，晨僵持续的时间，是否有关节畸形和功能障碍。

（2）观察是否有关节外症状，如有无皮下结节，有无咳嗽、呼吸困难，有无胸闷、心前区疼痛，有无皮肤溃疡，有无口干、眼干等，提示病情发生变化，应及时予以处理。

（3）观察药物的疗效和不良反应。

（二）用药护理

（1）遵医嘱用药，指导患者用药方法和注意事项，观察药物的不良反应。如非甾体抗炎药易引起胃肠反应，应同时服用胃黏膜保护药。

（2）只有在一种改变病情抗风湿药足量使用 1～2 周后无效才能更改为另一种。

（3）应避免两种或两种以上抗风湿药同时服用而使不良反应增多。

（4）老年人宜选用半衰期短的抗风湿药，对有溃疡病史的老年人，宜服用选择性环氧化酶抑制剂以减少胃肠道的不良反应。

（5）改变病情的抗风湿药物可引起胃肠道反应、肝和肾功能损害、骨髓抑制等，用药期间严密观察，定期监测血、尿常规及肝、肾功能等。

（6）生物制剂主要的不良反应包括注射部位局部的皮疹、感染（尤其是结核感染），长期使用淋巴系统肿瘤患病率增加。

（三）对症护理

1.晨僵护理

指导患者早晨起床后行温水浴，或用热水浸泡僵硬的关节后活动关节；或起床后先活动关节再下床活动，夜间睡眠时戴弹力手套保暖，也可减轻晨僵程度。避免在僵直发作时安排处置等治疗，在服镇痛药物后、疲劳出现前或未发生僵硬时进行活动更为适宜。

2.预防关节废用

卧床期间，为保持关节功能，防止关节畸形和肌肉萎缩，护士应指导或帮助患者锻炼。活动强度应以患者能承受为限。如活动后疼痛持续加重,应减少活动量。在症状基本控制后,鼓励患者下床活动,必要时提供辅助工具,避免长时间不活动。肢体锻炼由被动向主动渐进,也可配合理疗、按摩,增加局部血液循环,松弛肌肉,活络关节,防止关节废用。

(四)心理护理

患者因病情反复发作、迁延不愈、疗效不佳等原因,情绪低落、忧郁、孤独,对生活失去信心。护士在与患者的接触中要以和蔼的态度疏导、解释、安慰、鼓励等方法帮助患者尽快适应残疾,建立良好的护患关系,使其积极配合治疗。

1.对待心态的认识

指导患者对疾病勿悲观失望,学会自我调节与控制。

2.鼓励患者自我护理

与患者一起制订康复的重点目标,激发患者对家庭、社会的责任,鼓励自强,正确认识、对待疾病,积极与医护人员配合。对已经发生关节功能残障的患者,要鼓励其尽量做到生活自理或参加力所能及的工作,体现生存价值。

3.参与集体活动

组织患者集体参与学习疾病的知识或座谈,以达到相互启发、相互学习、相互鼓励,也可让患者参加集体娱乐活动,充实生活。

4.建立社会支持体系

嘱家属亲友给患者以物质支持和精神鼓励。亲人的关心会使患者情绪稳定,从而增强战胜疾病的信心。

六、健康指导

(一)用药指导

遵医嘱用药,不可擅自停药或增减量,教会患者观察药物疗效及不良反应,定期复查,出现病情反复或严重胃肠道不适、黑便等药物不良反应时,及早就医。

(二)疾病知识指导

向患者及家属介绍本病有关知识,使患者学会自我护理方法。

(三)生活指导

合理安排休息和活动,避免过度劳累;避免感染、寒冷、潮湿等一切可能诱发本病的因素;每天有计划地锻炼,保护关节功能,防止废用,多行热水浴,缓解关节不适。

(四)饮食指导

多食高钙、高维生素、优质蛋白质饮食,低盐饮食,每天食用盐不超过 5 g。

(王立华)

第二节　骨 关 节 炎

骨关节炎是一种以关节软骨损害为主,并累及整个关节组织的最常见的关节疾病,最终发生关节软骨退变、纤维化、断裂、溃疡及整个关节面的损害。中年以后发病,女性多于男性,有一定的致残率。40 岁人群的患病率为 10%～17%；60 岁以上为 50%；75 岁以上为 80%。分为原发性和继发性；局限性和全身性；症状性和无症状性。

一、病因

(一)一般易感因素
遗传因素、高龄、肥胖、性激素、骨密度、过度运动、吸烟、其他疾病。

(二)机械因素
创伤、关节形态异常、长期从事反复使用某些关节的职业或剧烈的文体活动。

二、临床表现

骨关节炎好发于膝、髋、手(远端指间关节、第一腕掌关节)、足(第一跖趾关节、足跟)、脊柱(颈椎及腰椎)等负重和活动。

(一)症状
1.关节疼痛及压痛

该病最常见表现是关节局部的疼痛和压痛,多发生于活动后,休息可缓解。疼痛在阴冷、潮湿和雨天会加重,疼痛多为关节内高压刺激关节囊内感觉神经纤维,或骨内高压刺激骨膜或骨周围神经纤维,或软骨下微骨折。

2.关节肿大

早期为关节周围局限性肿胀,随病情进展可有关节弥漫性肿胀、滑囊增厚或伴关节积液,后期可在关节部位触及骨赘。

3.晨僵

晨僵不超过 30 分钟。

4.关节摩擦音

多见于膝关节,出现于关节活动时,源于软骨破坏、关节表面粗糙。

5.关节活动受限

缓慢发生,早期表现关节活动不灵,后期关节活动范围缩小,关节活动时出现"绞锁"现象。

(二)体征
1.关节肿胀及畸形

严重者可见关节畸形、半脱位等。

2.压痛和被动痛

虽无压痛,但被动运动时可发生疼痛。

三、治疗原则及要点

目前治疗是减轻症状、改善关节功能,减少致残。

(一)非药物治疗
1.患者教育

预后好;避免长久站立、跪位、蹲位、爬楼梯、不良姿势;规范用药。

2.运动及生活指导

(1)合理的关节肌肉锻炼:非负重状态下活动,保持关节的活动度、稳定性;增强肌力。

（2）对不同受累关节进行锻炼：手关节的抓、捏。

（3）膝关节的屈伸：沿颈腰椎的不同方向进行屈伸活动。

（4）有氧运动：步行、骑车、游泳等，减轻体重。

（5）减轻受累关节负荷：用手杖、助步器等。

（6）保护关节：佩戴保护关节的弹性套；避免穿高跟鞋；用适合的鞋垫。

3.物理治疗

针灸、按摩、推拿、热疗、水疗。

（二）药物治疗

1.口服药

对乙酰氨基酚：0.3～0.6 g，2～3 次/天。

2.非甾体抗炎药

最常用。通过抑制环氧化酶活性，减少前列腺素合成，达到减轻关节疼痛及肿胀、改善关节活动的作用，具体用药同 RA。

3.阿片类药物

用于急性疼痛发作患者，对上述两类药物作用不佳或有禁忌时。从低剂量开始，每隔数天缓慢增加剂量。

4.注射药

糖皮质激素：关节腔注射慢作用药，同时治疗骨质疏松。

四、护理评估(膝关节置换)

（一）健康史

（1）询问疼痛、肿胀起始时间、严重程度、有无晨僵、受累关节、持续时间、缓解方式，评估患者既往就医情况，评估是否经过正规治疗，效果如何；曾进行过何种检查，结果如何。

（2）评估心理状态、了解患者及家属对疾病的认识程度、态度、家庭经济状况、医保情况，患者有无因疾病反复发作长期不愈，以及关节疼痛、活动受限或脏器功能受损而影响生活、工作或学习。

（二）身体评估

生命体征、关节肿胀程度，受累关节有无压痛、活动受限及畸形。目前服用药物的情况，包括药物的种类、剂量、用法，有无不良反应等。

（三）实验室检查

伴有滑膜炎的患者可出现 C 反应蛋白和红细胞沉降率轻度增高。继发性骨关节炎的患者可出现原发病的实验室检查异常。出现滑膜炎者可有关节积液，一般关节液呈透明、淡黄色，黏稠度正常或略降低，但黏蛋白凝固良好。可显示轻度白细胞增多（2×10^6/L），以单个核细胞为主，葡萄糖含量很少低于 1/2，血糖浓度关节间隙变窄的原因可能是关节软骨含量减少，半月板损伤软骨被挤压，磁共振检查不常用，仅有助于发现关节相应组织的病变，如软骨损伤、关节滑液渗出、软骨下骨髓水肿滑膜炎和半月板或韧带损伤；还可以用于排除肿瘤和缺血性骨坏死等。正常人关节腔内的滑液多在 3.5 mL 以内，关节炎症时滑液量明显增多，其黏度差，含葡萄糖量低于血糖，滑液中白细胞增多，可增至（20～75）$\times10^9$/L，且多以中性粒细胞为主。

五、护理措施

（一）协助患者减轻疼痛

为患者创造适宜的休养环境；应用非药物性止痛措施来分散患者的注意力；使用物理方法缓解疼痛；遵医嘱服用各种药物。

（二）休息与体位

急性期指导患者尽可能保持关节的功能位，同时避免疼痛部位受压，减少关节活动。

（三）病情观察

（1）观察肿胀部位、压痛、活动受限的程度及范围，浮髌试验阴性有无晨僵和黏着感。

（2）观察其他伴随的症状和体征，有无畸形、半脱位等。

（3）观察受累关节的临床特点：骨赘、软骨丧失，关节周围肌肉痉挛及关节破坏程度。

（4）观察疼痛评估表进行准确观察，成人使用数字评分法，疼痛≤3分者，每天评估1次，疼痛为4～10分者，每班评估1次。

（四）饮食护理

以高营养及丰富的蛋白质和维生素为原则，减少脂肪的摄入。严格戒烟戒酒，禁食生冷、辛辣等刺激食物，控制体重以减轻受累关节负担，注意补充钙质食物。

（五）功能锻炼

（1）对不同受累关节进行锻炼：手关节的抓、握；膝关节的屈伸。

（2）颈腰椎的不同方向有氧运动：步行、骑车、游泳等。

（3）减轻体重：减轻受累关节负荷，用手杖、助步器等。

（4）保护关节：佩戴保护关节的弹性套；避免穿高跟鞋；用适合的鞋垫。

（5）物理治疗：针灸、按摩、推拿、热疗、水疗。

六、健康指导

（1）应给予患者心理疏导，让患者保持良好的心态，使之接受疾病并能够积极面对并接受治疗。

（2）告知患者导致或诱发本病的原因，如遗传、受凉或不明原因引起自身免疫性疾病的各种因素。

（3）告知患者饮食应给予高蛋白质、高维生素、低糖、低盐饮食，如新鲜水果、瘦肉等。

（4）患者住院期间应向患者讲解本疾病的主要治疗，主要药物的名称及用法、用量。

（5）告知患者在急性期关节肿胀明显或全身症状较重时应卧床休息，采取舒适体位，以减轻疼痛。症状减轻后，可做主动或被动的四肢运动，如伸展、屈伸运动等，但要循序渐进。缓解期患者每天应定时做全身和局部相结合的关节运动。如手指伸张、攥拳、织毛衣、下跳棋、挺胸、伸腰、摆腿、摇动关节和按摩关节，教会患者做关节操，用温开水浸泡肿胀关节等。

（6）嘱患者自觉遵医嘱服药，给患者及家属讲明所用药物常见的不良反应及观察方法，指导患者饭后用药，多饮水，不要随便停药、换药、增减药量，坚持治疗，减少复发，注意保暖，避免感染、寒冷、潮湿、过劳等各种诱因。

（7）定期到风湿免疫科门诊复查。

（王立华）

第七章

肿瘤内科护理

第一节　肿瘤化疗的护理

应用化学药物治疗恶性肿瘤的方法称为化学治疗,简称化疗。化疗是治疗恶性肿瘤的重要手段。肿瘤化疗始于 20 世纪 40 年代。在 1942 年被用于治疗淋巴瘤取得惊人的疗效,因此被认为是肿瘤化疗的开端。随后进入 20 世纪 50 年代,发现不少有效的药物如氟尿嘧啶(5-FU)、环磷酰胺(CTX)等,并在临床上取得相当的成功,被认为是肿瘤内科治疗的第二个里程碑。20 世纪 60 年代,大部分常用化疗药物被发现,并通过联合化疗治疗小儿急性淋巴细胞白血病和霍奇金病取得根治效果,从而将联合化疗应用于实体瘤的治疗。20 世纪 70 年代,顺铂、多柔比星应用于临床及化疗方案进一步成熟,化疗疗效进一步提高,被认为是前进中的第三里程碑。肿瘤化疗已经从姑息治疗为目的向根治性治疗发展。近 20 年来手术后化疗(辅助性化疗),由于控制了亚临床微小病灶,使部分肿瘤治愈率提高。目前,利妥昔单抗的出现,成为淋巴瘤治疗的又一里程碑。

一、抗肿瘤药物的临床应用

(一)化疗的基本形式

1.根治性化疗

用于化疗可能治愈的肿瘤,如绒毛膜上皮癌、急性淋巴细胞白血病、恶性淋巴瘤、睾丸癌等。

2.辅助化疗

辅助化疗是指部分肿瘤在采取有效的局部治疗后(手术或放射治疗)使用的化疗。主要是针对可能存在的微转移病灶,以防止复发和转移。

3.新辅助化疗

新辅助化疗是指临床表现为局限性肿瘤,可用局部治疗手段者(手术或放射治疗),在手术或放射治疗前先用使用化疗,使局部肿瘤缩小,减少手术或放射治疗造成的损伤;或使部分局部晚期难以手术的患者获得手术机会。

4.姑息性化疗

对临床晚期病例,已失去手术的价值,实行姑息化疗可减轻患者的痛苦,提高生活质量,延长寿命。

5.研究性化疗

标准化疗方案的形成主要通过Ⅰ期临床试验确定最大耐受剂量和主要毒性,Ⅱ期临床试验证明安全有效,Ⅲ期临床试验证明优越性,同时需要重复验证确立肯定的疗效。

(二)化疗药物给药途径及方法

1.静脉给药

静脉给药是常用的给药方法,先用无菌生理盐水建立静脉通道,确保针头在血管内给药前、中、后注意评估血管及局部情况,倾听患者主诉,如局部有无刺痛、烧灼感等。

常用静脉给药方法:静脉推注法、中心静脉置管给药法、静脉冲入法、静脉滴注法和电子化疗泵持续静脉给药法。

2.肌内注射给药

对组织无刺激的药物如博来霉素,可采用深部肌内注射,以利药物吸收。

3.口服给药

口服药物相对毒副作用少,口服药需装入胶囊或制成肠溶制剂,以减轻药物对胃黏膜的刺激。常用口服化疗药有卡培他滨。

4.腔内化疗

腔内化疗是指胸、腹腔内化疗和心包腔化疗。药物特性为可重复使用,药物刺激较小、抗瘤活性好的药物,如顺铂(DDP)。每次注药前抽尽积液,注药后2小时内每15分钟协助患者更换体位,使药液充分与胸腹腔接触,最大限度发挥作用。

5.鞘内化疗给药

可通过腰椎穿刺给药。其特点:药物均匀分布、有效浓度高、复发率低。注药后患者平卧一段时间,可明显改善药物分布。

6.动脉内化疗给药

直接动脉注射和通过导管动脉注射。

二、化疗药物配制注意事项

(1)配药前洗手穿防护衣,佩戴一次性口罩、帽子,戴乳胶手套。在操作中一旦手套破损应立即更换。

(2)操作台面应覆盖一次性防护垫,减少药液污染。一旦污染或操作完毕,应及时更换。

(3)割锯安瓿前应轻弹其颈部,使附着药粉至瓶底。打开安瓿时应垫以纱布,以防划破手套。

(4)溶解粉剂药物时,溶媒应沿瓶壁缓慢注入瓶底,待药粉浸透后再行搅动,以防粉末溢出。

(5)瓶装药物稀释及收取药液时,在瓶内进行排气和排液后再拔针,不使药液排于空气中。

(6)应注意核对药物的配伍禁忌,根据药物性质及医嘱选择溶媒。

(7)抽取药液选用一次性注射器,抽出药液以不超过注射器容量3/4为宜。每次用后按污物处理。

(8)在完成全部药物配备后,用75%乙醇及清水擦拭操作柜内部和操作台表面。

(9)备药后所用一切污染物应放于污物专用袋集中封闭处理。

(10)操作完毕脱去手套后用肥皂及流动水彻底洗手,有条件者可行淋浴,减轻其毒性作用。

三、化疗药物输注注意事项

（1）在用药前，详细向患者讲解应用化疗的配合要点、药物渗出的临床表现等。

（2）静脉给药时护士应做好个人防护并戴手套。

（3）化疗前应识别是发疱性还是非发疱性药物。正确选择输液部位：①避开手腕、肘窝、手术的肢体末端，前臂为佳。②乳腺癌根治术后避免患肢注射。③避免下肢静脉。④避免在同一部位多次穿刺，有计划地调换静脉。选择静脉需从小到大、由下到上、由远端到近端。⑤各部位血管条件不佳，选择手背上直的、弹性好的易于穿刺的血管，并使用静脉留置针。⑥联合化疗时，应考虑使用 PICC。

（4）注射化疗药物前，必须先用 0.9％的生理盐水或 5％葡萄糖注射液冲管，确保针头在静脉内再注入化疗药。注射化疗药物前，应检查是否有回血。联合用药时每种药物之间用 0.9％生理盐水冲洗、滴注。输液过程中严密观察静脉情况，用发疱性药物时，实施床旁监护，如果出现局部隆起、疼痛或输液不通畅，及时处理。

（5）输入化疗药物后，用 0.9％的生理盐水或 5％葡萄糖注射液充分冲洗管道后再拔针，使化疗药物完全进入体内，并减少药液对血管壁的刺激。

（6）污染后注射器及针头应完整处理放入专用袋中，以免拔下针头药液撒漏造成污染。脱掉手套后用肥皂流动水彻底洗手。

四、化疗患者的一般护理

（1）做好患者心理护理，多给予安慰解释，讲解化疗相关知识，增强患者对治疗的信心，取得合作。

（2）熟悉常用抗癌药物的作用、给药方法及毒性反应，了解患者的治疗方案，采取正确的给药途径及方法，按时准确给药。

（3）做好化疗前常规检查，遵医嘱定时查血象变化，及时发现感染征象，做好消毒隔离工作。

（4）首次化疗患者做好 PICC 置管宣教，未置管患者，注意保护血管，按化疗选用血管的原则进行，防止静脉炎和药物外渗引起的组织损伤。

（5）给予患者高营养的少油清淡饮食，少食多餐，多食新鲜水果、蔬菜。

（6）胃肠道反应较重者，睡前可适当给予胃黏膜保护剂，必要时加用镇静剂或止痛剂。

（7）注意保护口腔黏膜，保持口腔清洁，及时发现口腔黏膜变化。

（8）严密观察病情，注意患者的排尿、排便情况，及时发现肾功能不全、肠梗阻等。

（9）化疗期间密切观察药物的其他毒性反应程度，及时报告医师予以对症处理。

（10）对于疼痛的患者，评估疼痛的部位、性质及持续时间，遵医嘱给予三阶梯止痛药物，并观察药物疗效及不良反应，做好心理护理。

五、化疗药物外渗的预防及护理

静脉给药是化疗主要的给药途径，但静脉给药时，化疗药物对血管的刺激，易发生化疗药物外渗，化疗药物会导致外渗处皮肤大面积坏死，经久不愈。严重者，通过清创，组织缺损较大，常累及周围神经、血管、肌腱，造成明显的瘢痕增生及局部功能障碍，故在临床工作中，预防及早期正确处理尤为重要。

（一）化疗药物分类

1.发疱性

外渗后可引起局部组织坏死的药物。如阿霉素、表柔比星、柔红霉素、放线菌素 D、丝裂霉素、普卡霉素、氮芥、长春新碱等。

2.刺激性

外渗后引起的灼伤或轻度炎症而无坏死的药物，如卡莫司汀、依托泊苷、替尼泊苷、链佐星等。

3.非发疱性

无明显发疱或刺激作用的药物，如环磷酰胺、噻替哌、甲氨蝶呤、博来霉素、氟尿嘧啶、阿糖胞苷、顺铂、米托蒽醌、门冬酰胺酶等。

（二）化疗药物外渗的预防

护士必须重视抗肿瘤药外渗的预防，以防止发生严重的药物外渗，具体措施如下。

（1）化疗前应识别是发疱性还是非发疱性药物。

（2）输注化疗药的人员应受过专门训练或取得从事化疗的证明，按制订的方案进行化疗。

（3）以适量稀释液稀释药物，以免药物浓度过高。

（4）为保证外周静脉畅通，最好取近心端静脉给药，避开手背和关节部位，因该部位静脉靠近动脉和肌腱，易引起永久性损伤。理论上应按以下次序选择注射部位：前臂、手背、手腕、肘窝。对强刺激性和发疱性药物，一般采用前臂静脉给药。

（5）在注射发疱性药物前，应抽回血来证实静脉是否通畅。询问患者有无疼痛或烧灼感。

（6）静脉注射发疱性药物，如发现生理盐水或葡萄糖外渗明显，则应另选注射部位（或对侧上肢，或外渗部位侧面或近端），避免使用同一静脉的远端。

（7）如果需要多种药物，应先注入非发疱性的药物；如果均为发疱性药物，则应先注入稀释量最少的那一种。两次给药之间以生理盐水或葡萄糖冲洗管道。

（8）合并使用止吐剂时，因部分止吐剂有镇静作用，使患者不能说明输注部位出现的任何感觉，此时应特别注意观察给药部位有无红肿等现象。

（9）对腋窝手术后或有上腔静脉压迫综合征的患者，不应选择患肢静脉给药。

（10）注射化疗药物后，用生理盐水或葡萄糖冲洗管道和针头后再拔管。

（三）常用化疗药物渗漏后的分类处理

（1）蒽环类抗生素阿霉素、表柔比星、柔红霉素等，最佳方法是冰敷或冷敷局部，也可静脉注射 8.4％碳酸氢钠 5 mL 解毒剂二甲亚砜外用，6 小时 1 次。

（2）丝裂霉素与阿霉素（ADM）一样，可在局部皮下注射维生素 B_6，局部外用地塞米松，也可用硫代硫酸钠 10 mL 注射于外渗处（由 10％硫代硫酸钠 4 mL 加注射用水 6 mL 配制而成）或 50 mg/mL 的维生素 C 局部静脉注射，都可以起到直接灭活的作用。

（3）氮芥首选硫代硫酸钠，10％的硫代硫酸钠 4 mL 与 6 mL 蒸馏水混合，局部注射及静脉滴注，同时局部冰敷 6～12 小时。

（4）植物碱类诺维本、长春瑞滨和长春碱。①透明质酸酶加 1 mL 生理盐水局部皮下注射。②给予氦氖激光照射。

（5）卡莫司汀局部静脉注射 8.4％碳酸氢钠 5 mL。

（6）若无上述解毒剂可用 2％普鲁卡因（利多卡因）2 mL 加生理盐水 5～10 mL 或用 50～

100 mg 氢化可的松于患处注射(使用普鲁卡因前应做过敏试验)。

(四)静脉炎及组织坏死的防护

1.静脉炎临床表现与分级

0级:没有症状;1级:输液部位发红,伴有或不伴有疼痛;2级:输液部位疼痛,伴有发红和/或水肿;3级:输液部位疼痛,伴有发红和/或水肿,有条索状物形成,可触及条索状静脉;4级:输液部位疼痛,伴有发红和/或水肿,有条索状物形成,可触及条索状静脉,长度>2.5 cm,有脓液流出。

2.静脉炎的处理

发生静脉炎的局部血管禁止静脉注射,患处勿受压,尽量避免患侧卧位。使用多磺酸黏多糖乳膏(喜疗妥)等药物外敷,鼓励患者多做肢体活动,以促进血液循环。

(许　艳)

第二节　鼻　咽　癌

一、概述

鼻咽癌的发病有明显种族、地区和家族聚集现象,好发于黄种人。世界上 80% 的鼻咽癌发生于我国南方各省及其邻近区域。广东是世界最高发的地区。鼻咽癌发病率占头颈部恶性肿瘤首位,男女之比为(2.5~4.0)∶1,随着年龄增长发病率增高,20~40 岁开始上升,40~60 岁为发病高峰。

(一)病因

鼻咽癌的病因尚不确定,目前较为确定的因素为 EB(Epstein-Barr)病毒感染、遗传因素、接触化学致癌物质等。

1.EB 病毒感染

在发病中起重要作用,Old 等 1964 年首先在鼻咽癌患者的血清中检测出 EB 病毒抗体,进一步的研究证明 EB 病毒与鼻咽癌密切相关。

2.遗传因素

鼻咽癌患者有种族和家族聚集现象。有家族史的鼻咽癌患病率明显高于无家族史者,侨居国外的中国南方某些地区的华人,鼻咽癌患病率高于当地人。

3.化学因素

可能与某些化学致癌物质(如芳香烃、亚硝胺)及某些微量元素(如镍)有关。

(1)芳香烃:李桂源(1988 年)报道湘西鼻咽癌高发区的 57 个家庭中,每克烟尘 3,4-苯并芘的含量明显高于低发区。

(2)亚硝胺:有报道食用咸鱼及腌制品食物是中国南方鼻咽癌高危因素,与食用咸鱼及腌制品食物中高浓度的亚硝胺化合物有关。

(3)微量元素:调查发现鼻咽癌高发区的大米和水中微量元素镍含量高于其他地区。镍能促进亚硝胺诱发鼻咽癌,提示镍可能是促癌因素。

4.癌基因

研究证明用癌基因 ras 家族做探针进行核酸杂交,鼻咽癌的转化基因与 Ha-ras 有同源序列,并呈长度多态性。

(二)病理分类

根据 WHO 的分类标准,鼻咽癌分为 3 型。

1.角化型鳞状细胞癌

依据分化程度可分为高、中、低分化,其中以高分化最常见。

2.非角化型癌

可分为分化型和未分化型两型。

3.基底细胞样鳞状细胞癌

此型发病率低。

(三)临床表现

常见为以下七大症状、三大体征。

1.症状

(1)血涕和鼻出血:最常发生在早晨起床吸鼻后痰中带血或擤鼻后涕中带血。18%～30%的患者以此为首发症状,确诊时超过 70%的患者有此症状。癌灶表面呈溃疡或菜花型者这一症状更为常见,而黏膜下型的肿块则血涕较为少见。大出血是晚期鼻咽癌患者死亡的主要原因。

(2)鼻塞:位于鼻咽顶部的肿瘤常向前方浸润生长,导致同侧后鼻孔与后鼻腔的堵塞。大多数呈单侧,日益加重。

(3)耳部症状:单侧性耳鸣或听力减退、耳内闭塞感是早期鼻咽恶性肿瘤症状之一。原发癌灶在咽隐窝或鼓咽管枕区者肿瘤常更多的浸润、压迫鼓咽管,使鼓室形成负压,形成分泌性中耳炎的体征,如病灶较轻者行鼓咽管吹张法可获暂时缓解。

(4)头痛:常见的初发症状,常为一侧偏头痛,位于额部、颞部或枕部。脑神经损害或颅底骨破坏是头痛原因之一。确诊时有 70%的患者有头痛。

(5)眼部症状:鼻咽癌晚期侵犯眼眶或眼球有关的神经,多为单侧眼球受累(与原发灶处于同一侧),以后再扩展至对侧。主要表现为视力障碍、复视、眼球活动受限、眼睑下垂等。

(6)脑神经症状及其他:面部皮肤麻木感,检查为痛觉和触觉减退或消失;舌肌萎缩和伸舌偏斜;迷走神经、舌咽神经受损,表现为声音嘶哑和吞咽困难。

(7)颈部肿块:多位于上颈部,颈部肿块无痛、质硬,早期可活动,晚期因粘连而固定,此为首发症状的占 40%,60%～80%患者初诊时可触及颈部肿块。

2.体征

(1)鼻咽部肿物:分为结节型、浸润型、菜花型、黏膜下型和溃疡型。

(2)颈部淋巴结肿大:多为颈深上淋巴结肿大,为单侧或双侧。

(3)脑神经损害:常见为三叉、外展、舌下、舌咽、动眼神经受损。

(四)诊断

1.体格检查

行病变部位及全身常规体格检查。

2.鼻咽检查

(1)后鼻镜(间接鼻咽镜)检查：一种简便、快捷、有效的检查方法，能早期检查出鼻咽部肿瘤。

(2)前鼻镜检查：出现鼻塞、血涕时行此检查，可观察鼻道有无出血、坏死物和肿块等，并可通过前鼻镜检查行鼻腔鼻咽肿物活检。

(3)鼻咽纤维镜检查：配备摄像、电视、录像等现代装置，可有效提高图像分辨率，这是最有效的现代检查工具。

3.血清学检查

EB病毒血清学检查可以作为鼻咽癌诊断的辅助指标，对早期诊断鼻咽癌有一定帮助。

4.影像学检查

(1)X线检查：目前用于鼻咽癌的常规X线检查已经被CT和MRI取代。如需排除转移时则肺部正位片和骨X线平片仍为必备常规检查。

(2)鼻咽部CT检查：能准确评价鼻咽部肿瘤的部位，对鼻咽癌的分期、放射治疗照射野设计和预后评估有重要作用。

(3)鼻咽部MRI：可清楚显示鼻咽部正常结构的层次和分辨肿瘤的范围，对诊断鼻咽癌分期更准确。对鉴别鼻咽癌是复发还是纤维化更有优势，对评价颅内病变、放射性脑病和脊髓病变更准确。

(4)B超检查：可以动态观察密切随诊，主要用于颈部和腹部的检查。目前认为B超诊断颈转移淋巴结的符合率约为95%，高于CT和MRI的结果。

(5)放射性核素骨显像(ECT)检查：在有骨痛或骨叩击痛区行ECT，阳性符合率比X线片高出30%左右。临床上应结合病史、体检及综合检查证据作为诊断依据。

(6)正电子发射计算机断层显像(PET)检查：对及时发现原发病灶、颈部淋巴结转移或远处转移灶更准确。

5.病理学检查

肿瘤活组织病理检查是确诊鼻咽癌的唯一定性手段。

(1)细胞学检查：鼻咽部脱落细胞学检查可找到肿瘤细胞。

(2)组织病理学检查：鼻咽癌确诊依据，包括鼻咽部新生物活检和颈部淋巴结活检。

(五)治疗

1.治疗原则

因鼻咽解剖位置深，有重要血管神经相邻，病理又多属低分化癌，淋巴结转移率高，故放射治疗是目前鼻咽癌的首选治疗手段。早期病例可单纯体外放射治疗或以体外放射治疗为主，辅以近距离腔内后装放射治疗。晚期患者可放射治疗加化疗。其他辅助治疗有中药、免疫增强剂和生物调节剂。

2.治疗方法

(1)放射治疗：分外照射治疗和近距离放射治疗。

外照射治疗中常规放射治疗有采用直线加速器的高能X线或^{60}Co做外照射。一般情况下宜行连续性照射，每周5次，每次2 Gy，6～7周总量60～70 Gy。

调强适形放射治疗(IMRT)：能使照射区的形状在三维方向上与受照射肿瘤的形状相适合，可按照临床的需要调整靶区内诸点的照射剂量(即放射治疗剂量适形)，使靶区剂量更趋均匀，并进一步减少肿瘤邻近正常组织或器官受照射的剂量，提高放射治疗的效果。肿瘤靶区分次剂量较高,而周围正常组织的分次剂量较低,由此产生不同的放射生物学效应保护了周围正常器官。由于鼻咽结构的特殊性,鼻咽肿物的形状往往不规则,采用常规外照射有时很难完全避开颈段脊髓或正常脑组织。而 IMRT 技术保证肿瘤靶区得到足量照射,同时可有效地保护周围正常组织,因此鼻咽癌比较适合采用调强适形放射治疗。

调强适形放射治疗和常规放射治疗相比较,由于面罩的影响,放射治疗急性期皮肤反应较常规放射治疗强烈;对于远期反应,由于调强适形放射治疗有效地保护了颞颌关节和腮腺功能,所以调强适形放射治疗对颞颌关节改变造成的张口困难及腮腺功能的破坏远低于常规放射治疗。

近距离放射治疗是目前鼻咽癌残留病灶最常见的治疗方法,具有不良反应小、疗效较好、操作简单的特点,适合外照射的补充治疗。

(2)化疗:对复发或转移性鼻咽癌,化疗是重要的手段。①诱导化疗:又称新辅助化疗,是指放射治疗前使用的化疗。②同步放化疗:指放射治疗同时使用化疗。③辅助化疗:指在放射治疗后进行的化疗。④常用化疗方案:顺铂+氟尿嘧啶;顺铂+氟尿嘧啶+多柔比星;顺铂+氟尿嘧啶+博来霉素;顺铂+多西他赛等。

(3)手术:对于部分放射治疗后鼻咽或颈部残留或复发的病灶是一种有效的补救措施。

二、护理

(一)心理支持

多与患者交流,倾听患者的诉说,理解患者的心理感受。帮助患者解决实际问题,介绍疗效好的病例,与他们交谈,增强治疗信心。

(二)饮食护理

(1)进食温凉、低盐、清淡、高蛋白、低脂肪、富含维生素的无刺激性软食,可有效预防和减少口腔黏膜反应的发生,如肉泥、菜泥、果泥。忌烟酒,忌食煎、炸、辛辣、过硬、过热、过酸、过甜的刺激性食物,以保护口咽部黏膜。

(2)吞咽困难不能进食者给予静脉营养。

(3)部分患者在放射治疗期间因放射性口腔黏膜炎引起的疼痛、味蕾受损引起的味觉丧失而导致进食减少,体重下降。因此在患者因口腔黏膜炎疼痛而进食困难时,应指导患者用粗大的吸管吸食流质或半流质食物,确保营养供给。味觉丧失时,护士应鼓励患者进食,避免因进食减少而进一步影响患者的胃肠道功能,影响营养的消化吸收,而形成不能进食-胃肠道功能紊乱-营养吸收障碍的恶性循环。

(三)观察患者头痛情况

头痛严重时影响患者的精神状况、睡眠和进食,使患者全身状况下降,影响患者的治疗和预后。应根据患者的疼痛状况按三阶梯止痛原则进行处理,以减轻患者症状。

(四)放射治疗前清洁牙齿

治疗口腔炎症,要常规拔除深度龋齿和残根,除去金属冠齿等,待伤口愈合(10~14 天)后方可行放射治疗。

(五)放射治疗期间观察鼻咽

观察鼻咽是否有出血情况,一般情况下鼻咽放射治疗出血较少见,少量出血时,指导患者勿用手抠鼻,以免加重出血。大出血者应施行后鼻孔填塞压迫止血,并遵医嘱给予止血剂,必要时请耳鼻喉科医师会诊,行外科治疗。头侧向一边,保持呼吸道通畅。

(六)保持鼻咽腔清洁

鼻咽冲洗每天 1～2 次,冲洗瓶的高度距头顶 50 cm,水温为 36～40 ℃,冲洗液体为生理盐水或专用鼻腔冲洗剂,冲洗液体量为 500～1 000 mL,冲洗器放入鼻腔 1.0～1.5 cm,水从鼻腔进入,从口腔或鼻腔出来,有出血时禁止冲洗。鼻咽冲洗的目的是清洁鼻腔和增强放射敏感性。护士应告知患者鼻腔冲洗的意义和重要性,防止因冲洗不彻底或未按时冲洗而导致鼻咽部感染或影响放射治疗效果。指导患者观察冲洗物的颜色及性质,有出血时及时告知医师,避免引起鼻咽部大出血。

(七)检查白细胞计数

放射治疗期间每周检查白细胞计数一次,白细胞计数$<3\times10^9$/L 时,应暂停放射治疗;$<1\times10^9$/L 时,予保护性隔离。放化疗期间患者免疫力低下,指导患者避免去公共场所,避免接触感冒或病毒感染者,以免并发严重的感染。

(八)放射治疗并发症的防护

1.口干

口干为最早出现的放射治疗反应之一。口腔涎腺包括腮腺、颌下腺、舌下腺和众多的小唾液腺,具有分泌功能的是浆液性和黏液性 2 种细胞。唾液的 99% 为水分,余下的为各种无机盐、消化性和免疫性蛋白,起着消化、冲洗、免疫、保护和润滑等多种功能。浆液性细胞对放射治疗高度敏感,在接受一定的照射剂量后(因个体差异不同,放射治疗 10 次左右)会出现腺体的急性反应,随后腺泡变性,血管通透性增高,随着放射治疗照射体积和剂量的增加,腺泡会坏死,完全破坏,涎腺分泌功能大幅下降,其分泌量只有放射治疗前的 10%～30%。涎腺功能在放射治疗后 1 年才会有轻度恢复。唾液的生化成分也有所变化,无机盐及蛋白成分升高,pH 下降,唾液淀粉酶大幅下降。放射治疗到一定剂量,味觉减退反应出现,舌味蕾受损,舌乳头环状突起。从味觉产生机制看,不同部位的味蕾有不同的味觉感受器,如菌状乳头味蕾主要感觉甜,分布于舌尖,这一部位相对放射剂量较少,因而甜味受累最轻;轮廓乳头分布于舌根,受照射量最多,因而苦味受累最重。口干的护理要点是刺激未纤维化的唾液腺分泌,缓解口腔干燥症状,当唾液腺未完全纤维化时,可通过催涎剂的作用使唾液得到一定代偿来改善口腔的内环境。放射治疗患者口干可用冷开水、茶或其他无糖无酸的冷饮、漱口液来湿润口腔。

2.放射性口腔黏膜炎

放射性口腔黏膜炎判断标准分为 4 度。Ⅰ度:黏膜充血水肿,轻度疼痛;Ⅱ度:黏膜充血水肿,中度疼痛,点状溃疡;Ⅲ度:黏膜充血水肿,片状溃疡,疼痛加剧影响进食;Ⅳ度:黏膜大面积溃疡,剧痛,不能进食。鼻咽癌放射治疗可以严重影响唾液腺分泌唾液,一些患者首次或第二次治疗后唾液腺由于一过性炎症反应可出现肿胀和不适,而且唾液腺分泌的减少更容易导致浆液成分的减少,唾液黏稠、pH 下降和功能降低,导致餐后唾液的润滑、冲洗作用不充分,pH 下降可引起龋齿,遵医嘱给予抗感染和止痛药物治疗。鼻咽癌常规对穿野放射治疗的患者由于口腔黏膜特别是腮腺受量高,反应重,甚至有些患者因为早期口腔黏膜和腮腺反应重而放弃治疗。鼻咽癌调强放射治疗的患者由于口腔黏膜特别是腮腺受量低,反应轻,放射治疗期间多只需口腔局部用药就能继续放射治疗,多数患者不必全身用药,也没有出现因为早期口腔黏膜和腮腺反应重而放弃治疗者。放射性口腔黏膜炎已经成为鼻咽癌放射治疗中最为严重的制约因素,其发生率几乎是 100%。放射治疗使唾液分泌量及质量降低,口腔自洁及免疫能力下降。放射治疗开始后可使用康复新、维生素 B_{12}、利多卡因、庆大霉素等配制的漱口液和 2.5% 的碳酸氢钠漱口液交替漱口。如为真菌感染可使用制霉菌素或氟康唑胶囊配制漱口液含漱。口腔局部溃疡及感染时,可局部喷洒金因肽或涂抹碘甘油,以促进表皮黏膜生长和缓解疼痛。

3.放射性皮炎

按国际抗癌联盟的标准,急性放射性皮炎损伤程度分为4度。Ⅰ度:滤泡、轻度红斑脱皮、干性皮炎、出汗减少;Ⅱ度:明显红斑、斑状湿性皮炎、中度水肿;Ⅲ度:融合性湿性皮炎、凹陷性水肿;Ⅳ度:坏死溃疡。随着放射治疗剂量的增加,患者照射野皮肤可出现不同程度的放射性反应。其发病机制一方面是放射线造成DNA的破坏,导致可逆或不可逆的DNA合成及分化不平衡,使皮肤基底细胞不能产生新的细胞,成熟的上皮细胞持续丢失,若不能及时增殖补充脱落的表层细胞,即引起皮肤损伤;另一方面是射线引起的小血管管腔狭窄或血栓形成,从而导致组织缺血、缺氧,导致皮肤损伤程度。放射性皮炎是放射治疗中常见的放射损伤,发生的程度与放射线的性质和放射野的面积、放射治疗剂量及患者的个体差异有关。研究表明皮肤受照射5 Gy就可能形成红斑,20～40 Gy就可能形成脱皮及溃疡,严重者甚至出现经久不愈的溃疡。治疗和预防放射线皮肤损伤以往无有效药物和治疗方法,出现后多采用停止放射治疗、休息及抗感染治疗等对症处理,使治疗中断,放射治疗的生物效应减低,从而导致肿瘤局部控制疗效下降。经过临床实践,以下方法可预防和治疗放射性皮肤反应。

(1)涂抹比亚芬软膏保护照射区皮肤:比亚芬软膏的成分为三乙醇胺,为水包油型白色乳膏,对皮肤有深部保湿的作用。三乙醇胺中的水分能迅速被损伤皮肤吸收,预防和减轻照射野皮肤的干燥,改善患者的不适度。通过渗透和毛细作用原理,起到清洁和引流的双重作用,能提供良好的皮肤自我修复环境,可增加皮肤血流速度,帮助排除渗出物,促进皮肤的新陈代谢,补充丢失脱落的表皮细胞,促进受损的细胞再生修复。还通过舒张局部血管,加快血流速度,改善放射治疗后的血液循环障碍,减轻水肿,加快渗出物的排出,促进损伤组织的愈合。还可升高白细胞介素-1的浓度和降低白细胞介素6的浓度,刺激成纤维细胞的增生,增加胶原的合成。将三乙醇胺乳膏涂抹在照射野皮肤,轻轻按摩使药物渗入皮肤,每天2次,从放射治疗第一天开始使用直至放射治疗结束。需注意的:在放射治疗前4小时停用三乙醇胺乳膏,清洗掉药物之后再行放射治疗。

(2)防止局部皮肤损伤:穿棉质低领宽松衣服,禁止用肥皂水擦洗照射区皮肤,清洁皮肤时只需用清水轻轻擦洗即可。并注意防晒。

(3)随着放射治疗剂量的增加,局部皮肤发生感染或破溃时,遵医嘱酌情暂停放射治疗,可给予"烧伤三号"(含有冰片、明矾)纱布湿敷、涂抹美宝湿润烧伤膏或在创面喷洒金因肽。金因肽的主要成分为重组人表皮生长因子衍生物,其分子结构和生物学活性与人体内源性表皮生长因子高度一致,可以提供组织再生和修复的基础,促进鳞状上皮细胞、血管内皮细胞等多种细胞的生长,加速创面愈合的速度。同时它还能促进上皮细胞、中性粒细胞、成纤维细胞等多种细胞向创面迁移,预防感染,提高上皮细胞再生度和连续性,预防和减少瘢痕形成,提高创面修复质量。

4.放射性龋齿和放射性骨髓炎

属于迟发放射治疗反应。上、下颌骨骨组织受照射后,其组织血管发生无菌性血管炎,其后数月或数年发生血栓栓塞,骨组织血供减少。此时若发生牙组织感染和拔牙性损伤,局部伤口长期不愈,可导致放射性骨髓炎发生。骨坏死多发生在高剂量、大分割外照射,口底插植治疗的区域,特别是原有肿瘤侵犯的部位;也见于全身情况差、拔牙或下颌无牙的患者。由于血供的不同,下颌骨的坏死先于上颌骨。放射性骨髓炎临床表现为颌骨深部的间歇性钝痛或针刺样剧痛,软组织红肿,瘘管形成,伴有张口困难、口臭、牙龈出血、口干等,严重的死骨外露伴颌面畸形还会引起继发感染,危及患者生命。因此放射治疗前应常规洁牙,拔除或填补龋齿、残根,去除金属齿冠及清洁牙齿,活动义齿需在放射治疗终止一段时间后再使用,以免损伤牙黏膜。放射治疗后指导患者用含氟牙膏刷牙,坚持用竖刷或横竖相结合的方法刷牙,每次刷牙应持续 3 分钟以上。少进甜食或进食甜食后及时漱口。放射治疗后定期到口腔科检查,尽量不做拔牙的处理,如必须进行时,至少在 2 年后或更长时间,以免引起炎症感染和骨髓炎。鼓励患者每天坚持做鼓水运动及舌头舔牙龈运动,以防牙龈萎缩。

5.颈部活动受限和张口困难

当颈部、咀嚼肌或其他颞下颌关节周围软组织位于放射野时,放射线造成局部组织水肿,细胞破坏及纤维化,出现颈部活动受限和张口困难。在患者做张口锻炼的过程中,如发生放射性口腔黏膜炎,患者可能因为疼痛而不愿意坚持张口锻炼,护士在此期间要关心患者,遵医嘱指导患者含漱利多卡因漱口液后再行张口训练。如张口困难,可用暖水瓶的软木塞支撑在患者的门齿间,以达到张口锻炼的目的。为预防颈部肌肉纤维化,可做颈前后左右的缓慢旋转运动,按摩颞颌关节和颈部。放射治疗前应记录患者最大张口后上下门齿间的距离,放射治疗开始后每周测量门齿距一次,并指导患者行张口训练,每天 200～300 次,以保持最大张口度和颞颌关节的灵活度。

(九)静脉化疗的护理

化疗药物的观察护理:为预防顺铂(DDP)的肾脏毒性,需充分水化。使用顺铂前 12 小时静脉滴注等渗葡萄糖液 2 000 mL,使用当日输入等渗盐水或葡萄糖液 3 000～3 500 mL,同时给予氯化钾、甘露醇及呋塞米,鼓励患者多饮水,观察电解质的变化,每天尿量不少于 2 000 mL。静脉滴注时药品需避光。化疗前进行健康宣教,为保护肾功能输入大量的液体及利尿剂,会使尿量增加,小便次数频繁。紫杉醇类药物有 39% 的患者在用药后最初的 10 分钟内发生变态反应,表现为支气管痉挛性呼吸困难、荨麻疹和低血压。为了预防发生变态反应,治疗前 12 小时、6 小时分别给予地塞米松 10 mg 口服,治疗前 30 分钟予苯海拉明 20 mg 肌内注射,静脉滴注西咪替丁 300 mg。紫杉醇类药物还可导致脱发,发生率为 80%,治疗前可告知患者,让其有心理准备,并指导患者购买假发。

三、健康教育

(1)放射治疗前要常规拔除深度龋齿和残根,待伤口愈合 10～14 天方可行放射治疗。

(2)指导患者放射治疗后 3 年内禁止拔牙,如确需拔牙应加强抗感染治疗,以防放射性骨髓炎的发生。

(3)指导患者坚持终身行鼻腔冲洗。

(4)指导患者在放射治疗期间和放射治疗结束后 3～6 个月,仍应坚持做颈部旋转运动和张口运动训练,防止颞颌关节功能障碍。

(5)加强口腔卫生,每天漱口 4～5 次,推荐使用含氟牙膏,建议每年清洁牙齿 1 次。放射治疗后造成多数患者永久性口干,嘱多饮水,保持口腔湿润。

(6)定期复查,建议随诊时间为第 1 年每 2～3 个月一次,第 2 年每 3～4 个月一次,第 3 年每 6 个月 1 次,以后每年 1 次。

鼻咽癌的预后与年龄、临床分期、病理类型、治疗方式等有关。青少年及儿童患者一般预后较好,5 年生存率在 60％左右,妊娠哺乳期妇女预后极差。分期越早,疗效越好。

(许　艳)

第三节　肺　癌

一、概述

肺癌大多数起源于支气管黏膜上皮,因此也称支气管肺癌,是肺部最常见的恶性肿瘤。肺癌的发生与环境的污染及吸烟密切相关,肺部慢性疾病、人体免疫功能低下、遗传因素等对肺癌的发生也有一定影响。根据肺癌的生物学行为及治疗特点,将肺癌分为小细胞肺癌、鳞癌、腺癌、大细胞癌。根据肿瘤的位置分为中心型肺癌及周边型肺癌。肺癌转移途径有直接蔓延、淋巴结转移、血行转移及种植性转移。

二、诊断

(一)症状

肺癌的临床症状根据病变的部位、肿瘤侵犯的范围、是否有转移及肺癌副癌综合征全身表现不同而异,最常见的症状是咳嗽、咯血、气短、胸痛和消瘦,其中以咳嗽和咯血最常见,咳嗽的特征往往为刺激性咳嗽、无痰;咯血以痰中夹血丝或混有粉红色的血性痰液为特征,少数患者咯血可出现整口的鲜血,肺癌在胸腔内扩散侵犯周围结构可引起声音嘶哑、Hornet 综合征、吞咽困难和肩部疼痛。当肺癌侵犯胸膜和心包时可能表现为胸腔积液和心包积液,肿瘤阻塞支气管可引起阻塞性肺炎而发热,上腔静脉综合征往往是肿瘤或转移的淋巴结压迫上腔静脉所致。小细胞肺癌常见的副癌综合征主要表现恶病质、高血钙和肺性骨关节病或非恶病质患者清/球蛋白倒置、高血糖和肌肉分解代谢增加等。

(二)体征

1.一般情况

以消瘦和低热为常见。

2.专科检查

如前所述,肺癌的体征根据其病变的部位、肿瘤侵犯的范围、是否有转移及副癌综合征全身表现不同而异。肿瘤阻塞支气管可致一侧或一叶肺不张而使该侧肺呼吸音消失或减弱,肿瘤阻塞支气管可继发肺炎出现发热和肺部啰音,肿瘤侵犯胸膜或心包造成胸腔或心包积液出现相应的体征,肿瘤淋巴转移可出现锁骨上、腋下淋巴结增大。

(三)检查

1.实验室检查

痰涂片检查是肺癌诊断最简单、最经济、最安全的检查,由于肺癌细胞的检出阳性率较低,因此往往需要反复多次的检查,并且标本最好是清晨首次痰液立即检查。肺癌的其他实验室检查往往是非特异性的。

2.特殊检查

(1)X线摄片:可见肺内球形灶,有分叶征、边缘毛刺状,密度不均匀,部分患者见胸膜凹陷征(兔耳征),厚壁偏心空洞,肺内感染、肺不张等。

(2)CT检查:已成为常规诊断手段,特别是对位于肺尖部、心后区、脊柱旁、纵隔后等隐蔽部位的肿瘤的发现有益。

(3)MRI检查:在于分辨纵隔及肺门血管,显示隐蔽部的淋巴结,但不作为首选。

(4)痰细胞学:痰细胞学检查阳性率可达80%,一般早晨血性痰涂片阳性率高,至少需连查3次以上。

(5)支气管镜检查:可直接观察气管、主支气管、各叶、段管壁及开口处病变,可活检或刷检取分泌物进行病理学诊断,对手术范围及术式的确定有帮助。

(6)其他:①经皮肺穿刺活检,适用于周围型肺内占位性病变的诊断,可引起血胸、气胸等并发症;②对于有胸腔积液者,可经胸穿刺抽液离心检查,寻找癌细胞;③PET对于肺癌鉴别诊断及有无远处转移的判断准确率可达90%,但目前价格昂贵。

其他诊断方法如放射性核素扫描、淋巴结活检、胸腔镜下活检术等,可根据病情及条件酌情采用。

(四)诊断要点

(1)有咳嗽、咯血、低热和消瘦的病史和长期吸烟史;晚期患者可出现声音嘶哑、胸腔积液及锁骨淋巴结肿大。

(2)影像学检查有肺部肿块并具有恶性肿瘤的影像学特征。

(3)病理学检查发现癌细胞。

(五)鉴别诊断

1.肺结核

(1)肺结核球:易与周围型肺癌混淆。肺结核球多见于青年,一般病程较长,发展缓慢。病变常位于上叶尖后段或下叶背段。在X线片上肿块影密度不均匀,可见到稀疏透光区和钙化点,肺内常另有散在性结核病灶。

(2)粟粒型肺结核:易与弥漫型细支气管肺泡癌混淆。粟粒型肺结核常见于青年,全身毒性症状明显,抗结核药物治疗可改善症状,病灶逐渐吸收。

(3)肺门淋巴结结核:在X线片上肺门肿块影可能误诊为中心型肺癌。肺门淋巴结结核多见于青少年,常有结核感染症状,很少有咯血。

2.肺部炎症

(1)支气管肺炎:早期肺癌产生的阻塞性肺炎,易被误诊为支气管肺炎。支气管肺炎发病较急,感染症状比较明显。X线片上表现为边界模糊的片状或斑点状阴影,密度不均匀,且不局限于一个肺段或肺叶。经抗菌药物治疗后,症状迅速消失。肺部病变吸收也较快。

(2)肺脓肿:肺癌中央部分坏死液化形成癌性空洞时,X线片上表现易与肺脓肿混淆。肺脓肿在急性期有明显感染症状,痰量多,呈脓性,X线片上空洞壁较薄,内壁光滑,常有液平面,脓肿周围的肺组织或胸膜常有炎性变。支气管造影空洞多可充盈,并常伴有支气管扩张。

3.肺部其他肿瘤

(1)肺部良性肿瘤:如错构瘤、纤维瘤、软骨瘤等有时需与周围型肺癌鉴别。一般良性肿瘤病程较长,生长缓慢,临床上大多没有症状。X线片上呈现接近圆形的块影,密度均匀,可以有钙化点,轮廓整齐,多无分叶状。

（2）支气管腺瘤：一种低度恶性肿瘤。发病年龄比肺癌轻,女性发病率较高。临床表现与肺癌相似,常反复咯血。X线片表现有时也与肺癌相似。经支气管镜检查,诊断未能明确者宜尽早做剖胸探查术。

4.纵隔淋巴肉瘤

纵隔淋巴肉瘤可与中心型肺癌混淆。纵隔淋巴肉瘤生长迅速,临床上常有发热和其他部位浅表淋巴结肿大。在X线片上表现为两侧气管旁和肺门淋巴结肿大。对放射疗法高度敏感,小剂量照射后即可见到肿块影缩小。纵隔镜检查亦有助于明确诊断。

三、治疗

治疗肺癌的方法主要有外科手术治疗、放射治疗、化疗、中医中药治疗及免疫治疗等。尽管80%的肺癌患者在明确诊断时已失去手术机会,但手术治疗仍然是肺癌最重要和最有效的治疗手段。然而,目前所有的各种治疗肺癌的方法效果均不能令人满意,必须适当地联合应用,进行综合治疗以提高肺癌的治疗效果。具体的治疗方案应根据肺癌的分级和TNM分期、病理细胞学类型、患者的心肺功能和全身情况及其他有关因素等,进行认真详细地综合分析后再做决定。

（一）手术治疗

手术治疗的目的是彻底切除肺部原发癌肿病灶和局部及纵隔淋巴结,并尽可能保留健康的肺组织。

肺切除术的范围决定于病变的部位和大小。对周围型肺癌,一般施行肺叶切除术;对中心型肺癌,一般施行肺叶或一侧全肺切除术。有的病例,癌变位于一个肺叶内,但已侵及局部主支气管或中间支气管,为了保留正常的邻近肺叶,避免行一侧全肺切除术,可以切除病变的肺叶及一段受累的支气管,再吻合支气管上下切端,临床上称为支气管袖状肺叶切除术。如果相伴的肺动脉局部受侵,也可同时做部分切除,端-端吻合,此手术称为支气管袖状肺动脉袖状肺叶切除术。

手术治疗效果：非小细胞肺癌、T_1或$T_2N_0M_0$病例经手术治疗后,约有半数的患者能获得长期生存,有的报道其5年生存率可达70%以上。Ⅱ期及Ⅲ期病例生存率则较低。据统计,我国目前肺癌手术的切除率为85%～97%,术后30天病死率在2%以下,总的5年生存率为30%～40%。

手术禁忌证：①远处转移,如脑、骨、肝等器官转移（即M_1患者）；②心、肺、肝、肾功能不全,全身情况差的患者；③广泛肺门、纵隔淋巴结转移,无法清除者；④严重侵犯周围器官及组织,估计切除困难者；⑤胸外淋巴结转移,如锁骨上（N_3）等,肺切除术应慎重考虑。

（二）放射治疗

放射治疗是局部消灭肺癌病灶的一种手段。临床上使用的主要放射治疗设备有^{60}Co治疗机和加速器等。

在各种类型的肺癌中,小细胞癌对放射疗法敏感性较高,鳞癌次之,腺癌和细支气管肺泡癌最低。通常是将放射疗法、手术与药物疗法综合应用,以提高治愈率。临床上常采用的是手术后放射疗法。对癌肿或肺门转移病灶未能彻底切除的患者,于手术中在残留癌灶区放置小的金属环或金属夹做标记,便于术后放射治疗时准确定位。一般在术后1个月左右患者健康状况改善后开始放射疗法,剂量为40～60 Gy,疗程约6周。为了提高肺癌病灶的切除率,有的病例可手术前进行放射治疗。

晚期肺癌病例，并有阻塞性肺炎、肺不张、上腔静脉阻塞综合征或骨转移引起剧烈疼痛者及癌肿复发的患者，也可进行姑息性放射疗法，以减轻症状。

放射疗法可引起倦乏、胃纳减退、低热、骨髓造血功能抑制、放射性肺炎、肺纤维化和癌肿坏死液化空洞形成等放射反应和并发症，应给予相应处理。

下列情况一般不宜施行放射治疗：①健康状况不佳，呈现恶病质者；②高度肺气肿放射治疗后将引起呼吸功能代偿不全者；③全身或胸膜、肺广泛转移者；④癌变范围广泛，放射治疗后将引起广泛肺纤维化和呼吸功能代偿不全者；⑤癌性空洞或巨大肿瘤，后者放射治疗将促进空洞形成。

对于肺癌脑转移患者，若颅内病灶较局限，可采用γ刀放射治疗，有一定的缓解率。

(三)化疗

有些分化程度低的肺癌，特别是小细胞癌，疗效较好。化学疗法作用遍及全身，临床上可以单独应用于晚期肺癌病例，以缓解症状，或与手术、放射等疗法综合应用，以防止癌肿转移复发，提高治愈率。

常用于治疗肺癌的化学药物有环磷酰胺、氟尿嘧啶、丝裂霉素、多柔比星、表柔比星、丙卡巴肼(甲基苄肼)、长春碱、甲氨蝶呤、洛莫司汀(环己亚硝脲)、顺铂、卡铂、紫杉醇等。应根据肺癌的类型和患者的全身情况合理选用药物，并根据单纯化疗还是辅助化疗选择给药方法、决定疗程的长短以及哪几种药物联合应用、间歇给药等，以提高化疗的疗效。

需要注意的是，目前化学药物对肺癌疗效仍然较低，症状缓解期较短，不良反应较多。临床应用时，要掌握药物的性能和剂量，并密切观察不良反应。出现骨髓造血功能抑制、严重胃肠道反应等情况时要及时调整药物剂量或暂缓给药。

(四)中医中药治疗

按患者临床症状、脉象、舌苔等表现，应用辨证论治法则治疗肺癌，一部分患者的症状得到改善，生存期延长。

(五)免疫治疗

近年来，通过实验研究和临床观察，发现人体的免疫功能状态与癌肿的生长发展有一定关系，从而促使免疫治疗的应用。免疫治疗的具体措施如下。

1.特异性免疫疗法

用经过处理的自体肿瘤细胞或加用佐剂后，皮下接种进行治疗。此外尚可应用各种白细胞介素、肿瘤坏死因子、肿瘤核糖核酸等生物制品。

2.非特异性免疫疗法

用卡介苗、短小棒状杆菌、转移因子、干扰素、胸腺素等生物制品，或左旋咪唑等药物以激发和增强人体免疫功能。

当前肺癌的治疗效果仍不能令人满意。由于治疗对象多属晚期，其远期生存率低，预后较差。因此，必须研究和开展以下几方面的工作，以提高肺癌治疗的总体效果：①积极宣传，普及肺癌知识，提高肺癌诊断的警惕性，研究和探索早期诊断方法，提高早期发现率和诊断率；②进一步研究和开发新的有效药物，改进综合治疗方法；③改进手术技术，进一步提高根治性切除的程度和同时最大范围地保存正常肺组织的技术；④研究和开发分子生物学技术，探索肺癌的基因治疗技术，使之能有效地为临床服务。

四、护理措施

(一)做好心理支持,克服恐惧绝望心理

当患者得知自己患肺癌时,会面临巨大的身心应激,而心理应对结果会对疾病产生明显的积极或消极影响,护士通过多种途径给患者及家属提供心理与社会支持。根据患者的性别、年龄、职业、文化程度、性格等,多与其交谈,耐心倾听患者诉说,尽量解答患者提出的问题和提供有益的信息,帮助患者正确估计所面临的情况,让其了解肺癌的有关知识及将接受的治疗、患者和家属应如何配合、在治疗过程中的注意事项,请治愈患者现身说法,增强对治疗的信心,积极应对癌症的挑战,与疾病做斗争。

(二)保持呼吸道通畅,做好咳嗽、咳痰的护理

分析患者病情,判断引起呼吸困难的原因,根据不同病因,采取不同的护理措施。

(1)如肿瘤转移至胸膜,可产生大量胸腔积液,导致气体交换面积减少,引起呼吸困难,要配合医师及时行胸腔穿刺置管引流术。

(2)若患者肺部感染痰液过多、纤毛功能受损、机体活动减少,或放射治疗、化疗导致肺纤维化,痰液黏稠,无力咳出而出现呼吸困难,应密切观察咳嗽、咳痰情况,详细记录痰液的色、量、质,正确收集痰标本,及时送检,为诊断和治疗提供可靠的依据,并采取以下护理措施。①提供整洁、舒适的环境,减少不良刺激,病室内维持适宜的温度(18～20 ℃)和相对湿度(50%～60%),以充分发挥呼吸道的自然防御功能;避免尘埃与烟雾等刺激,对吸烟的患者与其共同制订有效的戒烟计划;注意患者的饮食习惯,保持口腔清洁,避免油腻、辛辣等刺激性食物,一般每天饮水1 500 mL以上,可保证呼吸道黏膜的湿润和病变黏膜的修复,利于痰液稀释和排除。②促进有效排痰:导患者掌握有效咳嗽的正确方法,患者坐位,双脚着地,身体稍前倾,双手环抱一个枕头。进行数次深而缓慢的腹式呼吸,深吸气末屏气,然后缩唇,缓慢地通过口腔尽可能呼气(降低肋弓、使腹部往下沉)。在深吸一口气后屏气3～5秒,身体前倾,从胸腔进行2～3次短促有力的咳嗽,张口咳出痰液,咳嗽时收缩腹肌,或用自己的手按压上腹部,帮助咳嗽,有效咳出痰液。湿化和雾化疗法,湿化疗法可达到湿化气道、稀释痰液的目的,适用于痰液黏稠和排痰困难者。常用湿化液有蒸馏水、生理盐水、低渗盐水。临床上常在湿化的同时加入药物以雾化方式吸入。可在雾化液中加入痰溶解剂、抗生素、平喘药等,达到祛痰、消炎、止咳、平喘的作用。胸部叩击与胸壁震荡,适用于肺癌晚期长期卧床、体弱、排痰无力者,禁用于肺癌伴肋骨转移、咯血、低血压、肺水肿等患者。操作前让患者了解操作的意义、过程、注意事项,以配合治疗,肺部听诊,明确病变部位。叩击时避开乳房、心脏和骨突出部位及拉链、纽扣部位。患者侧卧,叩击者两手手指并拢,使掌侧呈杯状,以手腕力量,从肺底自下而上、由外向内、迅速而有节律地叩击胸壁,震动气道,每一肺叶叩击1～3分钟,120～180次/分,叩击时发出一种空而深的拍击音则表明手法正确。胸壁震荡法时,操作者双手掌重叠置于欲引流的胸壁部位,吸气时手掌随胸廓扩张慢慢抬起,不施加压力,从吸气最高点开始,在整个呼气期手掌紧贴胸壁,施加一定的压力并做轻柔的上下抖动,即快速收缩和松弛手臂和肩膀,震荡胸壁5～7次,每一部位重复6～7个呼吸周期,震荡法在呼气期进行,且紧跟叩击后进行。叩击力量以患者不感到疼痛为宜,每次操作时间5～15分钟,应在餐后2小时至餐前30分钟完成,避免治疗中呕吐。操作后做好口腔护理,除去痰液气味,观察痰液情况,复查肺部呼吸音及啰音变化。③机械吸痰:适用于意识不清、痰液黏稠无力咳出、排痰困难者。可经患者的口、鼻腔、气管插管或气管切开处进行负压吸痰,也可配合医师用纤维支气管

镜吸出痰液。

(三)咯血或痰中带血患者的护理

应予以耐心解释,消除其紧张情绪,嘱患者轻轻将气管内存留的积血咯出,以保持呼吸道通畅,咯血时不能屏气,以免诱发喉头痉挛,血液引流不畅导致窒息。小量咯血者宜进少量凉或温的流质饮食,多饮水,多食富含纤维素食物,以保持大便通畅,避免排便时腹压增加而咯血加重;密切观察咯血的量、色,大咯血时,护理方法见应急措施。大量咯血不止者,可采用丝线固定双腔球囊漂浮导管经纤支镜气道内置入治疗大咯血的方法;同时做好应用垂体后叶素的护理,静脉滴注速度勿过快,以免引起恶心、便意、心悸、面色苍白等不良反应,监测血压、血氧饱和度;冠心病患者、高血压病患者及孕妇忌用;配血备用,可酌情适量输血。

(四)疼痛的护理

(1)采取各种护理措施减轻疼痛。提供安静的环境,调整舒适的体位,小心搬动患者,避免拖、拉、拽动作,滚动式平缓地给患者变换体位,必要时支撑患者各肢体,指导、协助胸痛患者用手或枕头护住胸部,以减轻深呼吸、咳嗽或变换体位所引起的胸痛;胸腔积液引起的疼痛,可嘱患者患侧卧位,必要时用宽胶布固定胸壁,以减少胸部活动幅度,减轻疼痛;采用按摩、针灸、经皮肤电刺激止痛穴位或局部冷敷等,以降低疼痛的敏感性。

(2)药物止痛,按医嘱用药,根据患者疼痛再发时间,提前按时用药,在应用镇痛药期间,注意预防药物的不良反应,如便秘、恶心、呕吐、镇静和精神紊乱等,嘱患者多进食富含纤维素的蔬菜和水果,缓解和预防便秘。

(3)患者自控镇痛,可自行间歇性给药,做到个体化给药,增加了患者自我照顾和对疼痛的自主控制能力。

(五)饮食支持护理

根据患者的饮食习惯,给予高蛋白、高热量、高维生素、易消化饮食,调配好食物的色、香、味,以刺激食欲,创造清洁舒适、愉快的进餐环境,促进食欲。病情危重者应采取喂食、鼻饲或静脉输入脂肪乳、复方氨基酸和含电解质的液体。对于有大量胸腔积液的患者,应酌情输血、血浆或清蛋白,以减少胸腔积液的产生,补充癌肿或大量抽取胸腔积液等因素所引起的蛋白丢失,增强机体抗病能力。有吞咽困难者应给予流质饮食,进食宜慢,取半卧位以免发生吸入性肺炎或呛咳,甚至窒息。

(六)做好口腔护理

向患者讲解放射治疗、化疗后口腔唾液腺分泌减少,pH 下降,易发生口腔真菌感染和牙周病,使其理解保持口腔卫生的重要性,以便主动配合。患者睡前及三餐后进行口腔护理;戒烟酒,以防刺激黏膜;忌食辛辣及可能引起黏膜创伤的食物,如带刺或碎骨头的食物,用软牙刷刷牙,勿用牙签剔牙,并延期牙科治疗,防止黏膜受损;进食后,用盐水或复方硼砂溶液漱口,控制真菌感染;口唇涂润滑剂,保持黏膜湿润,黏膜口腔溃疡,按医嘱应用表面麻醉剂止痛。

(七)化疗药物毒性反应的护理

1.骨髓抑制反应的护理

化疗后机体免疫力下降,发生感染、出血。护士接触患者之前要认真洗手,严格执行无菌操作,避免留置尿管或肛门指检,预防感染;告知患者不可到公共场所或接触感冒患者;在做全身卫生处置时,要特别注意易感染部位,如鼻腔、口腔、肛门、会阴等,各部位使用毛巾要分开,以免交叉感染;监测体温,观察皮肤温度、色泽、气味,早期发现感染征象;当白细胞总数降至 $1 \times 10^9/L$

时,做好保护性隔离。对血小板计数<$50×10^9/L$时,密切观察有无出血倾向,采取预防出血的措施,避免患者外出活动,防止身体受挤压或外伤,保持口腔、鼻腔清洁湿润,勿用手抠鼻痂、牙签剔牙,尽量减少穿刺次数,穿刺后应实施局部较长时间按压,必要时,遵医嘱输血小板控制出血。

2.恶心呕吐的护理

化疗期间如患者出现恶心呕吐,按医嘱给予止吐药,嘱患者深呼吸,勿大动作转动身体,给予高营养清淡易消化的饮食,少食多餐,不催促患者进食,忌食辛辣等刺激性食物,戒烟酒,不要摄入加香料、肉汁和油腻的食物,建议平时咀嚼口香糖或含糖果,加强口腔护理去除口腔异味。对已有呕吐患者灵活掌握进食时间,可在其间歇期进食,多饮清水,多食薄荷类食物及冷食等。

3.静脉血管的保护

在给化疗药时,要选择合适的静脉,给化疗药前,先观察是否有回血,强刺激性药物护士应在床旁监护,或采用静脉留置针及中小静脉插管;观察药物外渗的早期征象,如穿刺部位疼痛、烧灼感、输液速度减慢、无回血、药液外渗,应立即停止输注,应用地塞米松加利多卡因局部封闭,24小时内给予冷敷,50%硫酸镁湿敷,24小时后可给予热敷。

4.应用化疗药后的护理

应用化疗药后常出现脱发,影响患者形象,增加其心理压力,护士要告诉患者脱发是暂时的,停药后头发会再生,鼓励其诉说自己的感受,帮助其调整外观的变化,让患者戴假发或帽子、头巾遮挡,改善自我形象,夜间睡眠可佩戴发帽,减轻头发掉在床上而致的心理不适;指导患者头发的护理,如动作轻柔减少头发梳、刷、洗、烫、梳辫子等,可用中性洗发护发素。

五、健康教育

(1)宣传吸烟对健康的危害,提倡不吸烟或戒烟,并注意避免被动吸烟。

(2)对肺癌高危人群要定期进行体检,早期发现肿瘤,早期治疗。

(3)改善工作和生活环境,防止空气污染。

(4)给予患者和家属心理上的支持,使之正确认识肺癌,增强治疗信心,维持生命质量。

(5)督促患者坚持化疗或放射治疗,告诉患者出现呼吸困难、咯血或疼痛加重时应立即到医院就诊。

(6)指导患者加强营养支持,合理安排休息,适当活动,保持良好精神状态,避免呼吸道感染以调整机体免疫力,增强抗病能力。

(7)对晚期癌肿转移患者,要指导家属对患者临终前的护理,告知患者及家属对症处理的措施,使患者平静地走完人生最后一程。

(许　艳)

第四节　胃　　癌

一、概述

胃癌是我国最常见的恶性肿瘤之一。据 Parkin 等最新报道,2002 年全世界约有 934 000 例胃癌新发病例,死亡病例700 000例。胃癌的流行病学有明显的地理差别,日本、中国、智利、远东、欧洲和俄罗斯为高发地区,而美国、澳大利亚、丹麦和新西兰发病率最低。2/3的胃癌患者在发展中国家,其中中国占42%。在我国,西北地区和东南沿海地区发病率较高,广西、广东、贵州发病率低。

(一)病因

1.亚硝基化合物

亚硝酸盐主要来自食物中的硝酸盐,特别是在大量施用氮肥后的蔬菜中,硝酸盐的含量极高。硝酸盐进入胃中经硝酸盐还原酶阳性菌将其还原成亚硝酸盐。亚硝酸盐的含量与胃内硝酸盐还原酶阳性菌的数量呈正相关。据报道,低胃酸患者中胃癌的发生率比正常胃酸者高出4.7倍,这与胃内亚硝胺类化合物合成增多有关。

2.幽门螺杆菌

幽门螺杆菌为带有鞭毛的革兰氏阴性菌,在胃黏膜生长。幽门螺杆菌在发达国家人群中感染率低于发展中国家30%~40%,在儿童期即可受到感染,如我国广东1~5岁儿童中,最高感染率可达31%。幽门螺杆菌是胃黏膜肠上皮化生和异型性增生及癌变前期的主要危险因素。在正常胃黏膜中很少分离到幽门螺杆菌,而随胃黏膜病变加重,幽门螺杆菌感染率增高。

3.遗传因素

胃癌在少数家族中显示有聚集性。在胃癌患者调查中,一级亲属患胃癌比例明显高于二级、三级亲属。血型与胃癌存在一定关系,A型血人群患胃癌的比例高于一般人群。

4.饮食因素

高浓度食盐可使胃黏膜屏障损伤,造成黏膜细胞水肿,腺体丢失。摄入亚硝基化合物的同时摄入高盐可增加胃癌诱发率,诱发时间也较短,有促进胃癌发生的作用。新鲜蔬菜、水果有预防胃癌的保护性作用。含有巯基类的新鲜蔬菜,如大蒜、大葱、韭菜、洋葱和蒜苗等也具有降低胃癌危险的作用。

5.其他因素

吸烟为胃癌的危险因素,吸烟量越大,患胃癌的危险性越高。烟雾中含有多种致癌物质,可溶于口腔唾液进入胃内。此外,吸烟者口腔中硫氰酸含量增高,可使经血液进入口腔的硝酸盐还原成亚硝酸盐。

6.慢性疾患

慢性萎缩性胃炎以胃黏膜腺体萎缩、减少为主要特征,常伴有不同程度的肠上皮化生。

(二)病理分型

1.大体形态

胃癌因生长方式的不同,致使其大体形态各异。向胃腔内生长者,呈蕈伞样外观;有的沿胃壁向深层浸润很明显,呈弥漫性生长。Borrmann分类主要根据肿瘤的外生性和内生性部分的相对比例来划分类型,侵至固有层以下的进展期胃癌分为4个类型。

(1)Ⅰ型息肉样型:肿瘤主要向胃腔内生长,隆起明显,呈息肉状,基底较宽,境界较清楚,可有小的糜烂,在进展期胃癌中占3%~5%。

(2)Ⅱ型局限溃疡型:肿瘤有较大溃疡形成,边缘隆起明显,境界比较清楚,向周围浸润不明显。占30%~40%。

(3)Ⅲ型浸润溃疡型:肿瘤有较大溃疡形成,边缘部分隆起,部分被浸润破坏,境界不清,向周围浸润较明显,癌组织在黏膜下的浸润范围超过肉眼所见的肿瘤边界。占半数左右。

(4)Ⅳ型弥漫浸润型:呈弥漫性浸润生长,触摸时难以界定肿瘤边界。由于癌细胞的弥漫浸润及纤维组织增生,可导致胃壁增厚、僵硬,形成"革袋胃"。

2.组织学分型

国内目前多采用世界卫生组织1990年的国际分类法,分为腺癌(乳头状腺癌、管状腺癌、黏液腺癌、印戒细胞癌)及其他组织学类型(腺鳞癌、鳞癌、肝样腺癌、壁细胞样腺癌、绒毛膜上皮癌、未分化癌)。有研究显示,在全部胃癌中,高、中分化腺癌占47%,低分化腺癌及印戒细胞癌占56.3%。

3.活检组织的病理诊断

胃癌活检病理诊断的准确率不可能达到100%。肿瘤的生长浸润方式(如主要在黏膜下浸润生长),肿瘤所在部位(如穹隆部取材困难),标本取材不当(如主要取到变形坏死组织)及病理漏诊(将高分化腺癌诊断为重度异型增生或漏掉小的癌灶)都可能致假阴性。

胃癌的前体可分为两个类别:癌前状态和癌前病变。癌前状态是一种临床状态,由此可导致胃癌的发病率较正常人群增高;癌前病变是经过病理检查诊断的特定的组织学改变,在此基础上可逐渐演变发展成胃癌。

(三)临床表现

1.症状

早期胃癌无特异性症状,甚至毫无症状。随着肿瘤的进展,影响胃的功能时才出现较明显的症状,但这种症状也并非胃癌所特有,常与胃炎、溃疡病等慢性胃部疾患相似。常见症状如下。

(1)胃部疼痛:胃癌最常见的症状,即使是早期胃癌患者,除了少部分无症状的患者外,大部分均有胃部疼痛的症状。起初仅感上腹部不适,或有胀痛、沉重感,常被认为是胃炎、胃溃疡等,给予相应的治疗,症状也可暂时缓解。胃窦部胃癌可引起十二指肠功能改变,出现节律性疼痛,易被忽视,直至疼痛加重甚至黑便才引起重视,此时往往已是疾病的中晚期,治疗效果不佳。

(2)食欲缺乏、消瘦、乏力:这也是一组常见又不特异的胃恶性肿瘤症状,有可能是胃癌的首发症状。很多患者在饱餐后出现饱胀、嗳气而自动限制饮食,体重逐渐减轻。

(3)恶心、呕吐:早期可仅有进食后饱胀和轻度恶心感,常因肿瘤引起梗阻或胃功能紊乱所致。贲门部肿瘤开始可出现进食不顺利感,以后随病情进展而发生吞咽困难及食物反流。胃窦部癌引起幽门梗阻时可呕吐有腐败气味的隔夜饮食。

(4)出血和黑便:早期胃癌有出血黑便者约为20%。小量出血时仅有大便隐血阳性,当出血量较大时可有呕血及黑便。凡无胃病史的老年人出现黑便时必须警惕有胃癌的可能。

(5)其他患者可因为胃酸缺乏、胃排空加快而出现腹泻或便秘及下腹部不适。胃癌血行转移多发生于晚期,以转移至肝、肺最为多见。在腹腔种植转移中,女性患者易转移至卵巢,称为Krukenberg瘤。

2.体征

一般胃癌尤其是早期胃癌常无明显体征,可有上腹部深压痛,有时伴有轻度肌抵触感。上腹部肿块、直肠前触及肿物、脐部肿块、锁骨上淋巴结肿大等均是胃癌晚期或已出现转移的体征。

(四)诊断

胃癌的诊断和治疗需要多学科专家(肿瘤放射科专家、肿瘤外科专家、肿瘤内科专家、营养学专家及内镜专家)共同参与。

1.胃癌的 X 线检查法

X 线检查法主要用于观察胃腔在钡剂充盈下的自然伸展状态,胃的大体形态与位置的变化,胃壁的柔软度及获得病变的隆起高度等,有充盈法、黏膜法、压迫法、双对比法和薄层法。

2.胃癌的 CT 诊断

(1)胃壁增厚:癌肿沿胃壁浸润造成胃壁增厚,增厚的胃壁可为局限性或弥漫性,根据癌肿浸润深度不同,浆膜面可光滑或不光滑,但黏膜面均显示不同程度的凹凸不平是胃癌的特点之一。

(2)腔内肿块:癌肿向胃腔内生长,形成突起在胃腔内的肿块。肿块可为孤立的隆起,也可为增厚胃壁胃腔内明显突出的一部分。肿块的表面不光滑,可呈分叶、结节或菜花状,表面可伴有溃疡。

(3)溃疡:CT 图像可以更好地显示胃癌腔内形成的溃疡。溃疡所形成的凹陷的边缘不规则,底部多不光滑,周边的胃壁增厚较明显,并向胃腔内突出。

(4)环堤:环堤表现为环绕癌性溃疡周围的堤状隆起。环堤的外缘可锐利或不清楚。

(5)胃腔狭窄:CT 表现为胃壁增厚基础上的胃腔狭窄,狭窄的胃腔边缘较为僵硬并不规则,多呈非对称性向心狭窄,伴环形周围非对称性胃壁增厚。

(6)黏膜皱襞改变:黏膜皱襞在 CT 横断面图像上,表现为类似小山嵴状的黏膜面突起,连续层面显示嵴状隆起间距和形态出现变化,间距的逐渐变窄、融合、消失标志着黏膜皱襞的集中、中断和破坏等改变。

(7)对于女性患者需要进行盆腔 CT 扫描。

3.胃癌的内镜诊断

(1)早期胃癌:癌组织浸润深度仅限于黏膜层或黏膜下层,而不论有无淋巴结转移,也不论癌灶面积。符合以上条件癌灶面积 5.1~1.0 mm 为小胃癌;小于 5 mm 为微小胃癌。原位癌指癌灶仅限于腺管内,未突破腺管基底膜。

(2)进展期胃癌:癌组织已侵入胃壁肌层、浆膜层或浆膜外,不论癌灶大小或有无转移均称为进展期胃癌。

4.胃癌的超声诊断

水充盈胃腔法及超声显像液的应用,可显示胃壁蠕动状况。在 X 线及内镜的定位下,可以显示肿瘤的大小、形态、内部结构、生长方式、癌变范围。

5.实验室检查

对胃癌较早诊断有意义的检查是大便隐血试验。

(五)治疗

1.胃癌的治疗原则

经术前分期性检查,包括纤维内镜、腹部 CT、女性患者盆腔 CT 或 B 超、胸部 X 线等,根据检查结果,可考虑如下治疗原则:

(1)无远处转移的患者,临床评价为可手术切除的,首选手术治疗。对有高危因素如低分化腺癌、有脉管瘤栓、年轻(<35 岁)患者应行术后含 5-FU 方案的化疗或同步化放射治疗。任何有淋巴结转移及局部晚期的患者,均应在术后进行化放射治疗。

(2)无远处转移的患者,临床评价为不可手术切除的,可行放射治疗同时 5-FU 增敏。治疗结束后评价疗效,如肿瘤完全或大部分缓解,可观察,或合适的患者行手术切除;如肿瘤残存或出现远处转移,考虑全身化疗,不能耐受化疗的给予最好的支持治疗。

（3）有远处转移的患者，考虑全身化疗为主，或参加临床试验。不能耐受化疗的，给予最好的支持治疗。

2.外科手术

手术方式分为内镜下黏膜切除术、腹腔镜下胃改良切除术、胃癌的根治性切除术、联合脏器切除术、姑息性手术。

3.化疗

迄今为止，胃癌的治疗仍以手术治疗为主，但是多数患者仅通过手术难以治愈。化疗在胃癌的治疗中占有重要地位，分为以下三种。

（1）术后辅助化疗：由于单纯的手术治疗疗效欠佳，也由于不少有效的化疗药物或联合化疗方案对胃癌的有效率常可达 40% 以上，因此，希望应用术后辅助化疗处理根治术后可能存在的转移灶，以达到防止复发、提高疗效的目的。有效的化疗药物仍以 5-FU（或卡培他滨）＋甲酰四氢叶酸（LV）为主。

（2）术前新辅助化疗：一般用于局部分期较晚的病例，该类患者不论能否手术切除，都有较高的局部复发率。术前化疗的目的是降低期别，便于切除及减少术后复发。常用的联合化疗方案有 FUP 方案（顺铂＋5-FU），紫杉醇＋顺铂＋5-FU 方案，FOLFOX4 方案（奥沙利铂＋顺铂＋亚叶酸钙）。

（3）晚期或转移性胃癌的化疗：晚期胃癌不可治愈，但是化疗对有症状的患者有姑息性治疗效果。有几种单药对晚期胃癌有肯定的疗效，这些药物包括 5-FU、丝裂霉素、依托泊苷和顺铂。有几种新药及其联合方案对胃癌有治疗活性，包括紫杉醇、多西他赛、伊立替康、表柔比星、奥沙利铂、口服依托泊苷和优福定（尿嘧啶和替加氟的复合物）。近年来常用的化疗方案：FAM（5-FU、多柔比星、甲氨蝶呤）、ECF（表柔比星、顺铂、5-FU）、DCF（多西他赛、顺铂、5-FU）等。

（4）腹腔内化疗：由于绝大多数胃癌手术失败的病例均因腹膜或区域淋巴结等的腹腔内复发，现已知在浆膜有浸润的胃癌常可在腹腔内找到游离的癌细胞，甚至报告浸润性胃癌的腹腔内游离的癌细胞阳性率可达 75%。对病期较晚已切除的胃癌，在术中进行腹腔温热灌注化疗，有可能提高疗效。

4.放射治疗

放射治疗包括术前、术后或姑息性放射治疗，是胃癌治疗中的一部分。外照射与 5-FU 联合应用于局部无法切除的胃癌的姑息治疗时，可以提高生存率。使用三维适形放射治疗和非常规照射野照射可以精确地对高危靶区进行照射且剂量分布更加均匀。

5.最佳支持治疗

目的是预防、降低和减轻患者的痛苦并改善其生活质量，是晚期及转移性胃癌患者完整治疗中的一部分。缓解晚期胃癌患者症状的治疗包括内镜下放置自扩性金属支架（SEMS）缓解食管梗阻症状，手术或外照射或内镜治疗可能对出血患者有效。疼痛控制可使用放射治疗或镇痛剂。

胃癌的预后取决于诊断时的肿瘤分期情况。国内胃癌根治术后的 5 年生存率在 30%。约有 50% 的患者在诊断时胃癌已经超过了局部范围，近 70%～80% 的胃癌切除标本中可以发现局部淋巴结转移。因此，晚期胃癌在临床更为常见。局部晚期和转移性胃食管癌的不良预后因素包括：体力状况（PS）评分不良（≥2），肝转移，腹腔转移和碱性磷酸酶≥100 U/L。

二、护理

(一)护理要点

1.术前护理

(1)心理支持:缓解患者的焦虑或恐惧,以增强患者对手术治疗的信心,使其积极配合治疗和护理。

(2)营养支持护理:胃癌患者往往由于食欲缺乏、摄入不足、消耗增加和恶心呕吐等原因导致不同程度的营养不良。为了改善患者的营养状态,提高其对手术的耐受性,对能进食者应根据患者的饮食习惯给予高蛋白、高热量、高维生素、低脂肪、易消化的饮食;对不能进食者遵医嘱予以静脉输液、静脉营养支持。

(3)特殊准备:胃癌伴有幽门梗阻者术前3天起每晚用300～500 mL温生理盐水洗胃,以减轻胃黏膜水肿和炎症,有利于术后吻合口愈合;如癌组织侵犯大肠则要做好肠道准备:术前3天口服肠道不易吸收的抗生素,清洁肠道。

2.术后护理

(1)病情观察:严密观察生命体征的变化,观察伤口情况、胃肠减压及腹腔引流情况等。准确记录24小时出入水量。

(2)体位:全麻清醒前去枕平卧,头偏向一侧,以免呕吐时发生误吸。麻醉清醒后若血压平稳取低半卧位,有利于呼吸和循环;减少切口张力,减轻疼痛与不适;有利于腹腔渗出液集聚于盆腔,便于引流。

(3)维持有效的胃肠减压和腹腔引流,观察引流液颜色、性状及量的变化。

(4)营养支持护理。①肠外营养支持:由于禁食、胃肠减压及手术的消耗,术后需及时输液补充水、电解质和营养素,必要时输清蛋白或全血,以改善患者的营养状况促进术后恢复。②早期肠内营养支持:早期肠内营养支持可改善患者的营养状况,维护肠道屏障结构和功能,促进肠道功能恢复,增强机体的免疫功能,促进伤口和肠吻合口的愈合。一般经鼻肠管或空肠造瘘管输注实施。护理上应注意:根据患者的个体情况,制定合理的营养支持方案;保持喂养管的功能状态,妥善固定,保持通畅,每次输注营养液前后用生理盐水或温开水20～30 mL冲管,持续输注过程中每4～6小时冲管一次;控制营养液的温度、浓度、输注速度和输注量,逐步过渡;观察有无恶心、呕吐、腹痛、腹胀、腹泻及水、电解质失衡等并发症的发生。③饮食护理:术后禁饮食,肠蠕动恢复后可拔除胃管,拔管当天可饮少量水或米汤;第2天进半量流质,每次50～80 mL;第3天进全量流质,每次100～150 mL,若无腹痛、腹胀等不适,第4天可进半流质饮食;第10～14天可进软食。注意少量多餐,避免生、冷、硬及刺激性饮食,少食易产气食物。

(5)活动:鼓励患者早期活动,定时做深呼吸,进行有效咳嗽和排痰。一般术后第1天即可协助患者坐起并做轻微的床上活动,第2天协助下床、床边活动,应根据患者的个体差异决定活动量。

(6)并发症的观察和护理。①术后出血:胃手术后可有暗红色或咖啡色液体自胃管引出,一般24小时内不超过300 mL,并且颜色逐渐转清。若短时内从胃管或腹腔引流管内引出大量鲜红色液体,持续不止,应警惕术后出血,应及时报告医师,遵医嘱给予止血、输血等处理,必要时做好紧急术前准备。②感染:术前做好呼吸道准备,术后做好口腔护理,防止误吸,鼓励患者定时深呼吸,进行有效咳嗽和排痰等,以防止肺部感染;保持切口敷料干燥,注意无菌操作,保持尿管、腹腔引流管通畅,防止切口、腹腔及泌尿系统等部位感染。③吻合口漏或十二指肠残端破裂:密切观察生命体征和腹腔引流情况,如术后数天腹腔引流量不减、伴有黄绿色胆汁或呈脓性、带臭味,伴腹痛,体温再次上升,则应警惕其发生。及时报告医师,遵医嘱给予抗感染、纠正水电解质紊乱和酸碱平衡失调、肠内外营养支持等护理,保护好瘘口周围皮肤。④消化道梗阻:如患者在术后短期内再次出现恶心、呕吐、腹胀,甚至腹痛和停止排便排气等症状,则应警惕是否有消化道梗阻的发生,遵医嘱予以禁食、胃肠减压、输液及营养支持等治疗。

3.饮食护理

(1)放射治疗期间的饮食护理:放射治疗后1～2小时,患者可能出现恶心、呕吐等不良反应,告知患者是由于射线致使胃黏膜充血水肿所致。指导患者放射治疗前避免进食,以减轻可能发生的消化道反应。鼓励患者进食富含维生素 B_{12} 和含铁、含钙丰富的食物。

(2)化疗期间的饮食护理:常出现的不良反应表现有恶心、畏食、腹痛、腹泻等。食欲缺乏时,可选用易消化、新鲜、芳香的食品;消化不良时,可选择粥作为主食,也可以吃助消化、开胃的食品。化疗前0.5～1.0小时和化疗后4～6小时给予镇吐剂,会有助于减轻恶心、呕吐。

4.倾倒综合征的护理

由于胃大部切除术后失去对胃排空的控制,导致胃排空过速所产生的一系列综合征。根据进食后症状出现的时间可分为早期与晚期两种。

(1)早期倾倒综合征:多发生在进食后半小时内,患者以循环系统和胃肠道症状为主要表现。应指导患者通过饮食调整来缓解症状,避免过浓、过甜、过咸的流质食物,宜进低碳水化合物、高蛋白饮食,餐时限制饮水喝汤,进餐后平卧10～20分钟。术后半年到1年内逐渐自愈,极少数症状严重而持久的患者需手术治疗。

(2)晚期倾倒综合征:餐后2～4小时患者出现头晕、心慌、出冷汗、脉搏细弱甚至虚脱等表现。主要因进食后,胃排空过快,含糖食物迅速进入小肠而刺激胰岛素大量释放,继之发生反应性低血糖,故晚期倾倒综合征又被称为低血糖综合征。指导患者出现症状时稍进饮食,尤其糖类即可缓解。

5.腹腔灌注热化疗的护理

腹腔化疗前常规检查血常规、肝肾功能、心电图;有腹水引流者充分补液,以防引流过程中或引流后发生低血容量性反应;指导患者排空膀胱,避免穿刺时误伤膀胱。灌注化疗药物前确认导管在腹腔内,防止化疗药物渗漏到皮下组织;灌注过程观察患者反应,每15～20分钟改变体位,使药物均匀的与腹腔组织和脏器接触。

6.静脉化疗的护理

观察药物特殊不良反应。

(1)氟尿嘧啶:观察有无心绞痛、心律失常,如有发生应立即停药,出现腹泻甚至血性腹泻时应立即停药,通知医师及时处理。静脉推注或静脉滴注可引起血栓性静脉炎,需经 PICC 或 CVC 输入。

(2)紫杉醇:可出现变态反应,多数为Ⅰ型变态反应,表现为支气管痉挛性呼吸困难、荨麻疹和低血压。大多数发生在用药10分钟以内。为防止发生变态反应,应在静脉滴注紫杉醇之前12小时、6小时给予地塞米松10～20 mg 口服。紫杉醇可发生神经系统毒性,多数为周围神经病变,表现为轻度麻木及感觉异常,可发生闪光暗点为特征的视神经障碍。

(3)奥沙利铂:有神经系统毒性,一般为蓄积的、可逆的周围神经毒性,停药后症状逐渐缓解。

主要表现为手足末梢麻木感,甚至疼痛,影响到感觉、运动功能,遇冷加重。偶尔出现咽部异样感,甚至呼吸困难,可通过吸氧、地塞米松推注等缓解,必要时使用肾上腺素皮下注射;注射前应用还原型谷胱甘肽及每天口服 B 族维生素可能有减轻症状的作用。大约 3/4 患者的神经毒性在治疗结束 13 周后可逆转。在治疗期间应指导患者注意保暖。奥沙利铂只能用注射用水或 5%葡萄糖稀释,不能用生理盐水或其他含氯的溶液稀释。每瓶 50 mg 加入稀释液 10~20 mL,在原包装内可于 2~8 ℃冰箱中保存 4~48 小时。加入 5%葡萄糖 250~500 mL 稀释后的溶液应尽快滴注,在室温中只能保存 4~6 小时。禁止和碱性液体或碱性药物配伍输注,避免药物接触铝制品,否则会产生黑色沉淀和气体。

7.胃癌患者放射治疗的护理

(1)告知患者在模拟定位和治疗前 3 小时不要饱食。可使用口服或静脉造影剂进行 CT 模拟定位。

(2)胃的周围有对射线敏感的肾、肝、脾、小肠等器官,放射治疗前,技术人员应精确摆位,最好使用固定装置,以保证摆位的可重复性。指导患者采用仰卧位进行模拟定位和治疗。

(3)放射治疗中使用定制的挡块来减少正常组织不必要的照射剂量,包括肝脏(60%肝脏<30 Gy)、肾脏(至少一侧肾脏的 2/3<20 Gy)、脊髓(<45 Gy)、心脏(1/3 心脏<50 Gy,尽量降低肺和左心室的剂量,并使左心室的剂量降到最低)。指导患者稳定体位,以避免射线对周围组织和器官的损伤。放射治疗中需要暴露受照部位,需注意为患者肩部及上肢保暖,防止受凉。

(4)放射性胃炎的护理:遵医嘱预防性使用止吐剂,预防性使用保护胃黏膜的药物。食欲缺乏、恶心、呕吐及腹痛常发生于放射治疗后数天,对症处理即可缓解,一般患者可以耐受不影响放射治疗进行。

(5)放射性小肠炎的护理:多发生于放射治疗中或放射治疗后,可表现为高位不完全性肠梗阻。由于肠黏膜细胞早期更新受到抑制,以后小动脉壁肿胀、闭塞,引起肠壁缺血,黏膜糜烂。晚期肠壁引起纤维化,肠腔狭窄或穿孔,腹腔内形成脓肿、瘘管和肠粘连等。主要护理措施为遵医嘱给予解痉剂及止痛剂,给予易消化、清淡饮食。

(6)其他并发症的护理:胃癌放射治疗还可出现穿孔、出血与放射性胰腺炎,放射治疗期间应注意观察有无剧烈腹痛、腹胀、恶心、呕吐、呕血等表现。

(二)健康指导

1.注意饮食习惯

长期不良的饮食习惯很容易引起慢性胃病、胃溃疡甚至发生胃癌。经常吃过热的食物可破坏口腔和食管的黏膜,可导致细胞癌变。吃饭快,食物咀嚼不细易对消化道黏膜产生机械性损伤,产生慢性炎症,吃团块的食物易对贲门产生较强的机械刺激,久之会损伤甚至癌变。养成定时定量、细嚼慢咽的饮食习惯,避免进食生硬、过冷、过烫、过辣及油腻食物,戒烟、酒。少食含纤维较多的蔬菜、水果(橘子)或黏聚成团的食物(如糖葫芦、黏糕、糯米饭、柿饼),易发生肠梗阻。避免过浓、过甜、过咸的流质食物。宜进低碳水化合物、高蛋白饮食,餐时限制饮水喝汤。进餐后平卧 10~20 分钟,以预防倾倒综合征。维生素 C 具有较强阻断亚硝基化合物的能力,β-胡萝卜素具有抗氧化能力,可以在小肠转化成维生素 A,维持细胞生长和分化。可鼓励患者进食富含维生素 C 和 β-胡萝卜素的食品。

2.积极治疗胃病和幽门螺杆菌

长期慢性胃炎和长期不愈的溃疡均要考虑幽门螺杆菌的感染,要积极治疗。

3.避免高盐饮食

食盐中的氯离子能损伤胃黏膜细胞,破坏胃黏膜和黏膜保护层,使胃黏膜易受到致癌物质攻击,要减少食物中盐的摄入量。

4.避免进食污染食物

煎、烤、炸的食物含有大量致癌物质。我国胃癌高发区居民有食用储存的霉变食物的习惯,其胃液中真菌检出率明显高于低发区。

5.多食牛奶、奶制品和富含蛋白质的食物

良好的饮食构成有助于减少胃癌发生的危险性。食物应多样化和避免偏食,在满足热量需要和丰富副食供应的基础上,增加蛋白质的摄入水平。

6.经常食用富含维生素的新鲜蔬菜和水果

每天增加蔬菜和水果的摄入量可降低人类恶性肿瘤发生的危险性。蔬菜和水果含有防癌的抗氧化剂,食用黄绿色蔬菜可以明显降低胃癌的发生率。

7.戒烟与戒酒

饮酒加吸烟,两者有致癌的协同作用,患胃癌的危险更大。

8.告知患者用药禁忌

告知患者慎用阿司匹林、保泰松、肾上腺皮质激素类药物,因可引起胃黏膜损伤。

9.密切监视血清

监视血清维生素 B_{12}、铁和钙水平,尤其是术后患者可口服补充铁剂,同时应用酸性饮料如橙汁,可以维持血清铁水平。

10.如出现下列情况随时就诊

上腹部不适、疼痛、恶心、呕吐、呕血、黑便、体重减轻、疲乏无力、食欲缺乏等。

(许　艳)

第五节　大　肠　癌

一、概述

(一)病因

大肠癌的流行病学研究显示,社会发展、生活方式改变及膳食结构与大肠癌有密切的关系。

1.饮食因素

高脂、高蛋白、低纤维素饮食使患大肠癌的概率升高。大肠癌高发的美国人饮食中脂肪含量占总热量的 41.8%,以饱和脂肪酸为主;日本人大肠癌发病较美国人低一半左右,其饮食中脂肪含量占总热量的12.2%,以不饱和脂肪酸为主。大量的流行病学分析表明,过多的摄入脂肪与能量可明显增加患大肠癌的危险性。油煎炸食品中可能含有作用于结肠的致癌物;腌渍食品在制作过程中产生的致癌物使患大肠癌的危险性增高。

2.遗传因素

遗传性家族性息肉病和大肠癌的发病密切相关。有大肠癌家族史者,死于大肠癌的风险比正常人高 4 倍。

3.疾病因素

患慢性溃疡性结肠炎超过 10 年者,发生大肠癌的危险性较一般人群高 4～20 倍。出血性溃疡性结直肠炎突变风险更大,病程超过 10 年者,有 50% 发展为癌。

4.其他因素

胆囊切除后的患者,大肠癌特别是右半结肠癌发生率明显增加。输尿管乙状结肠吻合术后,患者大肠癌发生率比一般人群高 100～500 倍,多数发生于手术后 20 年左右,肿瘤多生长在吻合口附近。

(二)病理分型

大肠癌发病部位的发病率依次为直肠、乙状结肠、盲肠、升结肠、降结肠及横结肠。

1.大肠癌的大体类型

(1)隆起型:表现为肿瘤的主体向肠腔内突出。肿瘤可呈结节状、息肉状或菜花状隆起,境界清楚,有蒂或广基。

(2)溃疡型:最常见的大体类型。肿瘤中央形成较深溃疡,溃疡底部深达或超过肌层。根据溃疡外形可分为 2 种亚型:局限溃疡型和浸润溃疡型。

(3)浸润型:此型肿瘤以向肠壁各层呈浸润性生长为特点。病灶处肠壁增厚,表面黏膜皱襞增粗、不规则或消失变平。

(4)胶样型:当肿瘤组织形成大量黏液时,肿瘤剖面可呈半透明之胶状,称胶样型。此类型见于黏液腺癌。

上述四种大体类型中,以溃疡型最为常见。大体类型与肿瘤发生的部位有一定关系。右半结肠癌以隆起型及局限溃疡型多见,左半结肠癌以浸润型多见,且常导致肠管的环形狭窄。

2.组织学分型

大肠癌的组织学分型国内外较为统一。我国参照 WHO 的大肠癌分型原则并结合国内的经验提出以下分型原则。

(1)来源于腺上皮的恶性肿瘤。①乳头状腺癌:肿瘤组织全部或大部分呈乳头状结构。在大肠癌的发生率为 0.8%～18.2%,平均为 6.7%。②管状腺癌:大肠癌中最常见的组织学类型,占全部大肠癌的66.9%～82.1%。根据癌细胞及腺管结构的分化及异型程度又分为高分化腺癌、中分化腺癌、低分化腺癌。③黏液腺癌:此型癌肿以癌细胞分泌大量黏液并形成"黏液湖"为特征。④印戒细胞癌:肿瘤由弥漫成片的印戒细胞构成,不形成腺管状结构。⑤未分化癌:癌细胞弥漫成片或呈团块状浸润性,未分化癌在大肠癌中占 2%～3%。⑥腺鳞癌:此类肿瘤细胞中的腺癌与鳞癌成分混杂存在。⑦鳞状细胞癌:大肠癌中以鳞状细胞癌为主要成分者,非常罕见。腺鳞癌和鳞癌在大肠癌中所占的比例均少于 1%。

(2)类癌:类癌起源于神经嵴来源的神经内分泌细胞,在大肠癌中所占比例小于 2%。

(三)临床表现

1.肿瘤出血引起的症状

(1)便血:肿瘤表面与粪便摩擦后出血。低位大肠癌由于粪便干结,故便血较为常见。直肠癌便血最为多见,左半结肠癌其次,右半结肠的大便尚处于半流状态,故出血量相对较少,混于粪便后色泽改变,有时呈果酱状。

(2)贫血:长期的失血超过机体代偿功能时可发生贫血。

2.肿瘤阻塞引起的症状

肿瘤部位因肠蠕动增加而引起腹痛,肠管狭窄时可出现肠鸣、腹痛、腹胀、便秘、排便困难等。直肠病灶可引起大便变细、变形,进一步发展可导致部分甚至完全性肠梗阻。左半结肠肠腔相对较小,以肠梗阻症状多见;右半结肠癌临床特点是贫血、腹部包块、消瘦乏力,肠梗阻症状不明显。

3.肿瘤继发炎症引起的症状

肿瘤本身可分泌黏液,当肿瘤继发炎症后,不仅使粪便中黏液增加,还可出现排便次数增多及腹痛,肿瘤部位越低,症状越明显。

4.其他症状

40%结肠癌患者在确诊时已可触及肿块。当腹部肿块伴有腹痛时,尤其肿块压痛明显时,可能为肿瘤穿破肠壁全层引起肠周继发感染或穿孔后引起局限性脓肿或急腹症。直肠癌侵及肛管时可出现肛门疼痛,排便时加剧,易被误认为肛裂。

5.肿瘤转移引起的症状

直肠癌盆腔有广泛浸润时,可引起腰骶部坠胀感、坐骨神经痛、阴道出血或血尿等症状。癌肿侵及浆膜层,癌细胞可脱落进入腹腔,种植于腹膜面、膀胱直肠窝等部位,直肠指诊可触及种植结节。左锁骨上淋巴结转移为肿瘤晚期表现。

6.肿瘤穿孔

肿瘤穿孔后,肠腔与腹腔相通,引起弥漫性腹膜炎。癌肿穿透入邻近空腔脏器可形成肠瘘,如横结肠癌穿透入胃、小肠,引起高位小肠结肠瘘,呕吐物可出现粪便样物;直肠癌或乙状结肠癌穿透入膀胱,可引起直肠膀胱瘘、直肠阴道瘘。

(四)诊断

1.直肠指诊

直肠指诊是诊断直肠癌最主要和最直接的方法,简单易行,可发现距肛门7~8 cm 的直肠肿物,如嘱患者屏气增加腹压,则可触及更高的部位。检查时先用示指按住肛门后壁,使肛门括约肌松弛,嘱患者做深呼吸同时缓慢推进示指,检查时了解肛门有无狭窄,有肿块时注意肿块部位、大小、活动度、硬度、黏膜是否光滑、有无溃疡、有无压痛、是否固定于骶骨或盆骨。了解肿块与肛门的距离有助于选择手术方式。

2.内镜检查

凡有便血或大便习惯改变,经直肠指诊无异常者,应常规进行乙状结肠镜或纤维结肠镜检查。乙状结肠镜可检查距肛缘25 cm 以内的全部直肠及部分乙状结肠。距离肛缘25 cm 以上的结肠癌,纤维结肠镜为最可靠的检查方法。可观察病灶部位、大小、形态、肠腔狭窄的程度等,并可在直视下取活组织进行病理学检查。纤维结肠镜检查是对大肠内病变诊断最有效、最安全、最可靠的检查方法,绝大部分早期大肠癌可由内镜检查发现。

3.实验室检查

(1)大便隐血试验可作为高危人群的初筛方法及普查手段,持续阳性者应进一步检查。

(2)癌胚抗原(CEA)测定:不具有特异性的诊断价值,具有一定的假阳性和假阴性,因此不适合作为普查或早期诊断,但对估计预后、监测疗效和复发有帮助。

(3)血红蛋白:凡原因不明的贫血,血红蛋白低于100 g/L 者应建议做钡剂灌肠检查或纤维结肠镜检查。

4.双重对比造影

相对传统钡剂灌肠 X 线检查,气钡双重对比造影技术大大提高了早期大肠癌和小腺瘤的发现率和诊断准确率。

5.CT 诊断

由于粪便的存在和大肠的不完全性扩张,CT 对结肠黏膜表面异常和小于 1 cm 的病灶难以发现,因此不能作为早期诊断的方法。CT 对诊断结肠癌的分期有重要意义。

6.超声检查

相比常规超声,肠内超声能更正确的诊断出肿瘤所侵犯的部位及大小。

7.磁共振检查

磁共振对结直肠癌术后发现盆腔肿块有很高的敏感性,但缺乏特异性。

(五)治疗

手术切除是治疗大肠癌的主要方法,同时辅以放射治疗、化疗等综合治疗。

1.放射治疗

(1)直肠癌的放射治疗:主要用于直肠癌的综合治疗,按进行的先后顺序可分为术前、术中、术后放射治疗。①直肠癌的术前放射治疗:对于局部晚期直肠癌,术前放射治疗能缩小肿瘤体积,减轻肠壁及周围组织的肿瘤浸润,使原来手术困难的直肠癌降期为可能切除,从而提高手术切除率;术前放射治疗既可杀灭已转移淋巴结内的癌灶,又可通过降低肿瘤细胞活性和闭塞癌组织周围脉管而达到降低淋巴结转移率、降低局部复发率的目的;术前放射治疗最重要的进展是低位直肠癌术前放射治疗＋保肛手术,可以提高患者生存质量。②直肠癌的术中放射治疗:为了提高肿瘤组织的照射剂量和减少正常组织的照射不良反应,手术中暴露肿瘤及受累组织,保护小肠等敏感器官,根据照射组织的厚度选择适当能量的电子线,予一次性照射(10～25 Gy)肿瘤残留灶及瘤床。③直肠癌的术后放射治疗:直肠癌的术后局部复发率取决于肠壁浸润深度、直肠周围组织及盆腔淋巴结受累程度等因素,术后放射治疗可减少直肠癌局部复发率。

(2)结肠癌的放射治疗:①放射剂量为 45～50 Gy,分 25～28 次照射。②对于距离切缘较近或切缘阳性者给予追加剂量。③小肠的照射剂量应限制在 45 Gy 之内。④以 5-FU 为基础的化疗与放射治疗同步给予可进一步提高疗效。

2.化疗

化疗是大肠癌综合治疗的重要手段之一。可分为晚期大肠癌的化疗、新辅助化疗和术后辅助化疗。

(1)晚期大肠癌的化疗。

单一用药:①卡培他滨(capecitabine),又称希罗达(Xeloda)。卡培他滨作为一种高选择性的口服的氟尿嘧啶药物,无静脉注射带来的不便,又有较高的抗肿瘤活性和良好的耐受性,有可能逐渐取代 5-FU 用于单药或联合化疗之中。主要限制性毒性是腹泻和中性粒细胞减少以及手足综合征。②持续静脉输注 5-FU;5-FU 是治疗结直肠癌最主要的药物。过去 40 年来,5-FU 单独用药的有效率在 20%。5-FU 长时间的静脉输注可使毒性下降,药物剂量得以增加,持续 5-FU 输注的疗效要显著高于 5-FU 一次性推注。③5-FU 与亚叶酸钙(calcium folinate,CF);CF 可以促进 5-FU 的活性代谢产物(5-氟尿嘧啶脱氧核苷酸)与胸苷酸合成酶共价形成三元复合物,从而加强 5-FU 的抗癌作用。④伊立替康、奥沙利铂也是晚期大肠癌常用的单用化疗药物。

联合化疗:尽管目前出现许多新的对结直肠癌有效的化疗药物,但是单药治疗的效果仍不尽人意,为了提高疗效,常采用多种细胞毒药物联合应用。5-FU＋CF＋伊立替康(CPT-11),此方案已被 FDA 批准用于晚期大肠癌的一线治疗;其他常用方案还有卡培他滨＋CPT-11,5-FU＋CF＋奥沙利铂(L-OHP)。

化疗药物与单克隆抗体联合应用:①贝伐单抗,是一种重组的人类单克隆抗体 IgG_1 抗体,通过抑制人类血管内皮生长因子 VEGF 的生物学活性而起作用。②西妥昔单抗,是针对 EGFR 的单克隆抗体,与其具有高度的亲和力。上述两种靶向治疗药物主要与化疗联合应用治疗晚期大肠癌,可明显提高化疗的效果。

(2)奥沙利铂和伊立替康为主的新辅助化疗药物可增加根治性肝转移切除患者的生存率,术前化疗有效可增加手术成功的机会。

(3)大肠癌的术后辅助化疗有 5-FU＋LV,FOLFOX 系列的双周方案,卡培他滨口服14 天、休 7 天的 3 周方案。

大肠癌患者术后总的 5 年生存率在 50％左右。病变限于黏膜下层,根治术后 5 年生存率可达 90％,如有淋巴结转移,则在 30％以下。术前 CEA 测定可提示患者预后,CEA 升高者复发率高,预后较 CEA 不升高者为差。术前 CEA 增高者,根治术后 1～4 个月内应恢复正常,仍持高不下者可能残存肿瘤。95％肝转移者 CEA 升高。

二、护理

(一)护理要点

1.术前护理要点

(1)心理护理:导患者及家属通过各种途径了解疾病的治疗护理进展,以提高战胜疾病的信心和勇气。对需行造口手术者可通过图片、模型、实物等向患者及家属介绍造口的目的、功能、术后可能出现的情况及应对方法,同时争取社会、家庭的积极配合,从多方面给患者以关怀和心理支持。

(2)营养支持:导患者摄入高蛋白、高热量、高维生素、易消化的少渣饮食;遵医嘱纠正水电解质紊乱、酸碱失衡以及静脉营养支持,改善患者的营养状况,提高手术耐受力。

(3)充分的肠道准备:肠道准备的方法包括控制饮食、药物使用、清洁肠道三方面。具体措施:术前 3 天进少渣半流质饮食,术前 2 天起进流质饮食;术前 3 天口服肠道不易吸收抗生素;术前 2～3 天给予缓泻药物,术前晚及术晨行清洁灌肠。也可采用等渗电解质液口服行全肠道灌洗、口服甘露醇清洁肠道等方法。

(4)术前阴道冲洗:为减少女性患者术中污染、术后感染,尤其癌肿侵犯阴道后壁时,术前 3 天每晚行阴道冲洗。

(5)手术日晨留置尿管。

2.术后护理要点

(1)病情观察:严密观察生命体征的变化,观察伤口情况、胃肠减压及腹腔引流情况等。准确记录24 小时出入水量。

(2)体位:全麻清醒前去枕平卧,头偏向一侧,以免呕吐时发生误吸。麻醉清醒后若血压平稳取半卧位,有利于呼吸和循环;减少切口张力,减轻疼痛与不适;有利于腹腔渗出液集聚于盆腔,便于引流。

(3)维持有效的胃肠减压和腹腔引流,观察引流液颜色、性状及量的变化。

（4）饮食护理：早期禁食、胃肠减压，经静脉输液及营养支持。非造口患者肛门排气、拔除胃管后开始进流质饮食，术后 1 周进少渣半流质饮食，2 周可进少渣软食；造口患者造口开放后进食易消化的饮食，注意饮食的清洁卫生，避免可产生刺激性气味或胀气的食物及可致便秘的食物。

（5）保持会阴部清洁：对会阴部切口，可于术后 4～7 天行 0.02％高锰酸钾液温水坐浴。

（6）做好留置尿管的护理。

3.患者沟通

帮助患者正视并参与造口的护理。

4.指导患者正确使用人工造口袋

（1）结肠造口开放时间一般于术后 2～3 天，根据患者情况及造口大小选择适宜的肛门袋。

（2）及时清洁造口分泌物、渗液和保护造口周围皮肤，敷料避免感染。观察造口周围皮肤有无湿疹、充血、水疱、破溃等。

（3）当造口袋内充满 1/3 的排泄物时，需及时更换清洗，涂氧化锌软膏保护局部皮肤，防止糜烂。更换时防止排泄物污染伤口。

（4）造口底盘与造口黏膜之间保持适当缝隙（1～2 mm），缝隙过大粪便刺激皮肤引起发炎，缝隙过小底盘边缘与黏膜摩擦将会导致不适甚至出血。

（5）如使用造口辅助产品应当在使用前认真阅读产品说明书，如使用防漏膏应当按压底盘 15～20 分钟。

（6）撕离造口袋时注意保护皮肤，由上向下撕离，粘贴造口袋时由下向上。

5.泌尿系统损伤感染的预防及护理

直肠癌患者术后常有永久性或暂时性神经源性膀胱。可术前留置导尿，进行排尿训练。多数患者能在术后 4 周逐渐恢复正常排尿功能。

6.预防造口狭窄

观察患者是否有腹痛、腹胀、恶心、呕吐、停止排气、排便等肠梗阻症状。永久性造口患者，造口术后 2～3 个月内每 1～2 周扩张造口 1 次。

7.靶向治疗的护理

（1）使用西妥昔单抗（爱必妥）的护理：西妥昔单抗注射液必须低温保存（2～8 ℃），禁止冷冻，物理和化学的稳定性在室温（20～25 ℃）为 8 小时，开启后立即使用。滴注前后使用无菌生理盐水冲洗输液管，给药期间必须使用 0.2 μm 或 0.22 μm 微孔径过滤器进行过滤，联合其他化疗时，必须在本品滴注结束 1 小时之后开始。开始滴注的前 10 分钟滴速应控制在 15 滴/分钟左右，观察患者无异常反应后再逐渐加快滴速，最大输液速率为 5 mL/min。使用前应进行过敏试验，静脉注射 20 mg 并观察 10 分钟以上，结果呈阳性的患者慎用，因部分变态反应发生于后续用药阶段，因此阴性结果并不能完全排除严重变态反应的发生，故应在心电监护下用药。严重变态反应发生率为 3％，致死率为 2％～3％。其中 90％发生于第 1 次使用时，以突发性气道梗阻、荨麻疹和低血压为特征。发生轻至中度输液反应时，可减慢输液速度或服用抗组胺药物；若发生严重的输液反应需立即停止输液，静脉注射肾上腺素、糖皮质激素、抗组胺药物并给予支气管扩张剂及输氧等处理。

（2）使用贝伐单抗（Avastin）的护理：①贝伐单抗首次给药在约 90 分钟的时间中连续静脉滴注，若第一次无不良反应，那么第二次的输注时间可以减少到约 60 分钟，如果 60 分钟的输注也耐受良好,那么以后所有的输注时间都可以减少到约 30 分钟。如果患者在接受 60 分钟的输注时出现不良反应,那么以后输注都应该在约 90 分钟时间内完成;如果患者在接受 30 分钟的输注时出现不良反应,那么以后输注都应该在约 60 分钟时间内完成。滴完后用 0.9％氯化钠溶液冲洗输液管道。建议使用 PICC 输注。②贝伐单抗与其他化疗药物联用可能增加肿瘤患者出现胃肠道穿孔的风险。这些在胃壁、小肠和大肠中出现的穿孔可能会致死。在贝伐单抗治疗过程中,护士应指导患者进易消化饮食,观察有无突发剧烈腹痛等表现。③出血:有两种情况的出血,一种为少量出血,以鼻出血常见;另一种为严重的致命性的肺出血。④高血压:半数的患者舒张压升高超过 14.6 kPa(110 mmHg)。⑤肾病综合征:表现为蛋白尿。⑥充血性心力衰竭。⑦其他:输液反应、衰弱、疼痛、腹泻、白细胞减少等。此外,至少术后 28 天才能开始贝伐单抗治疗,术前 28 天内不能应用贝伐单抗,有严重心血管和免疫性疾病的患者慎用。

8.静脉化疗的护理

化疗药物特殊不良反应及护理。

(1)腹泻为伊立替康的限制性毒性。一旦患者出现第 1 次稀便,应积极补液并立即给予适当的抗腹泻治疗。用药前皮下注射阿托品 0.25～1.00 mg 能预防或减轻早期腹泻,晚期腹泻(用药 24 小时后可使用洛哌丁胺治疗)。出现严重腹泻者,应推迟至下周期给药并减量。

(2)奥沙利铂:迟发型外周神经毒性,此为奥沙利铂特征性毒性反应,表现为手足末梢麻木感,甚至疼痛,影响到感觉、运动功能。注射前应用还原型谷胱甘肽及每天口服 B 族维生素可能有减轻症状的作用,应避免冷刺激。建议患者戴手套,穿袜子;保持室温在 22～24 ℃;减少金属物品的放置;床栏上铺床单;避免用冷水洗手洗脸;向患者不断强调保暖和避免冷刺激的重要性。

咽喉部异常感觉主要表现为呼吸困难、吞咽困难、喉痉挛。一旦出现症状,立即给氧;遵医嘱给予镇静剂、抗组胺药及支气管扩张剂;稳定患者情绪;保暖;化疗前指导患者避免进食冷食,温水刷牙、漱口,水果用热水加温后食用。

(3)卡培他滨:手足综合征分为Ⅲ度。Ⅰ度:麻木、瘙痒、无痛性红斑和肿胀;Ⅱ度:疼痛性红斑和肿胀;Ⅲ度:潮湿性蜕皮、溃疡、水疱和重度疼痛。发生手足综合征者遵医嘱给予维生素 B_6 静脉滴注,各级手足综合征的处理如下:Ⅰ度手足综合征时指导患者保持受累皮肤湿润,防寒防冻,避免接触冷水;穿软暖合适的鞋袜、手套,鞋袜不宜过紧,以防摩擦伤;避免剧烈运动;避免接触洗衣粉、肥皂等化学洗涤剂。Ⅱ度手足综合征时指导患者睡觉时用枕头适当垫高上、下肢体,促进肢体静脉回流。Ⅲ度手足综合征时指导患者不要搔抓局部皮肤及撕去脱屑,给予柔软纱布保护;避免涂刺激性药物及乙醇、碘酒;局部皮肤出现水疱后要避免水疱破裂,水疱已破裂者给予清洁换药处理,直至创面痊愈;指导患者外出时避免阳光照射。

9.放射治疗的护理

(1)放射性直肠炎的护理:早期为放射性黏膜炎,表现为大便次数增加、腹痛、腹泻,严重者可有血便。遵医嘱给予止泻剂,指导患者进食无刺激性、易消化饮食。后期可有肠纤维化、肠粘连、肠营养吸收不良,较严重的会出现肠穿孔。

(2)放射性膀胱炎的护理:放射性膀胱炎表现为尿频、尿急、尿痛等膀胱刺激征,指导患者多饮水,并告诉患者膀胱功能在放射治疗结束后可以恢复正常。

(3)指导盆腔放射治疗后骨盆疼痛者遵医嘱检查骨质密度。如放射治疗后发生盆骨疼痛,指导患者活动时避免盆骨沉重,动作缓慢,以防止发生病理性骨折。

(4)盆腔放射治疗者可能出现勃起障碍和性交痛,应做好配偶的思想工作,如症状不能缓解则请泌尿科或妇产科医师会诊。

(二)健康指导

1.做好大肠癌的三级预防

在肿瘤发生之前,消除或减少大肠黏膜对致癌物质的暴露,抑制或阻断上皮细胞的癌变过程。积极预防和治疗各种结肠癌的癌前病变,如结直肠息肉、腺瘤、溃疡性结肠炎等;多食新鲜蔬菜、水果等高纤维饮食。对结肠癌的高危人群进行筛查,一发现无症状的癌前病变,实现早期诊断、早期治疗,提高生存率,降低人群病死率的目的。

2.永久性结肠造口患者健康指导

(1)造口术后2～3个月内每1～2周扩张造口1次。若发现腹痛、腹胀、排便困难等造口狭窄表现及时就诊。

(2)有条件者参加造口患者协会,学习、交流经验和体会,使患者重拾信心。

(3)指导患者学会结肠造口自我护理方法:让患者观看护全过程1～2次,之后让患者逐步参与到造口护理中,直至患者能够完全自我护理。指导患者选择自己不过敏的造口袋,使用前用生理盐水彻底清洁造口及周围皮肤。

(4)定时反复刺激以养成良好的排便习惯:应用定时结肠灌洗及造口栓,能定时排便、减少异味及降低对造口周围皮肤的刺激。待患者完全掌握后再独立操作。造口栓隐蔽性好,可提高患者在社交活动及性生活中的生活质量。

(5)适当掌握活动强度,6周内不要提举超过6 kg的重物,进行中等强度的锻炼(如散步),增加耐受力,避免过度增加腹压,防止人工肛门结肠黏膜脱出。

(6)气味的处理:气味较大时,可使用带有碳片的造口袋或在造口袋内放入适量清新剂。

3.大肠癌随诊

治疗结束后每3个月体检1次,共2年;然后每6个月1次,总共5年。监测CEA,每3～6个月1次,共2年;然后每6个月1次,总共5年。3年内每年行腹、盆腔CT检查。术后1年内行肠镜检查,以后根据需要进行。

(许 艳)

第八章

神经外科护理

第一节 颅脑损伤

颅脑损伤分为头皮损伤、颅骨损伤与脑损伤,三者可单独或合并存在。其发生率仅次于四肢损伤,占全身损伤的 15%～20%,常与身体其他部位的损伤复合存在,其致残率及致死率均居首位。常见于交通、工矿等事故,自然灾害、爆炸、火器伤、坠落、跌倒及各种锐器、钝器对头部的伤害。颅脑损伤对预后起决定性作用的是脑损伤的程度及其处理效果。

一、头皮损伤

(一)解剖生理概要

头皮分为 5 层(图 8-1):由外及里依次为皮肤层、皮下组织层、帽状腱膜层、帽状腱膜下层、骨膜层。其中浅部三层紧密连接,不易分离,深部两层之间连接疏松,较易分离。各层解剖特点如下。

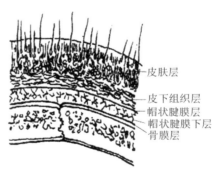

皮肤层
皮下组织层
帽状腱膜层
帽状腱膜下层
骨膜层

图 8-1 头皮解剖

1.皮肤层
皮肤层厚而致密,内含大量汗腺、皮脂腺、毛囊,具有丰富的血管,外伤时易致出血。

2.皮下组织层

皮下组织层由致密的结缔组织和脂肪组织构成,前者交织成网状,内有血管、神经穿行。

3.帽状腱膜层

帽状腱膜层前连额肌,后连枕肌,两侧达颞肌筋膜,坚韧、富有张力。

4.帽状腱膜下层

帽状腱膜下层是位于帽状腱膜与骨膜之间的疏松结缔组织层,范围较广,前至眶上缘,后达上项线,其间隙内的静脉经导静脉与颅内静脉窦相通,是颅内感染和静脉窦栓塞的途径之一。

5.骨膜层

骨膜层是由致密结缔组织构成的,骨膜在颅缝处贴附紧密,其余部位贴附疏松,故骨膜下血肿易被局限。

头皮血液供应丰富,且动、静脉伴行,由颈内、外动脉的分支供血,左右各五支在颅顶汇集,各分支间有广泛的吻合支,其抗感染及愈合能力较强。

（二）分类与特点

头皮损伤是颅脑损伤中最常见的损伤,严重程度差别较大,可能是单纯损伤,也可能是合并颅骨及脑损伤。

1.头皮血肿

头皮血肿大多由钝器伤所致,按照血肿出现在头皮的层次分为以下三种。

（1）皮下血肿:血肿位于皮肤表层与帽状腱膜之间,因受皮下纤维隔限制,血肿体积小、张力高、压痛明显,有时因周围组织肿胀隆起,中央反而凹陷,易被误认为凹陷性颅骨骨折,需用颅骨X线摄片做鉴别。

（2）帽状腱膜下血肿:头部受到斜向暴力,头皮发生了剧烈滑动,撕裂该层间的导血管所致。由于该层组织疏松,出血易于扩散,严重时血肿边界可与帽状腱膜附着缘一致,覆盖整个穹隆部,蔓延至全头部,似戴一顶有波动的帽子。小儿及体弱者,可导致休克或贫血。

（3）骨膜下血肿:血肿因受到骨缝处骨膜牢固粘连的限制,多局限于某一颅骨范围内,多由颅骨骨折引起。

较小的头皮血肿,一般1～2周可自行吸收,无须特殊处理,早期可给予加压冷敷以减少出血和疼痛,24～48小时后改用热敷以促进血肿吸收,切忌用力揉搓。若血肿较大,则应在严格皮肤准备和消毒下,分次穿刺抽吸后加压包扎。处理头皮血肿同时,应警惕合并颅骨损伤及脑损伤的可能。

2.头皮裂伤

头皮裂伤多为锐器或钝器打击所致,是常见的开放性头皮损伤,由于头皮血管丰富,出血较多,可引起失血性休克;处理时须着重检查有无颅骨和脑损伤。头皮裂伤较浅时,因断裂血管受头皮纤维隔的牵拉,断端不能收缩,出血量反较帽状腱膜全层裂伤者多。现场急救可局部压迫止血,争取在24小时之内实施清创缝合。缝合前要检查伤口有无骨碎片及有无脑脊液或脑组织外溢。缝合前应剃净伤处头发,冲洗消毒伤口,实施清创缝合后,注射破伤风抗毒素。

3.头皮撕脱伤

头皮撕脱伤多因发辫受机械力牵拉,使大块头皮自帽状腱膜下层或连同骨膜一起被撕脱所致,可导致失血性或疼痛性休克。急救时,除加压包扎止血和防止休克外,应保留撕脱的头皮,避免污染,用无菌敷料包裹,隔水放置于有冰块的容器内,随伤员一同送往医院。手术应争取在伤后6～8小时进行,清创植皮后,应保护植皮片不受压、不滑动,利于皮瓣成活。对于骨膜已撕脱者,在颅骨外板上多处钻孔达板障,待骨孔内肉芽组织生成后再行植皮。

二、颅骨损伤

颅骨骨折指颅骨受暴力作用致颅骨结构改变。颅骨骨折提示伤者受暴力较重,合并脑损伤概率较高。颅骨骨折不一定合并严重的脑损伤,没有骨折也可能合并脑损伤,其临床意义不在于骨折本身。颅骨骨折按骨折部位分为颅盖骨折和颅底骨折。按骨折形态分为线性骨折和凹陷性骨折。按骨折是否与外界相通分为开放性骨折与闭合性骨折。

(一)解剖生理概要

颅骨由颅盖和颅底构成,颅盖、颅底均有左右对称的骨质增厚部分,形成颅腔的坚强支架。

颅盖骨质坚实,由内、外骨板和板障构成。外板厚,内板较薄,内、外骨板表面均有骨膜覆盖,内骨膜也是硬脑膜外层,在颅骨的穹隆部,内骨膜与颅骨板结合不紧密,故颅顶部骨折时容易形成硬脑膜外血肿。

颅底骨面凹凸不平,厚薄不一,有两侧对称、大小不等的骨孔和裂隙,脑神经及血管由此出入颅腔。颅底被蝶骨嵴和岩骨嵴分为颅前窝、颅中窝和颅后窝。颅骨的气窦,如额窦、筛窦、蝶窦及乳突气房等均贴近颅底,气窦内壁与颅脑膜紧贴,颅底骨折越过气窦时,相邻硬脑膜常被撕裂,形成脑脊液外漏,易发生颅内感染。

(二)病因与发病机制

颅腔近似球体,颅骨有一定的弹性,有相当的抗压缩和抗牵张能力。颅骨受到暴力打击时,着力点局部可下陷变形,颅腔也可随之变形。当暴力强度大、受力面积小时,颅骨多以局部变形为主;当受力点呈锥形内陷时,内板首先受到较大牵张力而折裂。此时若外力作用终止,则外板可弹回复位保持完整,仅造成内板骨折,骨折片可穿破硬脑膜造成局限性脑挫裂伤。如果外力继续存在,则外板也将随之折裂,形成凹陷性骨折或粉碎性骨折。当外力引起颅骨整体变形较重,受力面积又较大时,可不发生凹陷性骨折,而在较为薄弱的颞骨鳞部或颅底引发线性骨折,局部骨折线往往沿暴力作用的方向和颅骨脆弱部分延伸。当暴力直接打击在颅底平面上或暴力由脊柱上传时常引起颅底骨折。颅前窝损伤时可能累及的脑神经有嗅神经、视神经,颅中窝损伤可累及面神经、听神经,颅后窝少见。

(三)临床表现

1.颅盖骨折

(1)线性骨折:发生率最高,局部有压痛、肿胀。经颅骨X线摄片确诊。单纯线性骨折本身不需要特殊处理,但应警惕合并脑损伤或颅内出血,尤其是硬脑膜外血肿,有时可伴发局部骨折下血肿。

(2)凹陷性骨折:局部可扪及局限性下陷区。若凹陷骨折位于脑重要功能区浅面,可出现偏瘫、失语、癫痫等病症。X线摄片可见骨折片陷入颅内的深度,CT扫描有助于骨折情况和合并脑损伤的诊断。

2.颅底骨折

多为强烈的间接暴力作用于颅底或颅盖骨折延伸到颅底所致,常为线性骨折。依骨折的部位不同可分为颅前窝、颅中窝和颅后窝骨折,临床表现各异。

(1)颅前窝骨折:骨折累及眶顶和筛骨,可有鼻出血、眶周("熊猫眼"征)及球结膜下瘀血斑。

若脑膜、骨膜均破裂,则合并脑脊液鼻漏,即脑脊液经额窦或筛窦由鼻孔流出。若筛板或视神经管骨折,可合并嗅神经或视神经损伤。

(2)颅中窝骨折:骨折累及蝶骨,也可有鼻出血或合并脑脊液鼻漏。若累及颞骨岩部,且脑膜、骨膜及鼓膜均破裂时,则合并脑脊液耳漏,即脑脊液经中耳由外耳道流出;若鼓膜完整,脑脊液则经咽鼓管流向鼻咽部,常被误认为是鼻漏。颅中窝骨折常合并第Ⅶ、Ⅷ对脑神经损伤。若累及蝶骨和颞骨的内侧部,还可能损伤垂体或第Ⅱ、Ⅲ、Ⅳ、Ⅴ、Ⅵ对脑神经。若骨折伤及颈动脉海绵窦段,可因动静脉瘘的形成而出现搏动性突眼及颅内杂音。破裂孔或颈内动脉管处的破裂,可发生致命性的鼻出血或耳出血。

(3)颅后窝骨折:骨折累及颞骨岩部后外侧时,一般在伤后1～2天出现乳突部皮下瘀血斑(Battle 征)。若累及枕骨基底部,可在伤后数小时出现枕下部肿胀及皮下瘀血斑;枕骨大孔或岩尖后缘附近的骨折,可合并后组脑神经(第Ⅸ～Ⅻ对脑神经)损伤。

(四)辅助检查

1.X 线片

X 线片可显示颅内积气,但仅 30％～50％患者能显示骨折线。

2.CT 检查

CT 检查有助于眼眶及视神经管骨折的诊断,且显示有无脑损伤。

3.尿糖试纸测定

鉴别是否为脑脊液。

(五)诊断要点

外伤史、临床表现和颅骨 X 线摄片、CT 检查基本可以明确诊断和定位,对脑脊液外漏有疑问时,可收集流出液做葡萄糖定量来测定。

(六)治疗要点

1.颅盖骨折

(1)单纯线性骨折:无须特殊处理,仅需卧床休息,对症治疗,如止痛、镇静等;但须注意有无继发颅内血肿等并发症。

(2)凹陷性骨折:若凹陷性骨折位于脑重要功能区表面,有脑受压症状或大面积骨折片下陷,直径大于 5 cm,深度超过 1 cm 时,应手术整复或摘除碎骨片。

2.颅底骨折

颅底骨折无须特殊治疗,主要观察有无脑损伤及处理脑脊液外漏、脑神经损伤等并发症。一旦出现脑脊液外漏即属开放性损伤,应使用抗生素预防感染,大部分漏口在伤后1～2周自愈。若4周以上仍未自愈,可行硬脑膜修补术。若骨折片压迫视神经,应尽早手术减压。

(七)护理评估

1.健康史

了解受伤过程,如暴力大小、方向、受伤时有无意识障碍及口鼻出血情况,初步判断是否伴有脑损伤。同时了解患者有无合并其他疾病。

2.目前身体状况

(1)症状和体征:了解患者目前的症状和体征可判断受伤程度和定位,观察患者有无"熊猫眼"征、Battle 征,明确有无脑脊液外漏。鉴别血性脑脊液外漏与耳鼻损伤出血时,可将流出的血性液体滴于白色滤纸上,如见血迹外围有月晕样淡红色浸润圈,可判断为脑脊液外漏。有时颅底骨折虽伤及颞骨,且骨膜及脑膜均已破裂但鼓膜尚完整时,脑脊液可经咽鼓管流至咽部而被患者咽下,故应询问患者是否有腥味液体流至咽部。

(2)辅助检查:颅骨 X 线及 CT 检查结果,确定骨折的部位和性质。

3.心理-社会状况

了解患者可因头部外伤而出现的焦虑、害怕、恐惧等心理反应,以及对骨折能否恢复正常的担心程度。同时也应了解患者家属对疾病的认识及心理反应。

(八)常见护理诊断/问题

1.疼痛

疼痛与损伤有关。

2.有感染的危险

感染与脑脊液外漏有关。

3.感知的改变

感知的改变与脑神经损伤有关。

4.知识缺乏

缺乏有关预防脑脊液外漏逆行感染的相关知识。

5.潜在并发症

潜在并发症为颅内出血、颅内压增高、颅内低压综合征。

(九)护理目标

(1)患者疼痛与不适程度减轻。

(2)患者生命体征平稳,无颅内感染发生。

(3)颅神经损伤症状减轻。

(4)患者能够叙述预防脑脊液外漏逆行感染的注意事项。

(5)患者病情变化能够被及时发现和处理。

(十)护理措施

1.脑脊液外漏的护理

(1)保持外耳道、鼻腔和口腔清洁,清洁时注意棉球不可过湿,以免液体逆流入颅。

(2)在鼻前庭或外耳道口松松地放置干棉球,随湿随换,同时记录 24 小时浸湿的棉球数,以估计脑脊液外漏量。

(3)避免用力咳嗽、打喷嚏、擤鼻涕及用力排便,以免颅内压骤然升降导致脑脊液逆流。

(4)脑脊液鼻漏者不可经鼻腔吸痰或放置胃管,禁止耳、鼻滴药、冲洗和堵塞,禁忌做腰穿。

(5)取头高位及患侧卧位休息,将头抬高 15°至漏液停止后 3～5 天,借重力作用使脑组织移至颅底硬脑膜裂缝处,促使局部粘连而封闭漏口。

(6)密切观察有无颅内感染迹象,根据医嘱预防性应用抗生素及破伤风抗毒素。

2.病情观察

观察有无颅内继发性损伤,如脑组织、脑膜、血管损伤引起的癫痫、颅内出血、继发性脑水肿、颅内压增高等。脑脊液外漏可推迟颅内压增高症状的出现,应严密观察意识、生命体征、瞳孔及肢体活动等情况,及时发现颅内压增高及脑疝的早期迹象。注意颅内低压综合征,若脑脊液外漏多,可使颅内压过低而导致颅内血管扩张,出现剧烈头痛、眩晕、呕吐、厌食、反应迟钝、脉搏细弱、血压偏低等。

（十一）护理评价

（1）患者疼痛是否缓解。

（2）患者有无颅内感染发生，脑脊液外漏是否如期愈合，护理措施是否得当。

（3）脑神经损伤症状是否减轻。

（4）患者能否叙述预防脑脊液外漏逆行感染的注意事项，遵医行为如何。

（5）患者病情变化是否被及时发现，并发症是否得到及时控制与预防和处理。

（十二）健康指导

对于颅底骨折合并脑脊液外漏者，主要是预防颅内感染，要劝告患者勿挖外耳道、抠鼻孔和擤鼻；注意预防感冒，以免咳嗽、打喷嚏；同时合理饮食，防止便秘，避免屏气、用力排便。

三、脑损伤

脑的被膜自外向内依次为硬脑膜、蛛网膜和软脑膜。硬脑膜坚韧且有光泽，由两层合成，外层兼具颅骨内膜的作用，内层较坚厚，两层之间有丰富的血管和神经。蛛网膜薄而透明，缺乏血管和神经，与硬脑膜之间有硬膜下腔，与软脑膜之间有蛛网膜下腔，充满脑脊液。脑脊液为无色透明液体，内含各种浓度不等的无机盐、葡萄糖、微量蛋白和淋巴细胞，对中枢神经系统起缓冲、保护、运输代谢产物及调节颅内压等作用。软脑膜薄且富有血管，覆盖于脑的表面并深入沟裂内。

脑损伤是指由于暴力作用使脑膜、脑组织、脑血管及脑神经的损伤。根据伤后脑组织与外界是否相通，将脑损伤分为开放性和闭合性两类，前者多由锐器或火器直接造成，有头皮裂伤、颅骨骨折和硬脑膜破裂，常伴有脑脊液外漏；后者由头部接触较钝物体或间接暴力造成，脑膜完整，无脑脊液外漏。根据脑损伤机制及病理改变分为原发性脑损伤和继发性脑损伤，前者指暴力作用于头部时立即发生的脑损伤，且不再继续加重，主要有脑震荡、脑挫裂伤及原发性脑干损伤等；后者指受伤一定时间后出现的脑受损病变，主要有脑水肿和颅内血肿，颅内血肿往往需要开颅手术。

（一）病因与发病机制

颅脑损伤的程度和类型多种多样。引起脑损伤的外力除可直接导致颅骨变形外，也可使头颅产生加速或减速运动，致使脑组织受到压迫、牵张、滑动或负压吸附等多种应力。暴力作用部位不同，脑在颅腔内产生的超常运动也各异，其运动方式可以是直线性也可以是旋转性。如人体坠落时，运动的头颅撞击于地面，受伤瞬间头部产生减速运动，脑组织会因惯性力作用撞击于受力侧的颅腔内壁，造成减速性损伤（图 8-2）。大而钝的物体向静止的头部撞击时，引起头部的加速运动而产生惯性力。当暴力过大并伴有旋转力时，可使脑组织在颅腔内产生旋转运动，不仅使脑组织表面在颅腔内摩擦、撞击引起损伤，而且在脑组织内不同结构间产生剪应力，引起更为严重的损伤。惯性力引起的脑损伤分散且广泛，常有早期昏迷的表现。由于颅前窝和颅中窝的凹凸不平，各种不同部位和方式的头部损伤，均易在额极、颞极及其底面发生惯性力的脑损伤。

（二）临床表现

1.脑震荡

脑震荡是最常见的轻度原发性脑损伤，为受伤后立即出现短暂的意识障碍，可为神志不清或完全昏迷，持续数秒或数分钟，一般不超过 30 分钟，较重者出现皮肤苍白、出汗、血压下降、心动徐缓、呼吸微弱、肌张力减低、各种生理反射迟钝或消失。清醒后大多不能回忆受伤当时乃至伤前一段时间内的情况,临床称为逆行性遗忘;可能会伴有头痛、头昏、恶心、呕吐等症状,短期内可自行好转。神经系统检查无阳性体征,显微镜下可见神经组织结构紊乱。

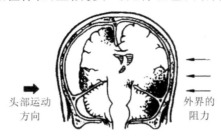

图 8-2　头部做减速运动时的脑损伤机制

2.脑挫裂伤

脑挫裂伤是常见的原发性脑损伤。它包括脑挫伤及脑裂伤,前者指脑组织遭受破坏较轻,软脑膜尚完整;后者指软脑膜、血管和脑组织同时有破裂,伴有外伤性蛛网膜下腔出血。两者常同时存在,临床上又不易区别,合称为脑挫裂伤。脑挫裂伤可单发,也可多发,好发于额极、颞极及其基底。其临床表现如下。

(1)意识障碍:脑挫裂伤最突出的临床表现。伤后立即出现,其程度和持续时间与脑挫裂伤程度、范围直接相关。多数患者在半小时以上,严重者可长期持续昏迷。

(2)局灶症状和体征:受伤当时立即出现与伤灶区功能相应的神经功能障碍或体征,如运动区损伤出现锥体束征、肢体抽搐、偏瘫等;若仅伤及"哑区",可无神经系统缺损的表现。

(3)头痛、恶心、呕吐:与颅内压增高、自主神经功能紊乱或外伤性蛛网膜下腔出血有关。后者还可出现脑膜刺激征,腰穿脑脊液检查有红细胞。

(4)颅内压增高与脑疝:因继发颅内血肿或脑水肿所致,使早期的意识障碍或偏瘫程度加重,或意识障碍好转后又加重,同时有血压升高、心率减慢、瞳孔不等大及锥体束征等表现。

3.原发性脑干损伤

原发性脑干损伤其症状与体征在受伤当时即已出现。单独的原发性脑干损伤较少,常与弥漫性损伤共存。患者常因脑干网状结构受损、上行激活系统功能障碍而持久昏迷,昏迷程度较深。伤后早期常出现严重生命体征变化,表现为呼吸节律紊乱,心率及血压波动明显。双侧瞳孔时大时小,对光反射无常,眼球位置歪斜或同向凝视。出现病理反射、肌张力增高、去皮质强直等。

4.弥散性轴索损伤

弥散性轴索损伤属于惯性力所致的弥散性脑损伤,由于脑的扭曲变形,脑内产生剪切或牵拉作用,造成脑白质广泛性轴索损伤。病变可分布于大脑半球、胼胝体、小脑或脑干。显微镜下所见为轴突断裂结构改变;可与脑挫裂伤合并存在或继发脑水肿,使病情加重;主要表现为受伤当时立即出现的较长时间昏迷。这是由广泛的轴索损害,皮层与皮层下中枢失去联系所致。若累及脑干,患者出现一侧或双侧瞳孔散大,对光反应消失,或同向凝视等。神志好转后,可因继发脑水肿而再次昏迷。

5.颅内血肿

颅内血肿是颅脑损伤中最多见、最危险,却又是可逆的继发性病变。其严重性在于引起颅内压增高导致脑疝危及生命,早期发现和及时处理可改善预后。根据血肿的来源和部位可分为硬脑膜外血肿、硬脑膜下血肿和脑内血肿。根据血肿引起颅内压增高及早期脑疝症状所需时间分为 3 种类型。①急性型:72 小时内出现症状。②亚急性型:3 天至 3 周出现症状。③慢性型:3 周以上才出现症状。

(1)硬脑膜外血肿:指出血积聚于颅骨与硬脑膜之间,与颅骨损伤有密切关系,症状取决于血肿的部位及扩展的速度。①意识障碍:可以是原发性脑损伤直接导致,也可由血肿本身导致颅内压增高、脑疝引起,前者较轻,最初的昏迷时间很短,与脑疝引起昏迷之间有一段意识清醒时间。后者常发生于伤后数小时至 1~2 天。经过中间清醒期,再度出现意识障碍,并渐次加重。如果原发性脑损伤较严重或血肿形成较迅速,也可不出现中间清醒期。少数患者可无原发性昏迷,而在血肿形成后出现昏迷。②颅内压增高及脑疝表现:出现头痛、恶心、呕吐剧烈、烦躁不安、淡漠、嗜睡、定向不准等症状。一般成人幕上血肿大于20 mL,幕下血肿大于 10 mL,即可引起颅内压增高症状。幕上血肿者大多先经历小脑幕切迹疝,然后合并枕骨大孔疝,故严重的呼吸循环障碍常发生在意识障碍和瞳孔改变之后。幕下血肿者可直接发生枕骨大孔疝,瞳孔改变、呼吸骤停几乎同时发生。

(2)硬脑膜下血肿:硬脑膜下血肿是指出血积聚在硬脑膜下腔,是最常见的颅内血肿。急性硬脑膜下血肿症状类似硬脑膜外血肿,脑实质损伤较重,原发性昏迷时间长,中间清醒期不明显,颅内压增高与脑疝的其他征象多在伤后 1~3 天进行性加重。由于病情发展急重,一经确诊应尽早手术治疗。慢性硬脑膜下血肿好发于老年人,大多有轻微头部外伤史,有的患者伴有脑萎缩、血管性或出血性疾病。由于致伤外力小,出血缓慢,患者可有慢性颅内压增高表现,如头痛、恶心、呕吐和视盘水肿等;血肿压迫症状,如偏瘫、失语和局限性癫痫等;有时可有智力下降、记忆力减退和精神失常。

(3)脑内血肿:有两种类型。①浅部血肿,出血均来自脑挫裂伤灶,少数与颅骨凹陷性骨折部位相应,好发于额叶和颞叶,常与硬脑膜下和硬膜外血肿并存。②深部血肿,多见于老年人,血肿位于白质深部,脑表面可无明显挫伤。临床表现以进行性意识障碍为主,若血肿累及重要脑功能区,可出现偏瘫、失语、癫痫等局灶症状。

(三)辅助检查

一般采用 CT、MRI 检查。脑震荡无阳性发现,可显示脑挫裂伤的部位、范围、脑水肿的程度及有无脑室受压及中线结构移位等;弥散性轴索损伤 CT 扫描可见大脑皮质与髓质交界处、胼胝体、脑干、内囊区域或第三脑室周围有多个点状或小片状出血灶;MRI 能提高小出血灶的检出率;硬脑膜外血肿 CT 检查表现为颅骨内板与脑表面之间有双凸镜形或弓形密度增高影,常伴颅骨骨折和颅内积气;硬脑膜下血肿 CT 检查示颅骨内板下低密度的新月形、半月形或双凸镜形影;脑内血肿 CT 检查在脑挫裂伤灶附近或脑深部白质内见到圆形或不规则高密度血肿影,周围有低密度水肿区。

(四)诊断要点

患者外伤史、意识改变、瞳孔的变化、锥体束征,以及 CT、MRI 检查可明确诊断。

1.非手术治疗

(1)脑震荡:通常无须特殊治疗。一般卧床休息 1~2 周,可完全恢复。适当给予镇痛、镇静等对症处理,禁用吗啡及哌替啶。

(2)脑挫裂伤:以非手术治疗为主。①一般处理:静卧、休息,床头抬高,宜取侧卧位;保持呼吸道通畅;维持水、电解质、酸碱平衡;应用抗生素预防感染;对症处理;严密观察病情变化。②防治脑水肿:治疗脑挫裂伤的关键。可采用脱水、激素或过度换气等治疗对抗脑水肿、降低颅内压;吸氧、限制液体入量;冬眠低温疗法降低脑代谢率等。③促进脑功能恢复:应用营养神经药物,如ATP、辅酶 A、细胞色素 C 等,以供应能量,改善细胞代谢,促进脑细胞功能恢复。

2.手术治疗

(1)重度脑挫裂伤:经非手术治疗无效,颅内压增高明显甚至出现脑疝迹象时,应做脑减压术或局部病灶清除术。

(2)硬脑膜外血肿:一经确诊,立即手术,清除血肿。

(3)硬脑膜下血肿:多采用颅骨钻孔冲洗引流术,术后引流 48~72 小时。

(4)脑内血肿:一般经手术清除血肿。

(5)常见手术方式:开颅血肿清除术、去骨瓣减压术、钻孔探查术、脑室引流术、钻孔引流术。

(五)护理评估

1.健康史

详细了解受伤过程,如暴力大小、方向、性质、速度、患者当时有无意识障碍,其程度及持续时间,有无中间清醒期、逆行性遗忘,受伤当时有无口鼻、外耳道出血或脑脊液外漏发生,是否出现头痛、恶心、呕吐等情况;初步判断是颅伤、脑伤或是复合损伤;同时应了解现场急救情况;了解患者既往健康状况。

2.目前身体状况

评估患者的症状和体征,了解有无神经系统病征及颅内压增高征象;根据观察患者意识、瞳孔、生命体征及神经系统体征的动态变化,区分脑损伤是原发的还是继发的;结合 X 线、CT 及MRI 检查结果判断损伤的严重程度。

3.心理-社会状况

了解患者及其家属对颅脑损伤及其术后功能恢复的心理反应,常见心理反应有焦虑、恐惧等;了解家属对患者的支持能力和程度。

(六)常见护理诊断/问题

1.清理呼吸道无效

清理呼吸道无效与脑损伤后意识障碍有关。

2.疼痛

疼痛与颅内压增高和手术切口有关。

3.营养失调/低于机体需要量

其与脑损伤后高代谢、呕吐、高热、不能进食等有关。

4.体温过高

体温过高与脑干损伤有关。

5.潜在并发症

潜在并发症为颅内压增高、脑疝及癫痫发作。

(七)护理目标

(1)患者意识逐渐恢复,生命体征平稳,呼吸道通畅。

(2)患者的疼痛减轻,舒适感增加。

(3)患者营养状态能够维持或接近正常水平。

(4)患者体温维持正常。

(5)患者颅内压增高、脑疝的早期迹象及癫痫发作能够得到及时预防、发现和处理。

(八)护理措施

1.现场急救

及时而有效的现场急救,在缓解致命性危险因素的同时(如窒息、大出血、休克等)为进一步治疗创造了有利条件,如预防或减少感染机会,提供确切的受伤经过。

(1)维持呼吸道通畅:颅脑损伤患者常有不同程度的意识障碍,失去正常的咳嗽反射和吞咽功能,呼吸道分泌物不能有效排出,舌根后坠可引起严重呼吸道梗阻。应及时清除口咽部分泌物、呕吐物,将患者侧卧或放置口咽通气道,必要时行气管切开,保持呼吸道畅通。

(2)伤口处理:单纯头皮出血,清创后加压包扎止血;开放性颅脑损伤应剪短伤口周围头发,伤口局部不冲洗、不用药;外露的脑组织周围可用消毒纱布卷保护,外加干纱布适当包扎,避免局部受压。若伤情许可宜将头部抬高以减少出血。尽早进行全身抗感染治疗及破伤风预防注射。

(3)防治休克:有休克征象者,应查明有无颅外部位损伤,如多发性骨折、内脏破裂等。患者平卧,注意保暖,及时补充血容量。

(4)做好护理记录:准确记录受伤经过、初期检查发现、急救处理经过及生命体征、意识、瞳孔、肢体活动等病情,为进一步处理提供依据。

2.病情观察

动态的病情观察是鉴别原发性与继发性脑损伤的重要手段。观察内容包括意识、瞳孔、生命体征、神经系统体征等。

(1)意识状态:意识障碍是脑损伤患者最常见的变化之一。通过意识障碍的程度可判断颅脑损伤的轻重;意识障碍出现的迟早和有无继续加重,可作为区别原发性和继发性脑损伤的重要依据。

传统意识分法:分为清醒、模糊、浅昏迷、昏迷和深昏迷五级。①意识清醒:正确回答问题,判断力和定向力正确。②意识模糊:最轻或最早出现的意识障碍,因而也是最需要关注的,能简单回答问题,但不确切,判断力和定向力差,呈嗜睡状。③浅昏迷:意识丧失,对疼痛刺激有反应,角膜、吞咽反射和病理反射尚存在,重的意识模糊与浅昏迷的区别仅在于前者尚能保持呼之能应或呼之能睁眼这种最低程度的合作。④昏迷:痛觉反应已经迟钝,随意运动已完全丧失的意识障碍阶段,可有鼾声、尿潴留等表现,瞳孔对光反应与角膜反射尚存在。⑤深昏迷:对痛刺激无反应,各种反射消失,呈去皮质强直状态。

Glasgow 昏迷评分法:评定睁眼、语言及运动反应,以三者积分表示意识障碍程度,最高15 分,表示意识清醒,8 分以下为昏迷,最低 3 分(表 8-1)。

表 8-1 Glasgow 昏迷评分法

睁眼反应		语言反应		运动反应
能自行睁眼	4	回答正确	5	遵嘱活动
呼之能睁眼	3	回答错误	4	刺痛定位
刺痛能睁眼	2	语无伦次	3	躲避刺痛
不能睁眼	1	只能发声	2	刺痛肢屈
		不能发声	1	刺痛肢伸
				无反应

(2)生命体征:生命体征紊乱是脑干受损征象。为避免患者躁动影响准确性,应先测呼吸,再测脉搏,最后测血压。颅脑损伤患者以呼吸变化最为敏感和多变,注意节律、深浅。若伤后血压上升,脉搏缓慢有力,呼吸深慢,提示颅内压升高,应警惕颅内血肿或脑疝发生;伤后,与意识障碍和瞳孔变化同时出现心率减慢和血压升高,为小脑幕切迹疝;枕骨大孔疝患者可未经明显的意识障碍和瞳孔变化阶段而突然发生呼吸停止。伤后早期,由于组织创伤反应,可出现中等程度发热;若累及间脑或脑干可导致体温调节紊乱,出现体温不升或中枢性高热。

(3)瞳孔变化:可因动眼神经、视神经及脑干部位的损伤引起。正常瞳孔等大、圆形,在自然光线下直径 3~4 mm,直接、间接对光反应灵敏。伤后一侧瞳孔进行性散大,对侧肢体瘫痪伴意识障碍加重,提示脑受压或脑疝;伤侧瞳孔先短暂缩小继之散大,伴对侧肢体运动障碍,提示伤侧颅内血肿;双侧瞳孔散大、对光反应消失、眼球固定伴深昏迷或去皮质强直,多为原发性脑干损伤或临终表现。观察瞳孔时应排除某些药物、剧痛、惊骇等对瞳孔变化的影响。

(4)其他:观察有无脑脊液外漏、呕吐,有无剧烈头痛或烦躁不安等颅内压增高的表现或脑疝先兆。注意 CT 和 MRI 扫描结果及颅内压监测情况。

3.一般护理

(1)体位:抬高床头 15°~30°,以利脑静脉回流,减轻脑水肿。深昏迷患者取侧卧位或侧俯卧位,以利于口腔内分泌物排出;保持头与脊柱在同一直线上,头部过伸或过屈均会影响呼吸道通畅及颈静脉回流,不利于降低颅内压。氧气吸入,做好气管插管、气管切开准备。

(2)营养与补液:及时、有效补充能量和蛋白质以减轻机体损耗。不能进食者在伤后 48 小时后可行全胃肠外营养。评估患者营养状况,如体重、氮平衡、血浆蛋白、血糖、血电解质等,以便及时调整营养素供给量和配方。

(3)卧床患者基础护理:加强皮肤护理、口腔护理、排尿排便等生活护理,尤其是意识不清昏迷患者预防各种并发症的发生。

(4)根据病情做好康复护理:重型颅脑损伤患者生命体征平稳后要及早进行功能锻炼,可减少日后的并发症和后遗症,主要通过姿势治疗、按摩、被动运动、主动运动等。

4.高热患者的护理

高热可造成脑组织相对缺氧,加重脑损害,故需采取积极降温措施。常用物理降温法有冰帽,或头、颈、腋、腹股沟等处放置冰袋或冰水毛巾等。如体温过高物理降温无效或引起寒战时,需采用冬眠疗法。常用氯丙嗪、异丙嗪各 25 mg 或 50 mg 肌内注射或静脉滴注,用药 20 分钟后开始物理降温。降温速度以每小时下降 1 ℃ 为宜,降至肛温为 32~34 ℃ 较为理想。可每 4~6 小时重复用药,一般维持 3~5 天。低温期间应密切观察生命体征并记录,若收缩压低于 13.3 kPa(100 mmHg),呼吸次数减少或不规则时,应及时通知医师停止冬眠疗法或更换冬眠药物。观察局部皮肤、肢体末端和耳郭处血液循环情况,以免冻伤,并防止肺炎、压疮的发生。停用冬眠疗法时,应先停物理降温,再逐渐停冬眠药物。

5.脑室引流管的护理

对有脑室引流管患者护理时应注意:①应严格无菌操作。②引流袋最高处距侧脑室的距离为10~15 cm。③注意引流速度,禁忌流速过快,避免颅内压骤降造成危险。④控制脑脊液引流量,每天不超过500 mL为宜。⑤注意观察脑脊液性状,若有大量鲜血提示脑室内出血,若为混浊则提示有感染。

（九）护理评价

（1）患者意识状态是否逐渐恢复，患者呼吸是否平稳，有无误吸发生。

（2）患者疼痛是否减轻。

（3）患者的营养状态如何，营养素供给是否得到保证。

（4）患者体温是否恢复正常。

（5）患者是否出现颅内压增高、脑疝及癫痫发作等并发症，若出现是否得到及时发现和处理。

（十）健康指导

（1）康复训练：根据脑损伤遗留的语言、运动或智力障碍程度，制订康复训练计划，以改善患者生活自理能力及社会适应能力。

（2）外伤性癫痫患者应定期服用抗癫痫药物，不能单独外出，以防发生意外。

（3）骨瓣去除患者应做好自我保护，防止因重物或尖锐物品碰撞患处而发生意外，尽可能取健侧卧位以防止膨出的脑组织受到压迫；3～6个月后视情况可做颅骨修补术。

（尹　婷）

第二节　脑　疝

当颅腔内某分腔有占位性病变时，该分腔的压力大于邻近分腔，脑组织由高压力区向低压力区移位，导致脑组织、血管及脑神经等重要结构受压或移位，产生相应的临床症状和体征，称为脑疝。

根据移位的脑组织及其通过的硬脑膜间隙和孔道，可将脑疝分为以下常见的三类（图8-3）。①小脑幕切迹疝：又称颞叶疝，为颞叶的海马回、钩回通过小脑幕切迹被推移至幕下。②枕骨大孔疝：又称小脑扁桃体疝，为小脑扁桃体及延髓经枕骨大孔被推挤向椎管内。③大脑镰下疝：又称扣带回疝，一侧半球的扣带回经镰下孔被挤入对侧分腔。

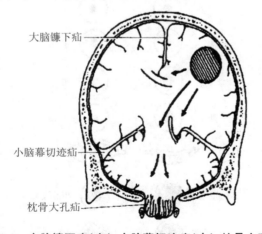

图 8-3　大脑镰下疝（上）、小脑幕切迹疝（中）、枕骨大孔疝（下）

脑疝是颅内压增高的危象和引起死亡的主要原因，常见的有小脑幕切迹疝和枕骨大孔疝。

一、病因与发病机制

(1)外伤所致各种颅内血肿,如硬膜外血肿、硬膜下血肿及脑内血肿。

(2)颅内脓肿。

(3)颅内肿瘤尤其是颅后窝、中线部位及大脑半球的肿瘤。

(4)颅内寄生虫病及各种肉芽肿性病变。

(5)医源性因素,对于颅内压增高患者,进行不适当的操作如腰椎穿刺,放出脑脊液过多过快,使各分腔间的压力差增大,则可促使脑疝形成。

发生脑疝时,移位的脑组织在小脑幕切迹或枕骨大孔处挤压脑干,使脑干受压移位导致其实质内血管受到牵拉,严重时基底动脉进入脑干的中央支可被拉断而致脑干内部出血,出血常为斑片状,有时出血可沿神经纤维走行方向达内囊水平。同侧的大脑脚受到挤压会造成病变对侧偏瘫,同侧动眼神经受到挤压可产生动眼神经麻痹症状。钩回、海马回移位可将大脑后动脉挤压于小脑幕切迹缘上致枕叶皮层缺血坏死。移位的脑组织可致小脑幕切迹裂孔及枕骨大孔堵塞,使脑脊液循环通路受阻,颅内压增高进一步加重,形成恶性循环,使病情迅速恶化。

二、临床表现

(一)小脑幕切迹疝

(1)颅内压增高:剧烈头痛,进行性加重,伴躁动不安,频繁呕吐。

(2)进行性意识障碍:由于阻断了脑干内网状结构上行激活系统的通路,随脑疝的进展,患者出现嗜睡、浅昏迷、深昏迷。

(3)瞳孔改变:脑疝初期由于患侧动眼神经受刺激导致患侧瞳孔变小,对光反射迟钝;随病情进展,患侧动眼神经麻痹,患侧瞳孔逐渐散大,直接和间接对光反射均消失,并伴上睑下垂及眼球外斜;晚期,对侧动眼神经因脑干移位也受到推挤时,则出现双侧瞳孔散大,对光反射消失,患者多处于濒死状态(图 8-4)。

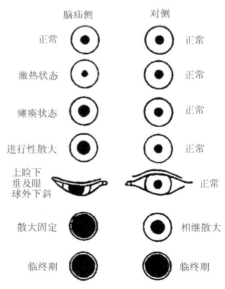

图 8-4　一侧颞叶钩回疝引起的典型瞳孔变化

（4）运动障碍：钩回直接压迫大脑脚，锥体束受累后，病变对侧肢体肌力减弱或麻痹，病理征阳性（图 8-5）。脑疝进展时可致双侧肢体自主活动消失，严重时可出现去皮质强直状，这是脑干严重受损的信号。

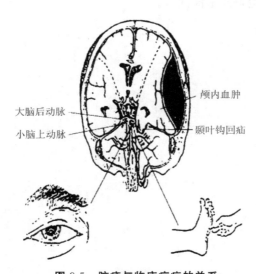

图 8-5　脑疝与临床病症的关系

动眼神经受压导致：同侧瞳孔散大，上睑下垂及眼外肌瘫痪；锥体束受压导致：对侧肢体瘫痪，肌张力增加，腱反射活跃，病理反射阳性

（5）生命体征变化：若脑疝不能及时解除，病情进一步发展，则患者出现深昏迷，双侧瞳孔散大固定，血压骤降，脉搏快弱，呼吸浅而不规则，呼吸、心跳相继停止而死亡。

（二）枕骨大孔疝

枕骨大孔疝是小脑扁桃体及延髓经枕骨大孔被挤向椎管中，又称为小脑扁桃体疝。由于颅后窝容积较小，对颅内高压的代偿能力也小，病情变化更快。患者常有进行性颅内压增高的临床表现：头痛剧烈，呕吐频繁，颈项强直或强迫头位，生命体征紊乱出现较早，意识障碍、瞳孔改变出现较晚。因脑干缺氧，瞳孔可忽大忽小。位于延髓的呼吸中枢受损严重，患者早期即可突发呼吸骤停而死亡。

三、治疗要点

关键在于及时发现和处理。

（一）非手术治疗

患者一旦出现典型的脑疝症状，应立即给予脱水治疗，以缓解病情，争取时间。

（二）手术治疗

确诊后，尽快手术，去除病因，如清除颅内血肿或切除脑肿瘤等；若难以确诊或虽确诊但病变无法切除者，可通过脑脊液分流术、侧脑室外引流术或病变侧颞肌下、枕肌下减压术等降低颅内压。

四、急救护理

（1）快速静脉输入甘露醇、山梨醇、呋塞米等强效脱水剂，并观察脱水效果。

(2)保持呼吸道通畅,吸氧。

(3)准备气管插管盘及呼吸机,对呼吸功能障碍者,行人工辅助呼吸。

(4)密切观察呼吸、心跳、瞳孔的变化。

(5)紧急做好术前特殊检查及术前准备。

（尹　婷）

第九章

乳腺外科护理

第一节　急性乳腺炎

一、疾病概述

(一)概念

急性乳腺炎是乳腺的急性化脓性感染。多发生于产后 3～4 周的哺乳期妇女,以初产妇最常见。主要致病菌为金黄色葡萄球菌,少数为链球菌。

(二)相关病理生理

急性乳腺炎开始时局部出现炎性肿块,数天后可形成单房或多房性的脓肿。表浅脓肿可向外破溃或破入乳管自乳头流出;深部脓肿不仅可向外破溃,也可向深部穿至乳房与胸肌间的疏松组织中,形成乳房后脓肿。感染严重者,还可并发脓毒血症。

(三)病因与诱因

1.乳汁淤积

乳汁是细菌繁殖的理想培养基,引起乳汁淤积的主要原因:①乳头发育不良(过小或凹陷)妨碍哺乳;②乳汁过多或婴儿吸乳过少导致乳汁不能完全排空;③乳管不通(脱落上皮或衣服纤维堵塞),影响乳汁排出。

2.细菌入侵

当乳头破损时,细菌沿淋巴管入侵是感染的主要途径。细菌也可直接侵入乳管,上行至腺小叶而致感染。细菌主要来自婴儿口腔、母亲乳头或周围皮肤。多数发生于初产妇,因其缺乏哺乳经验;也可发生于断奶时,6 个月以后的婴儿已经长牙,易致乳头损伤。

(四)临床表现

1.局部表现

初期患侧乳房红、肿、胀、痛,可有压痛性肿块,随病情发展症状进行性加重,数天后可形成单房或多房性的脓肿。脓肿表浅时局部皮肤可有波动感和疼痛,脓肿向深部发展可穿至乳房与胸肌间的疏松组织中,形成乳房后脓肿和腋窝脓肿,并出现患侧腋窝淋巴结肿大、压痛。局部表现可有个体差异,应用抗生素治疗的患者,局部症状可被掩盖。

2.全身表现

感染严重者,可并发败血症,出现寒战、高热、脉快、食欲减退、全身不适、白细胞上升等症状。

(五)辅助检查

1.实验室检查

白细胞计数及中性粒细胞比例增多。

2.B超检查

确定有无脓肿及脓肿的大小和位置。

3.诊断性穿刺

在乳房肿块波动最明显处或压痛最明显的区域穿刺,抽出脓液可确诊脓肿已经形成。脓液应做细菌培养和药敏试验。

(六)治疗原则

主要原则为控制感染,排空乳汁。脓肿形成以前以抗菌药治疗为主,脓肿形成后,需及时切开引流。

1.非手术治疗

(1)一般处理:①患乳停止哺乳,定时排空乳汁,消除乳汁淤积。②局部外敷,用 25% 硫酸镁湿敷,或采用中药蒲公英外敷,也可用物理疗法促进炎症吸收。

(2)全身抗菌治疗:原则为早期、足量应用抗生素。针对革兰氏阳性球菌有效的药物,如青霉素、头孢菌素等。由于抗生素可被分泌至乳汁,故避免使用对婴儿有不良影响的抗菌药,如四环素、氨基苷类、磺胺类和甲硝唑。如治疗后病情无明显改善,则应重复穿刺以了解有无脓肿形成,或根据脓液的细菌培养和药敏试验结果选用抗生素。

(3)中止乳汁分泌:患者治疗期间一般不停止哺乳,因停止哺乳不仅影响婴儿的喂养,且提供了乳汁淤积的机会。但患侧乳房应停止哺乳,并以吸乳器或手法按摩排出乳汁,局部热敷。若感染严重或脓肿引流后并发乳瘘(切口常出现乳汁)需回乳,常用方法:①口服溴隐亭 1.25 mg,每天 2 次,服用 7~14 天;或口服已烯雌酚 1~2 mg,每天 3 次,2~3 天。②肌内注射苯甲酸雌二醇,每次 2 mg,每天 1 次,至乳汁分泌停止。③中药炒麦芽,每天 60 mg,分 2 次煎服或芒硝外敷。

2.手术治疗

脓肿形成后切开引流。于压痛、波动最明显处先穿刺抽吸取得脓液后,于该处切开放置引流,脓液做细菌培养及药物敏感试验。脓肿切开引流时注意:①切口一般呈放射状,避免损伤乳管引起乳瘘;乳晕部脓肿沿乳晕边缘做弧形切口;乳房深部较大脓肿或乳房后脓肿,沿乳房下缘做弧形切口,经乳房后间隙引流。②分离多房脓肿的房间隔以利引流。③为保证引流通畅,引流条应放在脓腔最低部位,必要时另加切口作对口引流。

二、护理评估

(一)一般评估

1.生命体征(T、P、R、BP)

评估是否有体温升高,脉搏加快。急性乳腺炎患者通常有发热,可有低热或高热;发热时呼吸、脉搏加快。

2.患者主诉

询问患者是否为初产妇,有无乳腺炎、乳房肿块、乳头异常溢液等病史;询问有无乳头内陷;评估有无不良哺乳习惯,如婴儿含乳睡觉、乳头未每天清洁等;询问有无乳房胀痛,浑身发热、无力、寒战等症状。

3.相关记录

体温、脉搏、皮肤异常等记录结果。

(二)身体评估

1.视诊

乳房皮肤有无红、肿、破溃、流脓等异常情况;乳房皮肤红肿的开始时间、位置、范围、进展情况。

2.触诊

评估乳房乳汁淤积的位置、范围、程度及进展情况;乳房有无肿块,乳房皮下有无波动感,脓肿是否形成,脓肿形成的位置、大小。

(三)心理- 社会评估

评估患者心理状况,是否担心婴儿喂养与发育、乳房功能及形态改变。

(四)辅助检查阳性结果评估

患者血常规检查示血白细胞计数及中性粒细胞比例升高提示有炎症的存在;根据 B 超检查的结果判断脓肿的大小及位置,诊断性穿刺后方可确诊脓肿形成;根据脓液的药物敏感试验选择抗生素。

(五)治疗效果的评估

1.非手术治疗评估要点

应用抗生素是否有效果,乳腺炎症是否得到控制,患者体温是否恢复正常;回乳措施是否起效,乳汁淤积情况有无改善,患者乳房肿胀疼痛有无减轻或加重;患者是否了解哺乳卫生和预防乳腺炎的知识,情绪是否稳定。

2.手术治疗评估要点

手术切开排脓是否彻底;伤口愈合情况是否良好。

三、主要护理诊断(问题)

(一)疼痛

其与乳汁淤积、乳房急性炎症使乳房压力显著增加有关。

(二)体温过高

其与乳腺急性化脓性感染有关。

(三)知识缺乏

其与不了解乳房保健和正确哺乳知识有关。

(四)潜在并发症

乳瘘。

四、护理措施

(一)缓解疼痛

1.防止乳汁淤积

患乳暂停哺乳,定时用吸乳器吸净乳汁。

2.按摩、热敷

每天定时给予手法按摩、辅助热敷物理治疗,疏通阻塞的乳腺管,刺激乳窦,使乳汁流畅,淤积的硬块消散,预防乳腺脓肿发生。

3.托起乳房

用三角巾或宽松胸罩拖起患侧乳房,减轻疼痛和肿胀。

(二)控制体温和感染

1.控制感染

遵医嘱抽血培养和药物敏感试验,使用抗菌药物并观察疗效。

2.病情观察

定时测量体温、脉搏、呼吸,监测白细胞、中性粒细胞变化。

3.高热护理

发热期间予温水擦浴、冰袋降温等物理降温,必要时遵医嘱予药物降温;伴有畏寒、发抖等症状者,注意保暖;保持口腔和皮肤清洁。

(三)脓肿切开引流术后护理

保持引流通畅,观察引流液的量、性状、颜色及气味变化,及时更换敷料。

(四)用药护理

遵医嘱早期使用抗菌药,根据药物敏感试验选择合适的抗菌药,注意评估患者有无药物不良反应。

(五)饮食与运动

给予高蛋白、高维生素、低脂肪食物,保证足量水分摄入。注意休息,适当运动,劳逸结合。

(六)心理护理

观察了解患者心理状况,给予必要的疾病有关的知识宣教,抚慰其紧张急躁情绪。

(七)健康教育

1.保持乳头和乳晕清洁

每次哺乳前后清洁乳头,保持局部干燥清洁。

2.纠正乳头内陷

妊娠期每天挤捏、提拉乳头。

3.养成良好的哺乳习惯

定时哺乳,每次哺乳时让婴儿吸净乳汁,如有淤积及时用吸乳器或手法按摩排出乳汁;培养婴儿不含乳头睡眠的习惯;注意婴儿口腔卫生,及时治疗婴儿口腔炎症。

4.及时处理乳头破损

乳晕破损或皲裂时暂停哺乳,用吸乳器吸出乳汁哺乳婴儿;局部用温水清洁后涂以抗菌药软膏,待愈合后再行哺乳;症状严重时及时诊治。

五、护理评价

(1)患者的乳汁淤积情况有无改善,是否学会正确排出淤积乳汁的方法,是否坚持每天挤出已经淤积的乳汁,回乳措施是否产生效果,乳房胀痛有无逐渐减轻。

(2)患者乳房皮肤的红肿情况有无好转,乳房皮肤有无溃烂,乳房肿块有无消失或增大。

(3)患者应用抗生素后体温有无恢复正常,炎症有无消退,炎症有无进一步发展为脓肿。

(4)患者脓肿有无及时切开引流,伤口愈合情况是否良好。

(5)患者是否了解哺乳卫生和预防乳腺炎的知识,焦虑情绪是否改善。

(王　黎)

第二节　乳　腺　癌

一、疾病概述

(一)概念

乳腺癌是女性最常见的恶性肿瘤之一,占我国女性恶性肿瘤发病率的第一位。我国虽然是乳腺癌低发地区,但近年来年发病率呈 3% 的趋势上升,且发病年龄逐渐年轻化,严重危害我国女性的身心健康。由于早期诊断和医疗方式的改进,乳腺癌的病死率有所下降。

(二)相关病理生理

1.病理分型

乳腺癌的病理分型。

(1)非浸润性癌:又称原位癌,指癌细胞局限在导管壁基底膜内的肿瘤,包括导管内癌、小叶原位癌及不伴发浸润性癌的乳头湿疹样乳腺癌。

(2)早期浸润性癌:癌组织突破导管壁基底膜,开始向间质浸润的阶段,包括早期浸润性导管癌、早期浸润性小叶癌。此型仍属早期,预后较好。

(3)浸润性特殊癌:癌组织向间质内广泛浸润,包括乳头状癌、髓样癌(伴有大量淋巴细胞浸润)、小管癌(高分化癌)、腺样囊性癌、黏液腺癌、鳞状细胞癌等。此型一般分化高,预后尚好。

(4)浸润性非特殊癌:包括浸润性小叶癌、浸润性导管癌、硬癌、髓样癌(无大量淋巴细胞浸润者)、单纯癌、腺癌等。此型一般分化程度低,预后较上述类型差,是乳腺癌最常见的类型。

(5)其他罕见癌:如炎性乳腺癌和乳头湿疹样癌。

2.转移途径

(1)直接浸润:直接浸润皮肤、胸筋膜、胸肌等周围组织。癌细胞沿导管或筋膜间隙蔓延,继而侵及 Cooper 韧带和皮肤。

(2)淋巴转移。主要途径:①沿胸大肌外侧缘淋巴管侵入同侧腋窝淋巴结,进一步则侵入锁骨下淋巴结、锁骨上淋巴结,进入血液循环向远处转移。②向内则侵入胸骨旁淋巴结,继而达到锁骨上淋巴结,进入血液循环。癌细胞淋巴转移以第 1 种途径为主,但也可通过逆行途径转移到对侧腋窝或腹股沟淋巴结。

(3)血运转移:乳腺癌是一种全身性疾病,早期乳腺癌亦可发生血运转移,最常见远处转移部位依次为肺、骨、肝。

(三)病因与诱因

乳腺癌的病因至今尚不明确,但研究发现其发病与许多因素有关,主要危险因素包括以下几点。

1.年龄

乳腺癌是激素依赖型肿瘤,主要与体内雌酮和雌二醇的水平直接相关,随着年龄的增加乳腺癌的发病率逐渐上升。

2.月经史及婚育史

月经初潮早于 12 岁,月经周期短,绝经晚于 50 岁,未婚、未哺乳及初产年龄 35 岁以上发病率高。

3.遗传因素

一级亲属中有乳腺癌患病史者,其发病危险性是普通人群的 2～3 倍。若一级亲属在绝经前患双侧乳腺癌,其相对危险度便高达 9 倍。

4.地区因素

欧美国家多,亚洲国家少。北美、北欧地区乳腺癌的发病率是亚、非、拉美地区的 4 倍,而低发地区居民移居至高发地区后,第二、三代移民的乳腺癌发病率逐渐上升,提示地区环境因素及早期生活经历与乳腺癌的发病有一定的关系。

5.不良的饮食习惯

首先,营养过剩、肥胖、长期高能量高脂饮食可加强和延长雌激素对乳腺上皮细胞的刺激,从而增加发病机会;其次,服用含有激素的美容保健品,也可增加患病危险度;还有,每天饮酒 3 次以上的妇女患乳腺癌的危险度增加 50%～70%。

6.乳腺疾病史

某些乳腺良性疾病,如乳腺炎、乳腺导管扩张、乳腺囊肿及乳腺纤维腺瘤等与乳腺癌的发病有一定的关系。

7.药物因素

停经后长时间($\geqslant$5 年)采用激素替代疗法的女性患乳腺癌危险度增高。

8.社会-心理因素

社会-心理应激(如夫妻关系不和、离异、丧偶、重大事故)造成的长期精神压力大、精神创伤、长期抑郁均增加患病风险。

9.其他因素

未成年时经过胸部放疗的人群成年后乳腺癌发病风险增加,暴露于放射线的年龄越小则危险性越大;从事美容业、药物制造等职业的妇女乳腺癌的危险性升高。

(四)临床表现

1.肿块

绝大多数就诊的患者表现为无意中发现的无痛、单发的小肿块,多位于乳房外上象限,质硬、不光滑,与周围组织边界不易分清,不易推动。当癌肿侵入胸膜和胸肌时,固定于胸壁不易推动。

2.皮肤改变

乳腺癌可引起乳房皮肤的多种改变,常见的有"酒窝征""橘皮征""卫星结节""铠甲胸"。当癌肿侵入 Cooper 韧带后可使韧带收缩而失去弹性,导致皮肤凹陷,形成"酒窝征";癌细胞阻塞淋巴管可引起局部淋巴回流障碍,出现真皮水肿,呈现"橘皮征";晚期癌细胞浸润皮肤,皮肤表面出现多个坚硬小结,形成"卫星结节";乳腺癌晚期,癌细胞侵入背部、对侧胸壁,可限制呼吸,称"铠甲胸";晚期癌肿侵犯皮肤时,可出现菜花样有恶臭味的皮肤溃疡;快速生长的肿瘤压迫乳房表皮使皮肤变薄,可产生乳房浅表静脉曲张。

3.乳头改变

癌肿侵入乳管使之收缩将乳头牵向患侧,使乳头出现扁平、回缩、内陷。乳腺癌患者乳头的溢液可呈血性、浆液性或水样,以血性溢液多见,但并非出现乳头血性溢液就一定是乳腺癌。

4.区域淋巴结肿大

乳腺癌淋巴结转移最初多见于腋窝。患侧肿大淋巴结肿大最初为散在、少数、质硬、无痛、可活动的肿块,逐渐数量增多、粘连成团,甚至与皮肤粘连而固定,不易推动。大量癌细胞堵塞腋窝淋巴管可导致上肢淋巴水肿;胸骨旁淋巴结肿大,位置深,手术时才易被发现。晚期锁骨上淋巴结增大、变硬。少数出现对侧腋窝淋巴结转移。有少数乳腺癌患者仅表现为腋窝淋巴结肿大而摸不到乳腺肿块,称为隐匿性乳腺癌。

5.乳房疼痛

约 1/3 乳腺癌患者伴有乳房疼痛,除癌肿直接侵犯神经外其他原因不明了,而且疼痛的强度与分期及病理类型等无明显相关性。

6.全身改变

血运转移至肺、骨、肝时,出现相应症状。如肺转移可出现胸痛、气急,骨转移可出现局部疼痛,肝转移可出现肝大、黄疸。

7.特殊乳腺癌表现

(1)炎性乳腺癌:少见,多发生于妊娠和哺乳期的年轻女性,发展迅速,转移快,预后极差。表现为乳房增大,局部皮肤红、肿、热、痛,似急性炎症,开始时比较局限,迅速扩展到乳房大部分皮肤,皮肤发红、水肿、增厚、粗糙、表面温度升高。触诊时整个乳房肿大、发硬,无明显局限性肿块。

(2)乳头湿疹样乳腺癌(Paget 病):少见,恶性程度低,发展慢。发生在乳头区大乳管内,随病情进展发展到乳头。表现为乳头刺痒、灼痛,湿疹样改变,慢慢出现乳头、乳晕脱屑、糜烂、瘙痒,进而形成溃疡,有时覆盖黄褐色鳞屑样痂皮,病变继续发展则乳头内陷、破损。淋巴转移晚,常被误诊为湿疹而延误治疗。

(五)辅助检查

(1)钼靶 X 线:早期诊断乳腺癌的影像学诊断方法。适用于 35 岁以上女性,每年 1 次。

(2)B 超检查:主要用于鉴别肿块的性质是囊性或实性。

(3)MRI 检查:近年来兴起,敏感性高,但是费用昂贵及特异性较低。浸润癌表现为形状不规则的星芒状、蟹足样阴影,与周围组织间分界不清,边缘有毛刺。

(4)全身放射性核素扫描(ECT)适用于骨转移可能性较大的乳腺癌患者。

(5)三大常规(血常规、尿常规、血生化)、肝肾功能、凝血功能、心电图等检查是判断患者能否耐受术后及后续治疗的重要参考指标。

(6)乳腺肿瘤标志物的检测:有利于综合评价病情变化。

(7)乳腺病灶活组织检查术:确诊的重要依据,在完成超声、钼靶和磁共振检查后进行。最常见的方法是 B 超定位下空芯穿刺,具有简便、快捷、准确的优点。穿刺前行普鲁卡因皮试,皮试阴性者才能接受穿刺术。

(六)治疗原则

以手术为主,辅以化学药物、放射、内分泌、生物治疗等综合治疗。

1.手术治疗

手术治疗是最根本的治疗方法。适应证为 0、Ⅰ、Ⅱ 期及部分 Ⅲ 期患者。已有远处转移、全身情况差、主要脏器有严重疾病不能耐受手术者属于手术禁忌。早年以局部切除及全乳房切除术治疗乳腺癌,但是治疗结果并不理想,随着手术方式不断演化,直至 Fisher 首次提出乳腺癌是 1 个全身性疾病,手术范围的扩大并不能降低死亡率,主张缩小手术范围,并加强术后综合辅助治疗。目前我国国内以改良根治术为主,国外推广保乳术,取得了良好效果,保乳术将成为未来我国乳腺癌手术发展的趋势。

(1)乳腺癌根治术:手术范围包括整个乳房、胸大肌、胸小肌、腋窝及锁骨下淋巴结。该术式可清除腋下组(胸小肌外侧)、腋中组(胸小肌深面)及腋上组(胸小肌内侧)3 组淋巴结,手术创伤较大,现在已很少应用。

(2)乳腺癌扩大根治术:即在清除腋下、腋中、腋上 3 组淋巴结的基础上,同时切除胸廓内动、静脉及其周围的淋巴结(即胸骨旁淋巴结)。

(3)乳腺癌改良根治术:有两种术式。一种是保留胸大肌,切除胸小肌;一种是保留胸大、小肌。前者淋巴结清楚范围与根治术相仿,后者不能清除腋上组淋巴结。大量临床观察研究发现Ⅰ、Ⅱ期乳腺癌患者应用根治术与改良根治术的生存率无明显差异,且后者保留了胸肌,更易被患者接受,目前已成为常用术式。

(4)全乳房切除术:切除整个乳腺,包括腋尾部及胸大肌筋膜。该术式适用于原位癌、微小癌及年迈体弱不易做改良根治术者。

(5)保留乳房的乳腺癌切除术:手术包括完整切除肿块及腋淋巴结清扫。肿块切除时要求肿块周围包裹适量正常乳腺组织,确保切除标本的边缘无肿瘤细胞浸润。术后辅以放疗、化疗,全球范围内的大量临床随机对照试验证明,保乳术联合术后辅助治疗,与传统根治术或改良根治术相比,在总生存率上无统计学差异,现已被欧美国家广泛接受。

(6)前哨淋巴活检术:前哨淋巴是原发肿瘤发生淋巴结转移所必经的第 1 个淋巴结,通过前哨淋巴结活检,可以预测腋淋巴结是否转移的准确性已达 95%~98%。目前多采用注射染料和放射性核素作为前哨淋巴结活检的两种示踪剂,若活检为阴性,则可避免不必要的腋淋巴结清扫,进一步减少手术带来的并发症和上肢功能障碍。

(7)乳腺癌术后的乳房重建术:又称乳房再造术,指利用自身组织移植或乳房假体来重建因患乳房疾病行乳房切除术后的胸壁畸形和乳房缺损。乳房重建术根据重建的时间可分为一期重建和二期重建。一期重建术是指在实施乳腺癌根治术的同时进行乳房重建;二期重建是指患者乳腺癌切除术后 1~2 年,已完成术后放疗且无复发迹象者进行的乳房重建术。

关于手术方式的选择目前尚有分歧,但没有任何一种术式适用于所有情况的乳腺癌,手术方式选择还应根据病理分型、疾病分期、手术医师的习惯及辅助治疗的条件而定。总之,改良乳腺癌根治术是目前的应用较为广泛的术式,有胸骨旁淋巴转移时行扩大根治术;晚期乳腺癌行乳腺癌姑息性切除。

2.化学药物治疗

(1)辅助化疗:乳腺癌是实体肿瘤中应用化疗最有效的肿瘤之一。化疗是必要的全身性辅助治疗方式,可降低术后复发率,提高生存率,一般在术后早期应用,采用联合化疗方式,治疗期以 6 个月左右为宜。常用方案有 CMF 方案(环磷酰胺、甲氨蝶呤、氟尿嘧啶)和 CEF 方案(环磷酰胺、表柔比星、氟尿嘧啶)。根据病情术后尽早用药,化疗前患者应无明显骨髓抑制,白细胞计数$>4\times10^9$/L,血红蛋白>80 g/L,血小板$>50\times10^9$/L。化疗期间定期检查肝、肾功能,每次化疗前查白细胞计数,若白细胞计数$<3\times10^9$/L,应延长用药间隔时间。表柔比星的心脏毒性和

骨髓抑制作用较多柔比星低,因而其应用更为广泛。尽管如此,仍应定期心电图检查。其他效果好的有紫杉醇、多西紫杉醇、长春瑞滨和卡培他滨等。

（2）新辅助化疗：多用于由于肿物过大或已经转移导致不能手术的Ⅲ期患者,通过化疗使肿物缩小。化疗方案同辅助化疗,疗程根据个人疗效而定。

3.内分泌疗法

乳腺是雌激素靶器官,癌肿细胞中雌激素受体（ER）含量高者,称激素依赖性肿瘤,对内分泌治疗有效;ER含量低者,称激素非依赖型肿瘤,对内分泌治疗效果差。因此,针对乳腺癌患者还应测定雌激素受体和孕激素受体,以选择辅助治疗方案及判断预后。

（1）他莫昔芬：又名三苯氧胺,是内分泌治疗常用药物,可降低乳腺癌术后复发及转移,同时可减少对侧乳腺癌的发生率;适用于雌激素受体（ER）阳性的绝经妇女。他莫昔芬的用量为每天20 mg,服用5年。该药的主要不良反应有潮热、恶心、呕吐、静脉栓塞形成、眼部不良反应、阴道干燥或分泌物增多。他莫昔芬的第二代药物是托瑞米芬（法乐通）。

（2）芳香化酶抑制剂（AI、如来曲唑等）：新近发展的药物,能抑制肾上腺分泌的雄激素转变为雌激素过程中的芳香化环节,从而降低雌二醇,达到治疗乳腺癌的目的。适用于绝经后的患者,效果优于他莫昔芬,一般建议单独使用此类药物或他莫昔芬序贯芳香化酶抑制剂辅助治疗。目前临床上AI已代替他莫昔芬成为绝经后乳腺癌患者的一线治疗药物。

（3）卵巢去势治疗：包括药物、手术或放射去势,目前临床少用。

4.放疗

可在术前、术后采用,是乳腺癌局部治疗的手段之一。术前杀灭癌肿周围癌细胞,术后减少扩散及复发,提高5年生存率。一般在术后2～3周,在锁骨上、胸骨旁及腋窝等区域进行照射。此外,骨转移灶及局部复发灶照射,可缓解症状。在保乳术后,放疗是重要组成部分;单纯乳房切除术后根据患者具体情况而定;根治术后一般不做常规放疗,但对于高危复发患者,放疗可降低局部复发率。

5.生物治疗

（1）曲妥珠单抗：近年来临床上推广应用的注射液,系通过转基因技术,对$CerB-2$过度表达的乳腺癌患者有一定效果。对于$HER2$基因扩增或过度表达的乳腺癌患者,曲妥珠单抗联合化疗的疗效明显优于单用化疗。

（2）拉帕替尼：一种口服的小分子表皮生长因子酪氨酸激酶抑制剂,与曲妥珠单抗无交叉耐药,与其不同的是能够透过血-脑屏障,对乳腺癌脑转移有一定的治疗作用。

（3）贝伐单抗：一种针对血管内皮生长因子的重组人源化单克隆抗体,联合其他化疗药物是晚期转移性乳腺癌的标准治疗方案之一。

二、护理评估

(一)一般评估

1.生命体征（T、P、R、BP）

乳腺癌患者乳房皮肤破溃有发炎感染者可有体温升高,癌肿深入浸润侵及肺部时可有呼吸加快。术后由于麻醉剂的作用或卧床太久没有活动,评估患者是否有短暂性的血压降低。术后3天内患者可出现手术吸收热,一般不超过38.5 ℃,高热时可有脉搏、呼吸加快。

2.患者主诉

(1)现病史:否触及肿块,肿块发生时间、增长速度、随月经周期肿块大小有无变化,有无乳头溢液及乳头溢液的性质、治疗情况;有无疼痛,疼痛的位置、程度、性质、持续时间;有无高血压、糖尿病等其他系统的疾病。

(2)过去史:了解患者的月经及婚育情况:初潮年龄、初产年龄、绝经年龄、月经周期、怀孕及生育次数,是否哺乳;绝经后是否应用激素替代疗法,是否患子宫及甲状腺功能性疾病。

(3)家族史:家族中是否有恶性肿瘤尤其是乳腺癌的患者。

(4)心理-社会史:了解患者有无遇到社会心理应激(如夫妻关系不和、离异、丧偶、重大事故),是否长期心理压抑。

(5)日常生活习惯:有无高脂、高糖、高热量饮食习惯,有无长期饮酒,有无长期使用激素类美容化妆品或药物。

(6)有无过敏史。

3.相关记录

术后记录每天引流液的量、色、性质。心电监护患者的血压、脉搏、呼吸、血氧饱和度。

(二)身体评估

1.术前一般情况

有无高血压、糖尿病、脑血管史等其他系统疾病,近期有无服用阿司匹林等药物,入院后睡眠情况。

2.术前专科情况

(1)检查方法,包括视诊、触诊。

视诊:面对镜子,两手叉腰,观察乳房的外形,然后将双臂高举过头,仔细观察:①两侧乳房的大小、形状、高低是否对称,如有差异,需询问是先天发育异常还是近期发生的或渐进性发生的。②乳房皮肤有无红肿、皮疹、皮肤褶皱、橘皮样改变、浅表静脉扩张等异常。③观察乳头是否在同一水平上,是否有抬高、回缩、凹陷,有无异常分泌物自乳头溢出,乳晕颜色是否有改变。

触诊。①触诊乳房:仰卧,先查健侧,再查患侧。检查侧的手臂高举过头,在检查侧肩下垫一小枕头,使乳房变平。然后将对侧手四指并拢,用指端掌面检查乳房各部位是否有肿块或其他变化。依次从乳房外上、外下、内下、内上象限及中央区做全面检查。上至锁骨,下到肋弓边缘,内侧到胸骨旁,外侧到腋中线。然后用同样方法检查对侧乳房,最后用拇指和示指轻轻挤捏乳头,观察有无乳头溢液。注意腋窝有无肿块,对较小或深部的病灶,可再用指尖进行触诊。②触诊腋窝淋巴结:患者取坐位,检查右侧腋下时,以右手托住患者右臂,使胸大肌松弛,用左手自胸壁外侧向腋顶部、胸肌外侧及肩胛下逐步触诊,如触及肿大淋巴结,注意其部位、大小、形状、数量、硬度、表面是否光滑、有无压痛、边界是否清楚及活动度;与周围组织间及淋巴结间有无粘连。检查左侧腋下时,方法同前。检查锁骨上淋巴结时可站在患者背后,乳腺癌锁骨上淋巴结转移多发生于胸锁乳突肌锁骨头外侧缘处,检查时可沿锁骨上和胸锁乳突肌外缘向左右和上下触诊,如触及肿大淋巴结,记录其特点。

(2)检查的内容。①肿块的大小、部位、形状、数量、质地、表面光滑度、有无压痛、与周围组织是否粘连、边界是否清楚及活动度。②乳房外形有无改变,双侧是否对称,乳头有无抬高、内陷,皮肤有无橘皮样改变,有无破溃,血性分泌物是否恶臭。③是否有乳头溢液,分泌物性质、量、气味等。④是否有腋窝淋巴结肿大,淋巴结肿大早期为散在、质硬、无痛、可以推动结节,后期则互相粘连融合,甚至与皮肤或深部组织粘连。

3.术后身体评估

(1)术后评估患者生命体征、意识状态、精神状态,有无烦躁、面色苍白、皮肤湿冷、呼吸急促、脉快等异常表现。评估患者的早期下床活动能力,有无直立性低血压,四肢活动能力如何。评估患者疼痛的部位、性质、评分、持续时间、伴随症状。评估患者拔除尿管后有无尿潴留。

(2)评估患肢水肿的程度。根据水肿的范围和程度可分为三度。①Ⅰ度:上臂体积增加<10%,一般不明显,肉眼不易观察出,多发生在上臂近段内后区域;②Ⅱ度:上臂体积增加为10%~80%,肿胀明显,但一般不影响上肢活动;③Ⅲ度:上臂体积增加>80%,肿胀明显,累及范围广,可影响整个上肢,并有严重的上肢活动障碍。可对比健侧与患侧上肢是否相同,测量不同点的臂围,手指按压。

(三)心理-社会评估

入院后当患者被确诊为乳腺癌时,常表现为怀疑、不接受现实、焦虑,甚至恐惧。充分了解患者对疾病认识情况,是否接受手术。了解患者对疾病预后、拟采取手术方案及手术后康复知识的了解程度。了解患者家属的心理状态、家庭对手术的经济承受能力。术后评估患者对自身形象的接受度,是否有抑郁表现,能否良好适应自身的变化。

(四)辅助检查阳性结果评估

1.乳腺钼靶检查

临床上主要采用 BI-RADS 分期,世界上权威的钼靶检查报告分期标准为以下几点。

BI-RADS 0 级:需要结合其他检查。

BI-RADS 1 级:阴性。

BI-RADS 2 级:良性。

BI-RADS 3 级:良性可能,需短期随访。

BI-RADS 4 级:可疑恶性,建议活检。

4A:低度可疑。

4B:中度可疑。

4C:高度可疑但不确定。

BI-RADS 5 级:高度恶性。

BI-RADS 6 级:已经病理证实恶性。

2.三大常规

(1)血常规:白细胞和中性粒细胞是判断有无感染的基本指标;血红蛋白指数是贫血的诊断依据;血小板是判断凝血功能的重要因素。

(2)尿常规:判断有无泌尿系统感染。

(3)生化检查:检查肝肾功能是否正常。

(五)治疗效果的评估

1.非手术治疗评估要点

(1)评估接受新辅助化疗患者的乳房肿块有无缩小或变大。

(2)化疗患者的评估要点:有无肝肾功能不正常;有无出血性膀胱炎;有无贫血或白细胞计数过低;心电图检查有无异常;有无大量呕吐导致电解质紊乱,是否需要补液;有无化疗药变态反应的发生,如胸闷、呼吸急促。

（3）放疗患者的评估要点：患者有无贫血或白细胞计数过低；放疗区域皮肤有无发红、皮疹。

2.手术治疗评估要点

评估患者手术后患肢水肿的程度、切口愈合情况、有无患侧上肢活动障碍、有无自我形象紊乱。

三、主要护理诊断（问题）

（一）焦虑恐惧

焦虑恐惧与不适应住院环境，担心预后、手术影响女性形象及今后家庭、工作有关。

（二）有组织完整性受损的危险

危险与留置引流管、患侧上肢淋巴引流不畅有关。

（三）知识缺乏

缺乏术前准备、术后注意事项、术后康复锻炼的知识。

（四）睡眠障碍

睡眠障碍与不适应环境改变及担心手术有关。

（五）皮肤完整性受损

皮肤完整性受损与手术有关。

（六）身体活动障碍

身体活动障碍与手术影响患者活动有关。

（七）自我形象紊乱

自我形象紊乱与乳房或邻近组织切除及瘢痕形成有关。

（八）潜在并发症

皮下积液、皮瓣坏死、上肢水肿。

四、主要护理措施

（一）正确对待手术引起的自我形象改变

1.做好患者的心理护理

向患者和家属耐心解释手术的必要性和重要性，鼓励患者表达自己的想法与感受，介绍相同经历的已重塑自我形象的病友与之交流。告知患者今后行乳房重建的可能，鼓励其战胜疾病的信心。

2.取得其配偶的理解和支持

对已婚患者，同时对其配偶进行心理辅导，鼓励夫妻双方坦诚交流，使配偶理解关心其术后身体状况，接受身体形象的改变。

（二）术前护理

1.心理护理

护理人员关注患者的心理状态，从入院起即做好宣教工作，减轻环境不适应带来的焦虑，随之给予各项检查及治疗的宣教及解释。认识乳腺癌患者确诊后的心理历程，针对性的给予心理疏导。允许并鼓励患者参与到自身基本治疗方式的选择，以符合患者的社会地位、经济情况、文化水平、家庭关系及个人隐私方面的需求，使患者达到心理平衡。可让术后恢复患者现身讲解，解除顾虑，使患者得到全方位的心理支持，树立战胜疾病的信心，提高应对技巧和生活质量。

2.完善术前准备

(1)做好术前检查的有关宣教,满足患者了解疾病相关知识的需求。

(2)术前做好皮肤准备,剃去腋毛,以便于术中淋巴结清扫。对手术范围大、需要植皮的患者,除常规备皮外,同时做好供皮区(如腹部或同侧大腿)的皮肤准备。

(3)乳房皮肤破溃者,术前每天换药至创面好转。

(4)乳头凹陷者,应提起乳头,以松节油擦干净,再以75%乙醇擦洗。

(5)术前教会患者腹式呼吸、咳痰、变换体位及床上大小便的具体方法,手术晨留置尿管。

(6)从术前8~12小时开始禁食、禁水,以防因麻醉或手术过程中的呕吐而引起窒息或吸入性肺炎。

(7)手术晨全面检查术前准备情况,测量生命体征,若发现患者有体温、血压升高或女性患者月经来潮时,及时通知医师,必要时延期手术。

(8)乳腺肿瘤如继发感染、破溃或出血。应给予抗感染和消炎止血治疗,在局部炎症水肿消退、皮肤状况好转后再手术。

(9)对于哺乳期患者应采用药物断奶回乳,以免术后发生乳瘘。

(三)术后护理

1.体位及饮食的护理

全麻或硬膜外麻醉后术后6小时内去枕平卧位,禁食禁水,头偏一侧,注意防止直立性低血压、呕吐及误吸。6小时后,若患者生命体征平稳,可取半卧位或平卧位,保持患肢自然内收。术后6小时后,先试饮少量水,无不适后,可进流质饮食,少量多餐,次日可进高热量、高蛋白的普食。

2.病情观察

术后连续6小时,每1小时测T、P、BP、R,并观察患者精神状态,心电监护患者需记录每小时血氧饱和度。注意观察呼吸,有胸闷、呼吸困难时,注意是否伴发气胸,必要时进行胸部X线检查。其他导致呼吸困难的因素有胸带过紧、体位。观察患者精神状态,有无烦躁、面色苍白、皮肤湿冷、呼吸急促、脉快等异常表现和由于出血而导致的休克和窒息。观察敷料是否固定完好及渗血情况。

3.疼痛护理

倾听患者疼痛的感受、部位、发生时间,判断疼痛的强度、阵发性还是持续性,有心血管疾病和心脏疾病的患者注意其伤口疼痛与心绞痛区分。严密观察患者的疼痛情况,判断产生的原因是心理作用、伤口导致、体位压迫还是其他疾病伴发。指导患者疼痛时避免下床活动,学会分散注意力,给予患者疾病相关的知识宣教,告知避免患肢长时间下垂,肩关节制动。按医嘱指导患者正确用药,观察药物疗效和不良反应。

4.加强伤口护理

(1)注意伤口敷料情况,用胸带加压包扎,使皮瓣与胸壁贴合紧密,注意松紧度以容纳一手指、能维持正常血运、不影响患者呼吸为宜。

(2)观察患侧上肢远端血运循环情况,若手指发麻、皮肤发绀、皮温下降、脉搏摸不清,提示腋窝部血管受压,应及时调整绷带松紧度。

(3)绷带加压包扎一般维持7~10天,包扎期间告知患者不能自行松紧绷带,瘙痒时不能将手指伸入敷料下抓挠。若绷带松脱,及时重新加压包扎。观察切口敷料渗血、渗液情况,并记录。

5.做好引流管的护理

(1)做好宣教:引流管贴明标识,告知患者及家属引流管放置的目的是及时引流皮瓣下的渗血、渗液和积气,使皮瓣紧贴创面,促进皮瓣愈合。翻身及下床活动时防止引流管扭曲、折叠和受压。告知患者不要急于想要拔掉引流管,引流管放置时间一般在 2 周左右,连续 3 天每天引流量 <10 mL,创面与皮肤紧贴,手指按压伤口周围皮肤无空虚感,即可考虑拔管。

(2)维持有效负压:注意负压引流管连接固定,负压维持在 26.6～53.2 kPa(200～400 mmHg),保持有效负压及引流管通畅。护士在更换引流瓶时发现局部积液、皮瓣不能紧贴胸壁且有波动感,报告医师及时处理。

(3)加强观察:注意引流液的量、色、性质并记录。术后 1～2 天,每天引流血性液 50～200 mL,以后逐渐颜色变淡、减少。若术后短时间内引流出大量鲜红色液体(>100 mL/h)或 24 小时引流量 >500 mL,则为活动性出血,需及时通知医师,并遵医嘱处理。随时观察引流管是否通畅、固定,防止患者下床时引流管扭曲打折,保证有效引流。观察患者术后拔除尿管后能否顺利排尿,术后 6 小时仍未排尿者需判断有无尿潴留。观察患者术后能否顺利排便,术后 3～5 天患者仍未排便,观察有无腹胀。

6.指导患者做上肢功能锻炼

(1)告知功能锻炼的目的:术后进行适时、适当地功能锻炼有利于术后上肢静脉回流,预防上肢水肿。同时又减少瘢痕牵缩的发生,促进患侧上肢功能恢复及自理能力的重建,增强患者恢复的信心,提高生活质量。

(2)功能锻炼的时机与方法:乳腺癌术后过早、过大范围进行患侧上肢和胸部活动,会影响切口愈合,并且会明显增加创面渗血量,容易出现皮瓣坏死和积液。但如果活动过晚、活动范围不够,又会影响上肢的运动功能,容易造成肌力下降和活动范围受限。妥善掌握活动的时机和限度,目前普遍推荐,术后早期肩部适当制动,外展、前伸和后伸动作范围都不应超过 40°,内旋和外旋动作不受限制。待伤口逐渐愈合,逐步增加活动的量和范围。术后手、腕部、前臂、肘部活动不受限制。依据患者所处的不同术后康复阶段,指导其相应的功能锻炼:术后 24 小时患肢内收、制动,只做手关节、腕关节、肘关节的屈曲、伸展运动,避免患肢外展、上举。术后 24 小时鼓励患者早期下床活动,渐进式床上坐起、床边坐位、床边站立各 30 秒,无头晕不适后,可在床旁适当活动。引流管拔除后开始肩部活动,循序渐进地增加强度与频率来锻炼肩关节的前摆、后伸,逐步尝试用患肢刷牙、梳头、洗脸等。同时每天开始进行手指爬墙运动。待伤口愈合拆线后,患肢逐渐外展联系,鼓励患者结合之前的锻炼内容学习康复操,全方位活动锻炼患肢关节。

(3)注意事项:①正确进行功能锻炼,遵循循序渐进的原则,逐步活动手、腕、肘、肩部关节。②不可动作过大,也不可惧怕疼痛不敢运动,以不感到疼痛为宜。③早期下床活动时,不可用患肢撑床,防止家属用力扶患肢,以免造成腋窝皮瓣滑动影响愈合。④若出现腋下积液,应延迟肩关节活动时间,减少活动量,待伤口愈合,积液消失,再开始锻炼计划。

7.患肢水肿的护理

(1)原因:患侧上肢肿胀主要与患侧淋巴结切除后上肢淋巴回流不畅、上肢静脉回流不畅有关,此外局部积液或感染等也会导致患肢肿胀。淋巴回流不畅引起的水肿通常发生在 1～2 个月甚至数月后,静脉回流不畅则在术后短时间内出现。

(2)避免患肢肿胀的措施:①术后用一软枕垫高患肢,使之高于心脏 10～15 cm,直至伤口愈合拆线。②严禁在患侧测血压、静脉输液、注射、抽血、提重物等,以免回流障碍引起水肿。③术后 24 小时开始进行适当的功能锻炼。④向心性局部按摩：让患者抬高患肢，按摩者用双手扣成环形自腕部向肩部用一定压力推移，每次 15 分钟以上，一天 3 次。⑤局部感染者，及时应用抗生素治疗。

（四）健康教育

（1）术后近期避免患肢提取重物，继续进行功能锻炼。

（2）术后 5 年内尽量避免妊娠，因为妊娠可加重患者及其家属的精神压力和经济上的双重负担。避孕不宜使用激素类避孕药，以免刺激癌细胞生长；可使用避孕套、上环等方法或请教妇科医师。

（3）放疗及化疗的自我护理：放疗期间注意保护皮肤，出现放射性皮炎时及时就诊。化疗期间应定期检查肝、肾功能，每次化疗前 1 天或当天查白细胞计数，化疗后 5～7 天复查白细胞计数，若白细胞数＜3×10^9/L，需及时就诊。放化疗期间应少去公共场所，以减少感染机会；加强营养，多食高蛋白、高维生素、低脂肪的食物，以增强机体抵抗力，饮食要均衡，不宜过多忌口。

（4）提供患者改善形象的方法：介绍假体的作用和应用；可通过佩戴合适的假发、义乳改善自我形象；根治术后 3 个月可行乳房再造术，但有肿瘤转移或乳腺炎者禁忌；避免衣着过度紧身。

（5）饮食指导：①术后一般不必忌口，但对某些含有雌激素成分的食品或保健品，如蜂乳、阿胶等应少食。②限制脂肪含量高，特别是动物性脂肪含量高的食物，尽量选择脱脂牛奶，避免油炸或其他脂肪含量高的食物。③选择富含各种蔬菜、水果和豆类的植物性膳食，并多食用粗加工的谷类。④建议不饮酒，尤其禁饮烈性酒类。⑤控制肉摄入量，特别是红肉，最好选择鱼、禽肉取代红肉（牛、羊、猪肉）。⑥限制腌制食物和食盐摄入量。⑦避免食用被真菌毒素污染而在室温长期储藏的食物。⑧少喝咖啡，因其含有较高的咖啡因，可促使乳腺增生。⑨注意均衡饮食，适当的体力活动，避免体重过重。

（6）告知患者乳房自检的正确方法和时间。乳房自检应经常进行，20 岁以上女性每月自检一次，一般在月经干净后 5～7 天。此时雌激素对乳腺的影响最小，乳腺处于相对静止状态，容易发现病变。对于已绝经妇女，检查时间可固定于每月的某一天。40 岁以上的妇女、乳腺癌术后的患者每年行钼靶 X 线摄片检查，以便早期发现乳腺癌或乳腺癌复发征象。

（7）正确面对术后性生活：性生活是人类最基本的生理和心理需求。特别是年轻的乳腺癌患者术后，由于手术瘢痕、脱发等对于性及生殖方面会产生一系列问题，甚至认为自己不再是 1 个完整的女性，对性表达失去信心，同时配偶因担心性生活会影响对方的康复，甚至担心可能因此病情恶化，也对性避而不谈。事实上，单纯从乳房的手术或者放疗的角度而言，并不会降低女性的性欲，也不会影响性生活时的身心反应。同时，正常的性生活也对预防疾病的复发有很大益处。

（8）患侧肢体的护理：教会患者患侧肢体功能锻炼的方法，强调锻炼的必要性及重要性，术后 1 年如上肢功能障碍不能恢复，以后就很难再恢复正常。锻炼要循序渐进，不能急于求成，贵在坚持。

五、肿瘤化疗患者的生理病理特点

（一）肿瘤化疗患者免疫系统功能特点

细胞毒药物以两种方式诱导免疫系统。一种是直接诱导特异的细胞免疫反应，导致肿瘤细胞死亡；另一种是诱导短暂的淋巴细胞削减，然后刺激免疫效应分子产生，解除受抑制的免疫反应。一些细胞毒药物直接或间接杀死免疫效应细胞,导致免疫系统功能低下或免疫无能。增加患者病毒和细菌感染的可能性。化疗药物可通过3种方式——本身性质(如烷化剂和糖皮质激素)、作用模式(如肿瘤细胞的死亡出现在细胞应激之前)或剂量/给药方式对免疫系统进行损害。

(二)肿瘤化疗患者器官功能特点

抗肿瘤药物不仅杀伤肿瘤细胞,而且会影响正常细胞,特别是对靶器官,如造血系统、肝、肾功能有很大的影响,可产生骨髓抑制、肝肾功能损害等毒性反应或不良反应。化疗患者造血系统、肝、肾功能的改变,决定着能否化疗或是否需要调整化疗药物的剂量,因此化疗前需要常规测定血常规、肝、肾功能等。化疗中监测各项指标的动态变化,确保化疗过程的安全性。

(三)肿瘤化疗患者营养状态特点

化疗过程和患者的营养状况是相互联系的。首先,化疗过程中的毒性,尤其是消化道反应中极为常见的恶心、呕吐、消化道黏膜炎症、破损、腹泻、便秘等症状,会严重削弱患者的食欲或影响进食过程。在肿瘤引起的代谢异常的基础上进一步加重营养不足。

其次,营养不足会降低患者对化疗的耐受程度,影响中性粒细胞的水平,致使患者无法完成化疗计划,化疗提前终止,从而影响患者的抗肿瘤治疗的效果。因此,要重视化疗给肿瘤患者带来的营养风险,积极评估,及早应对,维持患者的营养水平,为化疗提供良好的代谢环境。

六、肿瘤静脉化疗患者的护理特点

(一)肿瘤化疗患者静脉选择原则

理想的静脉注射应该是选择一条粗直的浅表静脉或者选择深静脉置管[如经外周深静脉置管(PICC)或静脉输液港]。避免瘀青、炎症的部位;避免在循环不良的肢体上注射,如乳腺癌切除术后的患肢,有淋巴水肿、血栓性静脉炎、创伤的肢体,以及有不可移动骨折的肢体等。上腔静脉阻塞的患者应从下肢静脉给药,当注射强刺激化疗药物时,外周静脉输液避免使用肘窝部位。

(二)肿瘤化疗患者穿刺工具的选择特点

(1)直接单次注射可使用留置针(视患者使用的化疗药性质来决定),留置针宜选用24号,因为导管越细,对静脉的伤害就越小,而且有较多的血流经过导管旁,还可以减少具有刺激性的药物在血管壁的停留时间,使化学性静脉炎发生率降低。

(2)连续多天静脉滴注且多疗程注射时最好应用PICC或静脉输液港,能更好地保护静脉,防止外渗。

(三)化疗期间肿瘤患者的健康教育

(1)输液前向患者讲解细胞毒药物渗出的临床表现,如果出现局部隆起、疼痛或输液不通畅,及时呼叫护士,尽量减少化疗药物的渗出量。一旦发生药物渗出,应及时报告护士处理,切勿自行热敷。

(2)向患者详细介绍PICC的优越性,连续静脉输注细胞毒药物时尽量说服患者采取PICC输液,并向患者说明PICC的用途,简单介绍操作流程。

(3)输注需慢滴的药物如伊立替康、紫杉醇等,应向患者说明输液速度的重要性,不可自行调节输液速度。

(4)鼓励患者进食,宜清淡易消化饮食,少量多餐。

(5)化疗期间注意口腔卫生,保持清洁和湿润,每天饭前后用生理盐水漱口,睡前和晨起用软毛牙刷清洁口腔,动作轻柔,避免损伤口腔黏膜和牙龈。

(6)化疗前和化疗期间嘱患者多饮水,使尿量维持在每天 2 000～3 000 mL 或,以减轻肾脏毒性。教会患者观察尿液的性状,准确记录出入量,如出现任何不适及时报告。

七、乳腺癌的辅助化疗的护理

(一)健康教育与心理护理

要获得较好的治疗效果,大部分乳腺癌患者要经过较长时间的化疗和连续治疗与护理,每个治疗阶段的反应都各有不同,要建立全程分期教育模式。从患者入院、化疗前、化疗中、化疗后和出院前 5 个阶段分别采用不同的方法给予指导,帮助患者顺利度过各阶段。

1.入院阶段

主要让化疗患者尽快熟悉医院环境,讲解有关疾病知识和医疗进展,介绍治疗成功的病例,以减轻其焦虑、悲观绝望的心理,唤起对化疗的信心,建立良好的遵医行为。

2.化疗前阶段

教育应重点向患者介绍治疗方案、给药途径、药物的作用和效果,可能出现的不良反应及对策,消除患者对化疗的紧张恐惧心理,建立治疗信心。化疗中应让患者掌握配合的方法、注意事项,明确配合治疗的意义,提高配合治疗的能力,减轻化疗不良反应和并发症。

3.化疗中、化疗后阶段

面对化疗期的严重反应,会出现心理障碍、悲观失望、焦虑、忧郁,失去生存的勇气,做出许多失常的举动,通过沟通思想、心理疏导方式,给予更多的鼓励与帮助,为患者提供如何应对和减轻化疗反应减少不适等信息和知识,并积极处理化疗反应。

4.出院阶段

给予全面的指导,如养成自觉的遵医行为、坚持化疗及如何处理和应对化疗反应、定期复查、保持愉快的心情、合适的体力劳动及锻炼、合理的饮食、良好的生活习惯等。

(二)输液护理

乳腺癌的化疗是 1 个比较漫长的过程,每位患者在化疗期间要接受数十次甚至上百次的穿刺痛苦,由于乳腺癌术中患侧血管、淋巴管被结扎导致患侧不能输液,下肢静脉由于静脉瓣较多,化疗时更易发生静脉炎,通常只能在健侧上肢输液或化疗。同时,由于化疗药对血管的毒性作用很大,在浅静脉化疗时容易发生静脉炎、输液外渗时导致局部的炎症、坏死,发生后处理很困难,疗程长,有的甚至需要外科植皮,给患者造成很大的痛苦和额外的经济负担。因此,乳腺癌患者化疗时对血管的要求就很高,在血管的选择方面应注意尽量对患者产生最小的不良作用和痛苦,选用粗大直的血管,有条件的现在一般主张使用深静脉。使用中心静脉置管并发症多且风险大,而经外周深静脉置管(PICC)因其操作简便、痛苦小、留置时间长、并发症相对少等优点在临床广泛使用。

在使用外周浅静脉时,要注意化疗前根据药物的性质选择适当的注射部位,血管穿刺尽量由远端向近端,选择强度好、粗、直的静脉,避免同一部位同一条静脉反复穿刺。拔针时用无菌棉签轻轻压住,抬高穿刺侧肢体,以避免血液反流,防止针眼局部淤血影响下次穿刺。同时,还要严格执行无菌技术操作规程,熟练掌握静脉穿刺技术。

PICC 置管的护理主要包括相关健康教育,如向患者和家属宣传介绍 PICC 的有关知识,讲解管道的优越性、置管方法、置管前后注意事项。还包括正确地进行管道护理:无菌管理、保持通畅、正确封管等。

为避免静脉炎的发生,护理人员需掌握化疗药物的性质和输液浓度,化疗前、后和输入不同化疗药物时,要用生理盐水 50~100 mL 冲洗静脉,以减少药物在血管内的停留,降低静脉炎的发生率。

(三)并发症的护理

1.胃肠道反应

胃肠道黏膜上皮细胞增殖旺盛,对化学药物极为敏感,恶心、呕吐是化疗药物引起的最常见的毒性反应,可能使患者拒绝有效的化疗。所以需做好充分的准备工作,创造良好的治疗环境,消除房间异味。指导患者合理饮食,不在餐饮后或空腹时化疗,一般在饭后 2~3 小时应用化疗药物最佳;化疗期间不宜食过饱或过油腻的食物。化疗前应用止吐药物预防和减轻胃肠道反应。化疗中巡视病房,多与患者交谈,分散其注意力。加强营养,注意均衡饮食,尤其是优质蛋白质、牛奶的摄入,忌辛辣和刺激性食物。可少量多餐,多饮水,可减轻药物对消化道黏膜的刺激,并有利于毒物排出。多食水果、蔬菜,摄入足够纤维素,养成排便习惯,必要时给胃肠动力药或缓泻剂、灌肠。

2.骨髓抑制

大多数化疗药物可致骨髓抑制,其特征为白细胞总数和中性粒细胞减少,继而血小板减少,严重者全血减少。因此患者需定时进行血象检查,当 Hb≤60 g/L、WBC≤2.0×10⁹/L、中性粒细胞≤1.0×10⁹/L,PLT≤50×10⁹/L 时应停止化疗,给予保护性隔离,并采取预防并发症的措施。为避免感染,可设立单人病室,减少探视,严格执行各种无菌技术操作规程,防止交叉感染。观察有无出血、感染,如牙龈、皮肤斑,静脉穿刺时慎用止血带,严防利器损伤患者皮肤。

3.变态反应

植物类抗肿瘤药物,如紫杉醇可引起变态反应,在滴注过程中安置心电监护,详细记录,观察有无呼吸困难、胸闷等情况,一旦发生严重过敏应立即停药抢救。预防性用药是预防过敏的最有效措施,使用紫杉醇前 12 小时口服地塞米松 3 mg,或地塞米松 5 mg 静脉滴注,也可用苯海拉明 20 mg 肌内注射。

4.心脏毒性反应

蒽环类及紫杉醇类化疗药物的心脏毒性反应表现为心率(律)改变、无症状的短时间心动过缓、低血压,故化疗开始即予心电、血压、血氧饱和度持续监测,每 15 分钟观察并记录 1 次。

5.口腔护理

化疗往往引起口腔黏膜损坏,破坏口腔组织和免疫机制,主要表现为口腔干燥、牙龈炎、口腔溃疡等。因此,做好患者的口腔护理,如嘱其多饮水,常用淡盐水漱口,一旦出现口腔溃疡,要用软毛牙刷刷牙,可采用茶多酚漱口液、呋喃西林液、过氧化氢溶液含漱冲洗,并结合用抗口炎甘油,疗效较好。

6.静脉炎

化疗药物刺激性大,使用周围静脉输液时容易发生静脉炎,如药液渗出或局部疼痛时立即停止用药。对局部肿胀明显、皮肤发红者,在 24 小时内用 0.2% 利多卡因加地塞米松加生理盐水做环形封闭,或用高渗溶液与维生素 B₁₂ 注射液混合后外敷局部,可降低化疗药物毒性,且具有止痛及对细胞修复的作用。如果药物外渗较少,药物刺激性较弱,可用 50% 硫酸镁冷湿敷(禁用热敷),使局部血管收缩,减轻药物扩散。受损部位还可涂多磺酸黏多糖乳膏(喜疗妥软膏),促进肿胀消失和局部组织修复,减少炎症反应。

7.泌尿系统不良反应

化疗药物所致泌尿系统损伤,表现为高尿酸血症、出血性膀胱炎及肾功能损害。应鼓励患者多饮水,保证每天入量≥4 000 mL,尿量≥3 000 mL,必要时给予利尿剂,并根据患者尿液 pH 的变化,增加碱性药物用量。对应用环磷酰胺的患者,应重点观察有无膀胱刺激征、排尿困难及血尿。

8.皮肤毒性反应

化疗前告之患者可能出现皮炎、脱发、色素沉着等,发生皮炎的患者不可用手抓挠患处,可用温水轻轻擦洗,局部用醋酸氟轻松软膏涂擦。

9.脱发

化疗前告知患者可能出现脱发,但化疗间歇期头发会重新生长。帮助患者准备假发或用头巾、帽子遮挡,改善患者自我形象,增加其自信。睡眠时戴发网或帽子,防止头发掉在床上,并注意在晨晚间护理时,扫净床上的脱发,减少对患者的不良心理刺激。另外,有报道表明,给药前10 分钟用冰帽,10 分钟后头发温度降至 23～24 ℃,持续至停药后 30 分钟止,有一定的预防作用。一旦发生脱发,注意头部防晒,避免用刺激性洗发液。

八、乳腺癌的局部辅助放疗的护理

(一)一般护理

1.心理护理

除常规心理护理以外,重点针对放疗进行教育,运用恰当的医学知识,向患者及其家属介绍放疗的目的、放射线的种类、放疗可能带来的问题,放疗中的注意事项,尤其应强调放疗的价值,帮助患者获取积极的认识和一定的放疗知识,以愉快的心情接受放疗。

2.生活护理

放疗期间,嘱患者穿宽松、便于穿脱的衣服,内衣以棉衣为宜。

3.饮食护理

保持足够和营养平衡的饮食,少食多餐。

4.定期检查

每周进行血常规检查 1 次。当外周白细胞计数＜4.0×10^9/L 时,应及时通知医师,同时预防性应用升高白细胞药物。

(二)并发症的护理

1.急性放射性皮炎

大剂量照射或照射易损部位可能会发生一定程度的皮肤反应,包括早期的局部红斑、干性脱屑、瘙痒、局部渗出、湿性脱屑、暂时或永久性腋毛脱失等放疗反应。后期反应可为早期反应的延续,如色素沉着、色斑、皮肤薄、花斑、毛细血管扩张、皮肤纤维化、淋巴回流障碍等。

早期的皮肤反应即放射性皮炎可进行治疗,晚期反应多为不可逆改变。一旦出现放射性皮炎,皮肤修复功能会明显下降,因此照射区皮肤护理格外重要。放疗前应洗澡,照射区切口痊愈后方可放疗。照射区皮肤保持清洁干燥,禁贴胶布,禁涂红汞、碘酊及化妆品等,清洗时勿用肥皂,标志线如有褪色及时补描。禁用刺激性软膏、乳膏、洗剂或粉剂等。避免照射区皮肤在阳光下暴晒和各种机械性刺激、冷热刺激。局部皮肤瘙痒时可轻拍或用薄荷止痒水,如有结痂,可待其自然脱落,不宜剥脱,防止破溃形成。

2.大面积皮损感染

出现湿性脱屑应停止放疗,对症处理,合并感染时需抗炎,保持创面清洁干燥,以利于愈合。

3.全身反应护理

在放疗中易引起乏力、头晕、失眠或嗜睡,以及食欲缺乏、恶心、呕吐等消化道反应。多与患者的身体状况、放疗前的治疗情况、个体差异、心理因素等有关。对患者进行饮食调解,合理休息后,多能耐受放疗。白细胞数降低至接近正常值时,一般不必中止治疗,可预防性应用升高白细胞药物以帮助患者增加耐受性。

4.急性放射性食管炎

行内乳区或锁骨上区放疗可出现不同程度的食管炎,表现为吞咽疼痛或不适,多数为一过性放射反应。应做好生活护理,尤其是饮食护理,给予稀软、温冷、清淡食物,多食新鲜蔬菜、水果,忌食辛辣刺激性食物。有报道对于症状较重的患者,餐前 15 分钟含服 2% 利多卡因 20 mL＋地塞米松 5 mg＋庆大霉素 32 万 U＋生理盐水 100 mL,每次 10 mL,3 次/天,一般 5～7 天会消失,期间保证充足睡眠,适当锻炼。进食困难者给予半流质或流质饮食,必要时可暂停放疗。

5.放射性肺炎或纵隔纤维化

保乳患者行切线放疗或全胸壁放疗可造成不同程度的肺部损伤,根治性乳房切除术后行内乳区及锁骨上区照射时,可造成肺尖及纵隔的损伤。早期表现为放射性肺炎,晚期为肺或纵隔纤维化。虽然在现代放射技术和设备的条件下放射性肺炎的发生率较低,但放射性肺纤维化多为不可逆损伤。因此,要正确评估患者的状况而准确地计划放射剂量,并在放疗过程中密切观察呼吸状况,发现症状及时处理。可减少放射剂量,症状明显者可对症处理,应用激素及抗生素治疗,必要时可暂停放疗。

6.上肢水肿

腋窝清扫术后可不同程度地出现上肢水肿、上臂内侧的疼痛麻木等。放疗可加重上述表现,照射期间适当的上肢功能锻炼可有效预防水肿的发生或加重。

7.肋骨骨折或肋骨炎

放疗所致的肋骨骨折及肋骨炎的发生率为 3%～7%,多无症状,一般无须处理。

8.乳房纤维化

保乳患者行全乳照射剂量＞60 Gy 时,多有不同程度的乳房纤维化,且无有效的补救措施,重在预防,现采用三维适形调强放疗技术多可避免其发生。

九、护理效果评估

(1)患者情绪稳定,有充足的睡眠时间,积极配合医疗护理工作。

(2)患者手术前满足营养需要,增强机体免疫力、耐受力。

(3)患者充分做好术前准备,使术后并发症的危险降到最低限度。

(4)患者未出现感染、窒息等并发症,或能够及时发现并发症,并积极地预防与处理。手术创面愈合良好、患侧上肢肿胀减轻或消失。

(5)患者能自主应对自我形象的变化。

(6)患者能表现出良好的生活适应能力,建立自理意识。

(7)患者能注意保护患侧手臂,并正确进行功能锻炼。

(8)患者能复述术后恢复期的注意事项,并能正确进行乳房自我检查。 （王 黎）

第十章

泌尿外科护理

第一节 肾 脏 损 伤

一、概述

肾脏隐藏于腹膜后,一般受损伤机会很少,但肾脏为一实质性器官,结构比较脆弱,外力强度稍大即可造成肾脏的创伤。肾损伤大多为闭合性损伤,占 60%～70%,可由直接暴力,如腰、腹部受硬物撞击或车辆撞击,肾受到沉重打击或被推向肋缘而发生损伤;肋骨和腰椎骨折时,骨折片可刺伤肾,间接暴力;如从高处落下、足跟或臀部着地时发生对冲力,可引起肾或肾蒂伤。开放性损伤多见于战时和意外事故,常伴有胸腹部创伤,在临床上按其损伤的严重程度可分为肾挫伤、肾部分裂伤、肾全层裂伤、肾蒂损伤、病理性肾破裂等类型。

二、诊断

(一)症状

1.血尿

损伤后血尿是肾损伤的重要表现,多为肉眼血尿,血尿的轻重程度与肾脏损伤严重程度不一定一致。

2.疼痛

局限于上腹部及腰部,若血块阻塞输尿管,则可引起绞痛。

3.肿块

因出血和尿外渗引起腰部不规则的弥散性胀大的肿块,常伴肌强直。

4.休克

面色苍白,心率加快,血压降低,烦躁不安等。

5.高热

由于血、尿外渗后引起肾周感染所致。

(二)体征

1.一般情况

患者可有腰痛或上腹部疼痛、发热。大出血时可有血流动力学不稳定的表现,如面色苍白、四肢发凉等。

2.专科体检

上腹部及腰部压痛,腹部包块。刀伤或穿透伤累及肾脏时,伤口可流出大量鲜血。出血量与肾脏损伤程度及是否伴有其他脏器或血管损伤有关。

(三)检查

1.实验室检查

尿中含多量红细胞。血红蛋白与血细胞比容持续降低提示有活动性出血。血白细胞数增多应注意是否存在感染灶。

2.特殊检查

早期积极的影像学检查可以发现肾损伤部位、程度、有无尿外渗或肾血管损伤及对侧肾情况。根据病情轻重,除需紧急手术外,有选择地应用以下检查。

(1)B超检查:能提示肾损害的程度,包膜下和肾周血肿及尿外渗情况。B超检查为无创检查,病情重时更有实用意义,并有助于了解对侧肾情况。

(2)CT扫描:可清晰显示肾皮质裂伤、尿外渗和血肿范围,显示无活力的肾组织,并可了解与周围组织和腹腔内其他脏器的关系,为首选检查。

(3)排泄性尿路造影:使用大剂量造影剂行静脉推注造影,可发现造影剂排泄减少,肾、腰大肌影消失,脊柱侧突及造影剂外渗等,可评价肾损伤的范围和程度。

(4)动脉造影:适用于尿路造影未能提供肾损伤的部位和程度,尤其是伤侧肾未显影,选择性肾动脉造影可显示肾动脉和肾实质损伤情况。若伤侧肾动脉完全梗阻,表示为创伤性血栓形成,宜紧急施行手术。有持久性血尿者,动脉造影可以了解有无肾动静脉瘘或创伤性肾动脉瘤,但是有创检查,已少用。

(5)逆行肾盂造影:易导致感染,不宜应用。

(四)诊断要点

一般都有创伤史,可有腰痛、血尿、腰部肿块等症状体征,出血严重时出现休克。定时查血、尿常规,根据血尿增减、血红蛋白变化评估伤情。肾脏超声,快速并且无创伤,对于评价肾脏损伤程度有意义,CT检查可以进一步显示肾实质损伤、肾脏出血及肾蒂损伤情况。条件允许时行静脉肾盂造影检查。

(五)鉴别诊断

1.腹腔脏器损伤

主要为肝、脾损伤,有时可与肾损伤同时发生。其表现为出血、休克等危急症状,有明显的腹膜刺激症状。腹腔穿刺可抽出血性液体。尿液检查无红细胞;超声检查肾脏无异常发现;静脉尿路造影(IVU)示肾盂、肾盏形态正常,无造影剂外溢情况。

2.肾梗死

表现为突发性腰痛、血尿、血压升高;IVU示肾显影迟缓或不显影。逆行肾盂造影可发现肾被膜下血肿征象。肾梗死患者往往有心血管疾病或肾动脉硬化病史,血清乳酸脱氢酶及碱性磷酸酶升高。

3.自发性肾破裂

突然出现腰痛及血尿病状。体检示腰腹部有明显压痛及肌紧张,可触及边缘不清的囊性肿块。IVU 检查示肾盂、肾盏变形和造影剂外溢。B 超检查示肾集合系统紊乱,肾周围有液性暗区。一般无明显的创伤史,既往多有肾肿瘤、肾结核、肾积水等病史。

三、治疗

肾损伤的处理与损伤程度直接相关。轻微肾挫伤经短期休息可以康复,多数肾挫裂伤可用保守治疗,仅少数需手术治疗。

(一)紧急治疗

有大出血、休克的患者需迅速给以抢救措施,观察生命体征,进行输血、复苏,同时明确有无并发其他器官损伤,做好手术探查的准备。

(二)保守治疗

(1)绝对卧床休息 2～4 周,病情稳定,血尿消失后才可以允许患者离床活动。通常损伤后4～6 周肾挫裂伤才趋于愈合,过早过多离床活动,有可能再度出血。恢复后 2～3 个月不宜参加体力劳动或竞技运动。

(2)密切观察,定时测量血压、脉搏、呼吸、体温,注意腰、腹部肿块范围有无增大。观察每次排出的尿液颜色深浅的变化。定期检测血红蛋白和血细胞比容。

(3)及时补充血容量和热量,维持水、电解质平衡,保持足够尿量,必要时输血。

(4)应用广谱抗生素以预防感染。

(5)使用止痛剂、镇静剂和止血药物。

(三)手术治疗

1.开放性肾损伤

几乎所有这类损伤的患者都要施行手术探查,特别是枪伤或从前面腹壁进入的锐器伤,需经腹部切口进行手术,清创、缝合及引流并探查腹部脏器有无损伤。

2.闭合性肾损伤

一旦确定为严重肾裂伤、肾碎裂及肾蒂损伤需尽早经腹入路施行手术。若肾损伤患者在保守治疗期间发生以下情况,需施行手术治疗:①经积极抗休克后生命体征仍未见改善,提示有内出血。②血尿逐渐加重,血红蛋白和血细胞比容继续降低。③腰、腹部肿块明显增大。④有腹腔脏器损伤可能。

手术方法:经腹部切口施行手术,先探查并处理腹腔损伤脏器,再切开后腹膜,显露肾静脉、肾动脉,并阻断之,而后切开肾周围筋膜和肾脂肪囊,探查患肾。先阻断肾蒂血管,并切开肾周围筋膜,快速清除血肿,依具体情况决定做肾修补、部分肾切除术或肾切除。必须注意,在未控制肾动脉之前切开肾周围筋膜,往往难以控制出血,而被迫施行肾切除;只有在肾严重碎裂或肾血管撕裂,无法修复,而对侧肾良好时,才施行肾切除。肾实质破损不大时,可在清创与止血后,用脂肪或网膜组织填入肾包膜缝合处,完成一期缝合,既消除了无效腔,又减少了血肿引起继发性感染的机会。肾动脉损伤性血栓形成一旦被确诊即应手术取栓,并可行血管置换术,以挽救肾功能。

(四)并发症及其处理

常由血或尿外渗及继发性感染等引起。腹膜后囊肿或肾周脓肿可切开引流。输尿管狭窄、肾积水需施行成形术或肾切除术。恶性高血压要做血管修复或肾切除术。动静脉瘘和假性肾动脉瘤应予以修补,如在肾实质内则可行部分肾切除术。持久性血尿可施行选择性肾动脉造影及栓塞术。

四、病情观察

(1)观察生命体征,如体温、血压、脉搏、呼吸,神智反应。
(2)专科变化:腹部或腰腹部有无肿块及大小变化,血尿程度。
(3)重要生命脏器:心、肺、肝、脾等脏器及骨骼系统有无合并伤。

五、注意事项

(一)医患沟通

(1)如拟保守治疗,应告知患者及其家属仍有做手术的可能性及肾损伤后的远期并发症。
(2)做开放手术,应告知患者及其家属可能切肾的方案,如做保肾手术,则有继续出血、尿外渗的可能。
(3)手术探查决定做肾切除时,应再一次告知家属,并告知术后肾功能失代偿或需做肾代替治疗的可能。如合并腹腔或其他部位脏器损伤,手术时要一期处理,也应告知家属并签字。
(4)交代病情时要立足于当前患者病情,对于病情变化不做肯定与否定的预测。

(二)经验指导

(1)对于肾损伤的患者应留院观察或住院 1 天,必须每半小时至 1 小时监测 1 次血压、心率、呼吸,记录每小时尿量,并做好血型分析及备血。
(2)对于肾损伤病情明确者,生命体征不稳时,可重复做腹腔穿刺及 CT、B 超影像学检查。
(3)术后要观察腹部情况,伤口有无渗血,敷料有无潮湿,为防止切口裂开,可使用腹带保护。
(4)肾切除患者要计算每天出入量,了解肾功能变化。
(5)确保引流管无扭曲,密切观察引流量、颜色的变化。
(6)腹部创伤合并。肾损伤的比例不是很高,临床工作中易忽视。血尿是肾创伤的重要表现,但与病情严重程度不成比例;输尿管有血块堵塞、肾蒂损伤或低血压休克时可无血尿出现。

六、护理

(一)护理评估

1.健康史
详细了解受伤的原因、部位、受伤的经过,以往的健康状况等。
2.身体状况
(1)血尿:肾损伤的主要症状。当肾挫伤时血尿轻微,肾部分裂伤或肾全层裂伤时,可出现大量肉眼血尿。当血块堵塞输尿管、肾盂或输尿管断裂、肾蒂血管断裂时,血尿可不明显,甚至无血尿。
(2)疼痛:肾包膜张力增加、肾周围软组织损伤,可引起患侧腰、腹部疼痛;血液、尿液渗入腹腔或伴有腹部器官损伤时,可出现全腹痛和腹膜刺激征;血块通过输尿管时,可发生肾绞痛。
(3)腰、腹部包块:血液、尿液渗入肾周围组织,可使局部肿胀形成包块,可有触痛。
(4)休克:严重的肾损伤,尤其是合并其他器官损伤时,易引起休克。

(5)发热:肾损伤后,由于创伤性炎症反应,伤区血液、渗出液及其他组织的分解产物吸收引起发热,多为低热;由于血肿、尿外渗继发感染引起的发热多为高热。

3.心理状况

突发的暴力致伤,或因损伤出现大量肉眼血尿、疼痛、腰腹部包块等表现时,患者常有恐惧、焦虑等心理状态的改变。

4.辅助检查

(1)尿常规检查:了解尿中有无大量红细胞。

(2)B超检查:能提示肾损害的程度,包膜下和肾周血肿及尿外渗情况。

(3)X线检查:肾区阴影增大,提示有肾周围血肿的可能。

(4)CT检查:可清晰显示肾皮质裂伤、尿外渗和血肿范围。

(5)排泄性尿路造影:可评价肾损伤的范围和程度。

(6)肾动脉造影:可显示肾动脉和肾实质损伤的情况。

(二)护理诊断及相关合作性问题

1.不舒适

与疼痛等有关。

2.恐惧/焦虑

与损伤后出现血尿等有关。

3.有感染的危险

与损伤后免疫力降低有关。

4.体温过高

与损伤后的组织产物吸收和血肿、尿外渗继发感染等有关。

(三)护理目标

(1)疼痛不适感减轻或消失。

(2)情绪稳定,能安静休息。

(3)患者发生感染和休克的危险性降低,未发生感染和休克。

(4)体温正常。

(四)护理措施

1.非手术治疗及术前患者的护理

(1)嘱患者绝对卧床休息2～4周,待伤情稳定、血尿消失1周后方可离床活动,以防再出血。

(2)迅速建立静脉输液通路,及时输血、输液,维持水、电解质及酸碱平衡,防治休克。

(3)急救护理:有大出血、休克的患者需配合医师迅速进行抢救及护理。

(4)心理护理:对恐惧不安的患者,给予心理疏导、安慰、体贴和关怀。

(5)伤情观察:患者的生命体征;血尿的变化;腰、腹部包块大小的变化;腹膜刺激征的变化。

(6)配合医师做好影像学检查前的准备工作。

(7)做好必要的术前常规准备,以便随时中转手术。

2.术后患者的护理

(1)卧床休息:肾切除术后需卧床休息2～3天,肾修补术、肾部分切除术或肾周引流术后需卧床休息2～4周。

(2)饮食:禁食24小时,适当补液,肠功能恢复后进流质的食物,并逐渐过渡到普通的食物,但要注意少食易胀气的食物,以减轻腹胀。鼓励患者适当多饮水。

(3)伤口护理:保持伤口清洁干燥,注意无菌操作,注意观察有无渗血、渗尿,应用抗菌药物,预防感染。

3.健康指导

(1)向患者介绍康复的基本知识,卧床的意义及观察血尿、腰腹部包块的意义。

(2)告诉患者恢复后3个月内不宜参加重体力劳动或竞技运动;肾切除术后患者,应注意保护对侧肾,尽量不要应用对肾有损害的药物。

(3)定期到医院复诊。

(牛冬梅)

第二节 肾 结 核

肾结核在泌尿生殖系统结核中占重要地位,泌尿生殖系统中其他器官的结核,大多继发于肾结核,因此,既要把泌尿生殖系统结核作为全身结核病的一部分,也要把泌尿生殖系统某一器官的结核作为整个系统结核病的一部分。肾结核是由结核杆菌引起的慢性、进行性、破坏性病变,结核杆菌经血行或淋巴途径进入肾脏后,常引起双侧肾皮质的病变。据临床统计,肾结核约90%为单侧性病变,10%为双侧性病变;发病年龄多在20~40岁,男性较女性多见,约为2∶1。手术治疗以切除患侧肾为主。肾结核的主要临床表现:①进行性膀胱刺激症状。主要表现为尿频、尿痛、尿急进行性加重,早期尿频是由于结核杆菌和脓尿刺激膀胱黏膜或黏膜溃疡所致,晚期尿频由膀胱容量减少引起。②血尿。镜下血尿或肉眼血尿,有3%的患者,血尿为唯一首发症状。③脓尿。尿中可出现大量脓细胞,同时尿液中可混有干酪样物质,使尿液混浊不清,严重者呈米汤样脓尿。④腰痛。肾结核一般无明显疼痛,但晚期患者出现结核性脓肾,由于肾体积增大,可出现腰痛,若血块和脓块堵塞输尿管则引起绞痛。⑤全身症状。如贫血、消瘦、低热、盗汗、食欲减退等,晚期患者可有双侧肾积水,出现尿毒症。

一、护理措施

(一)术前护理

(1)术前应用抗结核药物,配合手术治疗。遵循早期、联合、足量和规律用药的原则。向患者及其家属讲清坚持服药的重要性,取得合作,使病情得以控制,防止进一步加重。一般术前需服用抗结核药物6~7个月后方可进行手术。

(2)加强营养:鼓励患者进食高蛋白质、高维生素的食物。

(3)保持个人卫生,预防感冒,鼓励患者多饮水。

(4)了解患侧及健侧肾脏的功能,做好各项检查,以决定手术是否可行。

(5)心理护理:详细评估患者对疾病的心理承受能力及对接受治疗的心理准备,通过护理与患者建立良好的护患关系,鼓励患者要正确对待自己所患疾病,接受现实。向患者讲解有关疾病的知识,以解除顾虑和恐惧,增强信心。家庭成员应倍加爱护、关心患者,患者可经常锻炼、散步、进行听音乐等多种休闲怡情活动,以减轻及消除悲观的不快情绪,使自身保持良好的精神状态,以促进康复。

（二）术后护理

1.体位

术后血压平稳后给予半卧位，有利于伤口引流，减轻伤口张力，促进愈合。

2.继续应用抗结核药物

术后即静脉滴注异烟肼 300 mg，防止结核感染扩散。术后第 2 天改为口服抗结核药，协助患者按时按量服用。

3.给予静脉营养：静脉滴注清蛋白、脂肪乳或输血治疗，增加热量和蛋白含量，有利于组织修复，提高抗感染能力。

4.预防感染

由于手术应激，术后患者可出现高热，持续数天。定时每天测体温 4 次，当体温＞39 ℃时改为每天测体温 6 次，同时遵医嘱给予降温处理，把体温控制在 39 ℃以下；注意补足液体量，保持出入量平衡，保持水、电解质和平衡；随时倾听患者主诉。应用抗生素，预防全身感染；协助患者早期床上活动，定时翻身拍背，鼓励咳痰，预防肺部感染；保持导尿管通畅，外阴清洁，鼓励大量饮水，预防泌尿系统感染。

5.生活护理

护士定时巡视病房，及时满足患者的基本生活需要。增加营养，多给予色、香、味俱佳的饮食，以提高食欲，增强机体抵抗力。

（三）健康指导

(1)坚持药物治疗：出院后在医师的指导下继续服用抗结核药物，至少继续服用 3 个月；肾部分切除术后则需抗结核治疗 1 年；对于确诊为肾结核的患者，无论其病变程度如何，无论是否需行外科手术，抗结核药必须按一定方案服用。在治疗时必须坚持早期、联合、足量和规律用药原则，才能收到最好的治疗效果。

(2)女患者在术后 2 年内应避免妊娠。凡对肾脏有毒性作用的药物，要禁用或慎用。因抗结核药物对肝脏有一定的毒性，故同时服用保肝药，减轻肝损伤的程度。术后 3 个月复查，检测生化指标，指导用药。

(3)加强锻炼身体，增强体质，提高身体抵抗力。

二、主要护理问题

（一）潜在的并发症

其与机体抵抗力降低有关。

（二）恐惧

其与不了解病情有关。

（三）知识缺乏

其与缺乏相关知识有关。

（牛冬梅）

第三节 肾 结 石

肾结石是指发生于肾盏、肾盂及肾盂与输尿管连接部的结石。肾结石在尿路结石中占有重要地位。肾结石通常无症状,当结石在尿路中移动时才引起症状,造成血尿或者不同程度的尿路梗阻;可伴有疼痛、尿路感染、全身性败血症、恶心和呕吐。患者有突发的严重腰部绞痛或腹痛。疼痛可放射至腹股沟、睾丸或阴茎头,这取决于梗阻部位。

一、护理措施

(一)术前护理

(1)心理护理:详细评估患者对疾病的心理感受,以及接受手术治疗的心理准备。与患者建立良好的护患关系,进行有效的沟通,以解除患者的顾虑和恐惧,增强患者的信心。

(2)注意休息,适当活动:避免活动量大,结石位置变换,发生嵌顿,加重痛苦,消耗体力。如出现肾绞痛,可对症解痉止痛。

(3)肾结石合并重度肾积水时卧床休息。

(4)适当应用抗生素,嘱患者大量饮水,预防泌尿系统感染。

(二)术后护理

1.尿液的观察

术后留置肾盂造瘘管、导尿管,给予妥善固定,尤其翻身活动时避免牵拉,以防脱出。密切观察患者尿液的颜色、量,当肾造瘘管引出鲜红色血液时,应及时通知医师,给予止血药物并夹闭肾盂造瘘。适当卧床休息,待肾造瘘管引流液颜色变浅后可下床活动。

2.预防尿瘘

保持肾造瘘管及导尿管通畅,减轻肾体的张力,促进切口愈合;同时给予静脉营养,能进食者,鼓励进食高蛋白、易消化的食物,促进组织修复。

3.应用抗生素

残余结石是造成泌尿系统感染的主要原因。取石术后需足量尽早应用抗生素,预防感染;同时应注意要补足液体量,增加尿量,达到冲洗的作用。

二、主要护理问题

(一)感染

其与可能存留的残余结石有关。

(二)生活自理能力部分缺陷

其与肾部分切除后卧床及静脉补液有关。

(牛冬梅)

第四节　肾　积　水

肾积水的病因分先天性和后天性两种。先天性肾积水最常见的原因是肾盂输尿管连接部梗阻、输尿管膀胱连接部梗阻及原发性膀胱输尿管反流。后天性肾积水可继发于结石、外伤、炎性尿路狭窄或肿瘤等。肾积水主要表现为肾区胀痛。轻度肾积水可采用内科保守治疗,中、重度肾积水采取外科手术治疗。良性原因所致肾积水、可保留肾脏者常行肾盂输尿管成形术、输尿管膀胱再植术;无法保留肾脏者行病变肾全切除术。

一、护理措施

(一)术前护理

(1)了解患者肾积水程度,加以保护,注意休息,活动适度,避免肾区受碰撞,导致肾损伤,如破裂出血。

(2)预防泌尿系统感染,适量饮水,保持外阴部清洁,勤换内衣。必要时可口服抗生素。

(二)术后护理

(1)引流管及导尿管的护理:妥善固定导尿管、引流管,以确保通畅;观察引流液的性质、颜色、量,发现问题及时通知医师给予处理;记录每天引流量及尿量;定期监测血生化、肾功能。若肾造瘘口引流管不畅,可在无菌操作下用 0.9％NaCl 进行低压冲洗,每次不多于 5 mL,冲洗时要缓慢,以免压力过高,增加吻合口张力,导致漏尿。

(2)加强营养,提高机体抵抗力,促进吻合口愈合,同时应用抗生素抗感染。

(三)健康指导

肾盂输尿管成形术需留置输尿管支架管,术后 4～6 周拔除,拔管在门诊膀胱镜下进行。通常拔除输尿管支架管 3 天后,可缓慢夹闭肾造瘘管,直至全部夹闭。此间如有肾区胀痛、发热及吻合口引出尿液,需立即就诊,打开肾造瘘管,减轻上述症状;如无上述症状,经肾造瘘造影检查,证实吻合口通畅无狭窄,方可拔除肾造瘘引流管,同时嘱患者健侧卧位,防止漏尿,此口 1 周左右愈合。院外带管期间需防止感染。术后 6 个月行静脉尿路造影检查,观察肾积水程度是否减轻及肾功能恢复情况。

二、主要护理问题

(一)疼痛

其与手术有关。

(二)吻合口瘘

其与引流管不畅有关。

(三)焦虑

其与带造瘘管出院行动不便及担心感染有关。

(四)知识缺乏

其与不了解留置引流管的注意事项有关。

(牛冬梅)

第五节 肾 囊 肿

肾囊肿属于良性肿瘤,在肾囊性疾病中,单纯性肾囊肿最为常见,一般为单侧单发,双侧发生少见。任何年龄均可发生,但 2/3 以上见于 60 岁以上者,被认为是老年病。临床表现为腰腹不适或疼痛、血尿、腹部肿块和高血压。如肾囊肿<4 cm,无肾盂、肾盏明显受压,无感染、恶变、高血压或症状不明显者,只需密切随访观察,定期 B 超复查。手术方式主要为腹腔镜囊肿去顶术。

一、护理措施

(一)术前护理

(1)心理护理:术前评估患者的身心状态及患者对手术的心理接受能力,通过护理与患者建立良好的护患关系,鼓励患者树立战胜疾病的信心。

(2)加强营养,保持大便通畅。

(二)术后护理

1.体位

术后平卧位,血压平稳后给予半卧位。开腹手术需准备腹带。

2.出血的观察

密切注意有无术后出血及休克表现。观察患者生命体征及意识情况,观察腹部情况及伤口敷料有无渗血渗液,保持引流管通畅,记录引流液的色、量和性质;一般 24 小时内引流液<200 mL,以后逐渐减少,颜色逐渐变淡,24~72 小时拔除引流管。如发现引流量多同时血压下降,脉快而弱,应警惕邻近脏器(如肝、脾、肠管及胰腺尾)的误伤及内出血的可能,及时通知医师进行处理。

3.抗生素的应用

选择对肾脏无害或毒性较轻的抗生素,保护肾功能。

4.预防术后并发症

卧床期间鼓励并协助患者定时翻身,给予拍背,嘱患者将痰液及时咳出,防止发生肺部感染,嘱患者多活动双下肢,防止下肢静脉血栓的形成,第二天可下床活动,以有利于尽早排气及伤口的愈合。

5.饮食护理

术后患者禁食水 6~8 小时,排气后可进流食,逐渐进食。

6.疼痛

可遵医嘱给予止痛镇静剂。

(三)健康指导

定期门诊复查,每 3 个月复查 B 超、CT。

二、主要护理问题

(一)知识缺乏

其与缺乏疾病相关知识有关。

(二)恐惧

其与不了解病情有关。

(三)疼痛

其与手术有关。

(四)并发症

出血,与手术有关。

（牛冬梅）

第六节　肾　　癌

肾癌又称肾细胞癌,肾腺癌,是最常见的肾脏恶性肿瘤,未有确切的病因。典型的临床表现是腰部肿块、疼痛和突发性无痛性全程肉眼血尿。现无症状肾癌的发病率逐年升高,10％～40％的患者出现副瘤综合征,表现为高血压、贫血、体重减轻、恶病质、发热、红细胞增多症、肝功能异常、高钙血症、高血糖、血沉加快、凝血机制异常等改变;30％为转移性癌,有骨痛、骨折、咳嗽、咯血等症状。治疗方法有单纯性肾癌切除术和根治性肾癌切除术。

一、护理措施

(一)术前护理

1.控制血压

每天测量血压2次,控制在正常范围。协助医师了解患侧和健侧肾脏功能及手术方式。

2.心理护理

向患者及其家属讲解切除一侧肾脏,只要健侧肾脏功能正常,对自身各方面无影响。可让术后恢复良好的肾切除患者与之交谈,解除思想顾虑,取得合作。

(二)术后护理

1.体位

术后平卧位,应用腹带减少疼痛,促进伤口愈合。术后第一天可下床活动。肾部分切除后,有继续出血的可能,卧床时间需延长4～5天。

2.观察出血及排尿

密切观察生命体征,注意伤口敷料及引流液性状及有无出血,及时发现,及时处理。肾部分切除术后,也有继发性出血的可能,应严加注意。

3.导尿管的护理

术后常规保留导尿管,注意观察尿量和血尿的情况,如术后尿量过少或排出大量血尿,需及时通知医师进行处理。

4.肾功能的观察

由于手术对肾脏的影响,可暂时增加健侧肾脏的负担。术后需准确记录出入量,并根据血、尿生化检查相应调整水和电解质的摄入量,防止水、电解质和紊乱,减轻健侧肾脏负担。

5.预防并发症

卧床期间鼓励患者进行床上活动,可向健侧翻身,鼓励患者咳嗽,及时将痰液排出,必要时每天 2～3 次行雾化治疗,防止发生肺部感染,促进肠蠕动,减轻腹胀。

6.饮食护理

术后禁食 6～8 小时,如肠蠕动恢复良好,已排气,可逐步进食,忌食或少食易胀气的食物。

7.疼痛护理

可应用止痛泵,观察麻醉药品的不良反应及止痛效果,防止脱落。

(三)健康指导

(1)术后 1 个月复查,3 个月复查 B 超、CT。

(2)出院后如使用免疫治疗,提前告知患者及其家属应用干扰素等免疫制剂后,可出现高热,为药物的不良反应,属正常现象,对症处理即可。

(3)如有异常,及时就诊。

二、主要护理问题

(一)疼痛

其与手术有关。

(二)活动无耐力

其与卧床、血尿、手术有关。

(三)潜在并发症

出血,与手术切除部分肾脏有关。

(牛冬梅)

第七节　输尿管损伤

输尿管为细长柔软的管状器官,位于腹膜后间隙内,受到脊柱、腰部肌肉及腹腔脏器的保护,且活动度较大,故在一般外伤中很少受累及。输尿管损伤也偶见于外伤性损伤,如车祸、贯穿性腹部损伤等。放射治疗可造成输尿管放射性损伤。

一、护理措施

(1)心理护理:手术损伤输尿管的发生率较高,因此心理护理显得尤为重要。要做到详细评估患者的心理状况及接受治疗的心理准备,与患者建立良好的护患关系,掌握患者的心理动态,根据患者的心理变化给予相应的健康指导,减少医疗纠纷的发生,减轻患者的焦虑程度。

(2)严密观察生命体征的变化:观察尿外渗的腹部体征、腹痛的程度,通过体温的变化间接了解感染的情况。

（3）输尿管断端吻合术后留置双输尿管支架管,在此期间嘱患者多饮水,保证引流尿液通畅,防止感染,促进输尿管损伤的愈合。

（4）预防感染:术后留置导管,注意各引流管的护理,更换引流管时,应无菌操作,防止感染,每天护理两次尿道口。

（5）严密观察尿量:间接地了解有无肾衰竭的发生。

（6）健康指导:输尿管损伤严重的易引起输尿管狭窄,因此告之患者双输尿管支架管需要定期更换直至狭窄改善为止。定期复查了解损伤愈合的情况及双输尿管支架管的位置。出现尿路刺激征、发热、腹痛、无尿等症状,及时就诊。

二、主要护理问题

(一)疼痛
其与输尿管损伤有关。

(二)有感染的危险
其与输尿管损伤有关。

(三)焦虑
其与不了解输尿管损伤的程度及预后有关。

（牛冬梅）

第八节　输尿管结石

输尿管结石是常见的泌尿系统疾病,输尿管结石90%以上是在肾内形成而降入输尿管,原发于输尿管的结石,除非有输尿管梗阻病变,是很少见的。输尿管结石的病因与肾结石相同,但结石进入输尿管后逐渐变成枣核形。疼痛和血尿是输尿管结石的主要症状,其他症状包括恶心、呕吐、尿频、发热、寒战、排石史等。外科手术治疗主要实施输尿管切开取石术。

一、护理措施

(一)术前护理

1.心理护理

详细评估患者对疾病的心理感受,以及接受手术治疗的心理准备。与患者建立良好的护患关系,进行有效的沟通,以解除患者顾虑和恐惧,增强患者的信心。

2.疼痛的护理

通常疼痛在前,血尿在后。疼痛发作时注意保护患者,防止意外发生,可给予解痉镇痛剂,并观察用药后的效果。

3.嘱患者多饮水

观察尿液颜色,如出现混浊,伴有尿频、尿急或尿痛等症状,通知医师,口服抗生素,预防感染。

4.术日晨的准备

术日晨协助患者去放射科重拍腹部平片,确定结石位置,拍片后患者即平卧于平车上,嘱患者尽量不动,防止结石变换位置。术前留置导尿管,注意无菌操作。

(二)术后护理

1.引流管的护理

术后常留置输尿管吻合口引流管、导尿管及输尿管支架管各一根,应妥善固定,防止扭曲、脱落,并密切观察各管引流液的颜色、量。当引流液颜色鲜红,量>100 mL/h 时,立即通知医师给予处理。

2.尿瘘的观察

当输尿管吻合口张力增大,缝合处愈合不良或缝合欠佳,可导致尿瘘的发生。一旦发现吻合口引流量突然增加,色呈浅红或浅黄,提示有尿瘘发生的可能。应保持引流管的通畅,输尿管支架管放置时间相对延长,静脉补充蛋白质,促进组织修复及瘘口愈合。若瘘口长期不愈合,可能需再次手术。

3.预防感染

尿液引流不畅或留有残余结石是导致泌尿系统感染的主要原因,应监测体温及血常规,并静脉输入抗生素防治感染。

(三)健康指导

(1)术后 3 个月门诊复查,了解输尿管有无狭窄和肾功能恢复情况。常规拔除输尿管支架管。

(2)由于出院期间带有输尿管支架管,嘱患者活动时勿剧烈,尤其是腰部,防止发生腰痛等症状。

(3)根据患者的结石情况给予相应的饮食指导。

二、主要护理问题

(一)疼痛

由结石嵌顿引起。

(二)部分生活自理能力缺陷

其与术后卧床有关。

(三)潜在并发症

尿瘘,与手术有关。

（牛冬梅）

第九节　输尿管肿瘤

输尿管肿瘤少见,约占泌尿系统肿瘤的 3%。随着诊疗技术的提高,人类寿命的延长,输尿管肿瘤的发病率有所增高,多见于 49 岁以上男性,其中下 1/3 段输尿管占 75%,双侧很少见,同时或先后出现尿路其他部位癌者可达 1/2 以上。输尿管肿瘤分为原发性和继发性两类。临床表现:80%患者出现的症状为血尿,40%患者伴有疼痛和梗阻,很少有可触及的肿块。静脉尿路造影可显示充盈缺损,并能被逆行肾盂造影确定。

一、护理措施

(一)术前护理

(1)心理护理:详细评估患者对疾病的心理承受能力及接受治疗的心理准备,通过护理过程与患者建立良好的护患关系,鼓励患者学会倾诉心里的悲伤,以减轻其心理压力,接受现实,并向患者及其家属讲解切除一侧肾脏,只要健侧肾脏功能正常,对自身各个方面没有影响,可让术后恢复良好的此类患者与之交流,解除思想顾虑,取得合作。

(2)严密观察患者血尿的程度,血常规的指标,每天定时监测生命体征,发现问题及时通知医师。

(3)营养支持:进食高蛋白、高热量食物。

(二)术后护理

1.出血的观察

密切注意有无术后内出血及休克表现;应密切观察患者血压;脉搏及意识的变化,每0.5~1.0小时测量血压、脉搏1次;保持引流管通畅,观察引流液色、量是否正常,当引流液颜色鲜红、量>100 mL/h时,脉搏加快,脉压缩小,提示有腹腔内出血,立即通知医师;同时注意观察伤口敷料有无渗血。

2.体位

术后平卧位,血压平稳后给予半卧位。

3.肾功能的观察

由于手术对肾脏的直接影响,可暂时增加健侧肾脏的负担,术后准确记录出入量,并根据血、尿生化检查相应调整水和电解质的摄入量,防止水和电解质紊乱,减轻健侧肾脏负担。

4.预防术后并发症

卧床期间鼓励并协助患者定时(每2小时)向健侧翻身,给予拍背,嘱患者将痰液及时咳出,防止发生肺部感染,并且有利于肠蠕动的早日恢复,减轻腹胀。

5.预防感染

合理应用抗生素,选用对肾脏无损害或毒性较轻的抗生素,保护肾功能。术后置导尿管易发生感染,保持会阴部的清洁干燥,每天尿道口护理两次,监测体温变化,及时发现感染的征兆。

6.生活护理

卧床期间给予患者必要的生活帮助,做好晨晚间护理。根据患者的个体情况,出院后可用放射治疗、全身化疗提高生存率。术后3个月复查B超、CT、膀胱镜。

二、主要护理问题

(一)焦虑

其与担心疾病的预后有关。

(二)知识缺乏

其与缺乏特定知识来源有关。

(三)有外伤的危险

其与长期血尿继发贫血有关。

(四)疼痛

其与手术伤口有关。

(五)有感染的危险

其与留置引流管及手术创伤有关。

(六)部分生活自理缺陷

其与术后卧床、输液、留置导尿管、引流管有关。

(七)潜在的并发症

出血,与手术有关。

(牛冬梅)

第十节 膀 胱 损 伤

一、概述

膀胱深藏在骨盆内,排空后肌肉层厚,一般不易受伤。膀胱充盈时伸展至下腹部高出耻骨联合,若下腹部遭到暴力打击,易发生膀胱损伤。骨盆骨折的骨折断端可以刺破膀胱;难产时,胎头长时间压迫可造成膀胱壁缺血性坏死。一般分为闭合性损伤、开放性损伤和医源性损伤。

二、病因及临床表现

(一)闭合性损伤

膀胱空虚时位于骨盆深处受到周围组织保护,不易受外界暴力损伤。当膀胱膨胀时,因膀胱扩张且高出耻骨联合,下腹部受到暴力时,如踢伤、击伤和跌伤等可造成膀胱损伤,骨盆骨折的骨折断端可以刺破膀胱;难产时,胎头长时间压迫可造成膀胱壁缺血性坏死。

(二)开放性损伤

其多见于火器伤,常合并骨盆内其他组织器官的损伤。

(三)手术损伤

膀胱镜检查、尿道扩张等器械检查可造成膀胱损伤。盆腔和下腹部手术,如疝修补、妇科恶性肿瘤切除等易致膀胱损伤。

(四)挫伤

挫伤是指膀胱壁保持完整,仅黏膜或部分肌层损伤,膀胱腔内有少量出血,无尿外渗,不引起严重后果。

(五)破裂

膀胱破裂可分两种类型。

1.腹膜外破裂

破裂多发生在膀胱前壁的下方,尿液渗至耻骨后间隙,沿筋膜浸润腹壁或蔓延到腹后壁,如不及时引流,可发生组织坏死、感染,引起严重的蜂窝织炎。

2.腹膜内破裂

多发生于膀胱顶部。大量尿液进入腹腔可引起尿性腹膜炎。大量尿液积存于腹腔有时要与腹水鉴别。

(六)尿瘘

膀胱与附近脏器相通可形成膀胱阴道瘘或膀胱直肠瘘等。发生瘘后,泌尿系统容易继发感染。

(七)出血与休克

骨盆骨折合并大出血,膀胱破裂致尿外渗及腹膜炎,伤势严重,常有休克。

(八)排尿困难和血尿

膀胱破裂后,尿液流入腹腔或膀胱周围,有尿意,但不能排尿或仅排出少量血尿。

三、护理评估

评估患者受伤的时间、地点、暴力性质、部位,临床表现,合并伤,尿外渗,感染,特殊检查结果。

(一)临床表现

膀胱挫伤因范围仅限于黏膜或肌层,故患者仅有下腹不适,小量终末血尿等。一般在短期内症状可逐渐消失。膀胱破裂则有严重表现,临床症状依裂口大小、位置及其他器官有无损伤而不同。腹膜内破裂会引起弥漫性腹膜刺激症状,如腹部膨胀、压痛、肌紧张、肠蠕动音降低和移动性浊音等。膀胱与附近器官相通形成尿瘘时,尿液可从直肠、阴道或腹部伤口流出,往往同时合并泌尿系统感染。

1.腹痛

尿外渗及血肿引起下腹部剧痛,尿液流入腹腔则引起急性腹膜炎症状。伴有骨盆骨折时,耻骨处有明显压痛。尿外渗和感染引起盆腔蜂窝织炎时,患者可有全身中毒表现。

2.尿瘘

贯穿性损伤可有体表伤口、直肠或阴道漏尿。闭合性损伤在尿外渗感染后破溃,也可形成尿瘘。膀胱与附近脏器相通可形成膀胱阴道瘘或膀胱直肠瘘等。发生瘘后,泌尿系统容易继发感染。

(二)辅助检查

根据外伤史及临床体征诊断并不困难。凡是下腹部受伤或骨盆骨折后,下腹出现疼痛、压痛、肌紧张等征象,除考虑腹腔内脏器损伤外,也要考虑到膀胱损伤的可能性。当出现尿外渗、尿性腹膜炎或尿瘘时,诊断更加明确。怀疑膀胱损伤时,应做进一步检查。

1.导尿术

如无尿道损伤,导尿管可顺利放入膀胱,若患者不能排尿液,而导出尿液为血尿,应进一步了解是否有膀胱破裂。可保留导尿管进行注水试验,抽出量比注入量明显减少,表示有膀胱破裂。

2.膀胱造影

经导尿管注入碘化钠或空气,摄取前后位及斜位 X 线片,可以确定膀胱有无破裂,破裂部位及外渗情况。

3.膀胱镜检查

对于膀胱瘘的诊断很有帮助,但当膀胱内有活跃出血或当膀胱不能容纳液体时,不能采用此项检查。

4.排泄性尿路造影

如疑有上尿道损伤,可考虑采用,以了解肾脏及输尿管情况。

(三)护理问题

1.疼痛

其与损伤后血肿和尿外渗及手术切口有关。

2.潜在并发症

出血,与损伤后出血有关。

3.有感染的危险

其与损伤后血肿、尿外渗及免疫力低有关。

4.恐惧、焦虑

其与外伤打击、担心预后不良有关。

(四)护理目标

(1)患者主诉疼痛减轻或能耐受。

(2)严密观察患者出血情况,如有异常出血及时通知医师。

(3)在患者住院期间不发生因护理不当造成的感染。

(4)患者主诉恐惧、焦虑心理减轻。

四、护理措施

(一)生活护理

(1)满足患者的基本生活需要,做到"七洁"。

(2)做好引流管护理:①妥善固定、保持通畅。②准确记录引流液量、性质。③保持尿道口清洁,定期更换尿袋。

(3)多饮水,多食易消化的食物,保持排便通畅。

(二)心理护理

(1)损伤后患者恐惧、焦虑,担心预后情况。护士主动向患者介绍康复知识,介绍相似患者,鼓励患者树立信心,配合治疗,减少焦虑。

(2)从生活上关心、照顾患者,满足基本生活护理,使其感到舒适。

(3)加强病房管理,创造整洁安静的休养环境。

(三)治疗及护理配合

膀胱挫伤无须手术,通过支持疗法、适当休息、充分饮水、给予抗菌药物和镇静剂在短期内即可痊愈。

1.紧急处理

膀胱破裂是一种较严重的损伤,常伴有出血和尿外渗,病情严重,应尽早施行手术。护士需协助做好术前的各项相关检查和护理,积极采取抗休克治疗,如输液、输血、镇静及止痛等各项措施(见图10-1)。

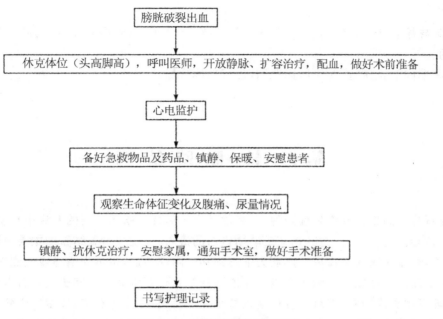

图 10-1　膀胱破裂抢救流程图

2.保守治疗的护理

患者的症状较轻,膀胱造影显示少量尿外渗,可从尿道插入导尿管持续引流尿液,可以采取保守治疗,保持尿液引流通畅,预防感染。

(1)密切观察生命体征,及时发现有无持续出血,观察有无休克发生。

(2)保持尿液引流通畅,及时清除血块防止阻塞膀胱,观察并记录 24 小时尿的色、质、量。妥善固定导尿管。

(3)适当休息、充分饮水,保证每天尿量 3 000 mL 以上,以起到内冲洗的作用。

(4)注意观察体温的变化,警惕有无盆腔血肿、感染。观察腹膜刺激症状。

3.手术治疗的护理

膀胱破裂伴有出血和尿外渗,病情严重,须尽早施行手术。

(1)按外科术前准备进行备皮、备血、术前检查。

(2)开放静脉通道,观察生命体征。

(3)准确填写手术护理记录单,与手术室护士认真交接。

(4)术后监测生命体征,并详细记录。

(5)按医嘱正确输入药物,掌握液体输入的速度,保持均匀的摄入。

(6)保持各种管路通畅,并妥善固定,防止脱落。定期更换引流袋。

(7)观察伤口渗出情况,及时更换敷料,遵守无菌操作原则。

(8)保持排便通畅,避免增加腹压,有利于伤口愈合。术后采取综合疗法,使患者获得充分休息、足够营养、适当水分,纠正贫血,控制感染。

五、健康教育

(1)讲解引流管护理的要点,如防止扭曲、打折、保持引流袋位置低于伤口及导尿管,防止尿液反流。

（2）拔除导尿管前要训练膀胱功能，先夹管训练1～2天，拔管后多饮水，达到冲洗尿路预防感染的目的。

（3）卧床期间防止压疮、防止肌肉萎缩，进行功能锻炼。

（牛冬梅）

第十一节 膀胱结石

膀胱结石分为原发性和继发性两种，大多数发生于男性。膀胱结石的发病率有明显的地区、种族和年龄差异。营养不良，尤其是缺乏动物蛋白的摄入，是发生膀胱结石的主要原因。其主要临床表现：尿痛、排尿障碍和血尿。疼痛为下腹部和会阴部钝痛，也可为明显或剧烈疼痛，常因活动和剧烈运动而诱发加剧。手术主要以经尿道膀胱结石碎石术为主。膀胱镜碎石术是在膀胱镜直视下，用碎石钳夹碎结石，然后反复用生理盐水冲洗膀胱，排出碎石渣；残留的小碎石也可随尿排出。有严重的膀胱、尿道疾病，如膀胱炎、膀胱挛缩、尿道狭窄或小儿膀胱结石不宜做膀胱镜碎石术。

一、护理措施

（一）术前护理

1.心理护理

了解患者的心理状况，对患者进行有效的沟通和宣教工作，减轻患者的心理压力。

2.疼痛的护理

疼痛发作时注意保护患者，防止意外发生；可给予解痉镇痛剂，并观察用药后效果。

（二）术后护理

1.预防感染

因为尿道细小使碎石钳不易插入，膀胱容量小则视野不清。其主要并发症为出血、感染和损伤，术前合并泌尿系统感染者应控制感染。遵医嘱应用抗生素。

2.术后观察出血情况

膀胱或尿道损伤后，如反复过度的冲洗膀胱，能引起血尿。血尿持续1～3天，轻者嘱咐患者多喝水，增加尿量，以冲洗膀胱。血尿明显甚至出现小血块时，应随时挤压导尿管，以便小血块快速排出。必要时给止血药或于膀胱冲洗液中加止血剂，如每1 000 mL生理盐水加酚磺乙胺2～4 g，每次冲入50～100 mL液体，然后抽出液体，反复冲洗3～4次，每隔2～3小时冲洗一次。

3.持续膀胱冲洗

如患者血尿比较严重，尿液呈深红色，应行持续膀胱冲洗，速度以60滴/分为宜。冲洗过程中应保持冲洗液通畅，并定时挤压引流管，切勿打折受压。如有膀胱痉挛现象，遵医嘱应用解痉药物。

(三)健康指导

1.定期复查

结石易复发,嘱患者定期复查。

2.饮食指导

根据结石成分分析结果,指导患者合理饮食。如草酸钙结石者应避免食用菠菜和豆腐;尿酸结石者应少食动物的内脏,因动物内脏内含有较高的嘌呤。

二、主要护理问题

(一)有感染的危险

其与手术创伤有关。

(二)潜在的并发症

出血,与手术中造成尿道损伤有关。

(牛冬梅)

第十二节　膀　胱　癌

膀胱癌是泌尿系统最常见的肿瘤,发病率在泌尿生殖系肿瘤中占首位,包括上皮性肿瘤、腺癌及鳞状上皮癌,其中98%的膀胱癌来自上皮组织,其中移行上皮癌占95%。膀胱癌的发病年龄多在40岁以上,男女之比为4∶1。病因有以下几点:长期接触芳香族等致癌物质;吸烟;体内色氨酸代谢异常;药物;膀胱局部黏膜长期受到刺激等。临床表现主要是间歇性、无痛性、肉眼血尿或显微镜下血尿,尿频、尿急、尿痛等膀胱刺激症状及排尿困难,严重的可引起肾积水,出现腰酸、腰疼、发热等表现。主要治疗方法有手术治疗、放射治疗、化疗、介入治疗,其中手术治疗又分经尿道膀胱肿瘤切除术、膀胱部分切除术和根治性膀胱全切术(回肠代膀胱术)。

一、护理措施

(一)术前护理

(1)评估患者营养状况,鼓励进食高蛋白、高维生素、易消化的食物。

(2)心理护理:多巡视病房,加强护患间的沟通,了解患者所想,解除思想顾虑。向尿路改道者讲解手术的必要性及术后自我护理的方法。

(3)肠道准备:术前一天口服酚酞片2片,术晨开塞露1支置肛。全膀胱切除肠道准备需要术前三天开始禁食补液。术前两天开始肠道准备,予导泻药(和爽)口服,2次/天,直至解出无渣便。术前一天禁水。在进行肠道准备的过程中,嘱患者大量饮水,每天3 000 mL左右,观察患者排便情况,如大便颜色、排便效果等。询问患者有无头晕、乏力,预防脱水发生,保证患者安全。

(二)术后护理

(1)密切监测生命体征,每小时测量生命体征,如生命体征平稳可行半卧位。

（2）引流管护理：术后各种引流管较多，通常留置胃管、左右输尿管支架管、左右盆腔（或耻骨后）引流管，应分别标明，避免混淆。保持各种引流管通畅，妥善固定，防止移位和脱出。密切观察引流液的颜色、性质和量；详细记录 24 小时出入量。观察腹部伤口情况，如出现渗血、渗液，需通知医师进行换药。如发生吻合口瘘，立即通知并协助医师处理，及时清理分泌物，应用硼锌糊或保护膜保护周围皮肤。

（3）代膀胱引流管的护理：如回肠代膀胱，可能因肠道分泌黏液而堵塞，在巡视患者时经常挤压管道，保持通畅。必要时遵医嘱用生理盐水或 5％碳酸氢钠溶液间断冲洗，防止堵塞，碱化尿液，预防高氯性酸中毒。

（4）营养支持：由于术中实施肠道吻合，因此禁食时间相对延长。为保证足够的营养，常需静脉营养治疗。如用外周静脉输液，需要注意血管的选择性保护，防止药液外渗，预防静脉炎的发生，如发生静脉炎可用多磺酸黏多糖（喜疗妥）进行局部涂抹。如留置外周中心静脉导管，应保持通畅，严格按照外周中心静脉导管正确流程操作。

（5）预防感染：督促患者进行床上活动，促进肠道蠕动，早日排气。鼓励患者咳嗽，必要时进行雾化吸入治疗，每天 2～3 次。

（6）饮食护理：术后禁食 1～3 天，肠蠕动恢复后，先进流质的食物，禁忌喝牛奶、豆浆等产气的食物，逐渐过渡到半流质的食物、软饭和普食。

（7）疾病观察：对膀胱癌术后者进行膀胱灌注化疗，化疗药物可预防或推迟肿瘤复发。膀胱灌注药物后需将药物保留在膀胱内，变换体位，俯、仰、左、右侧卧位以便药物与膀胱黏膜充分接触，需要观察患者对化疗药物有无变态反应，如出现头晕、恶心、心慌、出虚汗等现象，立即通知医师积极抢救；对回肠代膀胱术行皮肤造口的患者要进行健康指导，应学会自我护理，保持造口的清洁，定期更换尿袋。

（三）健康指导

注意休息，适度地进行身体锻炼，加强体质和营养；禁止吸烟；多吃水果蔬菜。术后 1 个月复查。膀胱癌复发率或再发率很高，患者需定期复查 B 超、CT 和血尿常规，有利于及时发现复发或转移。

二、主要护理问题

（一）焦虑
其与手术有关。

（二）自我形象紊乱
其与尿路改道有关。

（三）生活自理能力部分缺陷
其与术后卧床、多管道牵拉有关。

（四）潜在并发症
吻合口瘘，与手术伤口及低蛋白血症有关。

（牛冬梅）

第十三节 膀胱和尿道先天性畸形

一、疾病概述

（一）膀胱外翻

膀胱外翻是一种较为罕见的泌尿系统畸形，表现为下腹壁和膀胱前壁的完全缺损，裸露的膀胱黏膜色泽鲜红，易擦伤出血，伴有剧痛，且因慢性炎症和长期机械性刺激，可使黏膜上皮发生溃烂、变性，甚至恶变。膀胱后壁膨出部分可见输尿管开口及间隙喷尿。尿液外流浸湿下腹部、会阴和大腿内侧周围皮肤，引起皮疹或湿疹。男性患者常伴有完全性尿道上裂，阴茎短小、背屈、海绵体发育差、阴茎头扁平。多数患儿在幼年因泌尿道上行性感染而死亡。膀胱外翻几乎均合并尿道上裂和耻骨联合分离，或伴有髋关节脱位。还可并发腹股沟疝、隐睾、脐膨出、脊柱裂等多种畸形。膀胱外翻凭典型的临床表现和体征可明确诊断，但应注意是否合并其他畸形。治疗目的是保护肾功能，控制排尿，修复膀胱、腹壁及外生殖器。一般采用的治疗手术方法：①缝合膀胱，重建尿道括约肌，修补前腹壁缺损，但能获得控制排尿功能者不多；②切除外翻膀胱，修补前腹壁缺损，同时施行尿流改道术。

（二）尿道上裂

尿道上裂常与膀胱外翻并存，表现为阴茎体短小，阴茎向背侧弯曲，包皮悬垂于阴茎腹侧，阴茎头扁平，尿道口位于阴茎背侧呈一沟槽，严重尿道上裂可伴有膀胱外翻和腹部缺陷。尿道上裂根据畸形程度和尿道口的位置不同，可以分为阴茎头型、阴茎体型及完全性尿道上裂三类。男性较多见，婴儿约占1/30 000。一般给予患者施行尿道上裂整形手术，包括阴茎伸直和尿道成形术。但伴有尿失禁的患者，如括约肌成形术失败，则再考虑尿流改道手术。

（三）尿道下裂

尿道下裂是男性儿童泌尿生殖系统最常见的先天畸形之一。由于生殖结节腹侧形成的纵行尿生殖沟，沟槽自后向前闭合而形成尿道。如闭合过程停止闭合，就会发生不同程度的尿道下裂。

一般认为尿道下裂的形成是因胚胎睾丸产生雄激素不足，而使左右尿道褶不能正常融合所致。它的畸形特征如下：①尿道开口异常，阴茎头正常位置无尿道开口，仅见一稍有凹陷的浅窝；②阴茎向腹侧屈曲畸形；③阴茎背侧包皮正常而阴茎腹侧包皮缺乏；④尿道海绵体发育不全。

将尿道开口异常分为四种类型：①阴茎头型，最常见，尿道外口位于包皮系带部，系带本身常缺如；②阴茎型，尿道口位于阴茎腹面，阴茎不同程度向腹侧弯曲；③阴囊型，尿道口位于阴茎根部与阴囊交界处，阴茎发育不良并向腹侧严重弯曲；④会阴型，尿道口位于会阴部，阴茎高度弯曲，阴茎短小，发育不全的阴茎被头巾样包皮和分裂的阴囊所遮盖，生殖器酷似女性。阴茎型、阴囊型、会阴型这三型可影响到性功能和性行为，排尿时需取坐位，洗澡时回避别人以防看见畸形生殖器等问题而给患者带来心理障碍。会阴型尿道下裂，会阴部外表类似女性，需要在婴儿期确定性别，以免被误认而到成年期造成更严重的心理和生理障碍。

手术治疗是矫治尿道下裂唯一有效的手段。手术目的是矫正弯曲的阴茎，修复缺失尿道，使尿道口恢复或接近在阴茎头的正常位置,阴茎外观满意接近正常人,成年后有正常的性生活和生育能力,睾丸有生精功能者还可获得生育能力,并恢复站立排尿,尿线正常。手术年龄既往多偏重学龄期儿童,应早做手术为宜。手术可一次完成,也可分期进行,即先行阴茎弯曲矫正术,待瘢痕软化后,再做尿道成形术。

二、护理诊断/问题

(一)预感性的悲哀
与患者对预期治疗目标担心预后有关。

(二)社交生活孤独
与患者无正常的生活有关。

(三)有皮肤受损的危险
与术后严格卧床有关。

(四)潜在并发症
出血、感染、尿道狭窄、漏尿等。

三、护理目标

(1)患者对治疗充满信心,减轻悲观情绪,配合治疗及护理。
(2)患者能够主动融入社会,有正常的社交。
(3)患者皮肤受压部位血液循环良好,皮肤完整有弹性。
(4)患者未发生并发症,或并发症能够得到及时发现和处理。

四、护理措施

(一)术前护理
1.心理指导

患者是先天性生殖器畸形,排尿姿势与他人不同,患者心理压力过大,表现为性格孤僻,有些患者在入院后甚至不让医务人员检查其阴茎、阴囊。在护理过程中,对年龄小的患者要给予特别的关怀和照顾。对于年龄较大的患者要主动与其交流沟通,讲述疾病有关知识,让患者及家属了解疾病及转归,给予心理疏导的同时耐心向患者及家属介绍术后注意事项。解除其恐惧、焦虑等不安心理,增强患者战胜疾病的信心,使其配合治疗。建立良好的护患关系。保持室内安静舒适,避免各种不良刺激。针对个体情况进行针对性心理护理。

2.会阴部皮肤准备

检查术区的皮肤有无炎症、溃烂,并进行相应的处理。

(1)备皮:术前3天每天备皮一次,范围前起耻骨联合,后至肛门周围皮肤。

(2)清洁:每次备皮后用清水清洗会阴部,注意洗净阴囊皱襞、包皮等处,并更换干净内裤。

(3)局部浸泡:用温盐开水与5%聚维酮碘按10∶1稀释后浸泡局部手术区,术前3天开始,每次浸泡3~5分钟,直到术晨为止。

(4)排便的管理:术前应尽量减少排大便次数,避免多次排便对会阴部皮肤的污染,每次大便后用清水洗净肛门及周围皮肤。

3.胃肠道准备

(1)饮食:术前 3 天进食少渣饮食,术前 1 天进食流质,术前禁食水 8 小时。

(2)灌肠:术前 1 天及术晨清洁灌肠。使患者在术后 3～5 天内能够控制排便次数,保持会阴部清洁干燥。

4.术前准备

协助完善相关术前相关检查。术前 1 天采集血样。遵医嘱带患者术中用药。戴好腕带,遵医嘱进行术前补液。与手术室人员进行患者、药物等相关信息核对后,送患者进入手术室。

(二)术后护理

1.病情观察

(1)了解麻醉及手术方式、切口、尿管情况等,持续心电血压血氧监测、吸氧,定时记录测量的心率、血压、血氧饱和度、呼吸数值,并观察其变化。

(2)观察各管道情况及护理保持尿管通畅,观察尿液的颜色、性质、量的变化。留置尿管的患者,做好尿管护理,每天至少 2 次会阴护理。

(3)做好患者的基础护理,保持患者皮肤清洁、干燥,定时翻身,做好口腔护理、会阴护理、皮肤护理等工作。

(4)观察伤口有无渗血、渗液情况,若有应及时更换敷料。

(5)评估患者疼痛情况,尽量安慰鼓励患者,必要时遵医嘱给予镇痛药物,保证环境安静、舒适。

2.体位与活动

(1)患者麻醉清醒前,取平卧位,头偏向一侧。

(2)患者麻醉清醒后,一般术后 6 小时后可采取平卧位。

(3)术后 1～5 天应严格卧床,严禁下床活动,床头不宜过高,以 15°～30° 为宜,卧床期间协助患者活动下肢。

(4)术后 6～28 天,应以卧床为主,可轻微活动。

3.健康宣教

(1)饮食规律,尽量少食多餐、营养丰富、多食富含粗纤维的食物,忌刺激性食物、坚硬食物、易胀气食物及烟酒。

(2)术后 29 天内主要以卧床为主,逐步可轻微散步及站立,可以单侧臀坐,3 周内避免重体力劳动,避免增加腹压的活动及性生活。

(3)注意会阴部清洁,每天温水坐浴,勤换内裤,防止感染保持会阴部温暖。

(4)出院 1 周左右来医院复查,如有必要则要行预防性尿道扩张。若出现尿线变细,及时行尿道扩张术。

(牛冬梅)

第十四节　前列腺增生症

前列腺增生症为老年男性常见病,多发于 50 岁以上,出现下尿路梗阻引起排尿异常,甚至影响肾功能。临床表现为排尿困难,尿线变细,尿频,夜尿次数增多及终末尿滴沥等,严重时可发生急性尿潴留。有些患者还可并发血尿、泌尿系统感染、肾功能不全等。

一、护理措施

(一)术前护理

(1)预防泌尿系统感染:多数患者因尿频、排尿困难而害怕喝水,向患者讲明饮水的意义,鼓励患者多饮水,并注意记录患者排尿情况;注意个人卫生,勤换衣裤。若出现排尿困难、膀胱区憋胀、有尿不能完全排出,应通知医师给予α受体阻滞剂,减轻排尿困难症状,如药物治疗无效,可留置导尿管或行膀胱造口术,同时口服抗生素。

(2)了解患者心肺功能。患者多为老年人,防止心脏意外。

(3)了解患者排便情况,鼓励患者进高纤维食品,改善排便情况,习惯性便秘的患者可口服缓泻药物,保持排便通畅。

(4)配合手术治疗,口服 5α 还原酶抑制剂,使前列腺腺体缩小,减轻充血,减少术中出血情况。

(5)带 Folley 三腔导尿管去手术室,术中留置。

(二)术后护理

1.观察冲洗情况

术后给予持续膀胱冲洗。护士应密切观察冲洗的情况,如冲洗速度减慢同时冲出速度减慢,冲洗液颜色一过性加深,并患者主诉痉挛性疼痛,提示膀胱痉挛,应通知医师使用解痉药,也可放出导尿管气囊内的部分液体,均能减轻患者症状。如冲洗速度减慢同时冲出液停止滴出,患者腹部膨隆并主诉憋尿感,提示冲洗堵塞,应给予冲洗导尿管。并注意尿道口有无溢血、溢液,如污染床单位,应重新更换。

2.观察出血情况

护士应密切观察冲出液的颜色,冲洗速度依导尿管引流液的颜色而调节,颜色变浅,冲洗速度可调慢,变为尿色,可遵医嘱停止冲洗。如为鲜红色,混有泡沫提示有手术创面出血的可能,调快冲洗速度,保持导尿管通畅,避免血块堵塞。当创面大量出血,血压下降,脉搏增快,应给予止血药治疗,必要时手术止血。

3.观察冲洗液有无外渗现象

术后如患者出现腹部张力增加、烦躁不安、叩诊为浊音,提示有前列腺包膜受损的可能,及时通知医师,停止冲洗或手术放置耻骨后引流管,防止大量冲洗液被机体吸收,造成稀释性低钠血症。

4.饮食

术后第 1 天,进半流食,以易消化的食物为宜,多吃水果、蔬菜,并嘱患者大量饮水,3 000 mL/d左右,使尿液排出增加,起到自然冲洗的目的,也可防止便秘。

5.防止静脉血栓的形成

鼓励患者活动,防止下肢静脉血栓及肺栓塞的发生。手术当天冲洗期间,指导患者侧身活动,进行下肢屈腿运动。术后第一天,停止膀胱冲洗后,协助患者离床活动,注意观察患者有无呼吸困难等肺栓塞症状。

6.防止继发出血

腹压增高是导致继发出血的主要原因。术后粪便干燥、咳嗽等均可导致腹压增高,应积极防治。

7.尿失禁患者的护理

拔除导尿管后,患者发生一过性尿失禁,一般几天到1个月可自行恢复,向患者及其家属解释清楚,减轻思想顾虑;并勤更换内衣裤,保证患者清洁卫生。个别患者尿失禁时间较长,可指导患者进行缩肛训练,并配合药物治疗,一般在半年至1年可恢复正常。

(三)健康指导

(1)术后勿用力活动,如提重物、用力排便、活动过量等,防止腹压增加引起继发性出血。尽量不骑车、不久坐,避免骑跨性动作。

(2)多饮水,每天保持足够尿量。

(3)禁烟酒。避免性生活,原则上一个月后可恢复性生活。如有出血、尿流阻塞等现象,及时到医院复诊。

二、主要护理问题

(一)排尿形态改变

与疾病本身有关。

(二)潜在并发症

出血、感染,与手术有关。

(三)有皮肤完整性受损的危险

与持续膀胱冲洗有关。

(四)生活自理能力部分缺陷

与持续膀胱冲洗有关。

(牛冬梅)

第十五节　前列腺癌

前列腺癌在欧美很常见,是男性主要的恶性肿瘤。我国过去很少见,近年来前列腺癌患者有所增多。在前列腺特异性抗原出现之前,除非转移病变已有临床表现,前列腺癌在临床上无任何表现,前列腺癌的诊断靠指检。

一、护理措施

(一)心理护理

认真听取患者的主诉,发现问题,及时解决。向患者介绍成功病例,加强患者战胜疾病的信心。

(二)肠道准备

(1)前列腺近距离治疗术肠道准备:术前一天口服酚酞片2片,术晨开塞露1支置肛。

(2)前列腺癌根治术肠道准备:术前三天开始禁食补液。术前两天开始肠道准备,给予导泻药(和爽)口服,2次/天,直至解出无渣便。术前一天禁水。

(三)预防骨折

合理安排患者卧位,预防患者坠床,加强对患者的巡视,预防外伤。

(四)生活护理

患者卧床期间,护士经常巡视,做好生活护理,满足患者的基本生活需要。

(五)近距离内放射治疗术后护理

(1)密切观察患者生命体征。

(2)保持导尿管通畅。

(3)密切观察穿刺点有无渗血。

(4)密切观察有无粒子走失,如发现有遗失的粒子,采集后放入铅罐中保存。

(5)避免孕妇及儿童近距离接触患者。

(六)双侧睾丸切除术后护理

(1)密切观察患者生命体征。

(2)保持导尿管通畅。

(3)密切观察伤口有无渗血、水肿。

(4)协助患者翻身,防止背部皮肤长期受压。

二、主要护理问题

(一)疼痛

与骨转移有关。

(二)潜在并发症

骨折,与全身骨转移有关。

(三)排尿异常

与现有疾病有关。

(四)知识缺乏

与缺乏疾病及其防护知识有关。

(牛冬梅)

第十六节 阴囊及睾丸损伤

一、概述

睾丸位于阴囊内、体表外,是男性最容易被攻击的部位。两者损伤常同时存在。闭合性损伤较多见,如脚踢、手抓、挤压、骑跨等。开放性损伤除战争年代外,平时较少,如刀刺、枪弹伤等。睾丸损伤的程度可以是挫伤、破裂、扭转、脱位,严重时睾丸组织完全缺失。阴囊皮肤松弛,睾丸血液回流丰富,损伤后极易引起血肿、感染。此外,睾丸或其供应血管的严重损伤可导致睾丸萎缩,坏死,可能并发阳痿或其他性功能障碍。有阴茎损伤时要注意有无合并尿道损伤,阴囊皮肤撕脱伤应尽早清创缝合,若缺损过大可行植皮术。阴茎、阴囊损伤的治疗原则与一般软组织的损伤相似。睾丸损伤最常见,本节主要介绍睾丸损伤的护理。

二、护理评估

(一)损伤的类型及临床表现

阴囊及睾丸损伤时常出现疼痛、肿胀,甚至晕厥、休克,有时可危及生命。

1.阴囊损伤

阴囊皮肤瘀斑、血肿,开放性损伤阴囊撕裂,睾丸外露。

2.睾丸损伤的类型及临床表现

(1)睾丸挫伤:睾丸肿胀、硬,剧痛与触痛。

(2)睾丸破裂:剧疼甚至昏厥,阴囊血肿,触痛明显,睾丸轮廓不清。

(3)睾丸脱位:睾丸被挤压到阴囊以外的部位,如腹股沟管、股管、会阴等部位的皮下,局部剧痛、触痛,痛侧阴囊空虚。

(4)睾丸扭转:指睾丸或精索发生扭转,造成睾丸急性缺血。近年来报告此病在青少年中有逐渐增多趋势,睾丸下降不全或睾丸系带过长时容易发生扭转。临床表现为突然发作的局部疼痛,可以向腹股沟及下腹部放射,可伴有恶心及呕吐。其主要体征是阴囊皮肤局部水肿,患侧睾丸上缩至阴囊根部;睾丸轻度肿大并有触痛;附睾摸不清;体温轻度升高。不及时治疗,睾丸会发生缺血性坏死,颜色发黑,逐渐萎缩以致功能丧失。

(二)辅助检查

1.视诊

阴囊在体表外,损伤的部位、程度可以直接判断。

2.B超检查

彩色超声波检查可以判断睾丸及其血管损伤的程度,能鉴别睾丸破裂与睾丸挫伤,以及睾丸内血肿的存在,因而可为手术探查提供客观的检查依据。

(三)护理问题

1.疼痛

疼痛与外伤有关。

2.舒适改变

舒适改变与疼痛及手术后卧床有关。

3.部分生活自理缺陷

部分生活自理缺陷与外伤及手术有关。

4.知识缺乏

缺乏疾病相关知识。

三、护理措施

(一)生活护理

(1)做好基础护理,协助患者完成"七洁"。

(2)保持会阴部皮肤的清洁,避免排尿、排便污染。

(3)满足患者的护理需求,让患者感到舒适,遵医嘱应用止痛剂。

(4)加强病房管理,创造整洁安静的休养环境。

(二)心理护理

巡视患者或做治疗时多与患者交流,用通俗易懂的语言向患者讲解损伤的治疗及保健知识,缓解患者对突如其来的损伤产生的恐惧和焦虑,认真倾听患者主诉,及时帮助患者解决问题,做好基础护理,满足患者的合理需求,向患者解释每项检查治疗的目的,使患者能积极配合治疗护理。

(三)治疗配合

1.阴囊闭合性损伤

阴囊无明显血肿时应动态观察,卧床休息,将阴囊悬吊,早期局部冷敷;血肿较大时应抽吸或切开引流,放置引流条以充分引流渗液、渗血,给予抗生素预防感染。

2.阴囊开放性损伤

局部彻底清创,除去异物还纳睾丸,注射破伤风抗毒素,给予抗生素预防感染。

3.睾丸损伤破裂

止痛,减轻睾丸张力,控制出血。当有精索动脉断裂或睾丸严重破裂无法修复时,可手术切除睾丸,阴囊放置引流条,减少局部感染。

4.睾丸扭转

睾丸固定术是可靠、有效的治疗方法,术中可将扭转的睾丸松解后,观察血液循环恢复情况,半小时以内,如果血液运行逐渐恢复,睾丸颜色逐渐变红,表示睾丸功能已经恢复,可以保留。如果术中睾丸颜色呈黑紫色,则表示已经坏死,应该切除。

(四)护理措施

(1)患者卧床休息,注意观察伤口周围的渗出,及时更换敷料,防止感染。

(2)观察生命体征变化,及时发现出血倾向。

(3)遵医嘱给予止痛剂,缓解疼痛不适;给予抗生素治疗、预防感染。

(4)观察局部血运情况,保持导尿管和引流管的通畅,多饮水。

四、健康教育

(1)手术近期避免剧烈活动,禁房事。

(2)按时复诊,有不适及时来医院,不能随便用药。

(牛冬梅)

第十七节 睾 丸 肿 瘤

睾丸肿瘤占男性恶性肿瘤的 $1\%\sim2\%$,分为原发性和继发性两类。绝大多数为原发性,分为生殖细胞肿瘤和非生殖细胞肿瘤两大类。生殖细胞肿瘤发生于曲细精管的生殖上皮,占睾丸肿瘤的 $90\%\sim95\%$,睾丸癌的主要临床表现为睾丸呈不同程度肿大,有时睾丸完全被肿瘤取代,质地坚硬,正常的弹性消失。早期表面光滑,晚期表面可呈结节状,可与阴囊粘连,甚至破溃,阴囊皮肤可呈暗红色,表面常有血管迂曲。做透光试验检查时,不透光。若为隐睾发生肿瘤多于腹部、腹股沟等处扪及肿块,而同侧阴囊是空虚的,部分睾丸肿瘤患者同时伴有鞘膜积液。有的尚属正常或稍大,故很少自己发觉,往往在体检或治疗其他疾病时被发现,部分患者因睾丸肿大引起下坠感而就诊。晚期出现转移者可出现相应转移灶症状。

一、护理措施

(一)术前护理

1.饮食护理

患者久病后导致体质衰弱,热量和蛋白质消耗较多,可通过补充饮食营养和水分来调理。睾丸癌患者每餐应适当配备富有高热量、高蛋白、高维生素的食物,绝对戒烟和禁止酗酒,避免食用刺激之物。

2.心理护理

由于患者发病年龄轻,患者的精神负担之重可想而知,容易悲观、厌世。一方面,患者自身应坚强面对疾病,树立战胜癌症的坚定信念,避免出现消极情绪;另一方面,患者的好友亲属应多给予鼓励,家人要随时观察并与患者沟通思想,重视其心理活动,时时关心、安慰患者,要耐心倾听患者的诉说,使患者感到亲人的温暖,避免情绪波动,消除顾虑,保持心情舒畅,合理安排生活起居,维持患者生存的希望。

3.肠道准备

睾丸切除术肠道准备:术前一天口服酚酞片 2 片,术晨开塞露 1 支置肛。根治性睾丸切除术行腹腔镜腹膜后淋巴结清扫术者,术前三天开始禁食、补液。术前两天开始肠道准备,予导泻药(和爽)口服,2 次/天,直至解出无渣便。术前一天禁水。

(二)术后护理

1.心理护理

如行腹膜后淋巴结清扫,因手术较大,并发症较多,应加强巡视患者,多关心患者,鼓励患者早日战胜疾病,增加信心。

2.观察伤口情况

术后注意观察伤口有无渗血,如有异常,及时通知医师给予换药。

3.导尿管护理

保持导尿管通畅,观察尿液的量与颜色。

(三)健康指导

(1)增强体质,加强身体锻炼。

(2)多进食高蛋白、高维生素、营养丰富的食物,促进身体康复。

(3)定期复查。根据医嘱术后进行复查,早期发现转移灶症状。

二、主要护理问题

(一)焦虑

与疾病有关。

(二)知识缺乏

与缺乏相关疾病知识来源有关。

(牛冬梅)

第十八节　阴　茎　癌

阴茎癌过去是我国最常见的恶性肿瘤,曾占男性癌瘤的第一位,随着人民生活和卫生保健工作的不断提高,发病率日趋减少。

一、护理措施

(1)心理护理:详细评估患者对疾病的心理冲突程度及对接受治疗的心理准备,通过护理活动,与患者建立良好的护患关系,鼓励患者表达患病后的哀伤,接受现实,向患者讲解有关疾病及手术的知识,以解除焦虑,增强信心。

(2)控制感染:术前用 1∶5 000 高锰酸钾溶液浸泡阴茎,每天 2～3 次,使用抗生素两周以上。

(3)保持引流通畅,观察引流液的颜色、量及性质。

(4)阴茎部分切除后口服止痛镇静剂,应用女性激素,以免残余阴茎勃起导致出血,保持导尿管引流通畅,5～7 天拔除。

(5)阴茎全切除术尿道移植会阴部后,应妥善固定导尿管,并保持会阴部清洁。

(6)髂腹股沟淋巴结清除术后平卧 2 周,抬高下肢,防止淋巴回流障碍。密切观察下腹部皮肤颜色的改变,防止广泛的剥离组织引起的渗血形成皮下血肿,可使用负压吸引,同时用 0.5～1.0 kg 的沙袋压迫创面。

(7)随访指导:出院一个月到门诊复查,并定期复查、随访。

二、主要护理问题

(一)焦虑/恐惧
与担心疾病愈后有关。

(二)潜在的并发症:感染
与癌肿破溃及术后伤口有关。

(三)知识缺乏
与缺少特定知识来源有关。

(牛冬梅)

第十九节　包皮过长和包茎

包皮过长是指阴茎在非勃起状态下,包皮覆盖于整个龟头和尿道口,但包皮仍能上翻外露龟头。阴茎勃起时,需用手上推包皮才能完全露出阴茎头者,也被认为是包皮过长。

包茎是指包皮口狭窄,或包皮与龟头粘连,使包皮不能上翻外露龟头。可分为先天性包茎和后天性包茎。先天性包茎见于正常的新生儿及婴幼儿,出生后包皮内板与龟头之间即有粘连,数月后粘连被逐渐吸收,包皮内板与龟头可逐渐分离;随着年龄的增长、阴茎的生长和勃起,积聚在包皮内板与龟头之间的包皮垢可使包皮内板与龟头之间的粘连分离,包皮逐渐自行上退,至青春期前龟头自然露出,这是一种生理现象,也称为"生理性包茎"。后天性包茎多继发于阴茎包皮炎、包皮及龟头损伤者,其包皮口有瘢痕挛缩,无弹性和扩张能力,包皮不能向上退缩,可伴有尿道外口狭窄,这类包茎不会自愈,往往会引起炎症、排尿困难,甚至影响阴茎的生长发育。

一、治疗要点

包皮环切术是治疗包茎和包皮过长的主要手术方法,它是把过长的阴茎包皮切除。包皮口较紧,龟头、包皮反复发炎的包皮过长患者及所有的包茎患者,均需行包皮环切术。

(一)有袖套式包皮环切术

具有损伤恢复快、术后并发症少的特点。

(二)环扎法

使用"商环"等环扎器械的包皮环切术更是优于传统的手术方法,具有微创、简便、不开刀、无缝合、生活影响小等特点。

(三)激光包皮环切术

用激光取代手术刀,术中出血少,但伤口仍需缝合,与开放手术相比无太多优势,开展较少。

二、"商环"包皮环扎术的护理

(一)术前护理

(1)按照泌尿外科一般护理常规护理。

(2)心理护理:讲解疾病病因和手术方式,手术中、术后可能发生的情况,减轻患者焦虑、恐惧和紧张的心理,使患者树立信心,积极配合治疗。

(3)术前一周停止服用抗凝药物。

(4)手术前1天,需沐浴,会阴部尤其是包皮要翻开清洗干净,更换干净的内衣裤。

(二)术后护理

(1)按局麻护理常规护理。

(2)活动和饮食指导:局麻术后即可进普通饮食,忌辛辣刺激性食物。3天内尽量卧床休息,宜穿宽松内裤,不宜做剧烈运动。

(3)预防感染:24小时内勿洗浴,24小时后可以淋浴,但注意保持创面清洁、干燥。带环7天内,用聚维酮碘溶液行局部浸泡,每次5分钟,每天2次,自然晾干,以减少伤口渗出。术后口服抗生素。

(4)伤口护理:保持伤口敷料的清洁、干燥,避免小便污染伤口。带环期间如患者出现脱环,伤口持续出血、有较大的皮下血肿、严重水肿或伤口分泌物增多等情况,应及时就诊。

(5)心理护理:告知患者伤口完全愈合需要1个月,要有适当的心理准备。手术后部分患者可能出现心理性 ED,勃起信心下降,应消除患者对手术的误解和忧虑。

(6)拆环后的观察和护理:术后7天即可到医院拆环。拆环后,若出现伤口再度裂开和感染,应及时处理。①拆环后局部浸泡:拆环后,可使用聚维酮碘溶液浸泡,每天2次,每次5分钟,待自然晾干后用商环专用创可贴或纱布加压包扎,以减轻水肿。7~10天水肿消退后,继续使用聚维酮碘溶液浸泡,每天 3 次,每次 5 分钟,直至痊愈。②拆环后换药:隔天 1 次。换药时,注意清理包皮内板分泌物,要用聚维酮碘溶液消毒创面,再用专用的包皮贴包裹创面。换药时,注意观察伤口的愈合情况,如果结痂处裂口较大或出血较多时,需立即给予处理。初期愈合阶段,痂面有少量的渗出物和液化的痂体会造成感染的假象,需要与感染相鉴别。③拆环后,如出现轻度水肿、少量分泌物、轻微疼痛,创面轻微开裂、结痂组织脱落都属于正常现象,患者无须紧张,伤口愈合时间因个人体质而定。

(7)排尿的观察:了解术后有无排尿异常,嘱患者多饮水,勤排尿。

(8)疼痛的护理:术后 4 小时是疼痛最敏感的时候,可口服非甾体抗炎药镇痛;如因夜间勃起造成剧烈疼痛而无法耐受,可口服雌激素类药物,以抑止勃起。夜间睡前少饮水,可减少因憋尿所致的睡眠勃起,对缓解疼痛有帮助。

(三)出院指导

(1)术后可以正常工作。术后 5 天内禁止骑自行车,避免剧烈活动 4~6 周。

(2)术后 6 周内避免性刺激,避免性交或手淫,防止勃起后伤口裂开。

(3)定期复诊。如出现伤口持续出血、阴茎部位皮下血肿、严重水肿、切口不愈合等情况,应及时就诊。

(牛冬梅)

第二十节 尿道下裂

尿道下裂是男性泌尿系统生殖系最常见的先天畸形。正常情况下,当胚胎第 7 周后尿道皱襞自尿道近段逐渐向龟头端融合成一管形即尿道,当尿道皱襞形成管形发生障碍时即导致尿道下裂。临床上按尿道开口位置分四型:阴茎头型、阴茎体型、阴囊型、会阴型。其主要临床症状:排尿异常为尿线细,自下无射程,排尿时打湿衣裤;阴茎勃起时明显向下弯曲。手术一般分为两期:第一期阴茎矫正术,第二期尿道成形术。

一、护理措施

(一)术前护理

(1)更换内裤,避免漏尿引起尿疹和皮肤溃烂。

(2)术前 3 天开始,每天用肥皂水清洁阴茎冠状沟、阴囊皮肤各一次,并用聚维酮碘棉球局部擦拭。

(3)观察患者有无尿频、尿急等症状,如有应用抗生素积极治疗,防止泌尿系统感染。

(4)心理指导:尽早手术,可促进生殖器正常发育,也可正常排尿。

(二)术后护理

1.导尿管固定

妥善固定导尿管,保持通畅;导尿管同时起到支架作用,操作时注意保护导尿管,防止活动时牵拉脱出。

2.观察血运,保持局部清洁

密切观察阴茎局部情况,阴茎头充血、水肿、颜色发绀等提示血运不佳,及时通知医师给予处理。

3.观察排尿情况

观察引流尿液的性质、颜色及量,保持膀胱造瘘管通畅,避免从尿道排尿,保持伤口敷料干燥完整。活动时防止膀胱造瘘管脱出。术后10～12天拔除导尿管,鼓励患者自行站立排尿,观察排尿出口和尿线。若排尿正常可于1～2天后拔除膀胱造瘘管,若排尿困难,通知医师尽早行尿道扩张术。

4.饮食护理

嘱患者多饮水,每天1 500～2 000 mL,可起到自然冲洗作用。肛门排气后进流食,减少粪便形成,以防污染伤口;给予高蛋白、高热量、高维生素、易消化的食物,多进粗纤维食物,多吃新鲜蔬菜和水果,保持大便通畅,预防便秘,必要时给予缓泻剂。

5.减轻疼痛

用支被架支起棉被,避免直接接触伤口,减轻疼痛及污染伤口的机会。尿道下裂修补术后,因膀胱造瘘管、尿道支架管、血块等刺激,可引起膀胱痉挛或尿道肌肉痉挛而致疼痛,尤其术后1～3天症状最明显,以后逐渐减轻。术后给予雌激素治疗,7天每晚口服己烯雌酚1 mg,防止阴茎勃起而造成伤口疼痛和出血,影响伤口愈合,必要时给予止痛剂。

6.预防感染

伤口感染是造成尿道成形术失败的主要原因,应积极预防;保持伤口敷料清洁、干燥,应用抗生素预防感染。

7.心理护理

护士应尊重患者,保护其隐私,取得患者的信任,使其能够主动配合治疗、护理工作,并给患者讲解,如果配合好治疗、护理的工作能够尽快康复,拔除导尿管后,就能像正常人一样站立排尿,树立患者战胜疾病的信心,并在其治疗、护理后给予鼓励及表扬。

(三)健康指导

(1)注意休息,术后1～2个月限制剧烈活动,防止伤口裂开。

(2)加强营养,多食高蛋白(鱼、肉类)、富含维生素(蔬菜水果等)的食物。

(3)保持会阴部清洁,注意患者的排尿情况,多喝水,保持大小便通畅。

(4)术后一个月后复诊,行预防性尿道扩张1次,有尿道狭窄者定期行尿道扩张,有尿瘘者于术后半年修补。

(5)如有异常(尿线变细、尿漏等),及时就诊,以免造成尿道狭窄。

二、主要护理问题

(一)疼痛

与手术伤口有关(或与阴茎头肿胀有关)。

(二)生活自理能力部分缺陷

与术后卧位有关。

(三)潜在并发症

感染,与手术有关。

(牛冬梅)

第二十一节　精索静脉曲张

精索静脉曲张是指精索里的静脉因回流受阻,而出现的盘曲扩张,是青壮年常见的疾病,是指因精索静脉血流淤积而造成精索蔓状丛(静脉血管丛)血管扩张、迂曲和变长。发病率在男性人群为10%~15%,在男性不育中占15%~20%。此症多发生于左侧,但双侧发病者并不少见,可高达20%左右。精索静脉曲张可伴有睾丸萎缩和精子生成障碍,造成男性不育。腹膜后肿瘤、肾肿瘤、肾积水等压迫精索内静脉也可引起症状性或继发性精索静脉曲张。其主要症状是睾丸有坠胀感或坠痛,阴囊肿大,站立时患侧阴囊及睾丸低于健侧,阴囊表面可见扩张、迂曲的静脉。触之有蚯蚓团状软性包块,平卧可使症状减轻或消失。无症状的轻度精索静脉曲张不需治疗。轻度精索静脉曲张或伴有神经衰弱者可用阴囊托、冷敷等。较重者可行精索静脉高位结扎术。

一、护理措施

(一)术前护理
(1)注意饮食调整,忌食辛辣之物。
(2)注意劳逸结合,防止剧烈运动、重体力劳动及久站。
(3)节制房事,经常穿紧身内裤或用阴囊托以防阴囊下坠。
(4)详细评估引起患者焦虑的原因及对接受手术的心理准备,并通过护理与患者建立良好的护患关系,树立患者接受治疗的信心和勇气。向患者讲解有关疾病的一般知识及手术前后的注意事项,可解除焦虑。

(二)术后护理
(1)严密观察病情变化:观察伤口情况,有无渗血;定时监测生命体征的变化。
(2)术后用沙袋压迫伤口24小时,第二天可下地活动。

(三)健康指导
术后3个月复查。

二、主要护理问题

(一)知识缺乏
与缺乏疾病相关知识有关。

(二)焦虑
与不了解病情,即将手术有关。

(牛冬梅)

第二十二节　泌尿系统感染

泌尿系统感染一般又称为泌尿道感染（urinary tract infections，UTI）。泌尿生殖系统感染主要是由病原微生物侵入泌尿、男生殖系统内繁殖而引起的炎症。尿路感染是最常见的感染性疾病之一，目前已是仅次于呼吸道感染的第二大感染性疾病。病原微生物大多为革兰氏阴性杆菌。由于解剖学上的特点，泌尿道与生殖道关系密切，且尿道外口与外界相通，两者易同时引起感染或相互传播。

一、病因

尿路感染的病原微生物主要是细菌，极少数为厌氧菌、真菌、支原体、病毒和滴虫等。诱发感染的因素主要有以下四个方面。

（一）机体防御下降

局部抗感染能力及免疫功能下降都易诱发泌尿系统感染。如糖尿病、营养不良、肿瘤、妊娠及先天性免疫缺陷或长期应用免疫抑制剂治疗等。

（二）尿路结石及梗阻因素

结石、梗阻、感染三者常相互促发，互为因果。如先天性泌尿生殖系异常、结石导致尿液引流不畅，引起尿液滞留，降低尿路及生殖道上皮防御细菌的能力。

（三）医源性因素

如留置导尿管、造瘘管、尿道扩张、前列腺穿刺活检、膀胱镜检查等操作，都可能不同程度损害尿路上皮的完整性，易引入致病菌而诱发或扩散感染。

（四）女性易感因素

由于女性尿道较短，容易招致上行感染，特别是经期、更年期、性交时更易发生。

二、发病机制

正常人的尿道口皮肤和黏膜有一些正常菌群停留。在致病菌未达到一定数量及毒力时，正常菌群对于致病菌起到抑制平衡的作用，而膀胱的排尿活动又可以将细菌冲刷出去，所以正常人对感染具有防御功能。尿路感染主要是尿路病原体和宿主之间相互作用的结果，尿路感染在一定程度上是由细菌的毒力、接种量和宿主的防御机制不完全造成的，这些因素在最终决定细菌定植水平及尿路损伤的程度也会起到一定作用。

三、感染途径

感染途径主要有四种，最常见为上行感染和血行感染。

（一）上行感染

致病菌经尿道进入膀胱，还可沿输尿管腔内播散至肾，占尿路感染的 95%，大约 50% 下尿路感染会导致上尿路感染。病原菌也可沿男性生殖管道逆行感染引起细菌性前列腺炎、附睾睾丸炎。

(二)血行感染

较为少见,在机体免疫功能低下或某些因素促发下,某些感染病灶如皮肤疖、痈、扁桃体炎、龋齿等细菌直接由血行传播至泌尿生殖系统器官,常见为肾皮质感染。病原菌多为金黄色葡萄球菌、溶血性链球菌等革兰氏阳性菌。

(三)淋巴感染

致病菌从邻近器官的血行感染,较少见,致病菌多为金黄色葡萄球菌。

(四)直接感染

由于邻近器官的感染直接蔓延所致或外来的感染,致病菌经肾区瘘管和异物的感染等。

四、临床表现

临床表现以尿路及受累的器官为基础,重者出现全身感染表现。膀胱刺激症状是最常见的表现。

(一)症状

细菌性膀胱炎。

(二)急性肾盂肾炎

可有高热、寒战等全身症状,甚至双侧腰痛,多呈胀痛。有尿频、尿急、尿痛等膀胱刺激症状,多伴有急性期患侧肾区压痛、疼痛往往较为明显,可出现肌紧张;为病原菌入侵膀胱后引起,常伴尿道炎症。

(三)慢性肾盂肾炎

临床表现复杂,易反复发作。与急性肾盂肾炎相似,症状相对较轻,有时可表现为无症状性菌尿和脓尿。

五、辅助检查

(一)实验室检查

1.尿常规检查

尿常规检查包括尿生化检查和尿沉渣检查。尿中白细胞计数显著增加,出现白细胞管型提示肾盂肾炎。

2.尿培养

临床根据标本采集方式不同而应用不同的"有意义的细菌"计数来表示尿路感染。同时治疗前的中段尿标本培养是诊断尿路感染最可靠的指标。

3.血液检查

上尿路感染多出现白细胞计数和中性粒细胞比值升高。

(二)影像学检查

影像学检查包括超声、尿路平片、静脉尿路造影、膀胱或尿道造影、CT、放射性核素和磁共振水成像(MRU)等。其中超声检查无创、简单可作为首选,CT有助于确定感染诱因、尿路平片有助于发现结石。影像学检查在慢性泌尿系统感染和久治不愈的患者中有重要意义。

六、诊断要点

泌尿系统非特异性感染需与泌尿系统结核相鉴别,尤其是反复出现尿路感染症状者。另外关于有尿路感染症状时应考虑妇科疾病等。

七、治疗原则

(一)一般治疗

急性治疗期间注意休息、营养,避免性生活;给予饮食指导,多饮水,保持每天尿量在 2 000 mL以上,有助于细菌的排出。

(二)抗感染治疗

选用适当抗生素。单纯性尿路感染者应持续使用敏感抗生素至症状消失,尿常规检查恢复正常,尿细菌培养转阴。

(三)对症治疗

使用解热镇痛药缓解高热、疼痛;使用碱性药物如碳酸氢钠降低尿液酸性,缓解膀胱刺激症状。

(四)纠正基础疾病

需积极纠正引起局部和全身免疫功能下降的疾病,如糖尿病、营养不良等。

(五)去除诱发因素

非单纯性尿路感染需针对合并的危险因素采取相应治疗措施。

八、临床护理

(一)评估要点

1.健康史

了解患者基本情况,包括年龄、职业、生活环境、饮食饮水习惯等。

2.相关因素

了解患者的既往史和家族史,包括每天排尿的次数、尿量,询问尿频、尿急、尿痛的起始时间,有无发热、腰痛等伴随症状,有无导尿、尿路器械检查等明显诱因,有无泌尿系统畸形、前列腺增生、妇科炎症等相关疾病病史;询问患病以来的治疗经过,药物使用情况,包括药物的名称、剂量、用法、疗程及其疗效;有无发生不良反应。

3.心理和社会支持状况

本病起病急,易反复发作,伴有尿路刺激征、血尿、乏力等不适的症状,应评估患者有无紧张、焦虑等不良心理反应。

(二)护理诊断/问题

1.排尿异常

与尿频、尿急、尿痛有关。

2.体温过高

与疾病炎症有关。

3.焦虑/恐惧

与患者疾病迁延不愈,担心预后有关。

4.舒适的改变

与疼痛有关。

5.睡眠形态紊乱

与焦虑/恐惧、疼痛不适、排尿异常等有关。

6.潜在并发症

精索静脉曲张、精索炎、前列腺炎、肾炎等肾脏疾病。

(三)护理目标

(1)患者自述减轻尿频、尿急、尿痛。

(2)患者恢复正常的体温。

(3)患者了解相关疾病知识及预防知识。

(4)患者减轻痛苦、舒适度增加。

(5)患者睡眠情况得到改善。

(6)积极预防潜在并发症发生。

(四)护理措施

1.疼痛护理

向患者解释疼痛的原因、机制,讲解有关疾病发展及预后的相关知识,缓解负面情绪及疼痛压力;遵医嘱使用止痛药物,或进行封闭治疗;合理运用冷、热疗法减轻局部疼痛;分散患者注意力。尽可能满足患者对舒适的需求,如变换体位,减少压迫等。用物放于患者易取用处。

2.发热护理

遵医嘱应用药物进行降温,可用温水擦浴、冰袋降温及乙醇擦浴等;维持水、电解质平衡,必要时静脉补充液体、电解质等;增进舒适,预防并发症,高热时绝对卧床休息,做好基础护理。

3.用药护理

联合用药时,注意药物配伍禁忌。遵医嘱正确选择抗生素,同时指导患者擅自停药。

4.心理护理

关心了解患者感受,给予患者心理上的安慰和支持,针对患者个体情况进行针对性心理护理。鼓励患者积极参与感兴趣的活动,学会自我放松法,保持乐观情绪。同时做好患者家属的思想工作,争取得到患者家属的支持和配合,鼓励患者家属及朋友给予患者心理上的支持。

(五)健康教育

1.疾病预防指导

多饮水、勤排尿是预防尿路感染最简便而有效的措施。另外,保持规律生活,避免劳累,注意个人卫生,尤其女性在月经期、妊娠期、产褥期;学会正确清洁外阴部的方法。与性生活有关的反复发作者,应注意性生活后立即排尿。

2.疾病知识指导

告知患者疾病的病因、疾病特点和治愈标准,使其理解多饮水、保持个人卫生的重要性,确保其出院后仍能严格遵从。教会患者识别尿路感染的临床表现,一旦发生尽快到医院诊治。

3.用药指导

嘱患者按时、按量、按疗程服药,勿擅自停药并遵医嘱定期随访。

(牛冬梅)

第二十三节　泌尿系统梗阻

尿路上任何部位发生梗阻都可导致肾积水、肾功能损害,重则肾衰竭。泌尿系统梗阻最基本的病理变化是尿路扩张,从代偿到失代偿,诱发肾积水、尿潴留、肾脏滤过率和浓缩能力受损,最终导致肾功能障碍。

一、前列腺增生症

良性前列腺增生症主要是前列腺组织及上皮增生,简称前列腺增生,是老年男性常见病,50 岁以后发病,随着年龄增长发病率不断升高。

(一)病因

目前病因不十分清楚,研究认为前列腺增生与体内雄激素及雌激素的平衡失调关系密切,睾酮对细胞的分化、生长产生作用,雌激素对前列腺增生亦有一定影响。

(二)病理

前列腺分两组,外为前列腺组,内为尿道腺组。前列腺增生有两类结节,包括由增生的纤维和平滑肌细胞组成的基质型和由增生的腺组织组成的腺泡型。增生的最初部位多在尿道腺组,增生的结节挤压腺体形成外科包膜,是前列腺摘除术的标志。前列腺增生使尿道弯曲、受压、伸长、狭窄,出现尿道梗阻。

(三)临床表现

1.尿频

尿频是最常见的症状,夜间明显,逐渐加重。早期是由膀胱颈部充血引起。晚期是由增生前列腺引起尿道梗阻,膀胱内残余尿增多,膀胱有效容量减少所致。

2.进行性排尿困难

进行性排尿困难是最重要症状,表现为起尿缓慢,排尿费力,射尿无力,尿线细小,尿流滴沥,分段排尿及排尿不尽等。

3.尿潴留、尿失禁

前列腺增生晚期,膀胱残余尿增加,收缩无力,发生尿潴留,当膀胱内压力增高超过尿道阻力后,发生充盈性尿失禁。前列腺增生常因受凉、劳累、饮酒等诱发急性尿潴留。

4.其他表现

常因局部充血、出血发生血尿。合并感染或结石,可有膀胱刺激症状。

(四)辅助检查

1.尿流动力学检查

尿道梗阻时,最大尿流率小于每秒 15 mL;当尿流率小于每秒 10 mL 时,表示梗阻严重。

2.残余尿测定

膀胱残余尿量反映膀胱代偿衰竭的严重程度,不仅是重要的诊断步骤之一,也是决定手术治疗的因素。

3.膀胱镜检查

膀胱镜检查直接观察前列腺各叶增生情况。

4.B超

B超测定前列腺的大小和结构,测量残余尿量。

(五)诊断要点

1.临床表现

老年男性出现夜尿频、进行性排尿困难表现就应考虑前列腺增生,排尿后直肠指检,可触及增大的腺体,光滑、质韧、中央沟变浅或消失。

2.辅助检查

尿动力学、膀胱镜、B超等检查有助于确定前列腺增生程度及膀胱功能。

(六)诊疗要点

1.急性尿潴留的治疗

急性尿潴留是前列腺增生常见急症,需紧急治疗。选用肾上腺素受体阻滞剂、留置导尿管或耻骨上膀胱穿刺造瘘术等,解除潴留。

2.药物治疗

药物治疗适用于尿道梗阻较轻,或年老体弱、心肺功能不全等而不能耐受手术的患者。常用药物有特拉唑嗪、哌唑嗪等。

3.手术治疗

前列腺摘除术是理想的根治方法,手术方式有经尿道、经耻骨上、经耻骨后及经会阴四种,目前临床常用前两种。

4.其他治疗

尿道梗阻严重而不宜手术者,冷冻治疗、微波和射频治疗、激光治疗、体外超声、金属耐压气囊扩张术等都能产生一定疗效。

(七)护理评估

1.健康史

评估患者的年龄、诱因,既往病史。

2.目前的身体状况

(1)症状体征:是否有夜尿频、进行性排尿困难的表现,是否合并尿潴留、尿失禁。

(2)辅助检查:尿流动力学、膀胱镜、B超检查结果。

3.心理、社会状况

评估患者对疾病和手术的心理反应及对并发症的认知程度,患者及家属对术后护理配合及有关康复知识的掌握程度。

(八)常见的护理诊断/问题

(1)恐惧/焦虑:与认识不足、角色改变、对手术和预后的担忧有关。

(2)排尿形态异常:与尿道梗阻、残余尿量增多、留置导管等有关。

(3)有感染的危险:与尿路梗阻、导尿、免疫力低下、伤口引流有关。

(4)潜在并发症:出血。

(九)护理目标

(1)患者的恐惧/焦虑减轻。

（2）患者能够正常排尿。

（3）患者感染危险性下降或未感染。

（4）患者术后未发生出血。

（十）护理措施

1.非手术治疗的护理

（1）饮食护理：为防止尿潴留，不可在短期内大量饮水，忌饮酒、辛辣食物，有尿意勤排尿，适当运动，预防便秘。

（2）观察疗效：药物治疗 3 个月之后前列腺缩小、排尿功能改善。

（3）适应环境：前列腺增生患者多为老年人，行动不便，对医院环境不熟悉，加之夜尿频，入院后帮助患者适应环境，确保舒适和安全。

2.术前护理

（1）观察生命体征，测量各项生理指标。

（2）做好重要脏器功能检查，了解患者能否耐受手术。

（3）术前已有造瘘管或留置导尿管的患者，保证引流通畅。

3.术后护理

（1）病情观察：观察记录 24 小时出入量，判断血容量有无不足。观察意识状态和生命体征。

（2）体位：平卧 2 天后改为半卧位，固定各种导管的肢体不得随意移动。

（3）饮食与输液：术后 6 小时无不适即可进流质饮食，鼓励多饮水，1～2 天后无腹胀即可恢复饮食，以易消化、营养丰富、富含纤维素的食物为主，必要时静脉补液，但要注意输液速度。

（4）预防感染：早期预防性应用抗生素，保持切口敷料的清洁与干燥，置管引流者常规护理尿道外口。

（5）膀胱冲洗：术后用生理盐水持续冲洗膀胱 3～7 天。保持引流通畅，必要时高压冲洗抽吸血块。根据尿液颜色控制冲洗速度，色深则快、色浅则慢。

（6）不同手术方式的护理。①经尿道切除术（TUR）：观察有无 TUR 综合征的发生，即术后几小时内出现恶心、呕吐、烦躁、抽搐、昏迷或严重的脑水肿、肺水肿、心力衰竭等。可能是冲洗液被吸收，血容量剧增，稀释性低钠血症所致，护理时应减慢输液速度，遵医嘱应用利尿剂、脱水剂，对症处理。②开放手术：固定各种引流管，观察记录引流液量、颜色，保持引流通畅。及时拔除引流管，如耻骨后引流管，术后 3～4 天拔除；耻骨上引流管，术后 5～7 天拔除；膀胱造瘘管多在术后 10～14 天排尿通畅后拔除，瘘口无菌堵塞或压迫，防止漏尿，一般 2～3 天愈合。③预防并发症：出血是常见并发症。术后 1 周，患者可逐渐离床活动，禁止灌肠、肛管排气，同时避免腹压增高的诱因。

（十一）护理评价

（1）患者的恐惧/焦虑是否减轻。

（2）患者能否正常排尿。

（3）患者感染未发生或得到及时治疗。

（4）患者术后是否出血，或出血后是否得到有效处理。

（十二）健康指导

（1）讲解手术、术式及手术前后护理的注意事项。

（2）术后 1～2 个月避免剧烈活动，忌烟酒，防感冒。

（3）指导患者学会提肛肌锻炼，以尽快恢复尿道括约肌的功能。

（4）指导患者定期复查尿流率及残余尿量。

二、肾积水

结石、肿瘤、结核等原因导致尿液排出受阻、肾内压力增高、肾盂肾盏扩张、肾实质萎缩、肾功能减退，称为肾积水。成人积水超过 1 000 mL，小儿超过 24 小时的正常尿量，为巨大肾积水。

（一）临床表现

1.腰痛

腰痛是重要症状。慢性梗阻仅为钝痛；急性梗阻出现明显腰痛或肾绞痛。

2.腰部肿块

慢性梗阻形成肾脏肿大，长期梗阻者在腹部可扪及囊性肿块。

3.多尿和无尿

慢性梗阻致肾功损害表现为多尿，而双侧完全梗阻、孤立肾完全梗阻可发生无尿。

4.其他表现

因结石、肿瘤、结核等继发肾积水时，原发病表现掩盖了肾积水征象。肾积水并发感染或肾积脓时，出现全身中毒症状。

（二）辅助检查

1.实验室检查

血尿常规，必要时做尿细菌检查，化验血生化、电解质等了解肾功能情况。

2.影像学检查

（1）B 超：鉴别肾积水和腹部肿块的首选方法。

（2）X 线造影：排泄性尿路造影可了解肾积水程度和对侧肾功能。

（3）CT、MRI 检查：明确腰部肿块的性质，对确诊肾积水有重要价值。

（三）诊断要点

根据原发病史、典型症状、腰腹部肿块及 B 超等辅助检查结果可明确诊断，确定原发病对诊断有重要意义。

（四）诊疗要点

1.病因治疗

最理想的治疗是根除肾积水的病因，保留患肾。

2.肾造瘘术

原发病严重或肾积水病因暂不能去除者，先行肾引流术，病情好转或稳定后行去除病因的手术。

3.肾切除术

肾积水后功能丧失或并发肾积脓，对侧肾功能良好者，可切除患肾。

（五）护理评估

1.健康史

评估患者是否有肾结石、肿瘤、结核等原发病史。

2.目前的身体状况

（1）症状体征：原发病基础上是否出现腰痛、腰腹部肿块，是否有肾功能减退表现。

(2)辅助检查:血、尿常规化验,B超、X线等影像学检查结果。

3.心理、社会状况

评估患者对肾积水及治疗的认知程度,对术后康复知识的掌握程度。家人及社会的心理和经济支持程度。

(六)常见的护理诊断/问题

1.排尿形态异常

排尿形态异常与尿路急慢性梗阻有关。

2.有感染的危险

感染与尿路梗阻、免疫低下、肾造瘘引流有关。

3.潜在并发症

潜在并发症为尿漏。

(七)护理目标

(1)患者排尿形态正常。

(2)患者感染危险性下降或未感染。

(3)患者未发生尿漏。

(八)护理措施

1.饮食

多食含纤维较高的食物,多饮水。

2.活动

鼓励患者加强床上活动,定时按序协助患者变换体位。

3.感染的护理

遵医嘱使用抗生素;用0.1%新苯扎氯铵清洗尿道口,每天2次;每天更换引流袋;及时更换浸湿的切口敷料。

4.引流管的护理

妥善固定,引流通畅,观察记录引流量与颜色,冲洗肾盂引流管,每天2次。若无尿漏,肾周围引流物一般术后3~4天拔除;肾盂输尿管支架引流管一般于术后3周拔除;肾造瘘管在吻合口通畅后拔除。

(九)护理评价

(1)患者排尿形态是否正常。

(2)患者感染是否得到治疗或术后有无感染发生。

(3)患者有无发生尿漏。

(十)健康指导

(1)向患者讲解手术及术后引流的重要性。

(2)指导患者养成良好的排便习惯。

(3)指导患者正确进行摄水、饮食搭配。

三、尿道狭窄

尿道因损伤、炎症使尿道壁形成瘢痕,瘢痕萎缩导致尿道扭曲、狭窄。

(一)病因及分类

1.先天性尿道狭窄

先天性尿道狭窄如尿道外口狭窄,尿道瓣膜狭窄等。

2.炎症性尿道狭窄

炎症性尿道狭窄如淋病性尿道狭窄,留置导尿管引起的尿道狭窄。

3.外伤性尿道狭窄

外伤性尿道狭窄最常见,尿道损伤严重,初期处理不当或不及时所致。

(二)病理生理

其与狭窄的程度、深度及长度有关。淋病性狭窄为多处狭窄,狭窄易继发感染,形成尿道憩室、周围炎、前列腺炎、附睾睾丸炎。尿道梗阻如长期不能解除,导致肾积水。肾功能损害,出现尿毒症。

(三)临床表现

1.排尿异常

最常见的是排尿困难,重者出现尿潴留。

2.继发疾病表现

尿道长期狭窄继发膀胱炎、睾丸附睾炎等,出现膀胱刺激征、血尿症状。

3.并发症表现

由于排尿困难而使腹内压长期增高,并发疝、痔、直肠脱垂等,并出现相应症状。

(四)辅助检查

1.尿道探子检查

尿道探子检查可确定狭窄部位,程度。

2.B超

B超明确尿道狭窄长度、程度及周围瘢痕组织的厚度。

3.膀胱尿道造影

膀胱尿道造影确定尿道狭窄的部位、程度、长度。

(五)诊断要点

根据尿道外伤史、感染史及典型的排尿困难,尿潴留表现,结合尿道探子检查、B超、膀胱尿道造影结果,诊断尿道狭窄一般不难。

(六)诊疗要点

1.尿道扩张术

尿道扩张术是防止和治疗尿道狭窄的有效措施。尿道狭窄的原因不同,扩张时间不同。

2.耻骨上膀胱造瘘术

耻骨上膀胱造瘘术适用于慢性尿潴留或已有肾功能损害的患者。

3.尿道内切开术

尿道内切开术是目前临床治疗的主要术式,术后放置网状合金支架管于狭窄部位扩张,一般放置4～8周,术后不需尿道扩张。

4.开放手术

切除尿道狭窄部及周围瘢痕后,行尿道端端吻合术。

(七)护理评价

1.健康史

儿童尿道狭窄多为先天性,成人有外伤、感染病史者,多为继发性狭窄。

2.目前的身体状况

(1)症状体征:原发病基础上是否出现排尿困难,尿潴留,是否继发感染、结石。

(2)辅助检查:尿道探子检查、B超、膀胱尿道造影的检查结果。

3.心理、社会状况

评估患者对尿道狭窄的严重性及手术治疗的认知程度,对术后康复知识的掌握程度。

(八)常见的护理诊断/问题

1.排尿形态异常

排尿形态异常与尿道狭窄、梗阻有关。

2.有感染的危险

感染与尿道梗阻、免疫力低下、膀胱造瘘引流、手术等有关。

3.潜在并发症

潜在并发症为尿失禁。

(九)护理目标

(1)患者排尿形态正常。

(2)患者感染危险性下降或未感染。

(3)患者未发生尿失禁。

(十)护理措施

1.尿道扩张术的护理

指导患者定时进行尿道扩张。术后观察尿量及颜色,有无尿道出血。患者疼痛明显者给予止痛处理。

2.尿道内切开术的护理

严密观察血尿转清情况。留置导尿管1个月左右,保持通畅,遵医嘱尿道冲洗,及时拔出尿管,防止狭窄复发。

3.开放手术的护理

遵医嘱应用抗生素。及时更换切口浸湿的敷料,确保各种引流导管通畅。

4.并发症护理

术后尿失禁常为暂时性,用较细导尿管引流数天后可恢复。如不能恢复,指导患者进行肛门括约肌收缩练习。

(十一)护理评价

(1)患者排尿形态是否正常。

(2)患者是否感染或感染后是否得到控制。

(3)患者是否发生尿失禁。

(十二)健康指导

(1)指导患者定时进行尿道扩张。

(2)讲解尿道扩张的意义及护理配合注意事项。

(3)鼓励患者多饮水。适当运动,进食纤维素高的食物,防止便秘。 **(牛冬梅)**

第十一章

骨科护理

第一节 肱骨干骨折

一、疾病概述

(一)概念

肱骨干骨折是发生在肱骨外髁颈下 1～2 cm 至肱骨髁上 2 cm 段内的骨折。在肱骨干中下 1/3 段后外侧有桡神经沟,此处骨折最容易发生桡神经损伤。

(二)相关病理生理

1.骨折的愈合过程

(1)血肿炎症极化期:在伤后 48～72 小时,血肿在骨折部位形成。由于创伤后骨骼的血液供应减少,可引起骨坏死。死亡细胞促进成纤维细胞和成骨细胞向骨折部位移行,迅速形成纤维软骨,形成骨的纤维愈合。

(2)原始骨痂形成期:由于血管和细胞的增殖,骨折后的 2～3 周内骨折断端的周围形成骨痂。随着愈合的继续,骨痂被塑造成疏松的纤维组织,伸向骨内。常发生在骨折后 3 周至 6 个月内。

(3)骨板形成塑形期:在骨愈合的最后阶段,过多的骨痂被吸收,骨连接完成。随着肢体的负重,骨痂不断得到加强,损伤的骨组织逐渐恢复到损伤前的结构强度和形状。这个过程最早发生在骨折后 6 周,可持续 1 年。

2.影响愈合的因素

(1)全身因素:如年龄、营养和代谢因素、健康状况。

(2)局部因素:如骨折的类型和数量、骨折部位的血液供应、软组织损伤程度、软组织嵌入及感染等。

(3)治疗方法:如反复多次的手法复位、骨折固定不牢固、过早和不恰当的功能锻炼、治疗操作不当等。

(三)病因与诱因

肱骨干骨折可由直接暴力或间接暴力引起。直接暴力常由外侧打击肱骨干中部,致横形或粉碎性骨折。间接暴力常由于手部或肘部着地,外力向上传导,加上身体倾斜所产生的剪式应力,多导致中下1/3骨折。

(四)临床表现

1.症状

患侧上臂出现疼痛、肿胀、皮下瘀斑,上肢活动障碍。

2.体征

患侧上臂可见畸形、反常活动、骨摩擦感、骨擦音。若合并桡神经损伤,可出现患侧垂腕畸形、各手指关节不能背伸、拇指不能伸直、前臂旋后障碍、手背桡侧皮肤感觉减退或消失。

(五)辅助检查

X线拍片可确定骨折类型、移位方向。

(六)治疗原则

1.手法复位外固定

在止痛、持续牵引和肌肉放松的情况下复位,复位后可选择石膏或小夹板固定。复位后比较稳定的骨折,可用U形石膏固定。中、下段长斜形或长螺旋形骨折因手法复位后不稳定,可采用上肢悬垂石膏固定,宜采用轻质石膏,以免因重量太大导致骨折端分离。选择小夹板固定者可屈肘90°,用三角巾悬吊,成人固定6~8周,儿童固定4~6周。

2.切开复位内固定

在切开直视下复位后用加压钢板螺钉内固定或带锁髓内针固定。内固定可在半年以后取出,若无不适也可不取。

二、护理评估

(一)一般评估

1.健康史

(1)一般情况:了解患者的年龄、职业特点、运动爱好、日常饮食结构、有无酗酒等。

(2)受伤情况:了解患者受伤的原因、部位和时间,受伤时的体位和环境,外力作用的方式、方向与性质,骨折轻重程度及有无合并桡神经损伤,急救处理的过程等。

(3)既往史:重点了解与骨折愈合有关的因素,如患者有无骨折史,有无药物滥用、服用特殊药物及药物过敏史,有无手术史等。

2.生命体征

按护理常规监测生命体征。

3.患者主诉

受伤的原因、时间、外力方式与性质、骨折轻重程度及有无合并桡神经损伤、受伤时的体位和环境、急救处理的过程等。

4.相关记录

外伤情况及既往史;X线拍片及实验室检查等结果记录。

(二)身体评估

1.术前评估

(1)视诊:患侧上臂出现疼痛、肿胀、皮下瘀斑,可见畸形,若合并桡神经损伤,可出现患侧垂腕畸形。

(2)触诊:患侧有触痛,有骨摩擦感或骨擦音,若合并桡神经损伤,手背桡侧皮肤感觉减退或消失。

(3)动诊:可见反常活动,若合并桡神经损伤,各手指关节不能背伸,拇指不能伸直,前臂旋后障碍。

(4)量诊:患肢有无短缩、双侧上肢周径大小、关节活动度。

2.术后评估

(1)视诊:患侧上臂出现肿胀、皮下瘀斑减轻或消退;外固定清洁、干燥,保持有效固定。

(2)触诊:患侧触痛减轻或消退;若合并桡神经损伤者,手背桡侧皮肤感觉改善或恢复正常。

(3)动诊:反常活动消失;若合并桡神经损伤,各手指关节能背伸,拇指能伸直,前臂旋后正常。

(4)量诊:患肢无短缩、双侧上肢周径大小相等、关节活动度无差异。

(三)心理-社会评估

患者突然受伤骨折,患侧肢体活动障碍、生活自理能力下降、疼痛刺激及外固定的使用,易产生焦虑、紧张及自身形象紊乱等心理变化。

(四)辅助检查阳性结果评估

X线拍片结果确定骨折类型、移位方向。

(五)治疗效果的评估

(1)局部无压痛及纵向叩击痛。

(2)局部无反常活动。

(3)X线拍片显示骨折处有连续骨痂形成,骨折线已模糊。

(4)拆除外固定后,成人上肢能胸前平举1 kg重物持续达1分钟。

(5)连续观察2周骨折处不变形。

三、主要护理诊断(问题)

(一)疼痛

疼痛与骨折、软组织损伤、肌痉挛和水肿有关。

(二)潜在并发症

肌萎缩、关节僵硬。

四、主要护理措施

(一)病情观察与体位护理

1.疼痛护理

及时评估患者疼痛程度,遵医嘱给予止痛药物。

2.体位

用吊带或三角巾将患肢托起,以促进静脉回流,减轻肢体肿胀、疼痛。

(二)饮食护理

指导患者进食高蛋白、高维生素、高热量、高钙和高铁的食物。

(三)生活护理

指导患者进行力所能及的活动,必要时为其提供帮助。

（四）心理护理

向患者和家属解释骨折的愈合是一个循序渐进的过程,充分固定能为骨折断端连接提供良好的条件。正确的功能锻炼可以促进断端生长愈合和患肢功能恢复。

（五）健康教育

1.指导功能锻炼

复位固定后尽早开始手指屈伸活动,并进行上臂肌肉的主动舒缩运动,但禁止做上臂旋转运动。2～3周后,开始主动地做腕、肘关节屈伸活动和肩关节的外展、内收活动,逐渐增加活动量和活动频率。6～8周后加大活动量,并做肩关节旋转活动,以防肩关节僵硬或萎缩。

2.复查

告知患者若骨折远端肢体肿胀或疼痛明显加重,肢体感觉麻木、肢端发凉,夹板或外固定松动,应立即到医院复查并评估功能恢复情况。

3.安全指导

指导患者及家属评估家庭环境的安全性,妥善放置可能影响患者活动的障碍物。

五、护理效果评估

（1）患者是否主诉骨折部位疼痛减轻或消失,感觉舒适。

（2）患侧肢端能否维持正常的组织灌注,皮肤温度和颜色是否正常,末梢动脉搏动是否有力。

（3）能否避免出现肌萎缩、关节僵硬等并发症。一旦发生,能否及时发现和处理。

（4）患者在指导下能否按计划进行有效的功能锻炼,患肢功能恢复情况及有无活动障碍。

（郝　懿）

第二节　肱骨髁上骨折

一、疾病概述

（一）概念

肱骨髁上骨折是指肱骨干与肱骨髁交接处发生的骨折。在肱骨干中下 1/3 段后外侧有桡神经沟,此处骨折最容易发生桡神经损伤。肱骨髁上骨折多发生于 10 岁以下儿童,占小儿肘部骨折的 30％～40％。

（二）相关病理生理

在肱骨髁内、前方有肱动脉和正中神经,肱骨髁的内侧和外侧分别有尺神经和桡神经,骨折断端向前移位或侧方移位可损伤相应神经血管。在儿童期,肱骨下端有骨骺,若骨折线穿过骺板,有可能影响骨骺发育,导致肘内翻或外翻畸形。

骨筋膜室综合征:骨筋膜室是由骨、骨间膜、肌间膜和深筋膜形成的密闭腔隙。骨折时,骨折部位骨筋膜室内的压力增高,导致肌肉和神经因急性缺血而产生一系列早期综合征,主要表现为"5P"征:疼痛（pain）、苍白（pallor）、感觉异常（paresthesia）、麻痹（paralysis）及脉搏消失（pulseless）。

(三)病因和诱因

肱骨髁上骨折多为间接暴力引起。根据暴力类型和骨折移位方向,可分为屈曲型和伸直型。

(四)临床表现

1.症状

受伤后肘部出现疼痛、肿胀和功能障碍,肘后凸起,患肢处于半屈曲位,可有皮下瘀斑。

2.体征

局部明显压痛和肿胀,有骨擦音及反常活动,肘部可扪到骨折断端,肘后三角关系正常。

(五)辅助检查

肘部正、侧位 X 线拍片能够确定骨折的存在及骨折移位情况。

(六)治疗原则

1.手法复位外固定

对受伤时间短、局部肿胀轻、没有血液循环障碍者,可进行手法复位外固定。复位后用后侧石膏托在屈肘位固定 4～5 周,屈肘角度以能清晰地扪到桡动脉搏动、无感觉运动障碍为宜。伤后时间较长,局部组织损伤严重,出现骨折部严重肿胀时,应卧床休息,抬高患肢,或用尺骨鹰嘴悬吊牵引,牵引重量为 1～2 kg,同时加强手指活动,待 3～5 天肿胀消退后进行手法复位。

2.切开复位内固定

手法复位失败或有神经血管损伤者,在切开直视下复位后内固定。

二、护理评估

(一)一般评估

1.健康史

(1)一般情况:了解患者的年龄、运动爱好、日常饮食结构等。

(2)受伤情况:了解患者受伤的原因、部位和时间,受伤时的体位和环境,外力作用的方式、方向与性质,骨折轻重程度及有无合并神经血管损伤,急救处理的过程等。

(3)既往史:重点了解与骨折愈合有关的因素,如患者有无骨折史、有无药物过敏史、有无手术史等。

2.生命体征

按护理常规监测生命体征。

3.患者主诉

受伤的原因、时间、外力方式与性质,骨折轻重程度及有无合并桡神经损伤,受伤时的体位和环境,以及急救处理的过程等。

4.相关记录

外伤情况及既往史;X 线拍片及实验室检查等结果记录。

(二)身体评估

1.术前评估

(1)视诊:受伤后肘部出现肿胀和功能障碍,患肢处于半屈曲位,可有皮下瘀斑。若肱动脉挫伤或受压,可因前臂缺血而表现为局部肿胀、剧痛、皮肤苍白、发凉、麻木。

(2)触诊:患肢有触痛、骨摩擦音,肘部可扪到骨折断端,肘后关系正常。若合并正中神经、尺神经或桡神经损伤,可有手臂感觉异常。

(3)动诊:可见反常活动,若合并正中神经、尺神经或桡神经损伤,可有运动障碍。

(4)量诊:患肢有无短缩、双侧上肢周径大小、关节活动度。

2.术后评估

(1)视诊:受伤后肘部肿胀、皮下瘀斑减轻或消退;外固定清洁、干燥,保持有效固定。若为肱动脉挫伤或受压者,前臂缺血改善,局部肿胀减轻或消退,皮肤的颜色、温度、感觉正常。

(2)触诊:患侧触痛减轻或消退;骨摩擦音消失;肘部可不能扪到骨折断端。若为合并正中神经、尺神经或桡神经损伤者,手臂感觉恢复正常。

(3)动诊:反常活动消失。若为合并正中神经、尺神经或桡神经损伤者,运动正常。

(4)量诊:患肢无短缩,双侧上肢周径大小相等、关节活动度无差异。

(三)心理-社会评估

患者突然受伤骨折,患侧肢体活动障碍、生活自理能力下降、疼痛刺激及外固定的使用,易产生焦虑、紧张及自身形象紊乱等心理变化。

(四)辅助检查阳性结果评估

肘部正、侧位 X 线拍片结果确定骨折类型、移位方向。

(五)治疗效果的评估

(1)局部无压痛及纵向叩击痛。

(2)局部无反常活动。

(3)X 线拍片显示骨折处有连续骨痂形成,骨折线已模糊。

(4)拆除外固定后,成人上肢能胸前平举 1 kg 重物持续达 1 分钟。

(5)连续观察 2 周骨折处不变形。

三、主要护理诊断(问题)

(一)疼痛

疼痛与骨折、软组织损伤、肌痉挛和水肿有关。

(二)外周神经血管功能障碍的危险

外周神经血管功能障碍的危险与骨和软组织损伤、外固定不当有关。

(三)不依从行为

不依从行为与患儿年龄小、缺乏对健康的正确认识有关。

四、主要护理措施

(一)病情观察与体位护理

1.疼痛护理

及时评估患者疼痛程度,遵医嘱给予止痛药物。

2.体位

用吊带或三角巾将患肢托起,以促进静脉回流,减轻肢体肿胀疼痛。

3.患肢缺血护理

观察石膏绷带或夹板固定的松紧度,必要时及时调整,以免神经、血管受压,影响有效组织灌注。观察前臂肿胀程度及手的感觉运动功能,如出现高张力肿胀、手指发凉、感觉异常、手指主动活动障碍、被动伸直剧痛、桡动脉搏动减弱或消失,即可确定骨筋膜室高压存在,须立即通知医师,并做好手术准备。如已出现"5P"征,及时手术也难以避免缺血性肌挛缩,从而遗留爪形手畸形。

(二)饮食护理

指导患者进食高蛋白、高维生素、高热量、高钙和高铁的食物。

(三)生活护理

指导患者进行力所能及的活动,必要时为其提供帮助。

(四)心理护理

向患者和家属解释骨折的愈合是一个循序渐进的过程,充分固定能为骨折断端连接提供良好的条件。正确的功能锻炼可以促进断端生长愈合和患肢功能恢复。

(五)健康教育

1.指导功能锻炼

复位固定后尽早开始手指及腕关节屈伸活动,并进行上臂肌肉的主动舒缩运动,有利于减轻水肿。4～6周后外固定解除,开始做肘关节屈伸活动。手术切开复位且内固定稳定的患者,术后2周即可开始进行肘关节活动。若患者为小儿,应耐心向患儿及家属解释功能锻炼的重要性,指导锻炼的方法,使家属能协助进行功能锻炼。

2.复查

告知患者及家属若骨折远端肢体肿胀或疼痛明显加重,肢体感觉麻木、肢端发凉,夹板或外固定松动,应立即到医院复查并评估功能恢复情况。

3.安全指导

指导患者及家属评估家庭环境的安全性,妥善放置可能影响患者活动的障碍物。

五、护理效果评估

(1)患者是否主诉骨折部位疼痛减轻或消失,感觉舒适。

(2)患侧肢端能否维持正常的组织灌注,皮肤温度和颜色是否正常,末梢动脉搏动是否有力。

(3)能否避免因缺血性肌挛缩导致爪形手畸形的发生。一旦发生骨筋膜室综合征,能否及时发现和处理。

(4)患者在指导下能否按计划进行有效的功能锻炼,患肢功能恢复情况及有无活动障碍。

(郝　懿)

第三节　尺桡骨干双骨折

一、疾病概述

(一)概念

尺桡骨干双骨折较多见,占各类骨折的6%左右,以青少年多见。因骨折后常导致复杂的移位,使复位十分困难,易发生骨筋膜室综合征。

（二）相关病理生理

骨筋膜室综合征：骨筋膜室是由骨、骨间膜、肌间膜和深筋膜形成的密闭腔隙。骨折时，骨折部位骨筋膜室内的压力增高，导致肌肉和神经因急性缺血而产生一系列早期综合征，主要表现为"5P"征：疼痛（pain）、苍白（pallor）、感觉异常（paresthesia）、麻痹（paralysis）及脉搏消失（pulseless）。

（三）病因与诱因

尺桡骨干双骨折多由于直接暴力、间接暴力和扭转暴力致伤。

1.直接暴力

多由于重物直接打击、挤压或刀伤引起。特点为两骨同一平面的横形或粉碎性骨折，多伴有不同程度的软组织损伤，包括肌肉和肌腱断裂、神经血管损伤等，整复对位不稳定。

2.间接暴力

常为跌倒时手掌着地，由于桡骨负重较多，暴力作用首先使桡骨骨折，继而残余暴力通过骨间膜向内下方传导，引起低位尺骨斜形骨折。

3.扭转暴力

跌倒时手掌着地，同时前臂发生旋转，导致不同平面的尺桡骨螺旋形骨折或斜形骨折，尺骨的骨折线多高于桡骨的骨折线。

（四）临床表现

1.症状

受伤后，患侧前臂出现疼痛、肿胀、畸形及功能障碍。

2.体征

可发现畸形、反常活动、骨摩擦感。尺骨上1/3骨干骨折可合并桡骨小头脱位，称为孟氏骨折。桡骨干下1/3骨干骨折合并尺骨小头脱位，称为盖氏骨折。

（五）辅助检查

X线检查应包括肘关节或腕关节，可发现骨折部位、类型、移位方向及是否合并有桡骨头脱位或尺骨小头脱位。

（六）治疗原则

1.手法复位外固定

手法复位成功后采用石膏固定，即用上肢前、后石膏夹板固定，待肿胀消退后改为上肢管型石膏固定，一般8～12周可达到骨性愈合。也可以采用小夹板固定，即在前臂掌侧、背侧、尺侧和桡侧分别放置四块小夹板并捆扎，将前臂放在防旋板上固定，再用三角巾悬吊患肢。

2.切开复位内固定

在骨折部位选择切口，在直视下准确对位，用加压钢板螺钉固定或髓内针固定。

二、护理评估

（一）一般评估

1.健康史

（1）一般情况：了解患者的年龄、职业特点、运动爱好、日常饮食结构、有无酗酒等。

（2）受伤情况：了解患者受伤的原因、部位和时间，受伤时的体位和环境，外力作用的方式、方向与性质，骨折轻重程度，急救处理的过程等。

(3)既往史:重点了解与骨折愈合有关的因素,如患者有无骨折史,有无药物滥用、服用特殊药物及药物过敏史,有无手术史等。

2.生命体征

按护理常规监测生命体征。

3.患者主诉

受伤的原因、时间、外力方式与性质,骨折轻重程度及有无合并桡神经损伤,受伤时的体位和环境,以及急救处理的过程等。

4.相关记录

外伤情况及既往史;X线拍片及实验室检查等结果记录。

(二)身体评估

1.术前评估

(1)视诊:患侧前臂出现肿胀、皮下瘀斑。

(2)触诊:患肢有触痛、骨摩擦音或骨擦感。

(3)动诊:可见反常活动。

(4)量诊:患肢有无短缩、双侧上肢周径大小、关节活动度。

2.术后评估

(1)视诊:患侧前臂出现肿胀、皮下瘀斑减轻或消退;外固定清洁、干燥,保持有效固定。

(2)触诊:患侧触痛减轻或消退;骨摩擦音或骨擦感消失。

(3)动诊:反常活动消失。

(4)量诊:患肢无短缩,双侧上肢周径大小相等、关节活动度无差异。

(三)心理-社会评估

患者突然受伤骨折,患侧肢体活动障碍、生活自理能力下降、疼痛刺激及外固定的使用,易产生焦虑、紧张及自身形象紊乱等心理变化。

(四)辅助检查阳性结果评估

肘关节或腕关节X线拍片结果确定骨折类型、移位方向及是否合并有桡骨头脱位或尺骨小头脱位。

(五)治疗效果的评估

(1)局部无压痛及纵向叩击痛。

(2)局部无反常活动。

(3)X线拍片显示骨折处有连续骨痂形成,骨折线已模糊。

(4)拆除外固定后,成人上肢能平举1kg重物持续达1分钟。

(5)连续观察2周骨折处不变形。

三、主要护理诊断(问题)

(一)疼痛

疼痛与骨折、软组织损伤、肌痉挛和水肿有关。

(二)外周神经血管功能障碍的危险

外周神经血管功能障碍的危险与骨和软组织损伤、外固定不当有关。

（三）潜在并发症

肌萎缩、关节僵硬。

四、主要护理措施

（一）病情观察与体位护理

1.疼痛护理

及时评估患者疼痛程度，遵医嘱给予止痛药物。

2.体位

用吊带或三角巾将患肢托起，以促进静脉回流，减轻肢体肿胀疼痛。

3.患肢缺血护理

观察石膏绷带或夹板固定的松紧度，必要时及时调整，以免神经、血管受压，影响有效组织灌注。观察前臂肿胀程度及手的感觉运动功能，如出现高张力肿胀、手指发凉、感觉异常、手指主动活动障碍、被动伸直剧痛、桡动脉搏动减弱或消失，即可确定骨筋膜室高压存在，须立即通知医师，并做好手术准备。如已出现"5P"征，及时手术也难以避免缺血性肌挛缩，从而遗留爪形手畸形。

4.局部制动

支持并保护患肢在复位后行体位固定，防止腕关节旋前或旋后。

（二）饮食护理

指导患者进食高蛋白、高维生素、高热量、高钙和高铁的食物。

（三）生活护理

指导患者进行力所能及的活动，必要时提供帮助。

（四）心理护理

向患者和家属解释骨折的愈合是一个循序渐进的过程，充分固定能为骨折断端连接提供良好的条件。正确的功能锻炼可以促进断端生长愈合和患肢功能恢复。

（五）健康教育

1.指导功能锻炼

复位固定后尽早开始手指伸屈和用力握拳活动，并进行上臂和前臂肌肉的主动舒缩运动。2周后局部肿胀消退，开始练习腕关节活动。4周以后开始练习肘关节和肩关节活动。8～10周后拍片证实骨折已愈合，才可进行前臂旋转活动。

2.复查

告知患者及家属若骨折远端肢体肿胀或疼痛明显加重，肢体感觉麻木、肢端发凉，夹板或外固定松动，应立即到医院复查并评估功能恢复情况。

3.安全指导

指导患者及家属评估家庭环境的安全性，妥善放置可能影响患者活动的障碍物。

五、护理效果评估

（1）患者是否主诉骨折部位疼痛减轻或消失，感觉舒适。
（2）患侧肢端能否维持正常的组织灌注，皮肤温度和颜色是否正常，末梢动脉搏动是否有力。
（3）能否避免因缺血性肌挛缩导致爪形手畸形的发生。一旦发生骨筋膜室综合征，能否及时发现和处理。

(4)患者在指导下能否按计划进行有效的功能锻炼,患肢功能恢复情况及有无活动障碍。

(郝　懿)

第四节　寰枢椎脱位

一、定义

寰枢椎脱位是指先天畸形、创伤、退变、肿瘤、感染和手术等因素造成的寰椎与枢椎骨关节面失去正常的对合关系,发生关节功能障碍和/或神经压迫的病理改变。

二、解剖

第一颈椎又叫寰椎,它没有椎体和棘突,由前后弓和侧块组成。寰椎容易发生脱位,与其解剖结构有着密切的关系。寰椎无椎体,寰、枢椎之间有 4 个关节,齿状突与寰椎前弓中部组成前关节,寰椎横韧带和齿状突组成后关节(即齿状突关节),寰椎外侧由两侧侧块下关节面和枢椎上关节面组成两个关节突关节。寰枢椎间无椎间盘组织,关节囊大而松弛,关节面平坦,活动范围较大,即局部的解剖结构不够坚固,稳定性较差。

三、病因

寰枢椎脱位是上颈椎最常见的严重损伤。外伤多见,也有因颈部感染,韧带松弛,姿势不良及先天性畸形或不明原因引起。若不及时治疗,其脱位程度常进行性加重,导致脊髓高位受压而危及生命。

四、临床表现

寰枢椎脱位无特有体征,主要取决于脱位程度、是否对脊髓造成压迫及致伤机制的不同,临床表现差异较大。轻者颈痛,头痛,眩晕,恶心呕吐,活动受限;重者因血管、神经脊髓受压出现不同程度的瘫痪,如不及时诊治,可带来终身残疾甚至死亡。

(一)颈枕部疼痛及头颈部异常体位

寰椎前脱位伴旋转移位时,头部可斜向一侧。儿童头颈部外伤所致的寰枢椎半脱位多呈斜颈体征。

(二)眩晕或视力障碍

寰椎向前脱位,位于寰椎横突孔中的椎动脉受到牵拉而引起供血不足时,可发生眩晕或视力障碍。

(三)颈髓或延髓损害所引起的症状

颈脊髓压迫性病变可引起肢体麻木、四肢力弱、颈肌萎缩、手指精细动作障碍、行路不稳及踩棉花感等,而延髓部缺血性病变可表现为四肢运动麻痹、构音障碍及吞咽困难等症状。

五、诊断

X线检查是诊断寰枢椎脱位最可靠的诊断方法,正位片可观察双侧椎板宽度是否对称,棘突位置是否有移动;侧位片可观察椎体排列,关节突关节位置的微细改变及棘突的位移及观察颈椎的生理曲度的改变;斜位片主要观察椎间孔的形态 Luschka 关节部骨质增生的程度。对所有患者进行颈椎正侧位、开口位 X 线片和 CT 扫描及三维重建,并进行颅骨牵引,在 X 线上观察 C_1 后弓和 C_2 峡部的高度,走行方向及后缘对应的解剖关系。

六、治疗

除积极治疗原发病和损伤外,以矫正脱位、解除压迫,重建稳定、恢复功能为主。角度牵引配合手法复位治疗寰枢关节脱位是高效的方法;可复性寰枢椎脱位的手术治疗:治疗主要以复位、固定与融合为主。手术方式有前路齿突螺钉内固定术和后路寰枢椎后弓融合术。

七、护理评估

(一)健康史
评估受伤时间、原因和部位,受伤时的体位,急救、搬运和运送方式等。

(二)身体状况
1.局部

躯体、肢体麻痹平面的变化,肢体感觉、运动的恢复状况。

2.全身

有无高热、压疮、坠积性肺炎等并发症的出现。

3.辅助检查

辅助检查主要为影像学检查结果。

(三)心理和社会支持状态
患者对功能失调的感性认识和对现况的承受能力。患者及其家属对疾病治疗的态度。

八、护理诊断/问题

(一)清理呼吸道低效
由呼吸肌麻痹、全麻插管术后、颈部过度制动所致。

(二)血肿压迫
伤口渗血多且引流不畅。

(三)潜在并发症——窒息
进食不当,误入气管。

九、预期目标

(1)患者呼吸道通畅。

(2)患者伤口引流通畅,无血肿压迫。

(3)患者体位舒适,未出现头颈部剧烈地移动。

(4)患者未出现窒息,患者一旦出现窒息,能得到及时地抢救。

十、护理措施

（一）术前护理

1.心理护理

通常患者和家属对脊柱手术缺乏一定的了解，大多会存在紧张、焦虑和恐惧不安等不良情绪。首先要建立良好的护患关系，取得患者的信任，帮助患者了解病情，使患者配合医护人员做好各项必要的检查和治疗。耐心讲解手术前后的注意事项、术后可能出现的不适及减轻不适的方法。

2.口腔护理

手术为口咽入路，术前口腔准备十分重要。术前常规请相关科室检查，术前 1 周对患者的牙石、龋齿进行对症处理；指导患者进食温凉软食，禁食烫食及粗糙食物，避免损伤口腔黏膜。术前 7 天用 1：5 000 氯己定溶液或生理盐水 100 mL 加庆大霉素 8 万 U 漱口，每天 4 次，使用有效的抗生素，术前 3 天给予甲硝唑片口服，每次 0.4 g，每天 3 次。复方呋喃西林滴鼻液滴鼻。术晨留置胃管，指导并鼓励患者做有效咳嗽和深呼吸运动。

3.术前训练

防止废用综合征的发生，对肢体功能障碍者被动活动四肢，每天 4～6 次，每次 20～30 分钟，包括肢体屈、伸、收、展、旋转及手的抓握动作。术前需有创气管切开，训练患者床上进食、大小便，教患者用手势、表情、肢体语言进行沟通，了解患者的需求及想表达的内容，便于治疗、护理。方法，患者侧卧，训练患者卧床吞咽水、食物。

4.颅骨牵引的护理

注意保持牵引的位置、方向和重量安全有效、枕下支架无阻力。防止颅钉松动，发现异常及时报告医师。保持牵引眼干燥，每日用盐水和酒精棉签清洁牵引孔周围皮肤并保持头面部清洁。翻身时应一人手扶头颈，一人手托肩背，注意轴向翻身，脊柱不可过旋。骶尾部垫水垫，定时按摩，防止压疮，随时了解观察患者的不良感受，及时处理。牵引重量 5～6 kg，维持牵引重量一般 2～3 kg；保持有效牵引，牵引松动的螺栓要及时旋紧。用 75％乙醇纱条包绕针眼部位，每天更换 1 次；用消毒液喷洒牵引针道口，每天 3 次，防止针道感染；协助患者翻身，每 2～3 小时 1 次。翻身时保持头与牵引弓、颈、躯干三点一线。

5.完善术前准备

纠正营养不良状况，给予胃肠外静脉营养疗法。吸烟可增加呼吸道分泌物引起咳嗽，加重术后伤口疼痛，延缓伤口愈合，且此手术需行气管切开，吸烟会延长气管堵管时间，因此，对吸烟患者要劝其立即戒烟。术前 1 天配血、备皮及药敏试验。术前 30 分钟常规置胃管，留置尿管、肌内注射术前用药。床旁备无菌口腔护理盘、气管切开护理操作盘。

（二）术后护理

1.搬运及卧位

术后搬运患者由手术医师负责其头、颈部，保持自然中立位，切忌扭转、过屈或过伸，要注意保持头、颈、躯干轴位，防止扭动，术后尽量避免搬动患者头颈部，以免造成或加重颈、延髓损伤。患者头下垫高度为 5 cm 的枕头，颈部两侧置沙袋制动，严防头颈部突然转动，遵医嘱准确、及时使用脱水剂和少量激素，以减轻脊髓、颈部水肿，防止窒息。

2.密切观察病情变化

(1)密切观察术后患者(尤其是术前有瘫痪者)有无呼吸困难等缺氧症状,并作如下准备:置抽吸装置于床旁,有痰时及时抽吸,保持呼吸道通畅,备气管切开包于床旁。

(2)动态监测 BP、P 及 SpO_2 变化,持续 2～3 天。

(3)手术的牵拉刺激,脊髓产生水肿,术后 4～5 天是水肿高峰期。术后 4～5 天注意四肢感觉运动的改变,并要与术前比较,重点预防脊髓创伤性水肿的发生,发现异常应及时报告并处理。

(4)翻身时进行整体协调。

3.观察局部渗血情况

观察局部渗血情况,警惕血肿压迫脊髓、气管而窒息。

(1)保持伤口内置负压引流装置通畅,以防术后肌肉创面渗血而致血肿。

(2)观察颈部伤口敷料渗血及颈部肿胀情况。若伤口敷料渗血多,颈部逐渐肿胀,且负压引流装置引流量少,则很可能出现由于渗血导致肿胀,压迫脊髓、气管而窒息。

(3)一旦发现肿胀明显且伴有气促、发绀等窒息前兆,立即报告医师,积极静脉用止血药及扩容,并做好血肿清除术的准备。

4.呼吸道护理

(1)术中常规行气管切开,术后定时气管内吸痰,保持呼吸道通畅。严格无菌操作,防止呼吸道感染。手术当日即行雾化吸入,每天 2 次。雾化后行轴位翻身、拍背、排痰,每次吸痰时套管内加入生理盐水 2～3 mL,以湿化痰液,利于吸痰。

(2)密切观察呼吸形态改变,脊髓受到的某种压力突然解除时,可出现不同程度水肿。脊髓损伤者尤其突出。深夜熟睡时,迷走神经兴奋性增高会加重呼吸肌麻痹症状,因此,夜间谨防呼吸骤停发生。

(3)术后 5～6 天当口腔咽部切口愈合、痰液减少后,可先试行堵管 1 天,无呼吸困难后,在无菌操作下拔除气管导管。

5.神经系统功能的观察

术后麻醉清醒后立即检查患者双手握力、双上肢及双下肢感觉运动功能,截瘫平面与术前进行对比,应警惕神经功能紊乱的发生。

6.疼痛护理

评估患者疼痛的程度。为患者提供舒适安静的环境。帮助患者调整舒适的体位。术后禁止头部前屈,平卧位颈下垫薄枕,使头部处于过伸位。翻身时保持头颈、躯干一致,不可自行翻身。遵医嘱给止痛药到术后 3 天。

7.口腔护理

切口位于口腔,术后预防口腔感染非常重要。上颈椎经口入路手术最易出现的术后并发症是经口的医源性感染,需特别加强口腔的护理。及时吸出口腔内分泌物及残存物,吸引时压力不可过大,用生理盐水行口腔护理,每天口腔护理 4 次。雾化吸入,每天 2 次,连续 7 天。在呼吸平稳的情况下应尽早拔管,以减轻吞咽困难,同时患者可更多吞咽唾液而保持伤口干净。预防伤口炎症、水肿。每日数次向鼻腔内滴入复方呋喃西林滴鼻液,防止呼吸道逆行感染。

8.预防压疮

加强皮肤护理,避免发生压疮,术后平卧 6 小时后每 2 小时轴位翻身 1 次,注意带颈围保护颈椎,防止颈部过伸、过屈、旋转,导致手术失败。翻身后在肩背臀处垫枕,使患者感觉舒适。

9.功能锻炼

骨科患者的康复与功能锻炼关系密切,患者术后第 2 天开始进行床上四肢手部的功能锻炼,以增强肌力,术后 10 天戴颈围,于床上坐起活动,逐渐床边活动,至自己行走,指导患者活动量由小到大,循序渐进。

10.饮食护理

(1)术后当天禁食,以后根据颈部肿胀、喉部舒适程度、呼吸道分泌物量来决定进食时间与种类(由进食流质→半流质→软食)。

(2)饮水、进食速度宜慢且均匀。

(3)术后鼻饲流质可防止存留食物摩擦伤口引起疼痛或感染,并保持伤口清洁。胃管内注入流质,维持鼻饲 1 周以上至伤口愈合。

(4)少量多餐,每次鼻饲前需抽取胃液,了解有无应激性溃疡的发生,以及胃管的位置。每次注食量 200 mL,每天 6 次,温度在 38 ℃左右。

十一、护理评价

(1)患者呼吸道是否通畅,有无痰鸣音。

(2)患者伤口引流是否通畅。

(3)患者颈部是否得到了妥善的制动。

(4)患者进食方式与种类是否依病情而异。

(5)患者一旦出现窒息,是否得到了急救。

十二、康复指导

对康复期出院患者,应做好出院宣教、康复指导、定期复查,做好回访及随诊工作,让患者满意而归,增强对抗疾病的信心。

(一)不完全截瘫患者的护理

患者术后 24 小时嘱患者上肢运动,配合足背伸和股四头肌收缩、循序渐进,防止肌肉萎缩。尿管定时开放,训练膀胱舒缩功能,尽早恢复排尿功能。3 天后戴颈托可扶坐起,2 周拆线后戴颈托站立行走,宜缓慢进行,注意潜在直立性低血压,要搀扶防止摔伤。

(二)对全瘫患者的护理

每日检查和评估患者感觉平面是否改善,并与术前进行比较。每日被动活动全身各关节 3 次,每次30 分钟,防止关节强直及肌肉萎缩,为防足下垂可穿木底板鞋固定。帮助患者增加肺活量,练习吹气球。全身支持疗法,保持精神愉快,提高机体抵抗力。行中医针灸按摩理疗配合康复治疗。

(秦金凤)

第五节　颈椎骨折合并脊髓损伤

颈椎骨折并发脊髓损伤,因损伤平面和程度不同,可出现不同程度的瘫痪,致残率高。同时患者长时间卧床,容易发生多种并发症,若能及时采取正确的手术治疗辅以全面、细致、有效的围术期护理,可使患者得到有效的康复,减少并发症,提高生活质量。

一、术前护理

(一)心理护理

患者均是突然受伤,终日卧床,往往无法接受现实,情绪低落,不愿与人交谈认为自己是残疾人,对生活绝望。因此,应多与患者进行沟通,了解患者的思想情况,家庭经济状况等,做好健康宣教。介绍手术过程及手术成功的病例,安慰、关心、鼓励患者,解除其心理压力,增强信心,以良好的心理状态配合治疗与护理。另外还要与家属多交流,争取多方配合。心理护理要贯穿于整个治疗过程当中。

(二)进行术前锻炼

(1)减少术后呼吸系统并发症,术前戒烟,进行呼吸功能训练,指导患者练习深呼吸活动,增加肺通气量。并进行有效咳嗽,嘱患者深呼吸,在呼气末咳出,重复多次。

(2)指导患者做气管推移训练:气管推移训练主要是为颈椎前路手术做准备。告知患者气管推移训练的重要性,以取得积极配合。术前 3～5 天,指导患者或护士用示指、中指、环指将气管向左侧推移,必须超过中线,持续 5～10 分钟,逐渐增至 15～20 分钟,每天 3～4 次。

(三)高热护理

颈脊髓损伤的患者由于自主神经功能紊乱,机体丧失了对外界环境温度调控的能力,常出现 39 ℃以上的高热,因此要严密观察体温变化,体温过高者及时给予物理降温,如酒精擦浴、冰袋、冰帽降温等。另外要调节室温,病室早晚要通风,保持空气清新,鼓励患者适量多饮水。

(四)饮食护理

脊髓损伤后,躯体神经功能障碍,患者可出现一系列消化道紊乱的症状,可给予流食或半流食,如出现腹胀可禁食。为防止便秘的发生,应合理安排饮食,适量多饮水,并食用富含纤维的食物,训练每日定时排便。另外,因受创伤和激素冲击治疗,患者常发生应激性溃疡,应警惕有无消化道出血,此时要严密观察用药效果和患者的主诉,如发现大便异常及时送检。

二、术后护理

(一)体位护理

患者术后回病房时,应保持脊柱水平位搬动患者。颈部两侧用沙袋固定,颈部制动,以防植骨块脱落或内固定松动。术后进行定时轴位翻身,2 天后可适当抬高床头,在颈托固定下逐渐过渡到半卧位,以减轻颈部水肿。

(二)术后观察与护理

(1)患者术后回病房,床边备气管切开包。

(2)常规给予氧气吸入,每分钟 3～5 L,心电监护,监测患者血压、心率、呼吸、血氧饱和度,特别是呼吸情况,注意呼吸的节律及频率。术后 1～2 天为喉头水肿初期,4～5 天为水肿高峰期,此期密切观察呼吸情况,如出现呼吸浅快、声音嘶哑、口唇发绀,提示有喉头水肿的可能,应及时报告医师,采取有效措施,必要时行气管切开。

(3)及时观察患者切口敷料渗出情况及切口引流情况。正常情况下术后 24 小时内切口引流液量应少于 100 mL,若引流量过多、色鲜红、切口敷料渗出多或局部隆起,颈部增粗且患者自觉呼吸费力,提示有活动性出血及局部血肿形成,应及时通知医师进行紧急处理。

(三)饮食指导

术后1~2天给予温凉流质饮食,以减少咽部的充血水肿,2天后改半流质,逐渐过渡到普食,应告知患者多食高蛋白富含维生素粗纤维易消化的食物。

三、预防并发症

(一)呼吸系统感染

注意保持病室内空气新鲜、流通、温湿度适宜。定时更换体位,每次翻身后自下而上,自外向内叩击患者背部,以利排痰,必要时给予雾化吸入。

(二)泌尿系统感染

鼓励患者多饮水,每日饮水量为1 500~2 000 mL;保持会阴部清洁,每日用温水清洗会阴部2次;保持尿管通畅,每日更换尿袋,每月更换气囊导尿管1次。

(三)预防压疮

常规使用气垫床,注意保持床铺平整、清洁、干燥,定时翻身(病情允许时每2~4小时轴位翻身1次),按摩受压部位。

四、功能锻炼

术后早期进行肢体锻炼,包括肢体按摩及关节被动活动,以促进血液和淋巴循环,加速新陈代谢,促进损伤的神经功能恢复,避免关节强直和肌肉萎缩。

患者在术后6~8周,骨折已基本愈合时,尽可能进行肢体主动锻炼,开始利用床架、卧位引体上升,训练上肢和腰肌的力量;逐渐练习起坐、自行翻身和在双下肢支架保护下扶双拐站立及练习行走等;还可坐手摇轮椅,循序渐进,注意安全,以免跌伤。

功能锻炼应贯穿于住院直至出院后的恢复期,持之以恒。

(秦金凤)

第六节　颈椎间盘突出症

一、概述

颈椎间盘突出症(LDH)是指颈椎间盘的髓核和相应破裂的纤维环突向椎管内,而引起的颈髓后神经根受压的一系列临床表现,致压物是单纯的椎间盘组织。它与颈椎病属于不同病理变化的颈椎疾患。颈椎间盘突出症临床上并不少见,是较为常见的脊柱疾病之一,发病率仅次于腰椎间盘突出。严重时可发生高位截瘫危及生命。

颈椎间盘突出临床多见于20~40岁的青壮年,约占患者人数的80%。有一定的职业倾向性,例如长期保持固定姿势的人群:办公室职员、教师、手术室护士、长期观看显微镜者、油漆工等较易发生。颈椎间盘突出男性明显多于女性,农村多于城市。女性多发于孕产后,往往是突然发生的腰痛异常剧烈,活动有障碍。另外长期生活、工作在潮湿及寒冷环境中的人也较易发生。

二、分类

(一)根据病程分类

1.急性颈椎间盘突出症

有明确的外伤史,伤前无临床症状,伤后出现。影像学检查证实有椎间盘破裂或突出而无颈椎骨折或脱位,并有相应临床表现。

2.慢性颈椎间盘突出症

无明显诱因缓慢发病或因为颈部姿势长期处于非生理位置,如长期持续低头工作者,不良嗜睡姿势者或强迫性屈曲头颈者等。

(二)根据症状分类

1.神经根型

颈神经受累所致。

2.脊髓型

脊髓型是椎间盘突出压迫脊髓引起的一系列症状,临床此类型多见。

3.混合型

同时表现以上两种症状。

(三)根据颈椎间盘向椎管内突出的位置不同分类

1.侧方突出型

突出部位在后纵韧带的外侧,钩椎关节的内侧。该处是颈脊神经经过的地方,因此突出的椎间盘可压迫脊神经根而产生根性症状。

2.旁中央突出型

突出部位偏向一侧而在脊髓与脊神经之间,因此可以同时压迫二者而产生单侧脊髓及神经根症状。

3.中央突出型

突出部位在椎管中央,因此可压迫脊髓双侧腹面而产生双侧症状。

三、病因机制

椎间盘是人体各组织中最早最易随年龄发生退行性改变的组织,椎间盘的退变多开始于20岁以后,随着年龄的增长退变程度不断加重,以 $C_5 \sim C_6$ 的退变最常见,其次是 $C_6 \sim C_7$,两者占颈椎间盘突出症的90%。颈椎间盘突出症常由颈部创伤、退行性变等因素导致。致伤原因主要是突然遭受到意外力量作用或颈椎突然快速屈伸旋转运动,使髓核突破纤维环,造成脊髓或神经根受压,出现急性发病,多见于交通事故或体育运动。临床还有部分患者呈慢性发病。

四、临床表现

颈椎间盘前部较高较厚,正常髓核位置偏后,且纤维环后方薄弱,故髓核容易向后方突出或脱出,而椎间盘的后方有脊髓、神经根等重要结构,因此突出的髓核容易刺激或压迫脊髓或神经根,产生临床症状。

(一)症状

症状呈现多样性:颈部不适、疼痛,并肩部酸痛、疲劳。单侧上肢及手部放射性疼痛、麻木、无力。双侧手麻木无力,跨步无力,步态不稳,腿有打软踩棉花感,容易跌倒,病重者可出现瘫痪等。

(二)一般体征

当椎间盘突出压迫颈神经根时,颈部可出现颈肌痉挛,颈发僵,生理前凸减小或消失,部分节段棘突有压痛,上肢可查出受压神经根分布区的痛觉过敏或麻木,肌肉力量减弱,肌萎缩,肌腱反射减退或消失。压迫脊髓时可表现为四肢肌张力增高,腹壁反射、提睾反射减退或消失,病理反射多呈阳性。当脊髓半侧受压时可出现典型 Brown-Sequard 征(即末梢性麻痹、与病变脊髓分节相应的皮肤区域感觉消失)。

(三)特殊体检

1.颈椎间孔挤压试验

颈椎间孔挤压试验为患者取坐位,头颈后仰并向侧方旋转,检查者立于背后,用双手按压患者额头顶部,出现上肢放射痛或麻木者为阳性。对症状轻者可采用头顶叩击法检查。

2.神经根牵拉试验

神经根牵拉试验为患者端坐,检查者一手轻推患侧头颈部,另一手握住患侧腕部,对抗牵拉,可诱发上肢放射痛或麻木。

五、治疗

对颈椎间盘突出症诊断明确;对保守治疗无效、顽固性疼痛、神经根或脊髓压迫症状严重者应采取手术治疗。

(一)前路椎间盘切除融合

适用于中央型和旁中央型椎间盘突出症患者,对原有退变者应同时去除增生的骨赘,以免残留可能的致压物。

(二)后路椎间盘切除术

适用于侧方型颈椎间盘突出症或多节段受累、伴椎管狭窄或后纵韧带骨化者。单纯的椎间盘突出可采用半椎板及部分关节突切除术,通过减压孔摘除压迫神经根的椎间盘组织。若伴有椎管狭窄或后纵韧带骨化则可采用全椎板减压术。

(三)经皮椎间盘切除术

具有创伤小,出血少等优点,国内尚未广泛开展。

(四)经皮激光椎间盘减压术

首先用于治疗腰椎间盘突出症,近年来国内外学者将其用于颈椎间盘突出症的治疗。

(五)融核术

年轻患者,经非手术治疗数周无效则可选用此法。虽有不少学者报道该法疗效不亚于外科手术治疗,但诸多因素限制其广泛应用:①该法采用颈前路穿刺途径,而颈前方解剖结构密集,如血管神经束、气管食管束等,增加了穿刺的难度和危险性;②使用木瓜凝乳蛋白酶有损伤脊髓的潜在危险性。

六、护理

(一)术前护理

1.术前健康宣教

为保证患者术前训练质量和有一个良好的状态,积极配合治疗并安全渡过围术期,减少术后并发症,护理人员须做好患者的术前健康教育,以配合手术治疗的顺利开展,内容应包括以下几点。

(1)首先护理人员要有一个认真的工作态度、良好的精神面貌和熟练的操作技术;在对待患者及家属时要热情和蔼,以取得他们的信任。

(2)对术前准备的具体内容、术后需要进行监测的设备、管道及术后可能出现的一些状况,例如切口疼痛、渗血及因麻醉、插管造成的咽喉部疼痛、痰多、痰中带血及恶心、呕吐等情况仔细向患者和家属进行交代,消除因未知带来的恐惧、不安情绪,使在精神上、心理上都有所准备,以良好的心态迎接手术。

(3)护士应在医护观点一致的前提下进行健康教育。在进行术前健康教育时,不可将该手治疗效果绝对化,避免引起患者的误解,成为引发医疗纠纷的隐患。另外患者也经常通过护理人员来了解手术医师的情况,患者非常注重主刀医师的技术与经验,担心人为因素增加手术的危险性。提示在进行术前健康教育时,可将同病种术后效果好的患者介绍给术前患者,让其现身说法,增加患者对术者的信赖。

2.心理护理

颈椎手术部位特殊,靠近脊髓,危险性大,患者对手术抱有恐惧心理,顾虑大,思想负担重。因此满足其心理需求是必要的,要通过细心观察,与患者及时沟通,缓解心理压力。

3.指导训练

术前训练项目较为重要且不易掌握动作要领,医护人员要在训练中给予指导,并对训练效果给予评价,以减少患者自行训练所致效果偏差而影响手术。

(1)气管食管推移训练:主要用于颈前路手术。要求在术前3~5天即开始进行。方法:患者自己或护理人员用手的2~4指插入一侧颈部的内脏鞘与血管鞘间隙,持续向对侧牵拉;或用大拇指推移,循序渐进,开始时每次持续1~2分钟,逐渐增加至15~30分钟,每日2~3次。要求每次推拉气管过中线,以适应手术时对气管的牵拉,减轻不适感,注意要保护皮肤,勿损伤。

(2)有效咳嗽排痰训练。方法:嘱患者先缓慢吸气,同时上身向前倾,咳嗽时将腹壁内收,一次吸气连续咳三声,停止咳嗽将余气尽量呼出,再缓慢吸气,或平静呼吸片刻后,再次进行咳嗽练习。时间一般控制在5分钟以内,避免餐后、饮水后进行,以免引起恶心。患者无力咳痰时,可用右手示指和中指按压气管,以刺激咳嗽,或用双手压迫患者上腹部或下腹部,增加膈肌反弹力,帮助患者咳嗽咳痰。同时要向患者解释通过有效咳嗽可预防肺部感染,并告知患者术后咳嗽可能会有些不舒服或疼痛,但不影响伤口愈合。对于接受能力较弱的老年患者和儿童,可通过指导其进行吹气球的练习方法来达到增加肺活量的目的。具体方法:准备一些普通气球,练习时每次将气球吹得尽可能大,然后放松5~10秒,重复以上动作,每次10~15分钟,每天3次。

(3)体位训练:颈椎前路手术时患者的体位是仰卧时颈部稍稍地过伸,因此术前患者需要练习去枕平卧或颈部稍稍地处于过伸仰卧位,以坚持2~3小时为宜,以免术中长期处于这一固定体位而产生不适感;俯卧位的练习,主要用于颈后路手术患者,患者俯卧在床上,胸部用高枕头或叠好的被子垫高20~30 cm,额部垫一硬的东西例如书本等,以保持颈部屈曲的姿势,坚持时间应超过手术所需的时间,一般以能坚持3~4小时为宜。

(4)床上大小便及肢体功能锻炼:强调其对手术及术后康复的积极意义,使患者在术前两日学会床上解大小便;教会患者术后如何在床上进行四肢的主动活动;讲解轴线翻身的配合要点和重要性。

4.感染的预防

住院患者要保持口腔清洁,经常用含漱液含漱;有吸烟习惯的患者应在入院时即劝其停止吸烟,以减少呼吸道的刺激及分泌物,对痰多黏稠者应给以雾化吸入,或使用祛痰药。指导患者训练深呼吸运动,可增加肺通气量,也有利于排痰,避免发生坠积性肺炎。

5.手术前日准备

(1)药敏试验:包括抗生素试验、碘过敏试验(手术中拟行造影者)。如过敏试验呈阳性者,及时通知医师,并做好标记。

(2)交叉配血:及时抽取血标本,送血库,做好血型鉴定和交叉配血试验。

(3)皮肤准备:按照手术要求常规备皮,范围分别为颈椎前路(包括下颌部、颈部、上胸部)、颈椎后路(要理光头,包括颈项部、肩胛区);若需要取自体移植,供骨区(多为髂骨区)同时准备。另外,还要修剪指甲、沐浴、更换清洁衣裤。

(4)选配颈托:为达到充分减压的目的术中需切除椎间盘组织及部分椎体骨质,并进行植骨,颈椎稳定性受到一定影响,因此术后需佩戴颈托进行保护。目前多采用前后两片式颈托,松紧可自由调节,根据患者个体选择不同的型号,术前试戴一段时间,达到既能控制颈部活动,又无特别不适为宜。让患者立、卧位试戴均合适,便于术后佩戴,预防术后并发症,因此要求护士应详细讲解颈托的佩戴、脱取、使用、保养等方法,并要求患者及家属能正确复述且能在护士指导下正确操作。佩戴颈托松紧适宜,维持颈椎的生理曲度,过松影响制动效果,过紧颈托边缘易压伤枕骨处皮肤,并影响呼吸;颈托勿直接与患者皮肤接触,因其材料为优质泡沫,吸汗性能差,故颈托内应垫棉质软衬垫,有利于汗液吸收,每日更换内衬垫1~2次,确保颈部舒适、清洁;佩戴期间,保持颈托清洁,必要时用软刷蘸洗洁精清洗干净,毛巾擦干,置阴凉处晾干;加强颈部皮肤护理,向患者及家属详细讲解佩戴颈托期间皮肤护理的重要性,指导、协助并教会家属定时检查颈托边缘及枕部皮肤情况,并定时按摩。

(5)胃肠道准备:术前一天以半流质或流质为佳,对于择期手术患者、大便功能障碍导致便秘及排便困难的患者,为了防止麻醉后肛门松弛,不能控制粪便的排出,增加污染的机会或避免术后腹胀及术后排便的痛苦,易在术前晚及术日晨用0.1%~0.2%的肥皂水各清洁灌肠一次。

6.手术当日的护理

(1)观察:夜班护士要观察患者的情绪,精神状况、生命体征、禁食禁饮情况;若患者体温突然升高、女性患者月经来潮及其他异常情况要及时与医师联系,择期手术的患者应推迟手术日期。

(2)饮食:术日晨患者禁食禁水,术前禁食12小时以上,禁饮4~6小时,防止麻醉或手术过程中呕吐而致窒息或吸入性肺炎。但抗结核药、降糖药、降血压药应根据情况服用。

(3)用物准备:准备好带往手术室的各种用物,包括颈托、术中用药、影像学资料、病历等并全面检查术前各项准备工作是否完善,应确认所有术前医嘱、操作及医疗文书均已完成。

(4)着装准备:要求患者仅穿病员服,里面不穿任何内衣。告知患者不要化妆、涂口红、指甲油,以免影响术中对皮肤颜色的观察。请患者取下佩戴的饰物、义齿、手表、隐形眼镜等,贵重物品交由家属保管。

(5)交接患者:向接病员的手术室工作人员交点术中用物、病历等,扶患者上平车,转运期间把患者的安全放在首位。并仔细核对确认患者为拟行手术的患者。

(6)病床准备:患者进入手术室后,病床更换清洁床单、被套等物,准备输液架、氧气装置、吸引器、气管切开包、监护仪、两个沙袋及其他必需用物。

(二)术后护理

1.体位

患者术后返回病房,搬运时至少有 3 人参与,当班护士应协助将患者抬上病床,手术医师负责头颈部,搬运时必须保持脊柱水平位,头颈部置于自然中立位,局部不弯曲,不扭转,动作轻稳,步调一致,尽量减少震动,注意保护伤口,如有引流管、输液管要防止牵拉脱出。因术后均戴有颈托,将患者放置适当体位后,需摘下颈托,头颈部两侧各放一沙袋以固定并制动,局部制动不仅可减少出血,还可以防止植骨块或内固定的移位。交接输血、输液及引流管情况。

2.密切观察病情变化

术后进行心电监护,术后 6 小时内监测血压、脉搏、呼吸、血氧饱和度每 15~30 分钟 1 次,病情平稳后改为 1~2 小时 1 次。因手术过程中刺激脊髓导致脊髓、神经根水肿,可造成呼吸肌麻痹;牵拉气管、食管、喉上、喉返神经可出现呼吸道分泌物增多、声嘶、呛咳、吞咽和呼吸困难等异常情况,应重点观察呼吸的频率、节律、深浅、面色的变化及四肢皮肤感觉、运动和肌力情况。低流量给氧 12~24 小时。用醋酸地塞米松、硫酸庆大霉素或盐酸氨溴索加入生理盐水行超声雾化每日 2~3 次。鼓励患者咳嗽,促进排痰,必要时使用吸痰器,保持呼吸道通畅。如出现憋气、呼吸表浅、口唇及四肢末梢发绀,血氧饱和度降低,应立即报告医师并协助处理。

3.观察伤口敷料情况有无渗出

如有渗出及时更换潮湿的敷料,并观察渗出液的量和色;妥善固定引流管并保持通畅,一般术后 24~48 小时,引流量少于 50 mL,且色淡即可拔管。并注意观察有无脑脊液漏。

4.皮肤护理

避免皮肤长时间受压,注意保持床单位清洁、平整,协助翻身,拍背每 2 小时 1 次。更换体位时脊柱保持中立位,防止颈部过屈、过伸及旋转。

5.预防肺部、泌尿系统感染

卧床期间给予口腔护理每日 2 次,术后第 2 天即可嘱患者做深呼吸及扩胸运动。每日 1:5 000呋喃西林或生理盐水 500 mL 密闭式冲洗膀胱 2 次,会阴擦洗 2 次,每日更换尿袋,定时放尿,并嘱其多饮水,每日不少于 2 500 mL。

6.活动护理

下床时先坐起,逐渐移至床边,双足垂于床下,适应片刻,无头晕、眼花等感觉时,再站立行走,防止因长时间卧床后突然站立导致直立性低血压而摔倒。

7.加强锻炼

术后第一天协助患者做肢体抬高、关节被动活动及肌肉按摩等,第二天嘱患者练习握拳、抬臂、伸、曲髋、膝、肘各关节,每日 2~3 次,每日 15~30 分钟,循序渐进,以患者不疲劳为主。

(三)出院指导

(1)嘱患者术后 3 个月内继续佩戴颈托保护颈部,避免颈部屈伸和旋转运动。

(2)术后继续佩戴颈托 3 个月,保持颈托清洁,松紧适中,内垫小毛巾或软布确保舒适,防止皮肤压伤;始终保持颈部置中立位,平视前方,卧位时去枕平卧或仅垫小薄枕,保持颈椎正常曲度;禁止做低头、仰头、旋转动作;避免长时间看电视、电脑、看书报,防颈部过度疲劳;避免用高枕,保持颈部功能位,有利于康复,特殊情况遵医嘱。

(3)继续加强功能锻炼,保持正常肌力,加大关节活动度。持之以恒,促进颈部肌肉血液循环,防止颈背肌失用性萎缩。

(4)术后 3 个月门诊复查随访。若颈部出现剧烈疼痛或吞咽困难,有梗塞感,应及时来院复查,可能为植骨块、内固定松动、移位、脱落。

(5)6 个月后可恢复工作,工作中注意不能长时间持续屈颈,保持颈椎正常曲度防复发;术后 3 个月内禁抬重物。

(6)营养神经药物应用 1～3 个月。

(秦金凤)

第七节　颈椎管狭窄症

一、概述

颈椎管狭窄症是指组成颈椎椎管的诸解剖结构因先天性或继发性因素引起一个或多个平面管腔狭窄,而导致脊髓或神经根受压并出现一系列的临床症状。其发病率仅次于腰椎管狭窄症。颈椎管狭窄症多见于 40 岁以上的中老年人,起病隐匿,发展较缓慢,很多在创伤后出现症状,以下颈椎为好发部位,$C_4 \sim C_6$ 最多见。本病常与颈椎病并存。

二、病因和分类

颈椎管狭窄症包括先天性椎管狭窄和继发性椎管狭窄两类,根据病因将颈椎管狭窄症分为 4 类。

(一)发育性颈椎管狭窄症

发育性颈椎管狭窄症是指个体在发育过程中,椎弓发育障碍,颈椎椎管矢状径较正常发育狭小,致使椎管内容积缩小,而致脊髓或神经根受到刺激或压迫,并出现一系列的临床症状。发育性颈椎管狭窄具有家族遗传倾向,其确切病因尚不清楚。

早期或未受到外伤时,可不出现症状,但随着脊柱的退变或者在某些继发性因素作用下,例如头颈部的外伤、椎节不稳、骨刺形成、髓核突出或脱出、黄韧带肥厚等均可使椎管进一步狭窄,导致脊髓受压的一系列临床表现。矢状径越小,症状越重。

(二)退变性颈椎管狭窄症

退变性颈椎管狭窄症是最常见的一种类型。退变发生的时间和程度与个体差异、职业、劳动强度、创伤等因素有关。颈椎活动较多,且活动范围大,因此中年以后容易发生颈椎劳损。此时如遭遇外伤,很容易破坏椎管内的骨性或纤维结构,迅速出现颈脊髓受压的表现,退行变的椎间盘更易受损而发生破裂。

(三)医源性颈椎管狭窄症

医源性颈椎管狭窄症主要由于手术所引起,在临床上有增多的趋势。其主要原因:①椎板切除过多或范围过大,未行融合固定,导致颈椎不稳,引起继发性创伤和纤维结构增生性改变;②手术创伤或出血,形成瘢痕组织与硬脊膜粘连,缩小了椎管容积,造成脊髓压迫;③颈椎前路减压植骨后,骨块突入椎管,使椎管容积迅速减小或直接压迫脊髓;颈后路手术后植骨块更易突入椎管内形成新的压迫源;④椎管成型失败,如椎管成形术时铰链处断裂,使回植的椎板对脊髓造成压迫。

（四）其他病变

如颈椎病、颈椎间盘突出症、颈椎后纵韧带骨化症、颈椎肿瘤和结核等因素，造成椎管容积的减小，可出现椎管狭窄的表现。

三、临床表现

（一）感觉障碍

出现较早，并比较明显，表现为四肢麻木、疼痛或过敏。大多数患者上肢为始发症状，临床亦可见一侧肢体先出现症状者。另外也有患者主诉胸部束带感，严重者可出现呼吸困难。感觉障碍出现后，一般持续时间较长，可有阵发性加剧。

（二）运动障碍

大多在感觉障碍后出现，表现为锥体束征，四肢无力，活动不便，僵硬，多数先有下肢无力，行走有踩棉花感，重者站立不稳，步态蹒跚，严重者可出现四肢瘫痪。

（三）大小便功能障碍

一般出现较晚，早期以尿频、尿急、便秘多见，晚期出现尿潴留、大小便失禁。

（四）其他表现

1.自主神经症状

约35％的患者可出现，以胃肠和心血管症状居多，包括心慌、失眠、头晕、耳鸣等，严重者可出现 Horner 征。

2.局部症状

患者颈部可有疼痛、僵硬感，颈部常保持自然仰伸位，惧怕后仰。因颈椎伸屈位椎管容积有相应变化，多数患者可前屈。椎节后缘有骨刺形成者，亦惧前屈。

四、护理

颈椎手术风险较大，术中术后可能发生各种意外，并且患者常因担心手术风险及效果而有很大心理压力。因此，护士应在充分评估患者的基础上，术前给予最佳的照顾和指导，提高手术耐受力，确保患者以最佳的身心状态接受手术；并在术后给予妥善的护理，预防和减少术后并发症，促进早日康复。所以，重视并加强围术期护理对颈椎手术成功的实施极为重要。

（一）术前护理

1.术前健康宣教

为使患者能有一个良好的状态，积极配合治疗并安全渡过围术期，护理人员须做好患者的术前健康教育，以配合手术治疗的顺利开展，内容应包括以下几点。

（1）首先护理人员要有一个认真的工作态度、良好的精神面貌和熟练的操作技术；在对待患者及家属时要热情和蔼，以取得他们的信任。

（2）对术前准备的具体内容、术后需要进行监测的设备、管道及术后可能出现的一些状况，例如切口疼痛、渗血及因麻醉、插管造成的咽喉部疼痛、痰多、痰中带血及恶心、呕吐等情况仔细向患者和家属进行交代，消除因未知带来的恐惧、不安情绪，使在精神上、心理上都有所准备。

（3）护士应在医护观点一致的前提下进行健康教育。在进行术前健康教育时，不可将该手术的治疗效果绝对化，避免引起患者的误解，成为引发医疗纠纷的隐患。另外患者也经常通过护理人员来了解手术医师的情况,他们非常注重主刀医师的技术与经验,担心人为因素增加手术的危险性。提示在进行术前健康教育时,可将同病种术后效果好的患者介绍给术前患者,让其现身说法,增加患者对术者的信赖。

(4)心理护理:颈椎手术部位特殊,靠近脊髓,危险性大,患者顾虑大,思想负担重,对手术抱有恐惧心理。因此要通过细心观察,与患者及时沟通,缓解心理压力。

2.指导训练

(1)气管食管推移训练:主要用于颈前路手术,要求术前 3～5 天即开始进行。方法:患者自己或护理人员用手的 2～4 指插入一侧颈部的内脏鞘与血管鞘间隙,持续向对侧牵拉;或用手大拇指推移,循序渐进,开始时每次持续 1～2 分钟,逐渐增加至 15～30 分钟,要求每次推拉气管过中线,以适应手术时对气管的牵拉,减轻不适感,注意要保护皮肤,勿损伤。

(2)有效咳嗽排痰训练。方法:嘱患者先缓慢吸气,同时上身向前倾,咳嗽时将腹壁内收,一次吸气连续咳三声,停止咳嗽将余气尽量呼出,再缓慢吸气,或平静呼吸片刻后,再次咳嗽练习。时间一般控制在5分钟以内,避免餐后、饮水后进行,以免引起恶心。患者无力咳痰时,可用右手示指和中指按压气管,以刺激咳嗽,或用双手压迫患者上腹部或下腹部,增加膈肌反弹力,帮助患者咳嗽咳痰。同时要向患者解释通过有效咳嗽可预防肺部感染,并告知患者术后咳嗽可能会有些不舒服或疼痛,但不影响伤口愈合。

对于接受能力较弱的老年患者和儿童,可通过指导其进行吹气球的练习方法来达到增加肺活量的目的。具体方法:准备一些普通气球,练习时每次将气球吹得尽可能大,然后放松 5～10 秒,重复以上动作,每次 10～15 分钟,每天 3 次。

(3)体位训练:颈椎前路手术时患者的体位是仰卧时颈部稍稍地过伸,因此术前患者需要练习去枕平卧或颈部稍稍地处于过伸仰卧位,以坚持 2～3 小时为宜,以免术中长期处于这一固定体位而产生不适感;俯卧位的练习,主要用于颈后路手术患者,患者俯卧在床上,胸部用高枕头或叠好的被子垫高 20～30 cm,额部垫一硬的东西例如书本等,以保持颈部屈曲的姿势,坚持时间应超过手术所需的时间,一般以能坚持 3～4 小时为宜;另外还有床上大小便训练等。必须反复向患者强调术前训练的重要性,并准确的教会患者和家属训练的方法、内容、要求和目标。

3.感染的预防

住院患者要保持口腔清洁,经常用含漱液含漱;有吸烟习惯的患者应在入院时即劝其停止吸烟,以减少呼吸道的刺激及分泌物,对痰多黏稠者应给以雾化吸入,或使用祛痰药。指导患者训练深呼吸运动,可增加肺通气量,也有利于排痰,避免发生坠积性肺炎。

4.手术前日准备

(1)药敏试验:包括抗生素试验、碘过敏试验(手术中拟行造影者)。如过敏试验呈阳性者,及时通知医师,并做好标记。

(2)交叉配血:及时抽取血标本,送血库,做好血型鉴定和交叉配血试验。

(3)皮肤准备:按照手术要求常规备皮,范围分别为颈椎前路(包括下颌部、颈部、上胸部)、颈椎后路(要理光头,包括颈项部、肩胛区);若需要取自体移植,供骨区(多为髂骨区)同时准备。另外,还要修剪指甲、沐浴、更换清洁衣裤。

(4)选配颈托:为达到充分减压的目的术中需切除椎间盘组织及部分椎体骨质,并进行植骨,颈椎稳定性受到一定影响,因此术后需佩戴颈托进行保护。目前多采用前后两片式颈托,松紧可自由调节,根据患者个体选择不同的型号,术前试戴一段时间,达到既能控制颈部活动,又无特别不适为宜。让患者立、卧位试戴均合适,便于术后佩戴,预防术后并发症,因此要求护士应详细讲解颈托的佩戴、脱取、使用、保养等方法,并要求患者及家属能正确复述且能在护士指导下正确操作。佩戴颈托松紧适宜,维持颈椎的生理曲度,过松会影响制动效果,过紧颈托边缘易压伤枕骨处皮肤,并影响呼吸;颈托勿直接与患者皮肤接触,因其材料为优质泡沫,吸汗性能差,故颈托内应垫棉质软衬垫,有利于汗液吸收,每日更换内衬垫1～2次,确保颈部舒适、清洁;佩戴期间,保持颈托清洁,必要时用软刷蘸洗洁精清洗干净,毛巾擦干,置阴凉处晾干;加强颈部皮肤护理,向患者及家属详细讲解佩戴颈托期间皮肤护理的重要性,指导、协助并教会家属定时检查颈托边缘及枕部皮肤情况,并定时按摩。

（5）胃肠道准备:术前1天以半流质或流质为佳,对于择期手术患者、大便功能障碍导致便秘及排便困难的患者,为了防止麻醉后肛门松弛,不能控制粪便的排出,增加污染的机会或避免术后腹胀及术后排便的痛苦,易在术前晚及术日晨用0.1%～0.2%的肥皂水各清洁灌肠一次。

5.手术当日的护理

（1）观察:夜班护士要观察患者的情绪,精神状况、生命体征、禁食禁饮情况;若患者体温突然升高、女性患者月经来潮及其他异常情况要及时与医师联系,择期手术的患者应推迟手术日期。

（2）饮食:术日晨患者禁食禁水,术前禁食12小时以上,禁饮4～6小时,防止麻醉或手术过程中呕吐而致窒息或吸入性肺炎。但抗结核药、降糖药、降血压药应根据情况服用。

（3）用物准备:准备好带往手术室的各种用物,包括颈托、术中用药、影像学资料、病历等并全面检查术前各项准备工作是否完善,应确认所有术前医嘱、操作及医疗文书均已完成。

（4）着装准备:要求患者仅穿病员服,里面不穿任何内衣。告知患者不要化妆、涂口红、指甲油,以免影响术中对皮肤颜色的观察。请患者取下佩戴的饰物、义齿、手表、隐形眼镜等,贵重物品交由家属保管。

（5）交接患者:向接病员的手术室工作人员,交点术中用物、病历等,扶患者上平车,转运期间把患者的安全放在首位。并仔细核对确认患者为拟行手术的患者。

（6）病床准备:患者进入手术室后,病床更换清洁床单、被套等物,准备输液架、氧气装置、吸引器、气管切开包、监护仪、两个沙袋及其他必需用物。

（二）术后护理

1.术后搬运与体位

患者术后返回病房,搬运时要十分谨慎,至少有3人参与,当班护士应协助将患者抬上病床,此时手术医师负责头颈部的体位与搬动,搬运时必须保持脊柱水平位,头颈部置于自然中立位,局部不弯曲,不扭转,动作轻稳,步调一致,尽量减少震动,注意保护伤口,如有引流管、输液管要防止牵拉脱出。因术后均带有颈托,将患者放置适当体位后,需摘下颈托,头颈部两侧各放一沙袋以固定并制动,局部制动不仅可减少出血,还可以防止植骨块或内固定的移位。病房护士与手术室护士交接输血、输液及引流管情况,并迅速连接好血压、血氧饱和度等监测仪器,观察患者的一般情况,调整好输血输液的滴速。如有异常变化及时处理。

2.保持呼吸道通畅

术后可取去枕平卧位或垫枕侧卧位,保持颈椎平直及呼吸道通畅,低流量吸氧。如有呕吐及时吸出呕吐物,防止误吸;保持有效地分泌物引流,及时清除口腔、咽喉部的黏痰。若患者烦躁不安、发绀、呼吸困难、颈部增粗、四肢感觉运动障碍进行性加重,应考虑颈部血肿压迫气管、颈脊髓的可能,立即通知医师采取紧急措施,在床旁剪开缝线,清除积血,待呼吸改善后,急送手术室清创、消毒、寻找出血点。不伴有颈部肿胀的呼吸困难者,多系喉头水肿所致。主要是由于术中牵拉与刺激气管所致,此时应在吸氧的同时,静脉滴注醋酸地塞米松 5～10 mg。并做好气管切开的准备。

3.全身情况的观察

术后定时观察患者的生命体征、面色、表情、四肢运动和感觉及引流等情况。全麻未清醒前,每 15～30 分钟巡视一次,观察血压、脉搏、血氧饱和度等并作好记录,连续 6 小时。如病情稳定,可 2～4 小时一次。术后由于机体对手术损伤的反应,患者体温可略升高,一般不超过 38 ℃,临床上称为外科热,不需特殊处理。若体温持续不退,或 3 天后出现发热,应检查伤口有无感染或其他并发症。

4.翻身的护理

为防止压疮的发生,应每 2 小时翻身一次,并对受压的骨突处按摩 5～10 分钟,翻身时一般由 3 人共同完成,并准备 2 个翻身用的枕头。如果将患者由仰卧位翻身至左侧,其中 2 人分别站在病床的两侧,第 1 人站在右侧靠床头的位置,负责扶住患者的颈部与头部,位于床左侧的第 2 人用双手向自己一侧扒住患者的右侧肩背部及腰臀部,与第 1 人同步行动,将患者的躯干呈轴线向左侧翻转,并保持颈部与胸腰椎始终成一直线,不可使颈部左右偏斜、扭转。位于床右侧的第 3 人则迅速用枕头顶住患者的右侧肩部和腰臀部,同时垫高头颈部的枕头,使之适合于侧卧,侧卧时枕头高度同一侧肩宽,并在两侧置沙袋以制动。双下肢屈曲,两膝间放一软枕,增加舒适感。翻身时可用手掌拍打背部,力量要适中,不可过猛,可协助排痰,预防肺部并发症。同法翻至右侧。

5.饮食的护理

术后第一天给予流质或半流质,1 周后视病情改为普食,给高蛋白、高热量、高维生素、易消化食物,如鱼类、蛋类、蔬菜、水果等,促进康复。

6.引流管的护理

引流的目的是及时引出可能成为细菌生长温床的血液和渗液,在术后恢复过程中虽然出血的危险逐渐减少,但在引流部位则仍可能发生。因此应密切观察和记录引流液的量、色和性状,避免引流管打折;妥善固定,确保引流管有效引流;每日更换引流袋并严格无菌操作;注意引流管内有无血块、坏死组织填塞;一般 24～48 小时拔除引流管。遵医嘱给氧,提高血氧饱和度,观察给氧效果,给氧时间超过 24 小时应常规更换湿化瓶、给氧导管、鼻塞;准确记录尿量,随时调节输液速度。

(三)术后并发症的预防及护理

1.喉头痉挛水肿

喉头痉挛水肿表现为声音嘶哑或失声,吞咽困难。预防处理措施包括以下几点。

(1)术前向患者强调气管推移训练的重要性,并检查推移效果,根据情况给予指导。

(2)控制水肿。颈椎术后 1 周水肿期,应加强监护,遵医嘱常规使用醋酸地塞米松或甲泼尼龙和甘露醇静脉滴注,以脱水消炎。

(3)由于伤口疼痛引起吞咽困难,为防止呛咳和误吸,术后宜小口进食,少量多餐,并禁食生硬瓜果。

(4)遵医嘱给予缓解喉头痉挛的药物,并以醋酸地塞米松和庆大霉素雾化吸入。

2.神经损伤

神经损伤表现为双下肢无力并进行性加重;声音嘶哑,发音不清;饮水或进食时呛咳。预防处理措施如下。

(1)注意观察患者双下肢感觉、运动情况,让患者自主活动脚趾,如发现异常及时报告。

(2)及早鼓励并指导患者做抗阻力肌肉锻炼,及时给予按摩,促进局部血循环,防止失用性萎缩。

(3)嘱患者尽量少说话,使损伤的喉返神经及早恢复功能。

(4)给予饮食指导,进食半流饮食,必要时协助坐起,以免发生呛咳。

3.脑脊液漏

表现为切口引流管中引流液持续增多,每小时引流量>8 mL,呈淡红色或类似于血浆;患者有头痛、恶心、呕吐等低颅压症状。主要护理有以下几点。

(1)心理护理:向患者及家属说明外渗脑脊液身体每天可自行产生,少量漏出不会影响伤口愈合,也无后遗症。经医师妥善处理,伤口可以痊愈。

(2)体位护理:采取头低脚高位,床尾抬高15~20 cm,抬高床尾可减低脊髓腔内脑脊液压力,增加颅腔脑脊液压力,改善颅腔与脊髓腔之间的脑脊液压力上的动力学变化。该姿势有利于减少脑脊液漏出,促进裂口愈合。患者如不能耐受长时间俯卧者,可与侧卧位交替。脑脊液漏未愈前禁止患者下床活动。

(3)伤口护理:保持切口敷料清洁干燥,敷料被污染后随时更换,严格遵守无菌操作规程。必要时伤口局部加压包扎或加密缝合。保持床单清洁、干燥,加强皮肤护理。同时保持病室空气通畅,温、湿度适宜。

(4)饮食护理:鼓励患者进食营养丰富易消化饮食,适量食用含纤维素多的食物,保持大便通畅,以降低腹内压,促进脑脊液漏的愈合。

4.呼吸道并发症

表现为咽干、咽痛、咽部异物感;呼吸困难、发绀、烦躁等,氧饱和度<90%。随时可导致呼吸道阻塞引起窒息甚至死亡。主要护理措施如下。

(1)超声雾化吸入:地塞米松5 mg、庆大霉素8万U、加入生理盐水雾化吸入每日2次,以减轻呼吸道水肿、炎症。可嘱患者多次少量饮水,减轻呼吸道干燥。

(2)保持呼吸道通畅:术后严密观察患者呼吸频率、节律及面色的变化,必要时及时吸出呼吸道分泌物,保持气道通畅,防止坠积性肺炎的发生。同时保证充分有效地供氧。

(3)密切观察:颈椎术后1周为水肿期,术后1~2天为水肿形成期,4~5天为水肿高峰期。在此期间密切观察患者呼吸情况。肥胖及打鼾者,应加强夜间观察,注意有无呼吸抑制或睡眠呼吸暂停综合征的发生。

(4)药物治疗:常规遵医嘱静脉滴注甘露醇、醋酸地塞米松等药物,防止喉头水肿及控制血肿对脊髓的压迫。

5.颈部血肿

术后用力咳嗽、呕吐、过度活动或谈话是出血的诱因。表现为颈部增粗、发音改变,严重时可出现呼吸困难,口唇发绀,鼻翼翕动等症状。护理上主要应注意以下几点。

(1)颈部血肿多发生在术后24~48小时。所以术后严密观察切口渗血情况,倾听患者主诉,经常询问患者有无憋气、呼吸困难等症状。如患者颈部明显增粗,进行性呼吸困难,考虑有血肿可能。一旦发生血肿压迫,立即拆开颈部缝线,清除血肿,必要时行气管切开。

（2）保持引流通畅,妥善固定。正常情况下,术后引流量 24 小时内应少于 100 mL,若引流液过多,色鲜红,应及时报告医师。

（四）出院指导

1.出院护送

防止颈部外伤,尤其汽车急刹车时的惯性原理致颈部前后剧烈活动,导致损伤,所以出院乘车回家需平卧为妥;如无法平卧,取侧坐位。

2.头颈的位置与制动

术后继续佩戴颈托 3 个月,保持颈托清洁,松紧适中,内垫小毛巾或软布确保舒适,防止皮肤压伤;始终保持颈置中立位,平视前方,卧位时去枕平卧或仅垫小薄枕,保持颈椎正常曲度;禁止做低头、仰头、旋转动作;避免长时间看电视、电脑、看书报、防颈部过度疲劳;避免用高枕,保持颈部功能位,有利于康复,特殊情况遵医嘱。

3.锻炼

循序渐进加强肢体及各关节的锻炼,保持正常肌力,加大关节活动度。术后 8 周开始在颈托保护下做项背肌的抗阻训练,每次用力 5 秒,休息 5 秒,每组做 20～30 次,每 2 小时做 1 组,持之以恒,促进颈部肌肉血液循环,防止颈背肌失用性萎缩。

4.复查

一般要求 3 个月内每个月复查 1 次,如伤口有红肿、疼痛、渗液等及时复诊,3 个月后每 6 个月复查 1 次。

5.注意事项

6 个月后可恢复工作,工作中注意不能长时间持续屈颈,保持颈椎正常曲度防复发;术后 3 个月内禁抬重物。

（秦金凤）

第八节　胸椎管狭窄症

脊椎管狭窄症多发生在腰椎和颈椎,胸椎管狭窄症（TSS）较少见。随着诊断技术的发展和认识水平的提高,确诊胸椎管狭窄症的病例逐渐增多。Nakanish 等在 1971 年首先报道胸椎后纵韧带骨化引起胸椎管狭窄。Marzluf 等在 1979 年报道胸椎关节突增生压迫胸脊髓。有学者 1982 年报道了胸椎管狭窄的分型并改进了治疗方法。

一、病因与病理

（一）退变性胸椎管狭窄

退变性胸椎管狭窄见于中年以上,主要由于胸椎的退行变性致椎管狭窄,其病理改变主要有以下几点。

（1）椎板增厚骨质坚硬,有厚达 20～25 mm 者。

（2）关节突起增生、肥大、向椎管内聚,特别是上关节突向椎管内增生前倾,压迫脊髓后侧方。

（3）黄韧带肥厚可达 7～15 mm。在手术中多可见到黄韧带有不同程度骨化。骨化后的黄韧带与椎板常融合成一整块骨板,使椎板增厚可达 30 mm 以上。多数骨质硬化,如象牙样改变。少数病例椎板疏松、出血多,有称为黄韧带骨化症。

(4)硬膜外间隙消失,胸椎硬膜外脂肪本来较少,于椎管狭窄后硬膜外脂肪消失而静脉淤血,故切开一处椎板后,常有硬膜外出血。

(5)硬脊膜增厚,有的病例可达 2～3 mm,约束着脊髓。当椎板切除减压后,硬膜搏动仍不明显,剪开硬膜后,脑脊液搏动出现。多数病例硬膜轻度增厚,椎板减压后即出现波动。由上述病理改变可以看出,构成胸椎管后壁及侧后壁(关节突)的骨及纤维组织,均有不同程度增厚,向椎管内占位使椎管狭窄,压迫脊髓。在多椎节胸椎管狭窄,每椎节的不同部位,其狭窄程度并不一致,以上关节突上部最重,由肥大的关节突、关节囊与增厚甚至骨化的黄韧带一起向椎管内突入,呈一横行骨纤维嵴或骨嵴压迫脊髓。在下关节突起部位则内聚较少,向椎管内占位少,压迫脊髓较轻。二者相连呈葫芦腰状压迫,多椎节连在一起则呈串珠状压痕。脊髓造影或 MRI 改变显示此种狭窄病理。胸椎退变,上述胸椎管狭窄仅是其病理改变的一部分。还可见到椎间盘变窄,椎体前缘侧缘骨赘增生或形成骨桥,后缘亦有骨赘形成者,向椎管内突出压迫脊髓。胸椎管退变性狭窄病例,除胸椎退变外,还可见到颈椎或腰椎有退行改变,本组中以搬运工人、农民等重体力劳动者较多,胸椎退变可能与重劳动有关。

(二)胸椎后纵韧带骨化所致胸椎管狭窄

可以是单椎节,亦可为多椎节,增厚并骨化的后纵韧带可达数毫米,向椎管内突出压迫脊髓。

(三)胸椎间盘突出

多发生在下部胸椎,单独椎间盘突出压迫胸脊髓或神经根者,称胸椎间盘突出症;本节所指系多椎节或单节椎间突出或膨出,与胸椎退变性改变在一起者,构成胸椎管狭窄的因素之一。

(四)其他

脊柱氟骨症亦可致胸椎管狭窄,使骨质变硬、韧带退变和骨化,可引起广泛严重椎管狭窄,患者长期饮用高氟水,血氟、尿氟增高,血钙、尿钙,碱性磷酸酶增高,X 线片脊柱骨质密度增高可资诊断。此外,尚有少数病例,在胸椎退变基础上,伴有急性胸椎间盘突出,损伤脊髓,此种病例多有轻微外伤,发病较急。

二、临床表现

(一)发病部位和节段

发病部位以下半胸椎为多,累及 T_6～T_{12} 节段者 87%,向下可达腰,累及上部胸椎 T_1～T_5 者 4.8%。少数病例病变呈间隔型或跳跃型,即两段病变椎节之间有无狭窄的节段,如病变累及 T_6～T_7、T_9～T_{11} 和 T_8 为无狭窄节。

(二)病史与发病年龄

胸椎管狭窄症的病史,一般均较长,慢性发病,从 6 个月至 20 年不等,平均 5 年左右;发病年龄,最年轻 28～30 岁,是极少数,大多为中年以上,50 岁左右发病最多,可达 60 余岁;男性较多占 80% 以上,女性不及 20%。

(三)发病较缓慢

起初下肢麻木、无力、发凉、僵硬不灵活。双下肢可同时发病,也可一侧下肢先出现症状,然后累及另一下肢。半数患者有间歇跛行,行走一段距离后症状加重,须弯腰或蹲下休息片刻方能再走。较重者步态不稳,需持双拐或扶墙行走,严重者截瘫。半数病例胸腹部有束紧感或束带感,胸闷、腹胀,如病变平面高而严重者有呼吸困难。半数患者有腰背痛,有的时间长达数年,仅有 1/4 患者伴腿痛,疼痛多不严重。大小便功能障碍出现较晚,多为解大小便无力,尿失禁约 1/10。患者一旦发病,多呈进行性加重,缓解期少而短。病情发展速度快慢不一,快者数月即发生截瘫。

(四)物理检查

多数患者呈痉挛步态,行走缓慢。脊柱多无畸形,偶有轻度驼背、侧弯。下肢肌张力增高,肌力减弱。膝及踝反射亢进。髌阵挛和踝阵挛阳性。Babinski 征、Oppenheim 征、Gordon 征、Chaddock 征阳性等上神经单位体征。胸部及下肢感觉减退或消失,胸部皮肤感觉节段性分布明显,准确检查有助于确定椎管狭窄的上界,70% 患者胸椎压痛明显,压痛范围大,棘突叩击痛并有放射痛。伴有腿痛者直腿抬高受限,确切上界参考 MRI 确定。

三、治疗

(一)手术适应证和时机选择

目前对退变性胸椎管狭窄,尚无有效的非手术疗法,手术减压是解除压迫恢复脊髓功能唯一有效的方法。因此,诊断一经确立,应尽早手术治疗,特别是脊髓损害发展较快者。

(二)手术途径选择

(1)后路全椎板切除减压术是首选方法,可直接解除椎管后壁的压迫,减压后脊髓轻度后移,间接缓解前壁的压迫,减压范围可按需要向上下延长,在直视下手术操作较方便和安全;合并有旁侧型椎间盘突出者可同时摘除髓核。

(2)以后纵韧带骨化为主要因素的椎管狭窄,尤以巨大孤立型后纵韧带骨化,后路手术效果不佳,会引起症状加重,应从侧前方减压切除骨化块,可解除脊髓压迫。

(3)胸椎管狭窄合并中央型椎间盘突出时,从后路手术摘除髓核很困难且易损伤脊髓及神经根,也以采用侧前方减压为宜。侧前方入路可切除后纵韧带骨化块、严重椎体后缘增生骨赘和摘除突出的髓核,还可以切除一侧椎弓根、后关节、椎板及黄韧带以充分减压。

四、护理

(一)术前护理

1.心理护理

对大多数患者而言,手术都是一个强烈的刺激源。焦虑是术前患者最明显的心理特征,焦虑程度对手术效果及预后均有很大影响。对患者必须做好术前心理健康教育,进行心理疏导,耐心倾听患者意见,了解其心理动态;认真地向患者阐明手术的必要性和重要性,介绍有关专家根据病情反复研究的最佳手术方案,使患者深感医务人员高度的责任心,以缓解其不良心理状态,增加食欲,保证充足睡眠,提高机体免疫能力。消除患者紧张焦虑情绪,使患者增加战胜疾病的信心,以最佳的心理状态配合手术。

2.进行手术后适应性训练

(1)床上大便练习:骨科患者由于治疗需要,需长期卧床,胃肠蠕动减弱,易产生便秘。因此,在术前应做好以下健康教育:①嘱患者多饮水,多食新鲜蔬菜和水果,多食粗纤维食物,如韭菜、芹菜、香蕉等;②指导患者按摩腹部,以脐为中心,按顺时针方向进行,促进肠蠕动;③指导患者养成每天定时床上排便的习惯。

（2）床上排尿练习：骨科患者由于治疗需要，需长期卧床，排尿方式发生改变，引起紧张、恐惧心理，担心尿液污染伤口及床单，造成排尿困难。因此，术前进行床上排尿训练，指导患者用手掌轻轻按压下腹部，增加腹压，以利尿液排出。

（3）关节、肌肉功能锻炼：进行肌肉的主、被动收缩练习和关节屈伸运动，为术后肢体功能锻炼打下基础，以便更好、更快地恢复肢体功能，减少术后并发症发生。

3.体位及翻身训练

指导患者练习轴位翻身，翻身时脊柱成一直线，不可扭转，以适应术后翻身需要。

4.指导患者掌握深呼吸和有效咳嗽的方法

用鼻深吸气后，屏气数秒，然后微微张嘴缓慢将气体呼出，在将气体呼出的同时，连续咳嗽2次，休息数秒，再深吸气、咳嗽。如此反复，其目的是增加肺通气量，利于痰液排出，避免肺部感染的发生。

5.一般术前护理

完善术前各项检查，如肝功能、血糖、心电图等，对于老年患者的常见病如糖尿病、高血压病、心脏病等，应积极进行治疗，排除不利手术的因素。指导术前禁烟禁酒，加强营养支持，以增强体质。术前备皮、交叉配血、抗生素试验，术前一晚予以灌肠。

（二）术后护理

1.生命体征监测

术后予心电监护，密切观察患者生命体征变化，监测血压、脉搏、呼吸及血氧饱和度，做好记录，同时注意观察患者的神志、面色、口唇颜色、皮肤黏膜变化、尿量、有无打哈欠、头晕等血容量不足的早期症状。询问患者有何不适，给予吸氧。每4小时测体温1次，术后3天内体温可升高达38.5 ℃左右，应向患者讲解是外科吸收热所致，不用紧张，7天内可恢复正常，如体温持续39 ℃以上数天，应警惕感染的可能，及时通知医师。

2.脊髓神经功能观察

神经损伤的原因可以是手术直接造成、间接损伤和术中强行减压；胸段脊髓对缺血及术中的刺激耐受性差，可能也是损伤的原因；硬膜外血肿可直接压迫脊髓，造成脊髓损伤，导致双下肢麻木、疼痛、活动障碍、大小便障碍等一系列神经系统症状及原有的神经症状加重。因此术后应密切观察神经功能恢复情况；全身麻醉清醒后，以钝形针尖如回形针尖轻触患者双下肢或趾尖皮肤，观察有无知觉或痛觉、双下肢活动及肢体温度、颜色，观察排尿、排便情况并及时记录。早期发现神经功能异常非常重要，脊髓功能的恢复与症状出现的时间有直接关系。如发现异常应立即通知医师及时对症处理。

3.切口引流管的护理

应保持切口敷料干燥完整，注意观察切口敷料渗血情况，如渗血较多，要及时通知医师，更换敷料，观察切口有无红肿，警惕感染的可能。术后切口处放置负压引流管，目的是为了防止切口内形成血肿压迫硬脊膜造成再手术的危险，并防止血肿感染、机化、粘连。在放置引流管期间，应确保引流管固定、畅通，并观察记录引流液的性质、颜色和量。48小时后引流液逐渐减少，可拔除引流管。

4.体位护理

手术回病房后予去枕平卧4～6小时，头偏向一侧，以利于后路手术切口压迫止血和预防全身麻醉术后呕吐。由护士协助患者，一手置患者肩部，一手置患者臀部，两手同时用力，作滚筒式翻身,动作应稳而准,避免拖、拉、推动作。翻身时要保持整个脊柱平直,勿屈曲扭转,避免脊柱过度扭曲造成伤口出血,一般平卧 2～3 小时,侧卧 15～30 分钟,左右侧卧及平卧交替使用。

5.排泄的护理

(1)排便异常的护理。①预防便秘:多饮水,给予高热量、高蛋白、高维生素的饮食,少吃甜食及易产气食物,避免腹胀。由于卧床,肠蠕动减弱,易出现便秘,每天按摩下腹部 3～4 次,以脐为中心,按顺时针方向进行,促进肠蠕动,预防便秘。出现便秘时,用开塞露塞肛或带橡胶手套将干结的粪便掘出。②排便失禁的护理:排便失禁者,由于液状或糊状粪便浸泡在肛周,易导致局部皮肤糜烂。因此,要及时轻轻擦拭和清洗肛周皮肤,并用润滑油保护。

(2)排尿异常的护理。①尿失禁的护理:女性尿失禁者,选择适当型号的双腔气囊导尿管进行导尿并妥善固定,留置尿管;男性尿失禁者,用保鲜袋将阴茎套住,并妥善固定,每 2 小时清洗并更换 1 次。②尿潴留的护理:立即诱导患者自行排尿,如热敷按摩、外阴冲洗、听流水声等。诱导排尿失败者,给予导尿并妥善固定,留置尿管或间歇性清洁导尿。③留置尿管的护理:定时夹管训练,白天每 3～4 小时放尿 1 次,夜间每 4～6 小时放尿 1 次,以训练膀胱逼尿肌的功能。遵医嘱每天 2 次膀胱冲洗,防止感染。④间歇性清洁导尿:选用橡胶导尿管,操作者洗手或戴手套,插管前用温盐水冲洗会阴部或碘伏消毒尿道口,然后插导尿管(导尿管前端蘸少量液状石蜡)至所需深度,见尿液流出,然后右手扶助导尿管,左手按摩膀胱,力量由轻到重使尿液慢慢流出(或嘱患者自己按摩)。

6.并发症的护理

(1)脊髓损伤:这是最严重的并发症。临床表现为原有的截瘫症状加重,或术前脊髓神经功能正常的患者出现双下肢麻木、疼痛、活动障碍、大小便障碍等一系列神经系统症状。因此全身麻醉清醒后应立即观察下肢的活动、感觉等是否同术前,如出现上述情况应立即向医师汇报及时处理。

(2)脑脊液漏:在胸椎管狭窄手术时脑脊液漏发生的可能性较其他手术大,尤其是黄韧带骨化与硬脊膜粘连时更易发生。临床表现为切口敷料渗出增多,渗出液颜色为淡红色,患者自觉头痛、头晕、恶心等不适。一旦出现脑脊液漏,应立即报告医师,患者去枕平卧位,将负压引流改为普通引流,或者减低负压球负压,必要时拔除引流管,加强换药,保持切口敷料清洁,并用消毒棉垫覆盖后沙袋加压,保持床单清洁干燥,静脉应用抗生素及等渗盐水,必要时抽吸切口皮下脑脊液,探查伤口,行裂口缝合或修补硬膜或肌瓣填塞。

(3)血肿形成:术后血肿形成多见于当天,有伤口局部血肿和椎管内血肿。主要为切口渗血较多而引流不畅。伤口局部血肿有增加伤口感染的可能,并引起切口裂开;椎管内血肿可引起脊髓压迫。术后密切观察伤口情况及双下肢感觉、运动情况及双下肢肌力,如发现双下肢感觉、运动功能较术前减弱或出现障碍应及时报告医师,如诊断明确,应立即再次手术行血肿清除。

(4)预防双下肢深静脉栓塞甚至肺栓塞:导并协助、鼓励患者早期进行四肢肌肉和各关节的运动。促进下肢静脉血液循环,抬高下肢,促进下肢静脉血液回流。若无胸、脑外伤者,突然出现胸闷、发绀、烦躁不安、呼吸困难进行性加重、血压下降等症状,应警惕肺栓塞的发生,立即做好抢救准备并通知医师。

(5)自主神经功能紊乱:胸段脊髓损伤后可出现自主神经功能紊乱,加之卧床,在坐起或站起时易出现直立性低血压;指导患者逐渐抬高床头等以纠正。还有可能出现心律失常等,需要监测心率、心律情况。

（6）预防压疮：避免局部皮肤长期受压，每2小时更换1次体位；翻身时，头颈和躯体要在同一水平线。同时做好皮肤护理，保持床单、内衣及皮肤清洁、干燥，避免皮肤受潮湿的刺激，保持床单、内衣的平整，避免皮肤局部受压。在更换内衣、床单、体位时，应避免拖、拽等摩擦性动作，以免损伤皮肤。

（7）肢体关节挛缩：如患者肢体能运动，鼓励患者进行主动运动。如患者肢体无运动，应进行各关节被动运动，保持正确的体位摆放，否则可能出现关节挛缩，最常见的为踝跖屈畸形。

7.其他护理

（1）患者年龄大时，静脉输液，除脱水药外，速度不宜过快，防止急性肺水肿的发生。

（2）合并高血压患者，遵医嘱指导患者服用降压药，每天监测血压，避免排便用力过大。

（3）合并糖尿病的患者，遵医嘱指导患者服用降糖药或胰岛素皮下注射，每天监测空腹及餐后2小时血糖。

（秦金凤）

第九节　腰椎间盘突出症

一、概述

腰椎间盘突出症是指因腰椎间盘变性、破裂后髓核组织向后方或突至椎板内，致使相邻组织遭受刺激或压迫而出现的一系列临床症状。腰椎间盘突出症为临床上最为常见的疾患之一，多见于青壮年，虽然腰椎各节段均可发生，但以 $L_4 \sim L_5$、$L_5 \sim S_1$ 最为多见。

二、病因

（一）退行性变

腰椎间盘突出症的危险因素（又称诱发因素）有很多，其中腰椎间盘退行性变是根本原因。椎间盘的生理退变从20岁即开始，30岁时退变已很明显。此时，在组织学方面可见到软骨终板柱状排列的生长层消失，其关节层逐渐钙化，并伴有骨形成和血管的侵入。

（二）职业特性

腰椎间盘突出有明显的职业特性。从业有反复举重物、垂直震动、扭转等特点者，腰椎间盘突出症的发病率高。腰椎间盘长期受颠簸震荡，产生慢性压应力，使椎间盘退变和突出。长期弯腰工作者，尤其是蹲位或坐位如铸工和伏案工作者，髓核长期被挤向后侧，纤维环后部长期受到较大的张应力，再加之腰椎间盘后方纤维环较薄弱，易发生突出，所以并非重体力劳动者是腰椎间盘突出的高危人群。

（三）外伤

外伤是腰椎间盘突出的重要因素，特别是儿童与青少年的发病与之关系密切。

（四）遗传因素

腰椎间盘突出有家族性发病的报道，而有些人种的发病率较低。

（五）腰骶先天异常

腰骶椎畸形可使发病率增高,包括腰椎骶化、骶椎腰化、半椎体畸形等。

（六）体育运动

很多体育活动虽能强身健体,但也可增加腰椎间盘突出发生的可能性,如跳高、跳远、高山滑雪、体操、足球、投掷等,这些活动都能使椎间盘在瞬间受到巨大的压应力和旋转应力,纤维环受损的可能性大大增加。

（七）其他因素

寒冷、酗酒、腹肌无力、肥胖、多产妇和某些不良站、坐姿,也是腰椎间盘突出症的危险因素。

三、临床表现

（一）疼痛

腰痛是最早的症状。由于腰椎间盘突出是在腰椎间盘退行性变的基础上发展起来的,所以在突出以前的椎间盘退行性变即可出现腰腿痛。腰部的疼痛多数是由慢性肌肉失衡、姿势不当或情绪紧张引起。椎间关节引起的牵涉性疼痛是由椎旁肌肉、韧带、关节突关节囊、椎间盘或硬膜囊受损引起,疼痛在腰骶部或患侧下肢。若是腰部的肌肉慢性劳损,其疼痛一般局限于腰骶部,不向下肢放射。神经根引起的牵涉性疼痛,其支配的皮节易出现刺痛、麻木感,若前根的运动神经受压,可出现支配肌肉的力量下降和萎缩。

（二）下肢放射痛、麻木

主要是因为突出的椎间盘对脊神经根造成化学性和机械性刺激,表现为腰部至大腿及小腿后侧的放射性疼痛或麻木感。肢体麻木多与下肢放射痛伴发。麻木是突出的椎间盘压迫本体感觉和触觉纤维引起的。有少数患者自觉下肢发凉、无汗或出现下肢水肿,这与腰部交感神经根受到刺激有关。中央型巨大突出者,可出现会阴部麻木、刺痛、排便及排尿困难,男性阳痿,双下肢坐骨神经疼痛。

（三）肌肉萎缩

腰椎间盘突出较重者,常伴有患下肢的肌萎缩,以踇趾背屈肌力减弱多见。

（四）活动范围减小

腰椎间盘突出常引起腰椎的活动度受限,前屈受限病变多在上腰椎,侧屈受限有神经根受刺激的情况存在,伸展受限多有关节突关节的病损。

（五）马尾神经症状

主要表现为会阴部麻木和刺痛感,排便和排尿困难。

（六）体格检查

可发现腰椎生理曲度改变,腰背部压痛和叩痛,步态异常,直腿抬高试验阳性等。

四、诊断

（一）病史

详细了解与患病有关的情况,例如有无外伤,从事何种职业,治疗经过等。

（二）体格检查

观察患者步态,是否跛行,腰椎生理曲线,脊柱是否出现侧突,直腿抬高试验等。

(三)辅助检查

摄腰椎正侧位、斜位 X 线片,CT、MRI 检查,对有马尾神经损伤者行肌电图检查。

五、治疗

(一)非手术治疗

首次发病者、较轻者、诊断不清者及全身及局部情况不宜手术者。方法包括卧床休息,卧床休息加牵引,支具固定,推拿、理疗、按摩,封闭、髓核溶解术。

(二)手术治疗

(1)诊断明确,病史超过半年,经过严格保守治疗至少 6 周无效;或保守治疗有效,经常复发且疼痛较重者影响工作和生活者。

(2)首次发作的腰椎间盘突出症疼痛剧烈,尤以下肢症状者,患者因疼痛难以行动及睡眠,被迫处于屈髋屈膝侧卧位,甚至跪位。

(3)出现单根神经麻痹或马尾神经受压麻痹,表现为肌肉瘫痪或出现直肠、膀胱症状。

(4)病史虽不典型,经脊髓造影或其他影像学检查,显示硬脊膜明显充盈缺损或神经根压迫征象,或示巨大突出。

(5)椎间盘突出并有腰椎管狭窄。

六、护理

(一)术前护理

1.心理护理

腰椎间盘突出症患者大多病程长、反复发作、痛苦大,给生活及工作带来极大不便,心理负担重,故深入病房与患者交流谈心,了解患者所思所虑,给予正确疏导解除患者各种疑虑。针对自身疾病转归不了解的患者,护理人员应根据患者的年龄、性别、文化背景、职业、性格特点,耐心向患者介绍疾病的病因、解剖知识、临床症状、体征,使患者对自己和疾病有一概括的了解,且能正确描述自己的症状,掌握本病的基本知识,能配合治疗及护理。对担心手术不成功及预后的患者,要向患者介绍主管医师技术水平及可靠性,简明扼要介绍手术过程、注意事项及体位的要求,介绍本病区同种疾病成功患者现身说法,增强患者对手术信心,使患者身心处于最佳状态接受手术。

2.术前检查

本病患者年龄一般较大,故术前应认真协助患者做好各项检查,了解患者全身情况,是否有心脏病、高血压、糖尿病等严重全身疾病,如有异常给予相应的治疗,使各项指标接近正常,减少术后并发症的发生。

3.体位准备

术前 3～5 天,指导患者在床上练习大小便,防止术后卧床期间因体位改变而发生尿潴留或便秘。

4.皮肤准备

术前 3 天嘱患者洗澡清洁全身,活动不便的患者认真擦洗手术部位,术前 1 天备皮、消毒,注意勿损伤皮肤。

(二)术后护理

1.生命体征观察

术后监测体温、脉搏、血压、呼吸及面色等情况,持续心电监护,每 1 小时记录 1 次,发现异常立即报告医师。观察患者双下肢运动、感觉情况及大小便有无异常,及时询问患者腰腿痛和麻木的改善情况。如发现患者体温升高同时伴有腰部剧烈疼痛是椎间隙感染的征兆,应及时给予处理。

2.切口引流管的护理

观察伤口敷料外观有无渗血及脱落或移位,伤口有无红肿、缝线周围情况。术后一般需在硬膜外放置负压引流管,观察并准确记录引出液的色、质、量。保持引流通畅,防止引流管扭曲、受压、滑出。第 1 天引流量应小于 400 mL,第 3 天应小于 50 mL,此时即可拔除引流管,一般术后 48～72 小时拔管。若引流量大,色淡,且患者出现恶心、呕吐、头痛等症状,应警惕脑脊液漏,及时报告医师。有资料报道腰椎间盘突出症术后并发脑脊液漏的发生率为 2.65%。

3.体位护理

术后仰卧硬板床 4～6 小时,以减轻切口疼痛和术后出血,以后则以手术方法不同可以侧卧或俯卧位。翻身按摩受压部位,必要时加铺气垫床,避免压疮发生,翻身时保持脊柱平直勿屈曲、扭转,避免拖、拉、推等动作。

4.饮食护理

术后给予清淡易消化富有营养的食物,如蔬菜、水果、米粥、汤类。禁食辛辣油腻易产气的豆类食品及含糖较高食物,待大便通畅后可逐步增加肉类及营养丰富的食物。

5.尿潴留及便秘的护理

了解患者产生尿潴留的原因,给予必要的解释和心理安慰,给患者创造良好排便环境,让患者听流水声及用温水冲洗会阴部,必要时用穴位按摩排尿或导尿解除尿潴留。指导患者掌握床上大便方法,术后 3 天禁食辛辣及含糖较高的食物,多食富含粗纤维蔬菜、水果。按结肠走向按摩腹部,每天早晨空腹饮淡盐水 1 杯。必要时用缓泻剂灌肠解除便秘。

6.并发症的护理

(1)脑脊液漏:由多种原因引起,如锐利的骨刺、手术时硬膜损伤。表现为恶心、呕吐和头痛等,伤口负压引流量大,色淡。予去枕平卧,伤口局部用 1 kg 沙袋压迫,同时减轻引流球负压。遵医嘱静脉输注林格液。必要时探查伤口,行裂口缝合或修补硬膜。

(2)椎间隙感染:椎节深部的感染,多见于椎间盘造影、髓核化学溶解或经皮椎间盘切除术后。表现为背部疼痛和肌肉痉挛,并伴有体温升高,MRI 是可靠的检查手段。一般采用抗生素治疗。

七、健康教育

(1)向患者说明术后功能锻炼对恢复腰背肌的功能及防止神经根粘连的重要性。因为虽然手术摘除了突出的髓核,解除了对神经根的压迫和粘连,但受压后(尤其是病程较长者)所出现的神经根症状及腰腿部功能恢复,仍需一个较长的过程,而手术又不可避免地引起不同程度的神经根粘连;进行功能锻炼对防止神经根粘连,增加疗效起着重要作用,科学合理的功能锻炼,可促进损伤组织的修复,使肌肉恢复平衡状态,改善肌肉萎缩,肌力下降等病理现象,有利于纠正不良姿势。功能锻炼的原则:先少量活动,以后逐渐增加运动量,以锻炼后身体无明显不适为度、持之以恒。

（2）直腿抬高锻炼：术后 2～3 天，指导患者做双下肢直腿抬高锻炼，每次抬高应超过 40°，持续 30 秒～1 分钟，2～3 次/天，15～30 分钟/次，高度逐渐增加，以能耐受为限。

（3）腰背肌功能锻炼：术后应尽早锻炼以恢复腰背肌的功能，缩短康复过程。腰背肌功能锻炼时应严格掌握锻炼时间及强度，遵循循序渐进、持之以恒的原则。一般开窗减压，半椎板切除术患者术后 1 周，全椎板切除术 3～4 周，植骨融合术后 6～8 周开始。具体锻炼方法为五点支撑法，患者先仰卧位，屈肘伸肩，然后屈膝伸髋，同时收缩背伸肌，以双脚双肘及头部为支点，使腰部离开床面，每日坚持锻炼数十次。1～2 周后改为三点支撑法，患者双肘屈曲贴胸，以双脚及头枕为三支点，使整个身体离开床面，每日坚持数十次，最少持续 4～6 周。飞燕法：先俯卧位，颈部向后伸，稍用力抬起胸部离开床面，两上肢向背后伸，两膝伸直，再从床上抬起双腿，以腹部为支撑点，身体上下两头翘起，3～4 次/天，20～30 分钟/次。功能锻炼应坚持锻炼半年以上。

八、出院指导

（一）日常指导

保持心情愉快，注意饮食起居，劳逸结合。要注意保证正常食饮，防止因饮食不当引起便秘，少吃或忌吃辛辣，多吃蔬菜、水果。注意腰部及下肢的保暖、防寒、防潮。避免因咳嗽、打喷嚏等而增加腹压。

（二）休息

指导患者出院后继续卧硬板床休息，3 个月内尽可能多卧床。

（三）正确的姿势

说明正确的身体力学原理及规则，保持正确姿势的坐、走、站及举物的正确姿势运动的重要性。包括日常生活中指导患者站立时挺胸、脊背挺直，收缩小腹；坐位时两脚平踏地面，背部平靠椅背，臀部坐满整个椅背面；仰卧时，双膝下置一软枕；捡东西时尽量保持腰背部平直，以下蹲弯曲膝部代替弯腰，物体尽量靠近身体；取高处物品时，用矮凳垫高，勿踮脚取物；起床时，先将身体沿轴线翻向一侧，用对侧上肢支撑床铺，使上半身保持平直起床；另外，半年内禁止脊柱弯曲、扭转、提重物等活动或劳动。

（四）功能锻炼

继续进行腰背肌功能锻炼指导，指导患者根据自己的体力在原有锻炼基础上，增加锻炼的强度，做到循序渐进，持之以恒。

（秦金凤）

第十节 腰椎管狭窄症

一、概述

腰椎管狭窄症是指由各种原因引起的骨质增生或纤维组织增生肥厚，导致椎管或神经根管的矢状径较正常者狭窄，刺激或压迫由此通过的脊神经根或马尾神经而引起的一系列临床症状。

它是导致腰痛或腰腿痛的最常见原因之一。腰椎管狭窄包括 3 个部分,即主椎管、神经根管及椎间孔狭窄。发育性腰椎管狭窄症发病大多在中年以后,而退变所致者多见于老年。本病男性多于女性。

二、病因

(一)先天性椎管狭窄

系先天发育过程中,腰椎弓根短而致椎管矢径短小。此种情况临床甚为少见。

(二)退变性椎管狭窄

临床最为多见,是腰椎退变的结果,随年龄增长,退行变性表现如下。

(1)腰椎间盘首先退变。

(2)椎体唇样增生。

(3)后方小关节也增生、肥大、内聚、突入椎管,上关节突肥大增生时,在下腰椎(L_4、L_5 或 L_3、L_4、L_5)由上关节突背面与椎体后缘间组成的侧隐窝发生狭窄,该处为神经根所通过,从而可被压迫。

(4)椎板增厚。

(5)黄韧带增厚,甚至骨化,这些均占据椎管内一定空间,合起来成为退变性腰椎管狭窄。

(三)其他原因所致的椎管狭窄

(1)腰椎滑脱:该平面椎管矢状径减小。

(2)中央型腰椎间盘突出,占据腰椎管的空间,可产生椎管狭窄症状。此两种情况均有明确诊断,临床上并不称其为腰椎管狭窄。

(3)继发性,例如全椎板切除之后,形成的瘢痕,再使椎管狭窄,或椎板融合之后,椎板相对增厚,致局部椎管狭窄。此种情况均很少见。

(4)腰椎爆裂骨折,椎体向椎管内移位,急性期休息,无症状,起床活动后或活动增加后,可出现椎管狭窄症状。

三、临床表现

(1)间歇性跛行表现为患者行走后,出现一侧或双侧腰酸、腰痛、下肢麻木无力,以至跛行;但若蹲下或坐下休息片刻,症状即可缓解或消失,患者继续行走,上述症状又会出现。

(2)腰部后伸受限及疼痛。

(3)腰骶痛伴单侧或双侧臀部、大腿外侧胀痛、感觉异常或下肢无力。

(4)主诉多而体征少患者均有许多主诉,但体格检查时多无阳性所见,直腿抬高试验常为阴性。

四、诊断

(一)病史

详细了解与患病有关的情况,如有无先天性脊柱发育不良,腰椎有否外伤及手术史等。

(二)体格检查

本病阳性体征少,有时表现为膝反射、跟腱反射减弱。

(三)辅助检查

X线片表现椎管矢状径小,小关节增生,椎板间隙狭窄;CT 扫描检查能清晰显示腰椎各横截面的骨性和软组织结构,MRI 检查可显示腰段椎管情况,硬膜后方受压节段黄韧带肥厚,腰椎间盘膨出或突出或脱出,马尾有无异常等。

五、治疗

(一)非手术治疗

腰椎管狭窄症是慢性疾病,有急性加重者常因走路过多、负重或手提重物、劳累而引起,腰椎管内软组织及马尾神经根可能有水肿,对此应卧床休息;腰部理疗,按摩等有助于水肿消退;而慢性腰椎管狭窄症者,可练习腹肌,使腰椎管生理前突得到暂时减轻,从而缓解症状,此仅对早期病例有效,如伴有急性腰椎间盘突出症,除休息外,可行牵引治疗,需知单独腰椎管狭窄症,牵引并无效果。

(二)手术治疗

适应证:①经较正规的非手术治疗无效;②自觉症状明显并持续加重,影响正常生活和工作;③明显的神经根痛和明确的神经功能损害,尤其是严重的马尾神经损害;④进行性加重的滑脱、侧凸伴相应的临床症状和体征。

六、护理

(一)术前护理

1.心理护理

该病多发生于中老年,病情较重,病程长,发病后不但影响工作,生活难以自理,且易反复发作,逐渐加重,易出现焦虑、悲观情绪,又由于缺乏医学知识,对手术持怀疑态度,担心手术安全及术后肢体康复程度,劳动能力是否丧失,表现为紧张焦虑。护士要针对患者不同的心理特点,多与患者交谈,给患者以关心、理解和安慰,向患者讲解腰椎管狭窄症的有关知识、手术疗效及目前对此病的治疗水平,以典型病例作现身说法,让患者与术后患者交流,了解手术的可靠性,消除患者紧张焦虑情绪,使患者增加战胜疾病的信心,以最佳的心理状态配合手术。

2.床上排便训练

以防术后因创伤、姿势、体位的改变不习惯卧位排便,导致尿潴留、排便困难,术前需要在床上进行排便训练。所以术前 2~3 天要指导患者在床上练习大小便,同时要向患者讲解术前在床上训练大小便的重要性,使其自觉的接受,以减少术后便秘和排尿困难的发生。

3.体位及翻身的训练

腰椎管狭窄术中多采用俯卧位,术前 2~3 天要指导患者在床上练习俯卧位,练习 3~4 次/天,时间从 1 小时延长至 3~4 小时,使全身肌肉放松,呼吸平稳。同时术前要指导患者练习轴位翻身,翻身时脊柱成一直线,不可扭转,以适应术后翻身需要。

4.一般术前护理

完善术前各项检查,如肝功能、血糖、心电图等,对于老年患者的常见病如糖尿病、高血压病、心脏病等,应积极进行治疗,排除不利手术的因素。指导术前禁烟禁酒,教会患者做深呼吸和有效地咳嗽,预防肺部感染,加强营养支持,以增强体质。术前备皮、交叉配血、抗生素过敏试验,术前晚予灌肠。

(二)术后护理

1.生命体征监测

术后予心电监护,密切观察患者生命体征变化,每 0.5～1.0 小时测量血压、脉搏、呼吸及血氧饱和度1次,做好记录,同时应注意观察患者的神志、面色、口唇颜色、尿量,询问患者有何不适,予氧气吸入。每4 小时测体温1次。

2.脊髓神经功能观察

腰椎管狭窄症若在融合时应用内固定,神经根损伤较常见;而伤口负压引流不畅,血留于伤口内致血凝块压迫神经根或硬脊膜,亦加重术后粘连;术中因神经牵拉,可致术后神经根水肿。因此术后应密切观察神经功能恢复情况,全身麻醉清醒后,以钝形针尖如回形针尖轻触患者双下肢或趾尖皮肤,观察有否知觉或痛觉,早期发现神经功能异常非常重要,脊髓功能恢复与症状出现的时间有直接关系。

3.切口引流管的护理

应保持切口敷料干燥完整,注意观察切口敷料渗血情况,如渗血较多,要及时通知医师,更换敷料,观察切口有无红肿,警惕感染的可能。术后切口处放置负压引流管,目的是为了防止切口内形成血肿压迫硬脊膜造成再手术的危险,并防止血肿感染、机化、粘连。在放置引流管期间,应确保引流管的固定、畅通,一般术后 6 小时每 30 分钟挤管 1 次,以后每 1～2 小时挤管 1 次,以防血块堵塞,并观察记录引流液的性质、颜色和量。引流液应为暗红色血性液,术后当天 100～300 mL,24 小时后引流液明显减少或无引流液,最多 20～40 mL,如引流液 24 小时多于 500 mL,呈粉红色,患者诉头痛头晕应警惕脑脊液漏,首先应把负压引流改为一般引流,并协助患者取去枕平卧位或适当抬高床尾 10°～20°,同时报告医师给予及时恰当的处理。一般引流管放置 24～48 小时,48 小时后引流液逐渐减少,可拔除引流管。

4.体位护理

一般手术回病房后予去枕平卧 6 小时,头偏向一侧,以利于后路手术切口压迫止血和预防全身麻醉术后呕吐,过早翻身会引起伤口活动性出血。由护士协助患者,一手置患者肩部,一手置患者臀部,两手同时用力,作滚筒式翻身,动作应稳而准,避免拖、拉、推动作。翻身时要保持整个脊柱平直,勿屈曲扭转,避免脊柱过度扭曲造成伤口出血,一般平卧 2～3 小时,侧卧 15～30 分钟,左右侧卧及平卧交替使用。

5.排泄的护理

术后向患者讲明及时排便可消除腹胀、尿潴留,减轻腹内压以减少切口出血,有利于切口愈合,术后4～6 小时,要督促患者自行排尿,1～3 天排大便 1 次,不能自行排尿者,可按摩下腹部、听流水声等诱导排尿,无效者采用无菌导尿术保留尿管,采取间断夹闭尿管定时放尿,以训练膀胱功能,要用碘伏棉球擦洗外阴,2 次/天,以预防泌尿系统感染,3 天无大便者要及时通知医师,采用开塞露塞肛或番泻叶泡茶饮,同时指导患者进食高热量、高蛋白易消化富含纤维素的饮食。

6.并发症的护理

(1)硬膜外血肿:脊柱手术创面大、剥离深,术后渗血较多,若引流不畅,易造成硬膜外血肿。术后密切观察双下肢感觉、运动情况及双下肢肌力,如发现双下肢感觉、运动功能较术前减弱或出现障碍应及时报告医师。予以 CT 及 MRI 检查,如诊断明确,应立即再次手术行血肿清除术。

(2)脑脊液漏:脑脊液漏在腰椎管狭窄手术时发生率约 5%,临床表现为切口敷料渗出增多,渗出液颜色为淡红或淡黄色,患者自觉头痛、头晕、恶心。一旦出现脑脊液漏,立即报告医师,患者去枕平卧位,将负压引流改为普通引流,或者减低负压球负压,必要时拔除引流管,加强换药,保持切口敷料清洁,并用消毒棉垫覆盖后沙袋加压,保持床单清洁干燥,静脉应用抗生素及等渗盐水,必要时抽吸切口皮下脑脊液,探查伤口,行裂口缝合或修补硬膜。

(三)健康教育

1.术后功能锻炼

向患者说明术后功能锻炼对防止神经根粘连及恢复腰背肌的功能的重要性,以争取患者的积极配合。术后第1天练习股四头肌收缩及直腿抬高训练,以防脊神经根粘连。方法是膝关节伸直,踝关节为功能位,下肢抬起坚持5~10秒,两腿重复此动作,锻炼次数以患者能耐受为宜。术后1周进行腰背肌功能训练,提高腰背肌肌力,增加脊柱的稳定性。指导患者仰卧做腰背肌功能锻炼,根据病情及患者体质,循序渐进,由腰背半弓直至全弓,由五点支撑到三点、四点支撑,还可采用飞燕法:患者取俯卧位,颈部后伸,稍用力后抬起胸部离开床面,两上肢向背后伸,形似飞燕点水。术后12~14天在支具保护下床活动。

2.出院指导

指导患者出院后卧硬板床休息1个月,尽量少做弯腰及扭腰动作、注意腰部保暖,避免受凉。应用人体力学的原理来指导患者的坐、立、行、卧及持重的姿势。指出患者不正确的姿势和活动方法,指导其生活和工作中保持正确的姿势和习惯,身体不能过早和过度负重,并应避免腰部长时间保持同一种姿势和直体弯腰动作,同时积极参加适当体育锻炼,尤其是注意腰背肌功能锻炼,以增加脊柱的稳定性,同时加强营养,以减缓机体组织和器官的退行性变。

(秦金凤)

第十一节 胸腰椎骨折脱位

胸腰椎骨折脱位合并截瘫是一种很严重的创伤,给患者造成不同程度的残废,椎板切除减压及脊柱内固定术是治疗胸腰椎骨折合并截瘫可靠而有效的方法。

一、术前护理

(一)心理护理

患者有焦虑、恐惧心理,了解患者的心理状态和实际需要,主动与患者交流沟通,增进护患间的了解和信任,使患者在心理上有充分的准备,能够配合手术,增强战胜疾病的信心。

(二)监测生命体征的变化

评估有无腹痛,皮肤颜色及肢体温度改变,评估尿量、尿色,以掌握病情变化。需对神经损伤情况全面了解,并鼓励患者多做深呼吸运动,预防术后的肺部感染,防止感冒,同时指导其深呼吸,有效咳嗽,咳痰。

(三)交给患者正确的翻身方法

正确的翻身方法是治疗脊柱骨折最重要的措施,可以避免加重脊髓损伤,给予卧硬板床,翻身时保证身体纵轴的一致性,严禁躯干扭曲、旋转,使颈胸腰呈一条直线,向一侧翻动。

(四)垫枕护理

卧硬板床,在伤椎后凸处垫软枕,以便恢复压缩椎体的高度,避免并发症,受伤当天即可垫软枕,高度逐渐增高,可达 10~15 cm,垫枕应保持光滑,衣服应拉平,防皱褶,应定时巡视防止产生压疮。

(五)牵引护理

为恢复椎体高度,可采用双踝悬吊牵引、骨盆牵引、脊椎兜带悬吊牵引等。脊柱科采用的是脊椎兜带悬吊牵引,牵引时应注意兜带的宽度和舒适度,预防皮肤损伤。牵引时护士应注意以下几点。

1.牵引选择

牵引方法较多,有手法牵引、悬吊牵引、骨盆牵引、电动牵引等。

2.牵引力线

头低脚高位;头高脚低位;左右旋转位(三维牵引)。

3.牵引重量

首次牵引患者,以自身体重的 40％为宜,逐渐加至 50％;年老体弱者,以自身体重的 30％开始,而后逐渐加至 40％。

4.牵引时间

每次牵引时间 30 分钟,每天 1~2 次,10 天为 1 个疗程。

(六)饮食护理

受伤 2~3 天,患者肠蠕动减弱,大量进食易引起腹胀。应少量进食,以流质清淡为主,辅助静脉营养。

(七)术前准备

(1)了解患者术前疼痛部位及下肢感觉、运动情况,为术后观察病情提供对比依据。

(2)术前指导指导患者习惯卧床生活,如练习卧床进食、卧床大小便等。

(3)术前皮肤准备应彻底,备皮范围要足够,上至肩胛骨,下至臀下,两侧过腋中线,术前连续 3 天,每天 2 次清洗手术区。

(4)年老体弱患者准备要预防肺炎、压疮等并发症,指导患者在床上做扩胸运动,增强肺部机能,保持皮肤干燥清洁,骨突部加用海绵垫及气圈保护,加强皮肤按摩。

(5)饮食及辅助检查嘱患者多饮水,多食富含粗纤维和维生素的蔬菜、水果及蜂蜜等,饮食宜清淡、富营养,避免油腻、辛辣食物。另外,做好药物皮试及血常规、凝血机制、肝功能、肾功能、心电图等相关的辅助检查。

(6)术前 1 天准备 常规备皮、备血、检验血常规和抗 HIV。做药物试验,向患者解释麻醉和手术的方式及主刀医师,术前术后的配合,消除紧张恐惧的心理,禁食 12 小时,禁水 6 小时。

(7)术日晨准备术日晨起给予清洁灌肠,留置导尿,静脉输入抗生素,手术部位消毒后无菌巾包扎和手术室人员共同核对后送患者入手术室。

二、术后护理

(一)生命体征监测

测体温、血压、脉搏、呼吸的变化并记录,应每 30~60 分钟测量血压、脉搏、呼吸 1 次;注意观察患者神志、面色、尿量的变化;保持呼吸道通畅,术后低流量给氧 4~6 小时。密切观察是否存在脱水、电解质紊乱现象,并遵医嘱合理补液。

(二)体位护理

使患者保持水平位移至病床平卧;平卧 4~6 小时,切口下可垫棉垫以压迫切口减少出血;保持滚轴式翻身,每 2 小时 1 次,避免脊柱扭曲,翻身时防止引流管脱出。注意轴线翻身,防止脊柱扭曲和压疮发生。术后 24 小时严密观察双下肢神经功能、远端血运情况,如肢端颜色、温度、感觉、足背动脉搏动及背伸、跖屈运动。

(三)脊髓神经功能的观察

密切观察双下肢感觉、运动、肌力及括约肌功能,注意感觉平面的变化,并与术前做比较,及时发现术后有无脊髓损伤加重和术后肢体恢复情况。术后每日观察双下肢感觉及运动恢复情况,并做好记录。

(四)切口及引流管护理

切口加压包扎,密切观察敷料的渗出情况,伤口持续负压引流,保持引流管通畅,防止管道受压及扭曲,维持有效引流。注意观察引流液的量、颜色、性质,24 小时超过 200 mL 者,提示有活动性出血,一般术后 24~48 小时,引流量少于 50 mL 且色淡即可拔管。

(五)疼痛的护理

评估患者疼痛的性质、程度、范围,保持周围环境安静舒适,多与患者沟通,分散其注意力。咳嗽时用手按压伤口,能有效缓解咳嗽引起的疼痛。翻身时避免触及切口及牵拉引流管。挤压引流管时用手固定引流管近端,可减轻引流管刺激引起的疼痛。

(六)饮食护理

患者伤后第 1 天可禁饮食,观察腹胀情况,待肠蠕动恢复后,再逐渐由流质、半流质,过渡到普通饮食。术后给予高蛋白、高热量、富含维生素而易消化食物,富含粗纤维的蔬菜和水果。腹胀时给予腹部热敷、按摩以增加肠蠕动,必要时留置胃管或肛管排气。

三、并发症的护理

(一)预防泌尿系统感染和结石

对能自行排尿的患者应鼓励患者术后及时排尿,如需留置尿管者,每天温水清洗会阴部 2~3 次,用 5％碘伏消毒尿道口及尿管。尿管于患者腿下经过固定,引流袋低于膀胱。防尿液倒流逆行感染,并定时夹闭尿管,训练膀胱功能。并鼓励患者多饮水,间断饮水,每天 2 500~3 000 mL,以增加尿量,同时注意观察并记录尿液的颜色、性质及量。

(二)防止压疮

术后每 2 小时行轴线翻身 1 次,平卧、侧卧交替,保持床铺的清洁、平整,每日温水擦洗全身。保持会阴部清洁。正确指导和帮助患者滚动翻身,同时建立翻身卡,严格交接班,预防压疮发生。

(三)预防肺部感染

术前练习深呼吸、咳嗽、咳痰。术后给予超声雾化吸入,每日 2 次,鼓励患者双手轮流叩击胸部。每次翻身后叩击背部,使痰液震动脱落咳出。注意给患者保暖,避免因受凉而诱发呼吸道感染。同时根据医嘱合理使用抗生素,以减少肺部感染及并发症的发生。

(四)防止腹胀和便秘

指导患者养成定时排便习惯,便秘者给予按摩腹部促进肠蠕动。严重者给予缓泻药。腹胀者减少进食,热敷按摩腹部,肛管排气,针灸或足三里封闭,急性胃扩张者可以行胃肠减压。养成良好的排便习惯,便秘者给予按摩腹部促进肠蠕动。

(五)防止切口出血及脑脊液漏

术后由于伤口渗出大量血性液体,定时测量生命体征,必要时检查末梢血来确定是否需要补液和输血。在放置有引流管的患者,如 1 天的量超过 300 mL 提示有活动性出血,如术后 2~3 天引流呈清水样则示有脑脊液漏,不能拔管,须体位引流。如术后 1 周脑脊液漏可以俯卧位也可平卧位切口下加垫压迫。

(六)预防感染

术中严格遵守无菌原则,术后引流管不得超过切口高度以防止倒流。保持切口敷料干燥、清洁,及时更换敷料。术后 4 小时测体温一次,术后 3~5 天低热为吸收热,若体温降至正常后再度升高,应怀疑存在感染的情况,给予积极抗感染治疗。

(七)预防下肢深静脉血栓

观察患者下肢,若出现肿胀疼痛,皮肤青紫或潮红,皮肤温度略高,应警惕下肢深静脉血栓的发生。监测患者术后的体温、脉搏、小腿周径、腓肠肌触痛等情况。术后早期活动对预防下肢深静脉血栓有重要意义,可常规给予抗凝药物保持血液流动性。

(八)防止肌肉萎缩及康复训练

术后早期功能锻炼可防止神经根粘连,促进血液循环,避免并发症出现,促进康复。活动可因人而异,循序渐进增加活动量,以患者不感到疲劳和痛苦为宜。

(秦金凤)

第十二节 脊柱侧凸

一、概述

正常人脊柱矢状面有四个生理弧度,即颈椎前凸,胸椎后凸,腰椎前凸和骶椎后凸,但在额状面则无侧凸,呈一直线,各个棘突的连线通过臀沟垂直于地面。若脊柱的某一段偏离身体的中线,向侧方弯曲则称为脊柱侧弯,又称脊柱侧凸。

二、病理

脊柱侧弯多发生在脊柱胸段或腰段,且大多凸向右侧,凸向左侧者较少。椎骨的病理改变主要为椎体的楔形变、脊椎骨的旋转畸形和凹侧椎弓根变矮。椎体左右楔形变形成脊柱侧凸,若合并前后位楔形变,则形成侧后凸畸形。整个脊椎骨有旋转畸形。

三、脊柱畸形对患者的影响

脊柱畸形所致的肺功能低下、疼痛、神经系症状和丧失自信心在各治疗单位中均可遇到。脊柱侧凸的主要趋势为重度胸弯患者(90°以上),肺活量必然要下降,死于肺源性心脏病为正常人的 2 倍。背部不适发生率增加,引起明显的自卑情绪以致心理紊乱(但不是精神病)。

四、治疗

(一)非手术治疗

1.非手术治疗的目的

防止侧凸继续加重;对所有侧凸类型有效;治疗能达到满意的外观;减少手术的可能。其方法包括支具、电刺激、生物反馈治疗等。支具治疗目前最常见,应用最广泛。

2.治疗内容

理疗、表面电刺激、石膏及支具。

(二)手术治疗

1.手术治疗的目的

安全地矫正畸形;在三维空间上平衡躯体;尽可能短地融合脊柱;尽可能地矫正畸形,将脊柱融合,防止畸形进一步加重;术后躯干与骨盆保持平衡。

2.治疗内容

植骨融合和矫形手术。

五、护理

(一)术前患者的护理

1.手术前期的护理重点

评估并矫正可能增加手术危险性的生理和心理问题,帮助患者做好心理和身体护理。向患者和家属提供有关手术的卫生指导。帮助制定出院和生活形态改变的调适计划。

2.手术前期患者的评估

准备一般资料;评估既往史、健康状况、心理状况、亲属对手术的看法是否支持、关心程度及经济承受能力及患者对手术的耐受性、实验室检查结果及重要脏器功能。

3.手术前期患者护理

(1)心理准备:由于脊柱侧凸手术部位特殊,病变复杂,患者对手术安全性,治疗效果有不同程度的担心。护士应对患者的情绪表示理解,关心和鼓励患者,使增进与患者及家属的交流,对患者的病情、诊断、手术方法、手术的必要性、手术的效果及可能发生的并发症及预防措施、手术的危险性、手术后的恢复过程及预后,向患者及家属交代清楚,提出要求患者配合的事项和手术前后应注意的问题,以取得患者的信任和配合,使患者愉快地接受手术,手术护士的术前访视也能使患者产生安全感。

(2)环境准备:保持病室清洁,病房温度应保持在 $18\sim20$ ℃,湿度 $50\%\sim60\%$,减少陪护。对新入院的患者,护士要介绍病区环境。

(3)身体准备:完善检查:帮助患者完善各种检查,护士向患者讲解各项检查的意义,帮助和督促患者接受检查。对于留取样本的血、尿、便化验检查,应向患者交代各种标本的采集要求。

(4)影像学检查前准备。包括 X 线检查、CT 检查和 MRI 检查。

X 线片:普通 X 线检查患者无须特殊的检查前准备。

CT 检查前患者的准备:①检查前须将详细病情摘要等相关资料提供给 CT 医师以备参考;②检查前 4 小时禁食。腹部扫描者,检查前一周内不可做钡剂造影;③增强检查须经患者本人和家属签字后行碘过敏试验,呈阴性者方可进行;④去除检查部位衣服上的金属物品和饰品;⑤检查时保持体位不动,配合检查进行平静呼吸、屏气等;⑥生命垂危的急诊患者,须在急诊医护人员监护下进行检查;⑦妊娠妇女、情绪不稳定或急性持续痉挛者不宜做本项检查;⑧不能配合的儿童患者,采取镇定措施如水合氯醛灌肠等后方可进行检查。

MRI 的检查前患者准备:①携带相关资料,供 MRI 检查时参考;②腹部检查前 4 小时禁食水;③对于胆道水成像的患者需在检查前一晚 10 点禁食水;④MRI 设备具有强磁场,如装有心脏起搏器、体内有金属或磁性物质植入的患者和早期妊娠的患者不能进行检查,以免发生意外;⑤患者勿穿戴有金属的内衣,检查头颈部的患者在前一晚洗头;⑥因检查时间长,环境噪声大幽暗,嘱其有思想准备,不要急躁,耐心配合;⑦有意识障碍、昏迷、精神症状等不能有效配合检查的患者,除非经相关专业临床医师同意,否则不能检查;⑧不能配合的儿童患者须采取镇静措施,如水合氯醛灌肠;⑨宫内节育器有可能对其产生影响,必要时取出再检查。

(5)其他术前准备:床上大小便,咳嗽和咳痰方法,术前两周开始停止吸烟。术前训练目的是使患者更好地适应术后情况和减少术后并发症的发生。①大便、小便训练:脊柱手术后一般不能早期下床,而患者多不习惯在卧位解大便和小便。因此,术后常发生排便、排尿困难,增加患者的痛苦和发生尿路感染的机会,大便困难可引起术后腹胀、便秘。所以,在术前 2 天内护士应指导患者应学会在卧位大便和小便。②呼吸训练:可以明显减少术后呼吸道并发症的发生。包括充分的深呼吸和有效的咳嗽。术前指导患者练习深呼吸,可通过吹气球训练,间歇吹气球,促使肺膨胀;练习正确的咳嗽方法,深吸气后声门紧闭,在腹肌、膈肌同时收缩后放开声门,一声将气咳出。每次深吸气后闭气 30 秒,然后再呼气,呼气末再闭气15 秒。周期性深呼吸刺激肺泡表面活性物质的活力。③肢体活动训练:适当的肢体活动,在术前可以增加机体代谢,改善心肺功能,提高手术耐受性。术后促进血液循环,避免深静脉血栓形成,还能增强患者康复的信心。因此,应指导患者在床上进行四肢运动。术中需要进行"唤醒试验"的患者,教会其按医嘱进行握拳和趾伸屈活动。唤醒的护理主要:术前查看患者双脚及脚趾活动情况,用双手感受患者双脚的肌力以便与术中患者双脚及脚趾活动情况及双脚肌力做对比,告知患者双脚活动方法及活动双脚及脚趾的重要性以便取得患者的主动配合。④手术卧姿的训练:脊柱后路手术需在俯卧进行时,术前应训练患者逐步延长俯卧时间,直到能支持 2 小时以上状态。护士在术前应判断患者在俯卧中是否舒适,有无呼吸障碍。如果手术在局麻下进行,这种训练更为必要。

(6)备血和补液:纠正水、电解质紊乱及酸碱平衡失调及贫血;血型鉴定及交叉配合试验,备好一定量的全血。

(7)预防感染:不与有感染的患者接触;杜绝有上呼吸道感染的人员进入手术室;预防性使用抗菌药物。

(8)热量、蛋白质和维生素:手术前准备、手术和饮食限制都会造成热量、蛋白质和维生素摄入或合成不足,影响组织修复和伤口愈合,削弱防御感染的能力。如果是择期手术,最好能有 1 周左右的时间,通过口服、注射或高价静脉营养提供充分的热量、蛋白质和维生素。

(9)皮肤准备:脊柱术后伤口感染常导致严重后果。这是由于脊柱手术多要暴露椎管,甚至切开硬脊膜,感染可扩散到中枢神经系统。各种脊柱内固定器均为异物,一旦伤口感染则不易控制,而内固定器又不能轻易拆除,使处理十分棘手。因此必须强调局部皮肤准备的质量。术前注意保护皮肤。沐浴时勿擦伤、搔破皮肤。夏季,尤其背部的皮肤不可被蚊子叮咬。背部若有毛囊炎,应及早治疗,可涂碘伏,待炎症消退后方可手术,卧床时间不久,皮肤无破损者,术前 1 天剃净手术消毒区域皮肤的汗毛和毛发,用肥皂水轻柔擦洗 3 次,拭干后用 75% 乙醇涂擦 1 分钟,用无菌巾包扎。手术当日晨,再次检查皮肤准备情况,如有遗漏应补充备皮。用 75% 酒精擦手术区皮肤 1 次,再用无菌巾包扎送入手术室。在剃除毛发时,如有皮肤划伤,用碘伏消毒,无菌纱布覆盖。卧床时间较久,尤其经过颅骨牵引或睡过石膏床的患者,局部准备应从术前 3 天开始。因其皮肤表面常有痂皮形成且与汗毛紧密粘连。如在手术前日才强行除去,可在皮肤上遗留较多小创面,增加术后感染机会。宜用温热肥皂水,轻轻擦洗;或用液体石蜡浸透痂皮,再逐渐剥去。在剃除毛发时应十分轻柔和仔细,以免损伤皮肤。手术区皮肤有脓点或皮肤损伤后结痂未脱落及痂下有分泌物的患者,应暂缓进行脊柱择期手术。手术区皮肤有损伤而又必须紧急手术的情况下,如开放性脊柱损伤则按清创术处理。

(10)呼吸道准备:目的是改善通气功能,预防术后并发症。主要措施是戒烟和深呼吸和咳嗽、咳痰训练。如患者患有呼吸系统疾病,术前应行体位引流,雾化吸入,必要时应用抗生素。注意保暖,防止着凉,严密行心电监护和血气分析,预防肺炎的发生。

(11)胃肠道准备:术前 12 小时禁食,术前 4 小时禁水,以防因麻醉或手术过程中的呕吐而引起窒息或吸入性肺炎。术前晚及术晨肥皂水灌肠,骶尾部手术的患者常规做清洁灌肠。

(12)手术前患者健康教育:尽量使用简单易懂的言语进行交流;告诉患者各种事项,操作的理由或原因。术前患者应掌握的术后基本活动方法:深呼吸,有效咳痰,体位改变和肢体功能锻炼,练习床上大、小便。

(二)术中患者的护理

1.手术室的环境

手术室应邻近手术科室和相关科室。手术室分为无菌区,清洁区,半清洁区和污染区。适宜温度为 20~24 ℃,湿度为 50%~60%。

2.手术中患者的护理

(1)手术体位的要求:最大限度地保证患者的舒适与安全;有利于暴露手术野,方便术者操作;对呼吸、循环影响最小;不使肢体过度牵拉或压迫而受损;肢体不可悬空放置,应有托架支托。

(2)手术野皮肤消毒:消毒用药液不可过多;从手术中心开始,用力稳重均匀环行涂擦;消毒范围应超过手术切口所需面积。

(3)手术过程中的观察:巡回护士应密切观察患者的反应,及时发现患者的不适,或意外情况,防止并发症的发生,确保患者的安全。

(三)术后患者的护理

1.术后患者的评估

评估麻醉的恢复情况及身体重要脏器的功能;查看伤口及引流物情况及患者的情绪反应。患者由手术室转送回病房或监护病室的过程中应注意:

(1)全麻患者:拔管前需吸尽呼吸道和口腔内的分泌物。在经胸手术者,检查肺复张情况。听诊肺部,确定无异常呼吸音、痰鸣音存在时再拔管。如有气胸,应立即穿刺抽气或进行胸腔闭式引流。如有舌后坠,呼吸不畅可插入口咽管或托起下颌,保持呼吸道通畅。

(2)初步检查患者的神经功能:清醒患者,主要了解下肢的主动运动,尤其是足趾和踝关节的伸屈功能。

(3)将患者搬上推床,检查血压、脉搏、呼吸无异常后,才可推送出手术室。

(4)脊柱不稳的患者:护士在搬抬过程中监督和指导,保持脊柱位置稳定。尤其在颈椎手术后,需有专人保持头颈位置,以免发生意外。

（5）患者返回病房前准备工作：病房应准备好床位，术后所需物品，如生命体征监护仪、无菌负压吸引瓶、吸痰器、氧气等。颈椎前路手术后，常规准备气管切开包。需术后牵引者，安置好牵引用具。

2.术后患者的具体护理内容

（1）术后体位：麻醉未清醒前取侧卧或仰卧位，头偏向一侧，清醒前防止坠床与脊柱扭曲。腰麻患者术后去枕平卧 6 小时，硬膜外麻醉患者平卧 4～6 小时后每 2 小时变换一次体位，翻转患者时，应注意保持脊椎平直，以维持脊柱的正常生理弯曲度；如果患者是颈椎手术时，术后搬运患者返回病床过程中应保持头颈部的自然中立位，切勿扭转、过屈或过伸，三人搬运时动作协调，一人固定头部，保持头、颈、胸在同一水平面，轻搬轻放，应由另一位护理人员负责支托患者的头部颈部，保持颈椎平直；翻身时注意保护患者，防止坠床。如患者伴有休克，应取仰卧中凹位，即下肢或床脚抬高 20°，头部和躯干同时抬高 15°的体位。脊柱或臀部手术后可采用俯卧或仰卧位。

（2）一般观察内容包括：①神志、血压、脉搏、呼吸，对任何微小的异常变化都应注意，因其常是意外情况的先兆；②引流装置固定情况，管道是否通畅，引流液的颜色和数量，手术创口的渗出情况；③小便排出的时间和量；④静脉通道有无阻塞，有无输血、输液并发症；⑤术后医嘱执行情况；⑥具体手术后所需特殊观察项目。

（3）正常生理功能的维护。包括维持呼吸功能、有效循环血量和水电平衡等。

维持呼吸功能：保持呼吸道通畅。鼓励自行咳嗽排痰，必要时及时吸痰。有呕吐物及时清除。术后 48 小时内，严密观察呼吸情况并持续高流量吸氧。给氧。如发现患者烦躁不安、鼻翼翕动、呼吸困难，应立即查明原因，尽快处理。患者生命体征平稳后，协助床上翻身、变换体位，鼓励其做深呼吸和咳嗽咳痰。咳嗽时，用双手或用枕头按住疼痛部位，以减轻疼痛。对于痰液黏稠者：①保证摄入足够的水分；②遵医嘱进行雾化吸入；③翻身时叩击胸、背部。

维持有效循环血量和水电平衡：给予静脉补液，保持各种管道通畅，记录尿液的颜色、性质和量，检查皮肤的温度、湿度和颜色，观察敷料渗血情况。

重建正常饮食和排便形态：术后饮食形态的恢复步骤由麻醉方法、手术的种类、患者的反应来决定。要鼓励患者及早恢复经口进食。术后需观察患者排尿情况，记录自行排尿的时间。

控制疼痛、增进舒适：麻醉作用过去之后，切口开始感觉疼痛，术后当天下午或晚上疼痛最为剧烈，24～48 小时后痛感会逐渐减轻。切口痛与切口的大小、切口的部位、体位和情绪状态等因素有关。控制疼痛的措施包括取合适体位、药物止痛和减轻焦虑。使用药物止痛是术后 24 小时切口疼痛最有效的止痛措施。止痛剂的作用时间因药物、剂量不同，以及患者的疼痛强度，对药物的吸收、转换和排泄能力的不同而异。

引流管的护理：妥善固定；密切观察切口渗血及引流情况，保持引流通畅，经常挤压引流管，并保持引流管为负压状态，防止折叠、扭曲、松动、受压、经常检查引流管有无漏气或导管松脱以免影响持续负压吸引效果。术后 1～2 天，特别是 24 小时内要密切观察引流液的颜色、性质和量。术后 24 小时引流量一般不超过 500 mL，如引流液过多应警惕有无潜在失血性休克，严密观察血压、脉搏、尿量及意识变化，有异常及时报告医师，对症处理。一般在术后 48～72 小时引流量每天小于 50 mL 时可拔出引流管。保持通畅；每日观察、记录引流液的颜色、性质和量；按需要进行特殊护理，如冲洗；不可过久留置各种引流管道。橡皮条引流在术后 24～48 小时拔除。引流管在无明显血液或渗出液流出后拔除，一般为术后第 2～3 天。引流量在第 2～3 天还不减少，应考虑和鉴别有无内出血或脑脊液漏发生。每日需更换无菌引流瓶，记录引流量。

(4)发热护理:重度脊柱侧凸患者在接受矫形内固定手术后,因手术时间较长,创伤大且内植入物较大,并且有植骨,术后感染的概率大大增加。术后切口内的负压引流管一定要保持通畅,引出的血量在200～400 mL时方可放心。否则引出量过少,有残留血肿是术后伤口感染的主要原因。另外由于剃刀背的切除,患者胸廓完整性受损,咳痰困难,因此术后必须严密监测并控制体温,以防术后切口及肺部感染并发症的发生。术后常规使用抗生素,体温高于39 ℃时,应观察切口有无红肿渗出,皮肤有无压伤,并且观察患者有无胸痛、咳痰等症状,及时通知医师给予处理。术后病房紫外线消毒30分钟,2次/日,有效的房间通风,保持空气的新鲜、清洁,适当控制探视。

(5)饮食的护理:局麻下进行的脊柱中小手术,对胃肠道功能影响小,术后恢复快,可不必限制饮食;蛛网膜下腔麻醉和硬脊膜外腔麻醉在手术后6小时后可根据患者需要而进食;全身麻醉者,应待麻醉清醒,恶心、呕吐反应消失后,方可进食。较大的脊柱手术后,胃肠功能恢复后才能进食,其标志是肠鸣音正常,肛门已经排气。术后每天饮食能量应达3 000 kJ以上,富含蛋白质、维生素和粗纤维。需长期卧床,尤其不能随意翻身的患者,在胃肠功能恢复后,宜进食易消化食物,以免排便困难。术后三日内暂停进食易引起胃肠道胀气的食品,如牛奶、豆浆、甜食、生冷食品等。应进食高蛋白、易消化流质或半流质饮食,保证足够的热量,多吃蔬菜、水果、多饮水。保持二便通畅。如果术后三日未排便给予缓泻剂,如开塞露、麻仁丸等,减少术后腹部胀气。

(6)活动的护理:凡脊柱稳定的患者,术后应鼓励早期下床活动。早期活动有增加肺活量、减少肺部并发症、改善全身血液循环、促进切口愈合、减少因下肢静脉淤血而形成血栓的优点。此外,尚有利于肠道和膀胱功能的恢复,从而减少腹胀和尿潴留的发生。

脊柱不稳定的患者,术后需卧床较长时间。有休克、心力衰竭、严重感染、出血、极度衰弱等情况,以及施行过若干有特殊固定、制动要求的手术患者,则不应该强调早期活动。这种情况下,应指导患者进行深呼吸、上肢及下肢运动、足趾和踝关节伸屈活动、下肢肌松弛和收缩的交替运动、间歇翻身活动,以促进血液循环,减少并发症,并增强患者信心。痰多者,也应定时咳痰。瘫痪患者应进行肢体各关节被动活动和肌肉按摩,以免关节强直和肌肉萎缩。

(7)基础护理:切实做好口腔、皮肤、会阴护理,预防压疮、口腔炎、尿路感染、坠积性肺炎的发生。疼痛护理:评估疼痛性质(如绞痛、刺痛、钝痛)、强度(如严重、温和)和形态(如间歇性或持续性),并向患者解释疼痛的原因,协助采取舒适卧位,维持安宁、舒适环境。也可以按摩伤口周围皮肤以分散注意力,教导深呼吸、哈气等松弛技巧,并鼓励听收音机、阅读书报等,以转移注意力。必要时视病情需要按医嘱使用止痛剂并监测用药效果。

(8)实施出院计划:出院计划的目的是让患者及家属做好出院准备,保持医疗、护理工作的连续性、完整性。实际上出院计划的制定在患者入院后、手术前即已开始。

(秦金凤)

第十三节 脊 柱 后 凸

一、概述

脊柱后凸是脊柱在矢状面上向后方凸出;而前凸则表现为在矢状面上向前凸出。正常情况下,脊柱的胸段及骶段向后凸出,而颈段和腰段向前凸出。在正常人群中,如颈腰段脊柱出现后凸,则视为异常;胸骶椎后凸过度则亦视为异常。

二、治疗原则

尽管不同类型的脊柱后凸畸形的具体治疗方法是不同的,但其治疗原则是相同的。包括后凸畸形非手术治疗;柔韧性后凸畸形的手术矫形,阻止其进一步发展;固定性后凸畸形的手术矫正。

三、脊柱后凸的治疗

(一)卧床休息

早期应平卧硬板床,局部症状减轻后开始腰背肌功能锻炼,根据椎体破坏和骨愈合程度决定2～3个月后下床活动。

(二)脊柱牵引

对急性脊柱损伤伴有椎体压缩或楔形变引起的脊柱后凸,在无严重的复合伤情况下,可给予适当的脊椎牵引,同时以骨折部位为中心加垫软枕,使脊柱过伸,在前纵韧带和椎间盘的牵张力作用下,使压缩或楔变椎体逐渐复位,纠正局部畸形。

(三)支具治疗

对允许下床活动的脊柱结核或外伤患者,应及时佩戴胸腰背支具,以限制脊柱的屈曲、伸展和旋转活动,利于局部的骨愈合,支具佩戴时间应在 6 个月以上,其间要每隔 3 个月复查脊柱X 线片一次,观察病椎的病变范围和局部的骨愈合情况,必要时可拍摄动态位 X 线片,明确局部是否存在异常活动,以便决定继续佩戴支具的时间。

(四)手术治疗

前路松解、颅盆环牵引术;后路椎体楔形截骨术。

四、护理

(一)术前患者的护理

1.手术前期的护理重点

评估并矫正可能增加手术危险性的生理和心理问题,帮助患者做好心理和身体护理。向患者和家属提供有关手术的卫生指导。帮助制定出院和生活形态改变的调适计划。

2.手术前期患者的评估

准备一般资料;评估既往史、健康状况、心理状况、亲属对手术的看法是否支持、关心程度及经济承受能力及患者对手术的耐受性、实验室检查结果及重要脏器功能。

3.手术前期患者护理具体内容

(1)心理准备:由于脊柱侧凸手术部位特殊,病变复杂,患者对手术安全性,治疗效果有不同程度的担心。护士应对患者的情绪表示理解,关心和鼓励患者,使增进与患者及家属的交流,对患者的病情、诊断、手术方法、手术的必要性、手术的效果以及可能发生的并发症及预防措施、手术的危险性、手术后的恢复过程及预后,向患者及家属交代清楚,提出要求患者配合的事项和手术前后应注意的问题,以取得患者的信任和配合,使患者愉快地接受手术,手术护士的术前访视也能使患者产生安全感。

（2）环境准备：保持病室清洁，病房温度应保持在 18～20 ℃，湿度 50％～60％，减少陪护。对新入院的患者，护士要介绍病区环境。

（3）身体准备：完善检查：帮助患者完善各种检查，护士向患者讲解各项检查的意义，帮助和督促患者接受检查。对于留取样本的血、尿、便化验检查，应向患者交代各种标本的采集要求。

（4）影像学检查前准备。包括 X 线检查、C 检查和 MRI 检查。

X 线检查：普通 X 线检查患者无须特殊的检查前准备。

CT 检查前患者的准备：①检查前须将详细病情摘要等相关资料提供给 CT 医师以备参考。②检查前 4 小时禁食。腹部扫描者，检查前一周内不可做钡剂造影。③增强检查患者须经本人和家属签字后行碘过敏试验，呈阴性者方可进行。④去除检查部位衣服上的金属物品和饰品。⑤检查时保持体位不动，配合检查进行平静呼吸、屏气等。⑥生命垂危的急诊患者，须在急诊医护人员监护下进行检查。⑦妊娠妇女、情绪不稳定或急性持续痉挛者不宜做本项检查。⑧不能配合的儿童患者，采取镇定措施如水合氯醛灌肠等方可进行检查。

MRI 检查前患者准备：①携带相关资料，供 MRI 检查时参考；②腹部检查前 4 小时禁食水；③对于胆道水成像的患者需在检查前一晚 10 点都禁食水；④MRI 设备具有强磁场，如装有心脏起搏器、体内有金属或磁性物质植入的患者和早期妊娠的患者不能进行检查，以免发生意外；⑤患者勿穿戴有金属的内衣，检查头颈部的患者在前一晚洗头；⑥因检查时间长，环境噪声大幽暗，嘱其右思想准备，不要急躁，耐心配合；⑦有意识障碍、昏迷、精神症状等不能有效配合检查的患者，除非经相关专业临床医师同意，否则不能检查；⑧不能配合的儿童患者须采取镇静措施，如水合氯醛灌肠；⑨宫内节育器有可能对其产生影响，必要时取出再检查。

（5）其他术前准备。包括大便、小便训练、呼吸训练、肢体活动训练等。

大便、小便训练：脊柱手术后一般不能早期下床，而患者多不习惯在卧位解大便和小便。因此，术后常发生排便、排尿困难，增加患者的痛苦和发生尿路感染的机会，大便困难可引起术后腹胀、便秘。所以，在术前 2 天内护士应指导患者学会在卧位解大便和小便。

呼吸训练：可以明显减少术后呼吸道并发症的发生。包括充分的深呼吸和有效的咳嗽。术前指导患者练习深呼吸，可通过吹气球训练，间歇吹气球，促使肺膨胀；练习正确的咳嗽方法，深吸气后声门紧闭，在腹肌、膈肌同时收缩后放开声门，一声将气咳出。每次深吸气后闭气 30 秒，然后再呼气，呼气末再闭气15秒。周期性深呼吸刺激肺泡表面活性物质的活力。具体的方法：①指导患者深吸一口气，再把气完全吐出，尽可能达到最大通气量，每日 3 次，每次 5～10 分钟深呼吸训练；②指导患者深吸一口气，在患者呼气 2/3 时，用力咳嗽，每日 3 次，每次 5～10 分钟；③利用简单的器械辅助，如向装有水的瓶内吹气或者吹气球训练，每日 3 次，每次 5～10 分钟。在进行深呼吸训练时，应使患者体会到分别使用肋间肌和膈肌进行最大吸气时的感觉和两者共同使用时的感觉。这样，术后患者可以使用能尽量减小伤口疼痛的呼吸肌做到充分深呼吸。有效的咳嗽，应该是呼吸肌突然收缩，气流在呼吸道内迅速通过，达到排出分泌物的目的。训练的关键在于使患者克服喉头发声的"假咳"，这可以通过咳嗽时的声音鉴别。必要时可以通过按压胸骨上窝处的气管刺激患者咳嗽。

肢体活动训练：适当的肢体活动，在术前可以增加机体代谢，改善心肺功能，提高手术耐受性。术后促进血液循环，避免深静脉血栓形成，还能增强患者康复的信心。因此，应指导患者在床上进行四肢运动。术中需要进行"唤醒试验"的患者，教会其按医嘱进行握拳和趾伸屈活动。唤醒的护理主要：术前查看患者双脚及脚趾活动情况，用双手感受患者双脚的肌力以便与术中患者双脚及脚趾活动情况及双脚肌力做对比,告知患者双脚活动方法及活动双脚及脚趾的重要性以便取得患者的主动配合。

手术卧姿的训练:脊柱后路手术需在俯卧进行时,术前应训练患者逐步延长俯卧时间,直到能支持2小时以上状态。护士在术前应判断患者在俯卧中是否舒适,有无呼吸障碍。如果手术在局麻下进行,这种训练更为必要。

备血和补液:纠正水、电解质紊乱及酸碱平衡失调及贫血;血型鉴定及交叉配合试验,备好一定量的全血。

预防感染:不与有感染的患者接触;杜绝有上呼吸道感染的人员进入手术室;预防性使用抗菌药物。

热量、蛋白质和维生素:手术前准备、手术和饮食限制都会造成热量、蛋白质和维生素摄入或合成不足,影响组织修复和伤口愈合,削弱防御感染的能力。如果是择期手术,最好能有1周左右的时间,通过口服、注射或高价静脉营养提供充分的热量、蛋白质和维生素。

皮肤准备:脊柱术后伤口感染常导致严重后果。这是由于脊柱手术多要暴露椎管,甚至切开硬脊膜,感染可扩散到中枢神经系统。各种脊柱内固定器均为异物,一旦伤口感染则不易控制,而内固定器又不能轻易拆除,使处理十分棘手。因此必须强调局部皮肤准备的质量。术前注意保护皮肤。沐浴时勿擦伤、搔破皮肤。夏季,尤其背部的皮肤不可被蚊子叮咬。背部若有毛囊炎,应及早治疗,可涂碘伏,待炎症消退后方可手术,卧床时间不久,皮肤无破损者,术前1天剃净手术消毒区域皮肤的汗毛和毛发,用肥皂水轻柔擦洗3次,拭干后用75%酒精涂擦1分钟,用无菌巾包扎。手术当日晨,再次检查皮肤准备情况,如有遗漏应补充备皮。用75%酒精擦手术区皮肤1次,再用无菌巾包扎送入手术室。在剃除毛发时,如有皮肤划伤,用碘伏消毒,无菌纱布覆盖。卧床时间较久,尤其经过颅骨牵引或睡过石膏床的患者,局部准备应从术前3天开始。因其皮肤表面常有痂皮形成且与汗毛紧密粘连。如在手术前日才强行除去,可在皮肤上遗留较多小创面,增加术后感染机会。宜用温热肥皂水,轻轻擦洗;或用液体石蜡浸透痂皮,再逐渐剥去。在剃除毛发时应十分轻柔和仔细,以免损伤皮肤。手术区皮肤有脓点或皮肤损伤后结痂未脱落及痂下有分泌物的患者,应暂缓进行脊柱择期手术。手术区皮肤有损伤而又必须紧急手术的情况下,如开放性脊柱损伤则按清创术处理。

呼吸道准备:目的是改善通气功能,预防术后并发症。主要措施是戒烟、深呼吸和咳嗽、咳痰训练。如患者患有呼吸系统疾病,术前应行体位引流,雾化吸入,必要时应用抗生素。注意保暖,防止着凉,严密行心电监护和血气分析,预防肺炎的发生。

胃肠道准备:术前12小时禁食,术前4小时禁水,以防因麻醉或手术过程中的呕吐而引起窒息或吸入性肺炎。术前晚及术晨肥皂水灌肠,骶尾部手术的患者常规做清洁灌肠。

(二)术中患者的护理

1.手术室的环境

手术室应邻近手术科室和相关科室。手术室分为无菌区,清洁区,半清洁区和污染区。适宜温度为20~24℃,湿度为50%~60%。

2.手术中患者的护理

(1)手术体位的要求:最大限度地保证患者的舒适与安全;有利于暴露手术野,方便术者操作;对呼吸、循环影响最小;不使肢体过度牵拉或压迫而受损;肢体不可悬空放置,应有托架支托。

(2)手术野皮肤消毒:消毒用药液不可过多;从手术中心开始,用力稳重均匀环形涂擦;消毒范围应超过手术切口所需面积。

(3)手术过程中的观察：巡回护士应密切观察患者的反应，及时发现患者的不适，或意外情况，防止并发症的发生，确保患者的安全。

(三)术后患者的护理

1.术后患者的评估

评估麻醉的恢复情况及身体重要脏器的功能；查看伤口及引流物情况及患者的情绪反应。患者由手术室转送回病房或监护病室的过程中应注意以下几点。

(1)全麻患者拔管前需吸尽呼吸道和口腔内的分泌物。在经胸手术者，检查肺复张情况。听诊肺部，确定无异常呼吸音、痰鸣音存在时再拔管。如有气胸，应立即穿刺抽气或进行胸腔闭式引流。如有舌后坠，呼吸不畅可插入口咽管或托起下颌，保持呼吸道通畅。

(2)初步检查患者的神经功能。清醒患者，主要了解下肢的主动运动，尤其是足趾和踝关节的伸屈功能。

(3)将患者搬上推床，检查血压、脉搏、呼吸无异常后，才可推送出手术室。

(4)对脊柱不稳的患者，护士在搬抬过程中监督和指导，保持脊柱位置稳定。尤其在颈椎手术后，需有专人保持头颈位置，以免发生意外。

(5)患者返回病房前，病房应准备好床位，术后所需物品，如生命体征监护仪、无菌负压吸引瓶、吸痰器、氧气等。颈椎前路手术后，常规准备气管切开包。需术后牵引者，安置好牵引用具。

2.术后患者的护理

(1)术后体位：麻醉未清醒前取侧卧或仰卧位，头偏向一侧，清醒前防止坠床与脊柱扭曲。腰麻患者术后去枕平卧6小时，硬膜外麻醉患者平卧4~6小时后每2小时变换一次体位，翻转患者时，应注意保持脊椎平直，以维持脊柱的正常生理弯曲度；如果患者是颈椎手术时，术后搬运患者返回病床过程中应保持头颈部的自然中立位，切勿扭转，过屈或过伸，三人搬运时动作协调，一人固定头部，保持头、颈、胸在同一水平面，轻搬轻放，应由另一位护理人员负责支托患者的头部颈部，保持颈椎平直；翻身时注意保护患者，防止坠床。如患者伴有休克，应取仰卧中凹位，即下肢或床脚抬高20°，头部和躯干同时抬高15°的体位。脊柱或臀部手术后可采用俯卧或仰卧位。

(2)一般观察内容包括：①神志、血压、脉搏、呼吸。对任何微小的异常变化都应注意，因其常是意外情况的先兆；②引流装置固定情况，管道是否通畅，引流液的颜色和数量，手术创口的渗出情况；③小便排出的时间和量；④静脉通道有无阻塞，有无输血、输液并发症；⑤术后医嘱执行情况；⑥具体手术后所需特殊观察项目。

3.正常生理功能的维护

(1)维持呼吸功能：保持呼吸道通畅。鼓励自行咳嗽排痰，必要时及时吸痰。有呕吐物及时清除。术后48小时内，严密观察呼吸情况并持续高流量吸氧、给氧。如发现患者烦躁不安、鼻翼翕动、呼吸困难，应立即查明原因，尽快处理。患者生命体征平稳后，协助床上翻身、变换体位，鼓励其做深呼吸和咳嗽咳痰。咳嗽时，用双手或用枕头按住疼痛部位，以减轻疼痛。对于痰液黏稠者：①保证摄入足够的水分；②遵医嘱进行雾化吸入；③翻身时叩击胸、背部。

(2)维持有效循环血量和水、电解质、酸碱平衡：给予静脉补液，保持各种管道通畅，记录尿液的颜色、性质和量，检查皮肤的温度、湿度和颜色，观察敷料渗血情况。

(3)重建正常饮食和排便形态：术后饮食形态的恢复步骤由麻醉方法、手术的种类、患者的反应来决定。要鼓励患者及早恢复经口进食。术后需观察患者排尿情况，记录自行排尿的时间。

（4）控制疼痛、增进舒适：麻醉作用过去之后，切口开始感觉疼痛，术后当天下午或晚上疼痛最为剧烈，24～48小时后痛感会逐渐减轻。切口痛与切口的大小、切口的部位、体位和情绪状态等因素有关。控制疼痛的措施包括取合适体位、药物止痛和减轻焦虑。使用药物止痛是术后24小时切口疼痛最有效的止痛措施。止痛剂的作用时间因药物、剂量不同，以及患者的疼痛强度，对药物的吸收、转换和排泄能力的不同而异。

（5）引流管的护理：妥善固定；密切观察切口渗血及引流情况，保持引流通畅，经常挤压引流管，并保持引流管为负压状态，防止折叠、扭曲、松动、受压、经常检查引流管有无漏气或导管松脱以免影响持续负压吸引效果。术后1～2天，特别是24小时内要密切观察引流液的颜色、性质和量。术后24小时引流量一般不超过500 mL，如引流液过多应警惕有无潜在失血性休克，严密观察血压、脉搏、尿量及意识变化，有异常及时报告医师，对症处理。一般在术后48～72小时每天引流量＜50 mL时可拔出引流管。保持通畅；每日观察、记录引流液的颜色、性质和量；按需要进行特殊护理，如冲洗；不可过久留置各种引流管道。橡皮条引流在术后24～48小时拔除。引流管在无明显血液或渗出液流出后拔除，一般为术后第2～3天。引流量在第2～3天还不减少，应考虑和鉴别有无内出血或脑脊液漏发生。每日需更换无菌引流瓶，记录引流量。

4.发热护理

重度脊柱侧凸患者在接受矫形内固定手术后，因手术时间较长，创伤大且内植入物较大，并且有植骨，术后感染的概率大大增加。术后切口内的负压引流管一定要保持通畅，引出的血量在200～400 mL时方可放心。否则引出量过少，有残留血肿是术后伤口感染的主要原因。另外由于剃刀背的切除，患者胸廓完整性受损，咳痰困难，因此术后必须严密监测并控制体温，以防术后切口及肺部感染并发症的发生。术后常规使用抗生素，体温高于39℃时，应观察切口有无红肿渗出，皮肤有无压伤，并且观察患者有无胸痛，咳痰等症状，及时通知医师给予处理。术后病房紫外线消毒30分钟，2次/日，有效的房间通风，保持空气的新鲜、清洁，适当控制探视。

5.饮食的护理

局麻下进行的脊柱中小手术，对胃肠道功能影响小，术后恢复快，可不必限制饮食；蛛网膜下腔麻醉和硬脊膜外腔麻醉在手术后6小时后可根据患者需要而进饮食；全身麻醉者，应待麻醉清醒、恶心、呕吐反应消失后，方可进食。较大的脊柱手术后，胃肠功能恢复后才能进食，其标志是肠鸣音正常，肛门已经排气。术后每天饮食能量应达3 000 kJ以上，富含蛋白质、维生素和粗纤维。需长期卧床，尤其不能随意翻身的患者，在胃肠功能恢复后，宜进食易消化食物，以免排便困难。术后3天内暂停进食易引起胃肠道胀气的食品，如牛奶、豆浆、甜食、生冷食品等。应进食高蛋白、易消化流质或半流质饮食，保证足够的热量，多吃蔬菜、水果、多饮水。保持二便通畅。如果术后三日未排便给予缓泻剂，如开塞露、麻仁丸等，减少腹部胀气术后。

6.活动的护理

凡脊柱稳定的患者，术后应鼓励早期下床活动。早期活动有增加肺活量、减少肺部并发症、改善全身血液循环、促进切口愈合、减少因下肢静脉淤血而形成血栓的优点。此外，尚有利于肠道和膀胱功能的恢复，从而减少腹胀和尿潴留的发生。脊柱不稳定的患者，术后需卧床较长时间。有休克、心力衰竭、严重感染、出血、极度衰弱等情况，以及施行过若干有特殊固定、制动要求的手术患者，则不应该强调早期活动。这种情况下，应指导患者进行深呼吸、上肢及下肢运动、足趾和踝关节伸屈活动、下肢肌松弛和收缩的交替运动、间歇翻身活动，以促进血液循环，减少并发症，并增强患者信心。痰多者，也应定时咳痰。瘫痪患者应进行肢体各关节被动活动和肌肉按摩,以免关节强直和肌肉萎缩。

7.基础护理

切实做好口腔、皮肤、会阴护理,预防褥疮、口腔炎、尿路感染、坠积性肺炎的发生。疼痛护理:评估疼痛性质(如绞痛、刺痛、钝痛)、强度(如严重、温和)和形态(如间歇性或持续性),并向患者解释疼痛的原因,协助采取舒适卧位,维持安宁、舒适环境。也可以按摩伤口周围皮肤以分散注意力,教导深呼吸、哈气等松弛技巧,并鼓励听收音机、阅读书报等,以转移注意力。必要时视病情需要按医嘱使用止痛剂并监测用药效果。

8.实施出院计划

出院计划的目的是让患者及家属做好出院准备,保持医疗、护理工作的连续性、完整性。实际上出院计划的制定在患者入院后、手术前即已开始。

（秦金凤）

第十二章

妇科护理

第一节 盆腔炎症

女性内生殖器及其周围的结缔组织、盆腔腹膜发生炎症时称为盆腔炎,包括子宫内膜炎、输卵管炎、输卵管卵巢脓肿或囊肿、盆腔腹膜炎。炎症局限于一个部位,也可同时累及几个部位,最常见的是输卵管炎及输卵管卵巢炎,单纯的子宫内膜炎或卵巢炎较少见。盆腔炎分急性和慢性,是妇科常见病,多见于生育妇女。

急性盆腔炎主要病因:①宫腔内手术操作后感染(如刮宫术、输卵管通液术、子宫输卵管造影术、宫腔镜检查、放置宫内节育器等,由于手术消毒不严格或术前适应证选择不当),引起炎症发作或扩散(生殖器原有慢性炎症经手术干扰也可引起急性发作并扩散)。②产后或流产后感染(分娩或流产后妊娠组织残留、阴道出血时间过长,或手术器械消毒不严格、手术无菌操作不严格,均可发生急性盆腔炎)。③经期卫生不良(使用不洁的月经垫、经期性交等,均可引起病原体侵入而导致炎症)。④不洁性生活史、早年性交、多个性伴侣、性交过频可致性传播疾病的病原体入侵,引起炎症。⑤邻近器官炎症蔓延(阑尾炎、腹膜炎等蔓延至盆腔,致炎症发作)。⑥慢性盆腔炎急性发作:慢性盆腔炎(chronic pelvic inflammatory disease,CPID)常因急性盆腔炎治疗不彻底、不及时或患者体质较弱,病程迁延而致。其病情较顽固,当机体抵抗力较差时,可急性发作。

一、护理评估

(一)健康史

1.病因评估

评估急性盆腔炎的病因。急性盆腔炎如未彻底治疗,病程迁延而发生慢性盆腔炎,当机体抵抗力下降时,容易急性发作。

2.病史评估

了解有无手术、流产、引产、分娩、宫腔操作后感染史。有无经期性生活、使用不洁卫生巾及性生活紊乱,有无急性盆腔炎病史及原发性不孕史等。

3.病理评估

慢性盆腔炎的病理表现：①慢性子宫内膜炎。多见于产后、流产后或剖宫产后，因胎盘胎膜残留或子宫复旧不良致感染；也可见老年妇女绝经后雌激素低下，子宫内膜菲薄而易受细菌感染，严重者宫颈管粘连形成宫腔积脓。②慢性输卵管炎与输卵管积水。慢性输卵管炎最常见，多为双侧性，输卵管呈轻度或中度肿大，伞端可闭锁并与周围组织粘连。输卵管峡部的黏膜上皮和纤维组织增厚粘连，使输卵管呈结节性增厚，称为结节性输卵管炎。当伞端与峡部粘连闭锁，浆液性渗出物积聚而形成输卵管积水，其表面光滑，管壁薄，形似腊肠。③输卵管卵巢炎及输卵管卵巢囊肿。当输卵管炎症波及卵巢时可互相粘连形成炎性包块，或伞端与卵巢粘连贯通，液体渗出而形成输卵管卵巢脓肿，脓液被吸收后可形成输卵管卵巢囊肿。④慢性盆腔结缔组织炎。炎症蔓延至宫骶韧带，使纤维组织增生、变硬。若蔓延范围广泛，子宫固定，宫颈旁组织也增厚变硬，形成"冰冻骨盆"。

（二）身心状况

1.急性盆腔炎

（1）症状：下腹疼痛伴发热，重者可有寒战、高热、头痛、食欲缺乏、腹胀等，呈急性病容，体温升高，心率快，呼吸急促、表浅。

（2）体征：下腹部有压痛、反跳痛及腹肌紧张，肠鸣音减弱或消失。妇科检查见阴道充血，可有大量脓性分泌物从宫颈口外流；穹隆触痛明显；宫颈举痛；宫体增大，有压痛，活动受限；子宫两侧压痛明显，若有脓肿形成，可触及包块且压痛明显。

2.慢性盆腔炎

（1）症状：全身症状多不明显，有时可有低热，全身不适，易疲劳。下腹痛、腰痛、肛门坠胀、月经期或性交后症状加重，也可有月经失调，痛经或经期延长。输卵管阻塞可致不孕。

（2）体征：子宫常呈后位，活动受限，粘连固定，输卵管炎可在子宫一侧或两侧触到增厚的输卵管，呈条索状，输卵管卵巢积水或囊肿可摸到囊性肿物。

（三）辅助检查

急性盆腔炎做血常规检测：白细胞计数增高，尤其是中性白细胞计数升高明显表示已感染。慢性盆腔炎一般无明显异常，急性发作时可出现血常规各指标增高。

二、护理诊断及合作性问题

（1）焦虑：与病情严重或病程长、疗效不明显，担心生育功能有关。

（2）体温过高：与盆腔急性感染有关。

（3）疼痛：与急性盆腔炎引起下腹部腹膜炎或慢性盆腔炎导致盆腔瘀血及粘连有关。

三、护理目标

（1）产妇的情绪稳定，焦虑缓解，能配合护理人员与家人采取有效应对措施。

（2）患者体温正常，无感染发生，生命体征平稳。

（3）患者疼痛减轻或消失，舒适感增加。

四、护理措施

(一)一般护理

加强健康卫生教育,指导患者安排好日常生活,避免过度劳累。增加营养,提高机体抵抗力。合理锻炼身体,可参加慢跑、散步、打太极拳、进行各种球类运动等。

(二)心理护理

让患者及其家属了解急慢性盆腔炎相关知识,和患者及其家属一起商定治疗计划,同时关心患者疾苦,耐心倾听患者诉说,尽可能满足患者需求,除其思想顾虑,减轻其担心、焦虑及恐惧的心理,增强患者对治疗的信心,使之积极配合治疗和护理。

(三)病情监护

观察体温、小腹疼痛、腰痛等症状。

(四)治疗护理

1.治疗原则

(1)急性盆腔炎:以控制感染为主,辅以支持疗法及手术治疗。根据药物敏感试验选择抗生素,一般通过联合用药以尽快控制感染。手术治疗针对脓肿形成或破裂的患者。

(2)慢性盆腔炎:采用综合治疗包括药物治疗(用抗生素的同时加糜蛋白酶或透明质酸和地塞米松,以防粘连,促进炎症吸收)、中医治疗以(以清热利湿,活血化瘀,行经止痛为主)、手术治疗(盆腔脓肿、输卵管积水或输卵管囊肿)、物理疗法(用短波、超短波、激光等,促进血液循环,提高新陈代谢,利于炎症吸收),同时增强局部和全身的抵抗力。

2.用药护理

按医嘱给予足量有效的抗生素,注意用药的剂量、方法及注意事项,观察输液反应等。

3.对症护理

(1)减轻疼痛:腹痛、腰痛时注意休息,防止受凉,必要时遵医嘱给镇静止痛药以缓解症状。

(2)促进睡眠:若患者睡眠不佳,可在睡前热水泡脚,关闭照明设施,保持室内安静,必要时服用镇静药物。

(3)高热时宜采用物理降温;腹胀行胃肠减压;注意纠正电解质紊乱和酸碱失衡。为手术患者做好术前准备、术中配合及术后护理。

五、健康指导

(1)做好经期、孕期及产褥期卫生宣教;指导患者保持性生活卫生,减少性传播疾病,经期禁止性交。

(2)指导患者保持良好的个人卫生习惯,增加营养,积极锻炼身体,增强体质。

六、护理评价

(1)患者主要症状是否改善,舒适感是否增加。

(2)患者焦虑情绪是否缓解,是否能正确复述此疾病的相关知识。

(郭玉红)

第二节 慢性宫颈炎

慢性宫颈炎是妇科常见病之一。正常情况下,宫颈具有多种防御功能,但宫颈易受性交、分娩及宫腔操作的损伤,引起感染,一旦发生感染,病原体很难被完全清除,久而导致慢性宫颈炎。近年来,随着性传播疾病的增加,宫颈炎已经成为常见疾病。由于长期慢性宫颈炎症可诱发宫颈癌,故应及时诊断与治疗。

一、护理评估

(一)健康史

1.病因评估

主要见于感染性流产、产褥期感染、宫颈损伤和阴道异物并发感染,多由急性宫颈炎未治疗或治疗不彻底导致。主要致病菌是葡萄球菌、链球菌、大肠埃希菌和厌氧菌,其次为性传播疾病的病原体,如沙眼衣原体、淋病奈瑟菌,单纯疱疹病毒与慢性宫颈炎的发生也有关系。

2.病史评估

了解婚育史、分娩史、流产及妇科手术后有无损伤;有无性传播疾病的发生;有无急性盆腔炎的感染史及治疗情况;有无不良卫生习惯。

3.病理评估

(1)宫颈糜烂:宫颈糜烂是慢性宫颈炎最常见的病理类型。由宫颈外口处鳞状上皮坏死脱落,被颈管柱状上皮增生覆盖,使宫颈外口处的宫颈阴道部外观呈细颗粒状的红色区,称为宫颈糜烂。根据病理组织形态结合临床,宫颈糜烂可分三种类型。①单纯型糜烂:炎症初期,鳞状上皮脱落后,仅由单层柱状上皮覆盖,表面平坦。②颗粒型糜烂:炎症继续发展,柱状上皮过度增生并伴有间质增生,糜烂面凹凸不平,呈颗粒状。③乳突型糜烂:柱状上皮和间质继续增生,糜烂面高低不平更加明显,呈乳突状突起。根据糜烂面的面积大小,宫颈糜烂分为 3 度(图 12-1):糜烂面积小于宫颈面积的 1/3 为轻度糜烂;糜烂面积占宫颈面积的 1/3~2/3 为中度糜烂;糜烂面积大于宫颈面积的 2/3 为重度糜烂。根据糜烂深度,宫颈糜烂分为单纯型、颗粒型、乳突型。描写宫颈糜烂时,应同时表示糜烂面积和深度,如中度糜烂颗粒型。

(2)宫颈肥大:由于慢性炎症的长期刺激,宫颈组织充血、水肿,腺体及间质增生,使宫颈肥大,但表面光滑。

(3)宫颈息肉:慢性炎症长期刺激使宫颈局部黏膜增生,子宫有排出异物的倾向,进而使增生的黏膜逐渐自基底层向宫颈外口突出而形成息肉。息肉为一个或多个不等,色鲜红、质脆、易出血(图 12-2)。由于炎症持续存在,息肉去除后常有复发。

(4)宫颈腺囊肿:在宫颈糜烂愈合的过程中,新生的鳞状上皮覆盖宫颈腺管口或伸入腺管,将腺管口堵塞。腺管周围的结缔组织增生或瘢痕形成,压迫腺管,使腺管变窄甚至堵塞,腺体分泌物引流受阻、潴留而形成囊肿(图 12-3)。囊肿表面光滑,呈白色或淡黄色。

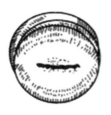 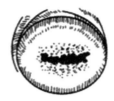 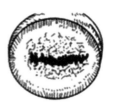

Ⅰ度   Ⅱ度   Ⅲ度

图 12-1　宫颈糜烂分度

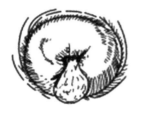

图 12-2　宫颈息肉

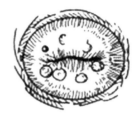

图 12-3　宫颈腺囊肿

(5)宫颈黏膜炎:宫颈黏膜炎又称宫颈管炎,病变局限于宫颈管黏膜及黏膜下组织充血、红、肿,向外突出。

(二)身心状况

1.症状

白带增多,多数呈乳白色黏液状,也可为淡黄色脓性。如有宫颈息肉时为血性白带或性交后出血。一旦炎症沿宫骶韧带扩散至盆腔时,患者可有腰骶部疼痛、下坠感,因黏稠脓性白带不利于精子穿透而致不孕。

2.体征

妇科检查可见宫颈有不同程度的糜烂、囊肿、肥大或息肉。

3.心理-社会状况

由于白带增多、腰骶部不适,加之病程长、有异味及外阴不适等,患者常常焦虑不安,接触性出血者担心癌变,思想压力大,因此,应详细评估患者心理-社会状态及其家属态度。

(三)辅助检查

宫颈刮片细胞学检查,排除宫颈癌,必要时宫颈活检,协助明确宫颈病变性质。

二、护理诊断及合作性问题

(1)焦虑及恐惧:与缺乏相关知识及担心癌变有关。

(2)舒适改变:与分泌物增多、下腹及腰骶部不适有关。

(3)组织完整性受损:与宫颈糜烂有关。

三、护理目标

(1)产妇的情绪稳定,能配合护理人员与家人采取有效应对措施。

(2)患者分泌物减少,性状转为正常,舒适感增加。

(3)患者病情得到及时控制,无组织完整性受损。

四、护理措施

(一)一般护理

告知患者注意外阴清洁卫生,每天更换内裤,定期妇科检查。

(二)心理护理

让患者了解慢性宫颈炎的发病原因、临床表现、治疗方法及注意事项,解除患者焦虑心理,鼓励患者积极配合治疗。

(三)治疗护理

1.治疗原则

以局部治疗为主,根据临床特点选用物理治疗、药物治疗、手术治疗。在治疗前先排除宫颈癌。

2.治疗配合

(1)物理治疗:物理疗法是目前治疗慢性宫颈炎效果较好、疗程最短的方法,因而较为常用。用物理方法将宫颈糜烂面上皮破坏,使之坏死脱落后,由新生的鳞状上皮覆盖。常用的方法有宫颈激光、冷冻、红外线凝结疗法及微波疗法等。治疗时间是月经干净后的3～7天。

(2)手术治疗:宫颈息肉可手术摘除,宫颈肥大、宫颈糜烂较深者且累及宫颈管者可做宫颈锥形切除。

(3)药物治疗:适用于糜烂面小、炎症浸润较浅者,可局部涂硝酸银、铬酸、中药等,现已少用。目前临床多用康妇特栓剂,简便易行,疗效满意,每天放入阴道1枚,连续7～10天。

3.病情监护

物理治疗后分泌物增多,甚至有多量水样排液,术后1～2周脱痂时可有少量出血,创口愈合需4～8周,故应嘱患者保持外阴清洁,注意2个月内禁止性生活和盆浴,2次月经干净后复查,效果欠佳者可进行第二次治疗。

五、健康指导

向患者传授防病知识,积极治疗急性宫颈炎;告知患者定期做妇科检查,发现炎症排除宫颈癌后予以积极治疗;避免分娩或器械损伤宫颈;产后发现宫颈裂伤应及时缝合。此外,应注意个人卫生,加强营养,增强体质。

六、护理评价

(1)患者主要症状是否明显改善,甚至完全消失。

(2)患者焦虑情绪是否缓解,是否能正确复述,预防及治疗此疾病的相关知识。

(郭玉红)

第三节　围绝经期综合征

绝经是每一个妇女生命过程中必然发生的生理过程。绝经提示卵巢功能衰退,生殖功能终止,绝经过渡期是指围绕绝经前、后的一段时期,包括从绝经前出现与绝经有关的内分泌、生理学和临床特征起,至最后一次月经后一年。

围绝经期综合征(menopausal syndrome,MPS)以往称为更年期综合征,是指妇女在绝经前、后由于卵巢功能衰退、雌激素水平波动或下降所致的以自主神经功能紊乱为主,伴有神经心理症状的一组症候群。它多发生于 45～55 岁时,约 2/3 的妇女出现不同程度的低雌激素血症引发的一系列症状。绝经分为自然绝经和人工绝经,自然绝经是指卵巢内卵泡生理性耗竭所致的绝经;人工绝经是指双侧卵巢经手术切除或受放射线损坏导致的绝经;后者更易发生围绝经期综合征。

一、护理评估

(一)健康史

了解患者的发病年龄、职业、文化水平及性格特征,询问月经情况及生育史,有无卵巢切除或盆腔肿瘤放射治疗,有无心血管疾病及其他疾病病史。

(二)身体状况

1.月经紊乱

半数以上妇女出现 2～8 年无排卵性月经,表现为月经频发、不规则子宫出血、月经稀发(月经周期超过 35 天)直至绝经,少数妇女可突然绝经。

2.雌激素下降相关征象

(1)血管舒缩症状:主要表现为潮热、出汗,是血管舒缩功能不稳定的表现,是围绝经期综合征最突出的特征性症状。潮热起自前胸,涌向头颈部,然后波及全身。在潮红的区域患者感到灼热,皮肤发红,紧接着大量出汗,持续数秒至数分钟不等。此种血管功能不稳定可历时 1 年,有时长达 5 年或更长。

(2)精神神经症状:常有焦虑、抑郁、激动、喜怒无常、脾气暴躁、记忆力下降、注意力不集中、失眠多梦等。

(3)泌尿生殖系统症状:出现阴道干燥、性交困难及老年性阴道炎,排尿困难、尿频、尿急、尿失禁及反复发作的尿路感染。

(4)心血管疾病:绝经后妇女冠状动脉粥样硬化性心脏病(简称冠心病)、高血压和脑出血的发病率及死亡率逐渐增加。

(5)骨质疏松症:绝经后约有 25% 的妇女患有骨质疏松症、腰酸背痛、腿抽搐、肌肉关节疼痛等。

3.体格检查

全身检查时注意血压、精神状态、皮肤、毛发、乳房改变及心脏功能,妇科检查时注意生殖器官有无萎缩、炎症及张力性尿失禁。

（三）心理-社会状况

因家庭和社会环境的变化或绝经前曾有精神状态不稳定等,更易引起患者心情不畅、忧虑、多疑、孤独等。

（四）辅助检查

根据患者的具体情况不同,可选择血常规、尿常规、心电图及血脂检查、B超、宫颈刮片及诊断性刮宫等。

（五）处理要点

1.一般治疗

加强心理治疗及体育锻炼,补充钙剂,必要时选用镇静剂、谷维素。

2.激素替代疗法

补充雌激素是关键,可改善症状、提高生活质量。

二、护理问题

（一）自我形象紊乱

与对疾病不正确认识及精神神经症状有关。

（二）知识缺乏

缺乏性激素治疗相关知识。

三、护理措施

（一）一般护理

改善饮食,摄入高蛋白质、高维生素、高钙的食物,必要时可补充钙剂,能延缓骨质疏松症的发生,达到抗衰老效果。

（二）病情观察

（1）观察月经改变情况,注意经量、周期、经期有无异常。

（2）观察面部潮红的时间和程度。

（3）观察血压波动、心悸、胸闷及情绪变化。

（4）观察骨质疏松症的影响,如关节酸痛、行动不便等。

（5）观察情绪变化,如情绪不稳定、易怒、易激动、多言多语、记忆力降低。

（三）用药护理

指导应用性激素。

1.适应证

性激素主要用于治疗雌激素缺乏所致的潮热多汗、精神症状、老年性阴道炎、尿路感染,预防存在高危因素的心血管疾病、骨质疏松症等。

2.药物选择及用法

在医师指导下使用,尽量选用天然性激素,剂量个体化,以最小有效量为佳。

3.禁忌证

原因不明的子宫出血、肝胆疾病、血栓性静脉炎及乳腺癌等。

4.注意事项

（1）雌激素剂量过大可引起乳房胀痛、白带多、头痛、水肿、色素沉着、体重增加等,可酌情减量或改用雌三醇。

（2）用药期间可能发生异常子宫出血，多为突破性出血，但应排除子宫内膜癌。

（3）较长时间的口服用药可能影响肝功能，应定期复查肝功能。

（4）单一雌激素长期应用，可使子宫内膜癌危险性增加，雌、孕激素联合用药能够降低风险。坚持体育锻炼，多参加社会活动；定期健康体检，积极防治围绝经期妇女常见病。

（四）心理护理

使患者及其家属了解围绝经期是必然的生理过程，介绍减轻压力的方法，改变患者的认知、情绪和行为，使其正确评价自己。

（五）健康指导

（1）向围绝经期妇女及其家属介绍绝经是一个生理过程，绝经发生的原因及绝经前、后身体将发生的变化，帮助患者消除因绝经变化产生的恐惧心理，并对将发生的变化做好心理准备。

（2）介绍绝经前、后减轻症状的方法：适当的摄取钙质和维生素 D，坚持锻炼如散步、骑自行车等，合理安排工作，注意劳逸结合。

（3）定期普查：更年期妇女最好半年至一年进行 1 次体格检查，包括妇科检查和防癌检查，有选择地做内分泌检查。

（4）绝经前行双侧卵巢切除术者，宜适时补充雌激素。

（郭玉红）

第四节　功能失调性子宫出血

功能失调性子宫出血（dysfunctional uterine bleeding，DUB）简称功血，为妇科常见病。它是由于调节生殖系统的神经内分泌机制失常引起的异常子宫出血，而全身及内、外生殖器官无器质性病变存在，常表现为月经周期长短不一、经期延长、经量过多或不规则阴道出血。功血可分为排卵性功血和无排卵性功血两类，约 85％患者属无排卵性功血。功血可发生于月经初潮至绝经期间的任何年龄，约 50％患者发生于绝经前期，育龄期约占 30％，青春期约占 20％。

一、护理评估

（一）健康史

1.无排卵性功血

（1）青春期：与下丘脑-垂体-卵巢轴调节功能未健全有关，过度劳累、精神紧张、恐惧、忧伤、环境及气候改变等应激刺激，以及肥胖、营养不良等因素易导致下丘脑-垂体-卵巢轴调节功能紊乱，卵巢不能排卵。

（2）绝经过渡期：因卵巢功能衰退，卵巢对促性腺激素敏感性降低，卵泡在发育过程中因退行性变而不能排卵。

（3）生育期：可因内、外环境改变，如劳累、应激、流产、手术或疾病等引起短暂无排卵；也可因肥胖、多囊卵巢综合征、高催乳素血症等因素长期存在，引起持续无排卵。

2.排卵性功血

黄体功能不足原因在于神经内分泌调节功能紊乱,导致卵泡期卵泡刺激素(FSH)缺乏,卵泡发育缓慢,雌激素分泌减少,正反馈作用不足,黄体生成素(LH)峰值不高,使黄体发育不全、功能不足。子宫内膜不规则脱落者是由于下丘脑-垂体-卵巢轴调节功能紊乱或黄体机制异常导致萎缩过程延长。

评估时注意了解患者的发病年龄、月经史、婚育史及发病诱因,有无性激素治疗不当及全身性出血性疾病史。

(二)身体状况

1.月经紊乱

(1)无排卵性功血:最常见的症状是子宫不规则性出血,特点是月经周期紊乱,经期长短不一,经量多少不定。可先有数周或数月停经,然后阴道流血,量较多,持续2~3周或更长时间,不易自止,无腹痛或其他不适。

(2)排卵性功血:黄体功能不足者月经周期缩短,月经频发(月经周期短于21天),不易受孕或怀孕早期易流产;子宫内膜不规则脱落者月经周期正常,但经期延长,长达9~10天,多发生于产后或流产后。

2.贫血

因出血多或时间长,患者出现头晕、乏力、面色苍白等贫血征象。

3.体格检查

体格检查包括全身检查和妇科检查,排除全身性疾病及生殖器官器质性病变。

(三)心理-社会状况

青春期患者常因害羞而影响及时诊治,生育期患者担心影响生育而焦虑,围绝经期患者因治疗效果不佳或怀疑为恶性肿瘤而焦虑、紧张、恐惧。

(四)辅助检查

1.诊断性刮宫

诊断性刮宫可了解子宫内膜反应、子宫内膜病变,达到止血的目的。不规则流血者可随时刮宫,用以止血。确定有无排卵或黄体功能,于月经前一天或者月经来潮6小时内做诊断性刮宫,无排卵性功血的子宫内膜呈增生期改变,黄体功能不足显示子宫内膜分泌不良。子宫内膜不规则脱落,于月经周期第5~6天进行诊断性刮宫,增生期与分泌期子宫内膜共存。

2.B超检查

了解子宫内膜厚度及生殖器官有无器质性改变。

3.血常规及凝血功能检查

了解有无贫血、感染及凝血功能障碍。

4.宫腔镜检查

直接观察子宫内膜,选择病变区进行活组织检查。

5.卵巢功能检查

判断卵巢有无排卵或黄体功能。

(五)处理要点

1.无排卵性功血

青春期和生育期患者以止血、调整周期、促排卵为原则。围绝经期患者以止血、防止子宫内膜癌变为原则。

2.排卵性功血

黄体功能不足的治疗原则是促进卵泡发育,刺激黄体功能及黄体功能替代,分别应用氯米芬、人绒毛膜促性腺激素(HCG)和孕酮;子宫内膜不规则脱落的治疗原则是促使黄体及时萎缩,子宫内膜及时完整脱落,常用药物有孕激素和 HCG。

二、护理问题

(一)潜在并发症

贫血。

(二)知识缺乏

缺乏性激素治疗的知识。

(三)有感染的危险

与经期延长、机体抵抗力下降有关。

(四)焦虑

与性激素使用及药物不良反应有关。

三、护理措施

(一)一般护理

患者体质往往较差,应加强营养,改善全身情况,可补充铁剂、维生素 C 和蛋白质。成人体内大约每 100 mL 血中含 50 mg 铁,行经期妇女,每天从食物中吸收铁 0.7～2.0 mg,经量多者应额外补充铁。向患者推荐含铁较多的食物,如猪肝、胡萝卜、葡萄干等。按照患者的饮食习惯,为患者制订适合于个人的饮食计划,保证患者获得足够的营养。

(二)病情观察

观察并记录患者的生命体征、出量及入量,嘱患者保留出血期间使用的会阴垫及内裤,以便更准确地估计出血量。出血较多者,督促其卧床休息,避免过度疲劳和剧烈活动;贫血严重者,遵医嘱做好配血、输血、止血措施,执行治疗方案,维持患者正常血容量。

(三)对症护理

1.无排卵性功血

(1)止血:对大量出血患者,要求在性激素治疗 8 小时内见效,24～48 小时内出血基本停止,若 96 小时以上仍不止血者,应考虑有器质性病变存在。

性激素止血。①雌激素:应用大剂量雌激素可迅速提高血内雌激素浓度,促使子宫内膜生长,短期内修复创面而止血,主要用于青春期功血。目前多选用妊马雌酮 2.5 mg 或己烯雌酚 1～2 mg。②孕激素:适用于体内已有一定水平雌激素的患者。常用药物如甲羟孕酮或炔诺酮,用药原则同雌激素。③雄激素:拮抗雌激素、增加子宫平滑肌及子宫血管张力而减少出血,主要用于围绝经期功血患者的辅助治疗,可随时停用。④联合用药:止血效果优于单一药物,可用三合激素或口服短效避孕药,血止后逐渐减量。

刮宫术:止血及排除子宫内膜癌变,适用于年龄大于 35 岁、药物治疗无效或存在子宫内膜癌高危因素的患者。

其他止血药:卡巴克洛和酚磺乙胺可减少微血管的通透性,氨基己酸、氨甲苯酸、氨甲环酸等可抑制纤维蛋白溶酶,有减少出血量的辅助作用,但不能依赖其止血。

(2)调整月经周期:一般连续用药 3 个周期。在此过程中务必积极纠正贫血,加强营养,以改善体质。

雌、孕激素序贯疗法:人工周期,通过模拟自然月经周期中卵巢的内分泌变化,将雌、孕激素序贯应用,使子宫内膜发生相应变化,引起周期性脱落,适用于青春期功血或生育期功血者,可诱发卵巢自然排卵。雌激素自月经来潮第 5 天开始用药,妊马雌酮 1.25 mg 或己烯雌酚 1 mg,每晚 1 次,连服 20 天,于服雌激素最后 10 天加用甲羟孕酮,每天 10 mg,两药同时用完,停药后3~7 天出血;于出血第 5 天重复用药,一般连续使用 3 个周期。用药 2~3 个周期后,患者常能自发排卵。

雌、孕激素联合疗法:可周期性口服短效避孕药,适用于生育期功血、内源性雌激素水平较高者或绝经过渡期功血者。

后半周期疗法:于月经周期的后半周期开始(撤药性出血的第 16 天)服用甲羟孕酮,每天 10 mg,连服 10 天为 1 个周期,共 3 个周期为一个疗程,适用于青春期或绝经过渡期功血者。

(3)促排卵:适用于育龄期功血者。常用药物如氯米芬、人绒毛膜促性腺激素(HCG)等。于月经第5 天开始每天口服氯米芬 50 mg,连续 5 天,以促进卵泡发育。B 超监测卵泡发育接近成熟时,可大剂量肌内注射 HCG 5 000 U,以诱发排卵。青春期不提倡使用。

(4)手术治疗:以刮宫术最常用,既能明确诊断,又能迅速止血。绝经过渡期出血患者激素治疗前宜常规刮宫,最好在子宫镜下行分段诊断性刮宫,以排除子宫内细微器质性病变。对青春期功血刮宫应持慎重态度,必要时行子宫次全切除或子宫切除术。

2.排卵性功血

(1)黄体功能不足:药物治疗如下。①黄体功能替代疗法:自排卵后开始每天肌内注射孕酮 10 mg,共 10~14 天,用以补充黄体分泌孕酮的不足。②黄体功能刺激疗法:通常应用 HCG 以促进及支持黄体功能,于基础体温上升后开始,隔天肌内注射 HCG 1 000~2 000 U,共 5 次,可使血浆孕酮明显上升,随之正常月经周期恢复。③促进卵泡发育:于月经第 5 天开始,每晚口服氯米芬 50 mg,共 5 天。

(2)子宫内膜不规则脱落:药物治疗如下。①孕激素:自排卵后第 1~2 天或下次月经前10~14 天开始,每天口服甲羟孕酮 10 mg,连续 10 天,有生育要求可肌内注射孕酮。②HCG:用法同黄体功能不足。

3.性激素治疗的注意事项

(1)严格遵医嘱正确用药,不得随意停服或漏服,以免使用不当引起子宫出血。

(2)药物减量必须按规定在血止后开始,每 3 天减量 1 次,每次减量不超过原剂量的 1/3,直至维持量,持续用至血止后 20 天停药。

(3)雌激素口服可能引起恶心、呕吐等胃肠道反应,可饭后或睡前服用,对存在血液高凝倾向或血栓性疾病史者禁忌使用。

(4)雄激素用量过大可能出现男性化的不良反应。

(四)预防感染

(1)测体温、脉搏。

(2)指导患者保持会阴部清洁,出血期间禁止盆浴及性生活。

(3)注意有无腹痛等生殖器官感染征象。

（4）按医嘱使用抗生素。

（五）心理护理

注意情绪调节，避免过度紧张与精神刺激。特别是青春期少女，父母们不仅要关注女孩的学习状况与膳食状况，还要重视女孩的情绪变化，与其多沟通，了解其内心世界的变化，帮助其释放不良情绪，以使其保持相对稳定的精神-心理状态，避免情绪上的大起大落。

（六）健康指导

（1）宜清淡饮食，多食富含维生素 C 的新鲜瓜果、蔬菜；注意休息，保持心情舒畅。

（2）强调严格掌握雌激素的适应证，并合理使用，对更年期及绝经后妇女更应慎用，应用时间不宜过长，量不宜大，并应严密观察反应。

（3）月经期避免剧烈运动，禁止盆浴及性生活，保持会阴部清洁。

（郭玉红）

第十三章

产 科 护 理

第一节　异位妊娠

异位妊娠是指受精卵在子宫体腔以外着床发育,习惯称为宫外孕。异位妊娠包括输卵管妊娠、卵巢妊娠、腹腔妊娠、宫颈妊娠及阔韧带妊娠等。输卵管妊娠较为常见,其中壶腹部妊娠最多见,其次为峡部、伞部、间质部妊娠。

一、病因

(一)输卵管炎症

输卵管炎症是异位妊娠的主要病因,可分为输卵管黏膜炎和输卵管周围炎。

(二)输卵管手术史

输卵管绝育史及手术史者,输卵管妊娠的发病率为 $10\% \sim 20\%$。

(三)输卵管发育不良或功能异常

输卵管过长、肌层发育差、黏膜纤毛缺乏等,均可成为输卵管妊娠的原因。

(四)辅助生殖技术

由于辅助生殖技术的应用,使输卵管妊娠发生率增加,既往少见的异位妊娠,如卵巢妊娠、宫颈妊娠、腹腔妊娠的发生率增加。

(五)避孕失败

宫内节育器避孕失败,发生异位妊娠的机会较大。

(六)其他

子宫肌瘤或卵巢肿瘤压迫输卵管,影响输卵管通畅,使受精卵运行受阻。输卵管子宫内膜异位可增加受精卵着床于输卵管的可能性。

二、病理

(一)输卵管妊娠流产

多见于输卵管壶腹部妊娠,可分为输卵管完全流产和输卵管不完全流产。

(二)输卵管妊娠破裂

多见于妊娠 6 周左右输卵管峡部妊娠,患者易出现休克,出血量远大于输卵管妊娠流产。

(三)陈旧性宫外孕

长期反复内出血形成的盆腔血肿不消散,血肿机化变硬并与周围组织粘连。

(四)继发性腹腔妊娠

存活胚胎的绒毛组织附着于原位或排至腹腔后重新种植而获得营养,可继续生长发育。

三、临床表现

(一)症状

1.停经

多数患者停经 6～8 周后出现不规则阴道流血,但有些患者因月经过期几天,误将不规则的阴道流血视为月经。

2.腹痛

腹痛是输卵管妊娠患者就诊的主要症状。输卵管妊娠未发生流产或破裂前,常表现为一侧下腹隐痛或酸胀感。输卵管妊娠流产或破裂时,患者突感一侧下腹撕裂样疼痛,常伴有恶心、呕吐;血液随后由局部、下腹流向全腹,疼痛也遍及全腹,放射至肩部;当血液积聚于直肠子宫陷凹处,可出现肛门坠胀感。

3.阴道流血

胚胎死亡后,常有不规则阴道流血,色暗红或深褐,量少呈点滴状,一般不超过月经量。少数患者阴道流血量较多,类似月经。阴道流血可伴有蜕膜管型或蜕膜碎片排出,是由子宫蜕膜剥离所致。阴道流血常在病灶去除后方能停止。

4.晕厥与休克

急性大量内出血及剧烈腹痛可引起患者晕厥或休克。内出血越多越急,症状出现的就越迅速越严重,但与阴道流血量不成比例。

5.腹部包块

当输卵管妊娠流产或破裂后形成的血肿时间过久,可因血液凝固,逐渐机化变硬与周围器官(子宫,输卵管,卵巢,肠管等)发生粘连而形成包块。

(二)体征

1.一般情况

腹腔内出血较多时,患者呈贫血貌,出现面色苍白、脉快而细弱、血压下降等休克表现。

2.腹部检查

下腹有明显压痛及反跳痛,尤以患侧为重,但腹肌紧张轻微。出血较多时,叩诊有移动性浊音。有些患者下腹可触及包块,若反复出血并积聚,包块可不断增大变硬。

3.盆腔检查

阴道内常有来自宫腔内的少许血液。输卵管妊娠未发生流产或破裂者,除子宫略大较软外,仔细检查可触及胀大的输卵管,轻度压痛。输卵管妊娠流产或破裂者,阴道后穹隆饱满,有触痛。将宫颈轻轻上抬或左右摆动时引起剧烈疼痛,称为宫颈举痛或摇摆痛,此为输卵管妊娠的主要体征之一。内出血多时检查子宫有漂浮感,子宫一侧或其后方可触及肿块,其大小、形状、质地常有变化,边界多不清楚,触痛明显。

四、辅助检查

(一)阴道后穹隆穿刺
阴道后穹隆穿刺是一种简单可靠的诊断方法,适用于疑有腹腔内出血的患者。

(二)妊娠试验
放射免疫法测血中 HCG,尤其是 β-HCG 阳性有助诊断。异位妊娠时患者体内 β-HCG 水平较宫内妊娠低。

(三)超声检查
B 超显像有助于诊断异位妊娠。阴道 B 超检查较腹部 B 超检查准确性高。

(四)腹腔镜检查
视为异位妊娠诊断的金标准,而且可以在确诊的情况下起到治疗作用。有大量腹腔内出血或伴有休克者禁忌。

(五)子宫内膜病理检查
诊刮仅适用于阴道流血量较多的患者,目的在于排除宫内妊娠流产。

五、治疗

(一)手术治疗
应在积极纠正休克的同时进行手术,腹腔镜技术成为近年来治疗异位妊娠的主要方法。

(二)药物治疗
用化疗药物甲氨蝶呤等治疗输卵管妊娠,但在治疗中若有严重内出血征象,或疑输卵管间质部妊娠或胚胎继续生长时仍应及时手术治疗。

六、护理措施

(一)非手术治疗患者的护理
1.休息
患者入院后应绝对卧床休息,减少活动。嘱患者避免突变换体位及增加腹压的动作,不能灌肠,以免引起反复出血。

2.饮食指导
指导患者进食高营养、高维生素的半流质的食物,保持大便通畅,防止便秘,腹胀等不适。

3.病情观察
密切观察患者血压、脉搏、呼吸、体温、面色的变化,重视患者的主诉,注意阴道流血量与腹腔内出血量比例,当阴道流血量不多时,不要误以为腹腔内出血量也很少。应告知患者病情发展指征,如出血增多,腹痛加剧,肛门坠胀感明显等,以便病情发展时,能及时发现,并给予相应处理。

4.建立静脉通路
应随时做好输液、输血及腹部手术的准备。

5.健康指导
指导患者正确留取血 β-HCG,以监测治疗效果。患者阴道有排出物时,应立即通知医师,留取好标本送病理检查,并讲明目的及意义。

6.预防感染

观察患者体温过高时,给予物理降温,告知患者多饮水;患者卧床期间,做好会阴护理;嘱患者勤换内衣、内裤、纸垫,保持外阴清洁。

7.心理护理

向患者讲述异位妊娠的相关知识,减少和消除患者的紧张、恐惧心理。

(二)手术治疗患者的护理

1.体位

在通知医师即刻到来的同时,应使患者平卧,以减少活动,增加脑血流及氧的供应。

2.病情观察

监测血压、血氧、脉搏、呼吸、体温及观察患者腹痛症状有无加剧,阴道流血量有无变化及尿量、颜色,并做好记录。

3.抢救配合

立即建立静脉通路,交叉配血,给予患者输血、输液,配合医师积极纠正休克,补充血容量。按急诊手术要求迅速做好术前准备,协助医师通知手术室。

4.心理护理

向患者及家属讲述手术的必要性,保持周围环境安静、有序,减少患者的紧张、恐惧心理,协助患者接受手术。

5.健康指导

输卵管妊娠的预后在于防止输卵管的损伤和感染,因此护士应做好妇女的健康保健工作,防止发生盆腔感染。教育患者保持良好的卫生习惯,勤洗浴,勤换衣,性伴侣稳定。发生盆腔炎后须立即彻底治疗,以免延误病情。护士需告诉患者,下次妊娠时要及时就医,并且不要轻易终止妊娠。

(郭玉红)

第二节　妊娠剧吐

少数孕妇早孕反应严重,频繁恶心呕吐,不能进食,以致发生体液失衡及新陈代谢障碍,甚至危及孕妇生命,称为妊娠剧吐。其发病率为 $0.35\%\sim0.47\%$。

一、临床表现

恶心呕吐,头晕,厌食,甚则食入即吐,或恶闻食气,不食也吐。体格检查见精神萎靡消瘦,严重者可见血压下降,体温升高,黄疸,嗜睡和昏迷。

二、治疗

对妊娠剧吐者,应给予安慰,注意其精神状态,了解其思想情绪,解除顾虑;通常应住院治疗;应先禁食2~3天,每天静脉滴注葡萄糖液及葡萄糖盐水共 3 000 mL,输液中加入氯化钾、维生素 C 及维生素 B_6，同时肌内注射维生素 B_1。合并有代谢性酸中毒者，应根据血二氧化碳结合力值或血气分析结果，静脉滴注碳酸氢钠溶液，每天尿量至少应达到 1 000 mL。一般经上述治疗 2～3 天后，病情多迅速好转，呕吐停止后，可以试进饮食。若进食量不足，应适当补液，经上述治疗，若病情不见好转，体温升高达 38 ℃ 以上，心率每分钟超过 120 次或出现黄疸时，应考虑终止妊娠。

三、护理

（一）护理措施

1.心理护理

了解患者的心理状态，充分调动患者的主动性，帮患者分析病情，使患者了解妊娠剧吐是一种常见的生理现象，经过治疗和护理是可以预防和治愈的，消除不必要的思想顾虑，克服妊娠剧吐带来的不适，树立妊娠的信心，提高心理舒适度。

2.输液护理

考虑患者的感受，输液前做好解释工作，操作时做到沉着、稳健、熟练、一针见血，尽可能减少穿刺中的疼痛，经常巡视输液情况，观察输液是否通畅，针头是否脱出，输液管有无扭曲、受压，注射部位有无液体外溢、疼痛等。

3.饮食护理

妊娠剧吐往往与孕妇自主神经系统稳定性、精神状态、生活环境有密切关系，患者在精神紧张下，呕吐更加频繁，引起水及电解质紊乱，由于呕吐后怕进食，长期饥饿热量摄入不足，故在治疗的同时应注意患者的心理因素，予以解释安慰，妊娠剧吐患者见到食物往往有种恐惧心理，食欲缺乏，因此，呕吐时禁食，使胃肠得到休息。但呕吐停止后应适当进食，饮食以清淡、易消化为主，食物应含丰富蛋白质和碳水化合物，少量多餐，对患者进行营养与胎儿发育指导，把进餐当成轻松愉快的享受而不是负担，使胎儿有足够的营养，顺利度过早孕反应期。

4.家庭护理

（1）少吃多餐，选择能被孕妇接受的食物，以流质为主，避免油腻、异味。吐后应继续再吃，若食后仍吐，多次进食补充，仍可保持身体营养的需要，同时避免过冷过热的食物。必要时饮口服补液盐。

（2）卧床休息，环境安静，通风，减少在视线范围内引起不愉快的情景和异味。呕吐时做深呼吸和吞咽动作即大口喘气，呕吐后要及时漱口，注意口腔卫生。另外要保持外阴的清洁，床铺的整洁。

（3）关心、体贴孕妇，解除不必要的顾虑；孕妇要保持心情愉快，避免急躁和情绪激动。

（4）若呕吐导致体温上升，脉搏增快，眼眶凹陷，皮肤无弹性，精神异常，要立即送医院。

5.健康教育

（1）保持心情舒畅。呕吐严重者，需卧床休息。

（2）居室尽量布置得清洁、安静、舒适；避免异味的刺激；呕吐后应立即清除呕吐物，以避免恶性刺激，并用温开水漱口，保持口腔清洁。呕吐较剧者，可在用餐前口中含生姜 1 片，以达到暂时止呕的目的。

（3）注意饮食卫生：饮食宜营养价值稍高且易消化为主，可采取少吃多餐的方法。为防止脱水,应保持每天的液体摄入量,平时宜多吃一些西瓜、生梨、甘蔗等水果。

（4）保持大便的通畅。

（二）护理效果评估

（1）患者呕吐减轻,水、电解质和平衡。

（2）患者情绪稳定。

（郭玉红）

第三节　前置胎盘

妊娠 28 周后,胎盘附着于子宫下段,甚至胎盘下缘达到或覆盖宫颈内口,其位置低于胎先露部,称为前置胎盘。前置胎盘是妊娠晚期严重并发症,也是妊娠晚期阴道流血最常见的原因。其发病率国外报道为 0.5%,国内报道为 0.24%～1.57%。

一、病因

目前尚不清楚,高龄初产妇（年龄＞35 岁）、经产妇及多产妇、吸烟或吸毒妇女为高危人群。其病因可能与下述因素有关。

（一）子宫内膜病变或损伤

多次刮宫、分娩、子宫手术史等是前置胎盘的高危因素。上述情况可损伤子宫内膜,引起子宫内膜炎或萎缩性病变,再次受孕时子宫蜕膜血管形成不良、胎盘血供不足,刺激胎盘面积增大延伸到子宫下段。前次剖宫产手术瘢痕可妨碍胎盘在妊娠晚期向上迁移,增加前置胎盘的可能性。据统计发生前置胎盘的孕妇,85%～95% 为经产妇。

（二）胎盘异常

双胎妊娠时胎盘面积过大,前置胎盘发生率较单胎妊娠高 1 倍;胎盘位置正常而副胎盘位于子宫下段接近宫颈内口及膜状胎盘大而薄,扩展到子宫下段,均可发生前置胎盘。

（三）受精卵滋养层发育迟缓

受精卵到达子宫腔后,滋养层尚未发育到可以着床的阶段,继续向下游走到达子宫下段,并在该处着床而发育成前置胎盘。

二、分类

根据胎盘下缘与宫颈内口的关系,将前置胎盘分为 3 类（图 13-1）。

（1）完全性前置胎盘又称为中央性前置胎盘,胎盘组织完全覆盖宫颈内口。

（2）部分性前置胎盘宫颈内口部分为胎盘组织所覆盖。

（3）边缘性前置胎盘胎盘附着于子宫下段,胎盘边缘到达宫颈内口,未覆盖宫颈内口。

胎盘位于子宫下段,与胎盘边缘极为接近,但未达到宫颈内口,称为低置胎盘。胎盘下缘与宫颈内口的关系可因宫颈管消失和宫口扩张而改变。前置胎盘类型可因诊断时期不同而改变,如临产前为完全性前置胎盘,临产后因宫口扩张而成为部分性前置胎盘。目前临床上均依据处理前的最后一次检查结果来决定其分类。

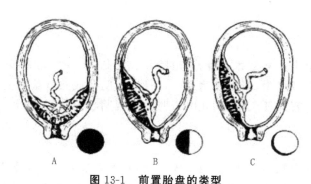

图 13-1　前置胎盘的类型
A.完全性前置胎盘；B.部分性前置胎盘；C.边缘性前置胎盘

三、临床表现

(一)症状

前置胎盘的典型症状是妊娠晚期或临产时，发生无诱因、无痛性反复阴道流血。妊娠晚期子宫下段逐渐伸展，牵拉宫颈内口，宫颈管缩短；临产后规律宫缩使宫颈管消失成为软产道的一部分。宫颈外口扩张，附着于子宫下段及宫颈内口的胎盘前置部分不能相应伸展而与其附着处分离，血窦破裂出血。前置胎盘出血前无明显诱因，初次出血量一般不多，剥离处血液凝固后，出血自然停止；也有初次即发生致命性大出血而导致休克的。由于子宫下段不断伸展，使前置胎盘出血常反复发生，出血量也越来越多。阴道流血发生的迟早、反复发生次数、出血量多少与前置胎盘类型有关。完全性前置胎盘初次出血时间早，多在妊娠28周左右，称为"警戒性出血"。边缘性前置胎盘出血多发生于妊娠晚期或临产后，出血量较少。部分性前置胎盘的初次出血时间、出血量及反复出血次数，介于两者之间。

(二)体征

患者一般情况与出血量有关，大量出血呈现面色苍白、脉搏增快微弱、血压下降等休克表现。腹部检查：子宫软，无压痛，大小与妊娠周数相符。由于子宫下段有胎盘占据，影响胎先露部入盆，故胎先露高浮，易并发胎位异常。反复出血或一次出血量过多，使胎儿宫内缺氧，严重者胎死宫内。当前置胎盘附着于子宫前壁时，可在耻骨联合上方听到胎盘杂音。临产时检查见宫缩为阵发性，间歇期子宫完全松弛。

四、处理原则

处理原则是抑制宫缩、止血、纠正贫血和预防感染。根据阴道流血量、有无休克、妊娠周数、胎位、胎儿是否存活、是否临产及前置胎盘类型等作出决定。

(一)期待疗法

应在保证孕妇安全的前提下尽可能延长孕周，以提高围生儿存活率，适用于妊娠<34周、胎儿体重<2 000 g、胎儿存活、阴道流血量不多、一般情况良好的孕妇。

尽管国外有资料证明，前置胎盘孕妇的妊娠住院与门诊治疗并无明显差异，但我国仍应强调住院治疗。住院期间密切观察病情变化，为孕妇提供全面优质护理是期待疗法的关键措施。

(二)终止妊娠

1.终止妊娠指征

孕妇反复发生多量出血甚至休克者,无论胎儿成熟与否,为了母亲安全应终止妊娠;期待疗法中发生大出血或出血量虽少,但胎龄达孕 36 周以上,胎儿成熟度检查提示胎儿肺成熟者;胎龄未达孕 36 周,出现胎儿窘迫征象,或胎儿电子监护发现胎心异常者;胎儿已死亡或出现难以存活的畸形,如无脑儿。

2.剖宫产

剖宫产可在短时间内娩出胎儿,迅速结束分娩,对母儿相对安全,是处理前置胎盘的主要手段。剖宫产指征应包括:完全性前置胎盘,持续大量阴道流血;部分性和边缘性前置胎盘出血量较多,先露高浮,短时间内不能结束分娩;胎心异常。术前应积极纠正贫血、预防感染等,备血,做好处理产后出血和抢救新生的准备。

3.阴道分娩

边缘性前置胎盘、枕先露、阴道流血不多、无头盆不称和胎位异常,估计在短时间内能结束分娩者,可予试产。

五、护理

(一)护理评估

1.病史

除个人健康史外,在孕产史中尤其注意识别有无剖宫产术、人工流产术及子宫内膜炎等前置胎盘的易发因素。此外,妊娠中特别是孕 28 周后,是否出现无痛性、无诱因、反复阴道流血症状,并详细记录具体经过及医疗处理情况。

2.身心状况

患者的一般情况与出血量的多少密切相关。大量出血时可见面色苍白、脉搏细速、血压下降等休克症状。孕妇及其家属可因突然阴道流血而感到恐惧或焦虑,既担心孕妇的健康,又担心胎儿的安危,可能显得恐慌、紧张、手足无措。

3.诊断检查

(1)产科检查:子宫大小与停经月份一致,胎儿方位清楚,先露高浮,胎心可以正常,也可因孕妇失血过多致胎心异常或消失。前置胎盘位于子宫下段前壁时,可于耻骨联合上方听见胎盘血管杂音。临产后检查,宫缩为阵发性,间歇期子宫肌肉可以完全放松。

(2)超声检查:B 超断层相可清楚看到子宫壁、胎头、宫颈和胎盘的位置,胎盘定位准确率达 95％以上,可反复检查,是目前最安全、有效的首选检查方法。

(3)阴道检查:目前一般不主张应用,只有在近临产期出血不多时,终止妊娠前为除外其他出血原因或明确诊断决定分娩方式前考虑采用。要求阴道检查操作必须在输血、输液和做好手术准备的情况下方可进行。怀疑前置胎盘的个案,切忌肛查。

(4)术后检查胎盘及胎膜:胎盘的前置部分可见陈旧血块附着呈黑紫色或暗红色,如这些改变位于胎盘的边缘,而且胎膜破口处距胎盘边缘＜7 cm,则为部分性前置胎盘。如行剖宫产术,术中可直接了解胎盘附着的部分并确立诊断。

(二)护理诊断

1.潜在并发症

出血性休克。

2.有感染的危险

与前置胎盘剥离面靠近子宫颈口、细菌易经阴道上行感染有关。

(三)护理目标

(1)接受期待疗法的孕妇血红蛋白不再继续下降,胎龄可达或更接近足月。

(2)产妇产后未发生产后出血或产后感染。

(四)护理措施

根据病情须立即接受终止妊娠的孕妇,应立即安排孕妇去枕侧卧位,开放静脉,配血,做好输血准备。在抢救休克的同时,按腹部手术患者的护理进行术前准备,并做好母儿生命体征的监测及抢救准备工作。接受期待疗法的孕妇的护理措施如下。

1.保证休息

减少刺激孕妇需住院观察,绝对卧床休息,尤以左侧卧位为佳,并定时间断吸氧,每天 3 次,每次 1 小时,以提高胎儿血氧供应。此外,还需避免各种刺激,以减少出血可能。医护人员进行腹部检查时动作要轻柔,禁做阴道检查和肛查。

2.纠正贫血

除采取口服硫酸亚铁、输血等措施外,还应加强饮食营养指导,建议孕妇多食高蛋白及含铁丰富的食物,如动物肝脏、绿叶蔬菜和豆类等,一方面有助于纠正贫血,另一方面还可以增强机体抵抗力,同时也促进胎儿发育。

3.监测生命体征

及时发现病情变化,严密观察并记录孕妇生命体征,阴道流血的量、色,流血事件及一般状况,检测胎儿宫内状态。按医嘱及时完成实验室检查项目,并交叉配血备用,发现异常及时报告医师并配合处理。

4.预防产后出血和感染

(1)产妇回病房休息时严密观察产妇的生命体征及阴道流血情况,发现异常及时报告医师处理,以防止或减少产后出血。

(2)及时更换会阴垫,以保持会阴部清洁、干燥。

(3)胎儿分娩后,及早使用宫缩剂,以预防产后大出血;对新生儿严格按照高危儿处理。

5.健康教育

护士应加强对孕妇的管理和宣教,指导围孕期妇女避免吸烟、酗酒等不良行为,避免多次刮宫、引产或宫内感染,防止多产,减少子宫内膜损伤或子宫内膜炎。对妊娠期出血,无论量多少均应就医,做到及时诊断、正确处理。

(五)护理评价

(1)接受期待疗法的孕妇胎龄接近(或达到)足月时终止妊娠。

(2)产妇产后未出现产后出血和感染。

(郭玉红)

第四节 胎膜早破

胎膜早破是指在临产前胎膜破裂,胎膜早破可引起早产、脐带脱垂及母儿感染。

一、病因

(一)下生殖道感染
可由细菌、病毒或弓形虫体上行感染引起胎膜炎,使胎膜局部张力下降而破裂。

(二)胎膜受力不均
胎先露部高浮、头盆不称,胎位异常可使胎囊受压不均导致破裂。

(三)羊膜腔内压力升高
常见多胎妊娠、羊水过多等。

(四)创伤、宫颈内口松弛
前羊膜囊锲入,受力不均及胎膜发育不良常可导致胎膜早破。

(五)营养缺乏
缺乏维生素 C、锌及铜,可使胎膜张力下降而破裂。

(六)机械性刺激
创伤或妊娠后期性交也可导致胎膜早破。

(七)细胞因子
白细胞介素-1、白细胞介素-6、白细胞介素-8 升高、可激活溶酶体酶破坏羊膜组织导致胎膜早破。

二、临床表现

孕妇突感有较多液体自阴道流出,伴有少量持续性流液或间歇性流液。腹压增大如咳嗽、打喷嚏、负重时,羊水即流出。

三、辅助检查

(一)羊水内容
检查阴道液酸碱度,pH>6.5 时视为阳性,胎膜早破的可能性极大。注意血液、宫颈黏液、尿液、精液、滑石粉、细菌污染均可使测试呈现假阳性。

(二)B 超检查
B 超显示羊水量减少,可怀疑为胎膜早破。

(三)阴道液涂片
阴道液干燥片检查有羊齿植物叶状结晶出现为羊水,准确率达到 95%。

四、治疗

(一)期待疗法
期待疗法适用于妊娠 28~35 周、胎膜早破不伴感染、羊水平段≥3 cm。患者应绝对卧床休息,保持外阴清洁,避免不必要的肛诊及阴道检查,密切观察,妊娠 35 周前给予地塞米松促进胎肺成熟,预防感染和脐带脱垂等并发症发生。

(二)终止妊娠

妊娠 35 周后,胎肺和宫颈成熟,可经阴道分娩。若有羊膜炎,不考虑胎龄大小,应终止妊娠,如胎头高浮、胎位异常、宫颈不成熟、胎肺成熟、明显羊膜腔感染并伴有胎儿窘迫,抗感染的同时行剖宫产术终止妊娠,应做好新生儿复苏准备。

五、护理措施

(一)预防脐带脱垂

1.体位

胎膜早破先露部未衔接的住院孕妇应绝对卧床休息,适当抬高臀部,平卧位,尤以左侧卧位为主,以缓解和预防子宫收缩,增加子宫和胎盘血液灌注量,保证胎儿氧气和营养的供给,同时防止脐带脱垂发生。

2.脐带位置判断

检查阴道确定有无隐性脐带脱垂,如有脐带脱垂或脐带先露,应在数分钟做好结束分娩的准备,及时与医师沟通,并准确记录。

3.风险告知

评估风险,向家属及孕妇告知病情,取得其配合和理解。

(二)防护胎儿受伤

1.胎心监测

应用超声多普勒监测胎心变化,正常胎心率为 120～160 次/分,如胎心异常应及时通知医师。

2.胎动计数

督促孕妇自数胎动,每天在各时间段各计数 1 小时胎动,如果每小时胎动少于 3 次或自觉胎动频繁,应告知医师,并配合医师进行下一步监测和检查,判断胎儿宫内安危,及时准确做好护理记录。

3.吸氧

若羊水中有胎粪样物流出,提示胎儿有缺氧表现,应给予鼻导管吸氧,增加母体组织中的氧含量,从而改善胎儿宫内缺氧状态。

4.终止妊娠

对于不足 35 周的胎膜早破者,应遵医嘱给予地塞米松 10 mg 静脉滴注,促进胎肺成熟。若孕龄不足 37 周已临产或孕龄已达 37 周、破膜 12～18 小时后尚未临产者,均应按医嘱采取措施,尽快结束分娩。

(三)预防感染

1.羊水观察

密切观察羊水量、性状、颜色、气味,检查子宫有无压痛。

2.感染征象评估

评估患者体温、脉搏、血常规、血 C 反应蛋白的变化,动态检测患者白细胞计数,及时发现感染征象,及时向医师汇报,并做好相应记录。按医嘱一般于胎膜破裂后 12 小时应用抗生素预防感染。

3.会阴护理

嘱孕妇保持外阴清洁,每天用消毒液棉球擦洗会阴两次。放置吸水好的消毒会阴垫于外阴,勤换会阴垫,保持清洁干燥,防止上行性感染。

(四)预防血栓

1.床上活动

鼓励孕妇适当床上翻身,按摩双下肢,定时做下肢的主动或被动运动,保持皮肤完整,促进血液循环,防止肌肉萎缩。

2.下肢血栓观察与护理

观察下肢皮温、皮色及足背动脉搏动情况,防止下肢静脉血栓的发生。可应用抗血栓压力带,促进下肢回流。

(五)提供健康知识

1.疾病预防

向患者讲解胎膜早破注意事项及其影响,嘱孕妇妊娠后期禁止性交,讲明预防感染措施。

2.饮食指导

饮食应以清淡、富含营养和维生素、钙及粗纤维饮食为主,鼓励多饮水,每天在 2 000 mL 以上,以保持血容量和预防便秘发生。

3.心理护理

向患者及其家属讲明胎膜早破后孕妇与婴儿治疗、预后、转归的相关知识。指导患者自我调节情绪,放松心情,保持愉快。避免精神紧张与焦虑。建立相互信任的护患关系,为患者的需要提供帮助,解释其疑问。

(郭玉红)

第五节　自然流产

妊娠不足 28 周、胎儿体重不足 1 000 g 而终止者,称为流产。妊娠 12 周前终止者,称为早期流产;妊娠 12 周至不足 28 周终止者,称为晚期流产。流产分为自然流产和人工流产。自然流产占妊娠总数的 10%～15%,其中早期流产占 80% 以上。

一、病因

自然流产的病因包括胚胎因素、母体因素、免疫功能异常和环境因素。

(一)胚胎因素

染色体异常是早期流产最常见的原因,半数以上与胚胎染色体异常有关。染色体异常包括数目异常和结构异常。除遗传因素外,感染、药物等因素也可引起胚胎染色体异常。若发生流产,多为空孕囊或已退化的胚胎。少数至妊娠足月可能娩出畸形儿,或有代谢及功能缺陷。

(二)母体因素

1.全身性疾病

全身性疾病(如严重感染、高热等疾病)会刺激孕妇的子宫强烈收缩导致流产;引发胎儿缺氧(如严重贫血或心力衰竭)、胎儿死亡(如细菌毒素和某些病毒如巨细胞病毒、单纯疱疹病毒经胎盘进入胎儿血循环)或胎盘梗死(如孕妇患慢性肾炎或高血压)均可导致流产。

2.生殖器官异常

子宫畸形(如子宫发育不良、双子宫、子宫纵隔等)和子宫肿瘤(如黏膜下肌瘤等),均可影响胚胎着床发育而导致流产。宫颈重度裂伤、宫颈内口松弛引发胎膜早破而发生晚期自然流产。

3.内分泌异常

黄体功能不足、甲状腺功能减退、严重糖尿病血糖未能控制等,均可导致流产。

4.强烈应激与不良习惯

妊娠期无论严重的躯体(如手术、直接撞击腹部、性交过频)或心理(过度紧张、焦虑、恐惧、忧伤等精神创伤)的不良刺激均可导致流产。孕妇过量吸烟、酗酒,过量饮咖啡、二醋吗啡(海洛因)等,均有导致流产的报道。

5.免疫功能异常

胚胎及胎儿属于同种异体移植物。母体对胚胎及胎儿的免疫耐受是胎儿在母体内得以生存的基础。若孕妇于妊娠期间对胎儿免疫耐受降低可致流产。

6.环境因素

过多接触放射线和砷、铅、甲醛、苯、氯丁二烯、氧化乙烯等化学物质,都有可能引起流产。

二、病理

孕8周前的早期流产,胚胎多先死亡。随后发生底蜕膜出血并与胚胎绒毛分离、出血,已分离的胚胎组织作为异物有可引起子宫收缩,妊娠物多能完全排出。因这时胎盘绒毛发育不成熟,与子宫蜕膜联系尚不牢固,胚胎绒毛易与底蜕膜分离,出血不多。早期流产时胚胎发育异常,一类是全胚发育异常,即生长结构障碍,包括无胚胎、结节状胚、圆柱状胚和发育阻滞胚;另一类是特殊发育缺陷,以神经管畸形、肢体发育缺陷等最常见。孕8～12周时胎盘绒毛发育茂盛,与底蜕膜联系较牢固,流产的妊娠物往往不易完整排出,部分妊娠物滞留在宫腔内,影响子宫收缩,导致出血量较多。孕12周以后的晚期流产,胎盘已完全形成,流产时会先出现腹痛,然后排出胎儿、胎盘。胎儿在宫腔内死亡过久,被血块包围,形成血样胎块而引起出血不止;也可因血红蛋白长久被吸收而形成肉样胎块,或胎儿钙化后形成石胎。其他尚可见压缩胎儿、纸样胎儿、浸软胎儿、脐带异常等病理表现。

三、临床表现

主要为停经后阴道流血和腹痛。

(一)孕12周前的早期流产

开始时绒毛与蜕膜剥离,血窦开放,出现阴道流血,剥离的胚胎和血液刺激子宫收缩,排出胚胎或胎儿,产生阵发性下腹部疼痛。胚胎或胎儿及其附属物完全排出后,子宫收缩,血窦闭合,出血停止。

（二）孕 12 周后的晚期流产

晚期流产的临床过程与早产和足月产相似，胎儿娩出后胎盘娩出，出血不多。

由此可见，早期流产的临床全过程表现为先出现阴道流血，而后出现腹痛。晚期流产的临床全过程表现为先出现腹痛（阵发性子宫收缩），而后出现阴道流血。

四、临床类型

按自然流产发展的不同阶段，分为以下临床类型。

（一）先兆流产

先兆流产是指妊娠 28 周前先出现少量阴道流血，常为暗红色或血性白带，无妊娠物排出，随后出现阵发性下腹痛或腰背痛。妇科检查可见宫颈口未开，胎膜未破，子宫大小与停经周数相符。经休息及治疗后症状消失，可继续妊娠；若阴道流血量增多或下腹痛加剧，可发展为难免流产。

（二）难免流产

难免流产是指流产不可避免。在先兆流产基础上，阴道流血量增多，阵发性下腹痛加剧，或出现阴道流液（胎膜破裂）。产科检查可见宫颈口已扩张，有时可见胚胎组织或胎囊堵塞于宫颈口内，子宫大小与停经周数基本相符或略小。

（三）不全流产

不全流产是指难免流产继续发展，部分妊娠物排出宫腔，且部分残留于宫腔内或嵌顿于宫颈口处，或胎儿排出后胎盘滞留宫腔或嵌顿于宫颈口，影响子宫收缩，导致大量出血，甚至发生休克。产科检查见宫颈口已扩张，宫颈口有妊娠物堵塞及持续性血液流出，子宫小于停经周数。

（四）完全流产

完全流产是指妊娠物已全部排出，阴道流血逐渐停止，腹痛逐渐消失。产科检查可见宫颈口已关闭，子宫接近正常大小。

自然流产的临床过程简示如下：

$$
先兆流产
\begin{cases}
继续妊娠 \\
难免流产
\begin{cases}
不全流产 \\
完全流产
\end{cases}
\end{cases}
$$

（五）其他特殊情况

流产有以下 3 种特殊情况。

1.稽留流产

稽留流产又称过期流产。指胚胎或胎儿已死亡滞留宫腔内未能及时自然排出者。典型表现为早孕反应消失，有先兆流产症状或无任何症状，子宫不再增大反而缩小。若已到中期妊娠，孕妇腹部不见增大，胎动消失。产科检查可见宫颈口未开，子宫较停经周数小，质地不软，未闻及胎心。

2.复发性流产

复发性流产是指连续自然流产 3 次及 3 次以上者。每次流产多发生于同一妊娠月份，其临床经过与一般流产相同。早期流产常见原因为胚胎染色体异常、免疫功能异常、黄体功能不足、甲状腺功能减退症等。晚期流产常见原因为子宫畸形或发育不良、宫颈内口松弛、子宫肌瘤等。

宫颈内口松弛常发生于妊娠中期,胎儿长大,羊水增多,宫腔内压力增加,羊膜囊经宫颈内口突出,宫颈管逐渐缩短、扩张。患者常无自觉症状,一旦胎膜破裂,胎儿立即娩出。

3.流产合并感染

在流产过程中,若阴道流血时间长,有组织残留于宫腔内或非法堕胎,有可能引起宫腔感染,常为厌氧菌及需氧菌混合感染,严重感染可扩展至盆腔、腹腔甚至全身,并发盆腔炎、腹膜炎、败血症及感染性休克。

五、处理

确诊流产后,应根据自然流产的不同类型进行相应处理。

(一)先兆流产

卧床休息,禁性生活,必要时给予对胎儿危害小的镇静剂。黄体功能不足者可肌内注射黄体酮注射液10~20 mg,每天或隔天一次,也可口服维生素 E 保胎治疗;甲状腺功能减退者可口服小剂量甲状腺片。经治疗 2 周,若阴道流血停止,B 超检查提示胚胎存活,可继续妊娠。若临床症状加重。B 超检查发现胚胎发育不良(β-HCG 持续不升或下降),表明流产不可避免,应终止妊娠。此外,应重视心理治疗,使其情绪安定,增强信心。

(二)难免流产

一旦确诊,应尽早使胚胎及胎盘组织完全排出。早期流产应及时行刮宫术,对妊娠物应仔细检查,并送病理检查。晚期流产时,子宫较大,出血较多,可用缩宫素 10~20 U 加于 5% 葡萄糖注射液 500 mL 中静脉滴注,促进子宫收缩。当胎儿及胎盘排出后检查是否完全,必要时刮宫以清除宫腔内残留的妊娠物,并给予抗生素预防感染。

(三)不全流产

一经确诊,应尽快行刮宫术或钳刮术,清除宫腔内残留组织。阴道大量出血伴休克者,应同时输血输液,并给予抗生素预防感染。

(四)完全流产

流产症状消失,B 超检查证实宫腔内无残留物,若无感染征象,不需特殊处理。

(五)稽留流产

处理较困难,胎盘组织机化,与子宫壁紧密粘连,致使刮宫困难。稽留时间过长可能发生凝血功能障碍,导致弥散性血管内凝血,造成严重出血。处理前应检查血常规、出凝血时间、血小板计数、血纤维蛋白原、凝血酶原时间、凝血块收缩试验及血浆鱼精蛋白副凝试验(3P 试验)等,并做好输血准备。子宫<12 孕周者,可行刮宫术,术中肌内注射缩宫素,手术时应特别小心,避免子宫穿孔,一次不能刮净,于 5~7 天后再次刮宫。子宫>12 孕周者,应静脉滴注缩宫素,促使胎儿、胎盘排出。若出现凝血功能障碍,应尽早使用肝素、纤维蛋白原及输新鲜血、新鲜冷冻血浆等,待凝血功能好转后,再行刮宫。

(六)复发性流产

染色体异常夫妇应于孕前进行遗传咨询,确定是否可以妊娠;女方通过产科检查、子宫输卵管造影及宫腔镜检查明确子宫有无畸形与病变,有无宫颈内口松弛等。宫颈内口松弛者应在妊娠前行宫颈内口修补术,或于孕 14~18 周行宫颈内口环扎术,术后定期随诊,提前住院,待分娩发动前拆除缝线。若环扎术后有流产征象,治疗失败,应及时拆除缝线,以免造成宫颈撕裂。当原因不明的习惯性流产妇女出现妊娠征兆时,应及时补充维生素 E、肌内注射黄体酮注射液10~

20 mg,每天 1 次,或肌内注射绒毛膜促性腺激素(HCG)3 000 U,隔天 1 次,用药至孕 12 周时即可停药。应安抚患者情绪并嘱卧床休息、禁性生活。有学者对不明原因的复发流产患者行主动免疫治疗,将丈夫的淋巴细胞在女方前臂内侧或臀部做多点皮内注射,妊娠前注射 2～4 次,妊娠早期加强免疫 1～3 次,妊娠成功率达 86% 以上。

(七)流产合并感染

治疗原则为在控制感染的同时尽快清除宫内残留物。若阴道流血不多,先选用广谱抗生素 2～3 天,待感染控制后再行刮宫。若阴道流血量多,静脉滴注抗生素及输血的同时,先用卵网钳将宫腔内残留大块组织夹出,使出血减少,切不可用刮匙全面搔刮宫腔,以免造成感染扩散。术后应继续用广谱抗生素,待感染控制后再行彻底刮宫。若已合并感染性休克者,应积极进行抗休克治疗,病情稳定后再行彻底刮宫。若感染严重或有盆腔脓肿形成,应行手术引流,必要时切除子宫。

六、护理

(一)护理评估

1.病史

停经、阴道流血和腹痛是流产孕妇的主要症状。应详细询问患者停经史、早孕反应情绪;阴道流血的持续时间与阴道流血量;有无腹痛,腹痛的部位、性质及程度。此外,还应了解阴道有无水样排液,排液的色、量和有无臭味,以及有无妊娠产物排出等。对于既往病史,应全面了解孕妇在妊娠期间有无全身性疾病、生殖器官疾病、内分泌功能失调及有无接触有害物质等,以识别发生流产的诱因。

2.临床表现

流产孕妇可因出血过多而出现休克,或因出血时间过长、宫腔内有残留组织而发生感染。因此,护士应全面评估孕妇的各项生命体征。判断流产类型,尤其须注意与贫血及感染相关的征象。

各型流产的具体临床表现见表 13-1。

表 13-1　各型流产的临床表现

类型	病史			妇科检查	
	出血量	下腹痛	组织排出	宫颈口	子宫大小
先兆流产	少	无或轻	无	闭	与妊娠周数相符
难免流产	中～多	加剧	无	扩张	相符或略小
不全流产	少～多	减轻	部分排出	扩张或有物堵塞或闭	小于妊娠周数
完全流产	少～无	无	全部排出	闭	正常或略大

流产孕妇的心理状况以焦虑和恐惧为特征。孕妇面对阴道流血往往会不知所措,甚至有过度严重化情绪,同时对胎儿健康的担忧也会直接影响孕妇的情绪反应,孕妇可能会表现伤心、郁闷、烦躁不安等。

3.诊断检查

(1)产科检查:在消毒条件下进行妇科检查,进一步了解宫颈口是否扩张、羊膜是否破裂、行无妊娠产物堵塞于宫颈口内;子宫大小与停经周数是否相符、有无压痛等,并应检查双侧附件有无肿块、增厚及压痛等。

（2）实验室检查：多采用放射免疫方法对绒毛膜促性腺激素（HCG）、胎盘生乳素（HPL）、雌激素和孕激素等进行定量测定，如测定的结果低于正常值，提示有流产可能。

（3）B超检查：超声显像可显示有无胎囊、胎动、胎心等，从而可诊断并鉴别流产及其类型，指导正确处理。

（二）护理诊断

1.有感染的危险

与阴道出血时间过长、宫腔内有残留组织等因素有关。

2.焦虑

与担心胎儿健康等因素有关。

（三）护理目标

（1）出院时护理对象无感染征象。

（2）先兆流产孕妇能积极配合保胎措施，继续妊娠。

（四）护理措施

对于不同类型的流产孕妇，处理原则不同，其护理措施也有差异。护理时在全面评估孕妇身心状况的基础上，综合病史及诊断检查，明确基本处理原则，认真执行医嘱，积极配合医师，为流产孕妇进行诊断，并为之提供相应的护理措施。

1.先兆流产孕妇的护理

先兆流产孕妇需卧床休息，禁止性生活，禁用肥皂水灌肠，以减少各种刺激。护士除了为其提供生活护理外，通常遵医嘱给孕妇适量镇静剂、孕激素等。随时评估孕妇的病情变化，如是否腹痛加重、阴道流血量增多等。此外，由于孕妇的情绪状态也会影响其保胎效果，因此护士还应注意观察孕妇的情绪反应，加强心理护理，从而稳定孕妇情绪，增强保胎信心。护士需向孕妇及家属讲明以上保胎措施的必要性，以取得孕妇及家属的理解和配合。

2.妊娠不能再继续者的护理

护士应积极采取措施，及时采取终止妊娠的措施，协助医师完成手术过程，使妊娠产物完全排出，同时开放静脉，做好输液、输血准备，并严密检测孕妇的体温、血压及脉搏。观察其面色、腹痛、阴道流血及与休克有关的征象。有凝血功能障碍者应予以纠正，然后再行引产或手术。

3.预防感染

护士应检测患者的体温、血常规及阴道流血，以及分泌物的性质、颜色、气味等，并严格执行无菌操作规程，加强会阴部的护理。指导孕妇使用消毒会阴垫，保持会阴部清洁，维持良好的卫生习惯。当护士发现感染征象后应及时报告医师，并按医嘱进行抗感染处理。此外，护士还应嘱患者流产后1个月返院复查，确定无禁忌证后，方可开始性生活。

4.协助患者顺利渡过悲伤期

患者由于失去婴儿，往往会出现伤心、悲哀等情绪反应，护士应给予同情和理解，帮助患者及家属接受现实，顺利渡过悲伤期。此外，护士还应与孕妇及其家属共同讨论此次流产的原因，并向他们讲解有关流产的相关知识，帮助他们为再次妊娠做好准备。有习惯性流产史的孕妇在下一次妊娠确诊后卧床休息，加强营养，禁止性生活；补充B族维生素、维生素E、维生素C等；治疗期必须超过以往发生流产的妊娠月份。病因明确者，应积极接受对因治疗。黄体功能不足者，按医嘱正确使用黄体酮治疗，以预防流产。子宫畸形者须在妊娠前先进行矫正手术。宫颈内口松弛者应在未妊娠前做宫颈内口松弛修补术。如已妊娠,则可在妊娠 14～16 周时行子宫内口缝扎术。

(五)护理评价

(1)护理对象体温正常,血红蛋白及白细胞数正常,无出血、感染征象。

(2)先兆流产孕妇配合保胎治疗,继续妊娠。

(郭玉红)

第六节　早　产

早产是指妊娠满 28 周至不足 37 周(196～258 天)间分娩者。此时娩出的新生儿称为早产儿,体重为 1 000～2 499 g,各器官发育尚不够健全,出生孕周越小,体重越轻,预后越差。国内早产占分娩总数的 5%～15%。约 15%早产儿于新生儿期死亡。近年来由于早产儿治疗学及监护手段的进步,其生存率明显提高,伤残率下降,国外学者建议将早产定义时间上限提前到妊娠 20 周。

一、病因

诱发早产的常见原因:①胎膜早破、绒毛膜羊膜炎最常见,30%～40%早产与此有关;②下生殖道及泌尿道感染,如 B 族溶血性链球菌、沙眼衣原体、支原体感染、急性肾盂肾炎等;③妊娠并发症与合并症,如妊娠期高血压疾病、妊娠期肝内胆汁淤积症,妊娠合并心脏病、慢性肾炎、病毒性肝炎、急性肾盂肾炎、急性阑尾炎、严重贫血、重度营养不良等;④子宫过度膨胀及胎盘因素,如羊水过多、多胎妊娠、前置胎盘、胎盘早剥、胎盘功能减退等;⑤子宫畸形,如纵隔子宫、双角子宫等;⑥宫颈内口松弛;⑦每天吸烟>10 支,酗酒。

二、临床表现

早产的主要临床表现是子宫收缩,最初为不规则宫缩,常伴有少许阴道流血或血性分泌物,以后可发展为规则宫缩,其过程与足月临产相似,胎膜早破较足月临产多见。宫颈管先逐渐消退,然后扩张。妊娠满 28 周至不足 37 周出现至少 10 分钟一次的规则宫缩,伴宫颈管缩短,可诊断先兆早产。妊娠满 28 周至不足 37 周出现规则宫缩(20 分钟≥4 次,或 60 分钟≥8 次,持续>30 秒),伴宫颈缩短≥80%,宫颈扩张 1 cm 以上,诊断为早产临产。部分患者可伴有少量阴道流血或阴道流液。以往有晚期流产、早产史及产伤史的孕妇容易发生早产。诊断早产一般并不困难,但应与妊娠晚期出现的生理性子宫收缩相区别。生理性子宫收缩一般不规则、无痛感,且不伴有宫颈管消退和宫口扩张等改变。

三、处理原则

若胎膜未破,胎儿存活,无胎儿窘迫,无严重妊娠并发症及合并症时,应设法抑制宫缩,尽可能延长孕周;若胎膜已破,早产不可避免时,应设法提高早产儿存活率。

四、护理

(一)护理评估

1.病史

详细评估可致早产的高危因素,如孕妇以往有流产、早产史或本次妊娠期有阴道流血史,则发生早产的可能性大,应详细询问并记录患者既往出现的症状及接受治疗的情况。

2.身心诊断

妊娠晚期者子宫收缩规律(20分钟≥4次),伴以宫颈管消退≥75%,以及进行性宫颈扩张2 cm以上时,可诊断为早产者临产。

早产已不可避免时,孕妇常会不自觉地把一些相关的事情与早产联系起来而产生自责感;由于孕妇对结果的不可预知,恐惧、焦虑、猜测也是早产孕妇常见的情绪反应。

3.辅助检查

通过全身检查及产科检查,结合阴道分泌物的生化指标检测,核实孕周,评估胎儿成熟度、胎方位等;观察产程进展,确定早产的进程。

(二)可能的护理诊断

1.有新生儿受伤的危险

与早产儿发育不成熟有关。

2.焦虑

与担心早产儿预后有关。

(三)预期目标

(1)新生儿不存在因护理不当而产生的并发症。

(2)患者能平静地面对事实,接受治疗及护理。

(四)护理措施

1.预防早产

孕妇良好的身心状况可减少早产的发生,突发的精神创伤也可诱发早产,因此,应做好孕期保健工作,指导孕妇加强营养,保持平静心情。避免诱发宫缩的活动,如抬举重物、性生活等。高危孕妇必须多卧床休息,以左侧卧位为宜,以增加子宫血循环,改善胎儿供氧,慎做肛查和引导检查等,积极治疗并发症。宫颈内口松弛者应于孕14～18周或更早些时间做预防性宫颈环扎术,防止早产的产生。

2.药物治疗的护理

先兆早产的主要治疗为抑制宫缩,与此同时,还要积极控制感染治疗并发症和合并症。护理人员应能明确具体药物的作用和用法,并能识别药物的不良反应,以避免毒性作用的发生,同时,应对患者做相应的健康教育。常用抑制宫缩的药物有以下几类。

(1)β肾上腺素受体激动素:其作用为激动子宫平滑肌β受体,从而抑制宫缩。此类药物的不良反应为心跳加快、血压下降、血糖增高、血钾降低、恶心、出汗、头痛等。常用药物有利托君(ritodrine)、沙丁胺醇(salbutamol)等。

(2)硫酸镁:镁离子直接作用于肌细胞,使平滑肌松弛,抑制子宫收缩。一般采用25%硫酸镁20 mL加于5%葡萄糖液100～250 mL中,在30～60分钟内缓慢静脉滴注,然后用25%硫酸镁20～10 mL加于5%葡萄糖液100～250 mL中,以每小时1～2 g的速度缓慢静脉滴注,直至宫缩停止。

（3）钙通道阻滞剂：阻滞钙离子进入细胞而抑制宫缩。常采用硝苯地平 5～10 mg，舌下含服，每天 3 次。用药时必须密切注意孕妇及血压的变化，若合并使用硫酸镁时更应慎重。

（4）前列腺素合成酶抑制剂：前列腺素有刺激子宫收缩和软化宫颈的作用，其抑制剂则有减少前列腺素合成的作用，从而抑制宫缩。常用药物有吲哚美辛及阿司匹林等，但此类药物可抑制胎儿前列腺素的合成和释放，使胎儿体内前列腺素减少，而前列腺素有维持胎儿动脉导管开放的作用，缺乏时导管可能过早关闭而致胎儿血循环障碍。因此，临床已较少应用，必要时仅能短期（不超过 1 周）服用。

3.预防新生儿并发症的发生

在保胎过程中，应每天行胎心监护，教会患者自数胎动，有异常时及时采用应对措施。在分娩前按医嘱给孕妇糖皮质激素（如地塞米松、倍他米松等），可促胎肺成熟，是避免发生新生儿呼吸窘迫综合征的有效步骤。

4.为分娩做准备

如早产已不可避免，应尽早决定合理分娩的方式，如臀位、横位。估计胎儿成熟度低而产程又需较长时间者，可选用剖宫产术结束分娩；经阴道分娩者，应考虑使用产钳和会阴切开术以缩短产程，从而减少分娩过程中对胎头的压迫。同时，充分做好早产儿保暖和复苏的准备，临产后慎用镇静剂，避免发生新生儿呼吸抑制的情况；产程中应给孕妇吸氧；新生儿出生后，立即结扎脐带，防止过多母血进入胎儿循环，造成循环系统负荷过载。

5.为孕妇提供心理支持

安排时间与孕妇进行开放式的讨论，让患者了解早产的发生并非她的过错，有时甚至是无缘由的；也要避免为减轻孕妇的愧疚感而给予过于乐观的保证。由于早产是出乎意料的，孕妇多没有精神和物质准备，对产程的孤独无助感尤为敏感，因此，丈夫、家人和护士在身旁提供支持比足月分娩更显重要，并能帮助孕妇重建自尊，以良好的心态承担早产儿母亲的角色。

（五）护理评价

（1）患者能积极配合医护措施。

（2）母婴顺利经历全过程。

（郭玉红）

第七节　子宫破裂

子宫破裂是指在分娩期或妊娠晚期子宫体部或子宫下段发生破裂。它是产科严重的并发症，若不及时诊治，可随时威胁母儿生命。

根据子宫破裂发生的时间可分为妊娠期破裂和分娩期破裂；根据子宫破裂发生的部位可分为子宫体部破裂和子宫下段破裂；根据子宫破裂发生的程度可分为完全性破裂和不完全性破裂。完全破裂是指子宫壁的全层破裂，导致宫腔内容物进入腹腔，破裂常发生于子宫下段。不完全破裂是指子宫内膜、肌层部分或全部破裂，而浆膜层完整，常发生于子宫下段，宫腔与腹腔不相通，而往往在破裂侧进入阔韧带之间，形成阔韧带血肿。

一、病因

(一)梗阻性难产

它是引起子宫破裂最常见的原因。骨盆狭窄、头盆不称、软产道阻塞(发育畸形、瘢痕或肿瘤等)、胎位异常(肩先露、额先露)、胎儿异常(巨大胎儿、胎儿畸形)等,均可以导致胎先露部下降受阻,子宫上段为克服产道阻力而强烈收缩,使子宫下段过分伸展变薄超过最大限度,而发生子宫破裂。

(二)瘢痕子宫

剖宫产、子宫修补术、子宫肌瘤剔除术等都会使术后子宫肌壁留有瘢痕,于妊娠晚期或者临产后因子宫收缩牵拉及宫腔内压力增高而致子宫瘢痕破裂。宫体部瘢痕多于妊娠晚期发生自发破裂,多为完全破裂;子宫下段瘢痕破裂多发生于临产后,为不完全破裂。前次手术后伴感染或愈合不良者,发生子宫破裂概率更大。

(三)宫缩剂使用不当

分娩前肌内注射缩宫素或过量静脉滴注缩宫素,使用前列腺素栓剂及其他子宫收缩药物使用不当,均可导致子宫收缩过强,造成子宫破裂。多产、高龄、子宫畸形或发育不良、多次刮宫史、宫腔感染等都会增加子宫破裂的概率。

(四)手术创伤

多发生于不适当或粗暴的阴道助产手术,如宫颈口未开全时行产钳或臀牵引术,强行剥离植入性胎盘或严重粘连胎盘;行毁胎术、穿颅术时,器械、胎儿骨片伤及子宫等情况均可导致子宫破裂。

二、临床表现

子宫破裂多发生于分娩期,通常是个逐渐发展的过程,可分为先兆子宫破裂和子宫破裂两个阶段。其症状与破裂发生的时间、部位、范围、出血量、胎儿及子宫肌肉收缩情况有关。

(一)先兆子宫破裂

子宫病理性缩复环形成、下腹部压痛、胎心率异常、血尿,是先兆子宫破裂的四大主要表现。

1.症状

常见于产程长、有梗阻性难产因素的产妇。产妇通常在临产过程中,宫缩会越来越强,但胎儿下降受阻,产妇表现为烦躁不安、疼痛难忍、下腹部拒按、呼吸急促、脉搏加快,同时膀胱受压充血,出现排尿困难及血尿。

2.体征

因胎先露部下降受阻,子宫收缩过强,子宫体部肌肉增厚变短,子宫下段肌肉变薄拉长,在两者间形成环状凹陷,称为病理性缩复环;可见该环逐渐上升至脐平或脐上,压痛明显(图13-2)。因子宫收缩过强过频,胎儿可能触不清,胎心率先加快后减慢或听不清,胎动频繁。

(二)子宫破裂

1.症状

产妇突感下腹部撕裂样剧痛,子宫收缩停止,腹部稍感舒适。后因血液、羊水进入腹腔,出现全腹持续性疼痛,伴有面色苍白、冷汗淋漓、脉搏细速、呼吸急促等现象。

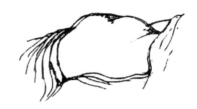

图 13-2 病理性缩复环

2.体征

产妇全腹压痛、反跳痛,腹壁下可扪及胎体,子宫位于侧方,胎心胎动消失。阴道出血可见鲜血流出,下降中的胎儿先露部消失,扩张的宫颈口回缩,部分产妇可扪及子宫下段裂口及宫颈。若为子宫不完全破裂者,上述体征不明显,仅在不全破裂处有压痛、腹痛;若破裂口累及两侧子宫血管,可致急性大出血或形成阔韧带内血肿,查体时可在子宫一侧扪及逐渐增大且有压痛的包块。

三、处理原则

(一)先兆子宫破裂

立即抑制宫缩,使用麻醉药物或者肌内注射哌替啶,即刻行剖宫产终止妊娠。

(二)子宫破裂

在输血、输液、吸氧等抢救休克的同时,无论胎儿是否存活,都尽快做好剖宫产的准备,进行手术治疗。根据产妇全身状况、破裂的部位和程度、破裂的时间、有无感染征象等决定手术方法。

四、护理

(一)护理评估

1.病史

收集产妇既往有无与子宫破裂相关的病史,如子宫手术瘢痕、剖宫产史;此次妊娠有无出现高危因素,如胎位不正、头盆不称等;临产期间有无滥用缩宫素。

2.身心状况

评估产妇目前的临床表现和生命体征、情绪变化。如宫缩的强度、间隔时间、腹部疼痛的性质,有无排尿困难、有无血尿、有无出现病理性缩复环,同时监测胎儿宫内情况,了解有无出现胎儿窘迫征象。产妇精神状态有无烦躁不安、恐惧、焦虑、衰竭等现象。

3.辅助检查

(1)腹部检查:可了解产妇腹部疼痛的部位和体征,从而判断子宫破裂的阶段。

(2)实验室检查:血常规检查可了解有无白细胞计数升高、血红蛋白下降等感染、出血征象;同时尿常规检查可了解有无肉眼血尿。

(3)超声检查:可协助发现子宫破裂的部位和胎儿的位置。

(二)护理诊断

1.疼痛

与产妇出现强直行宫缩、子宫破裂有关。

2.组织灌注无效

与子宫破裂后出血量多有关。

3.预感性悲哀

与担心自身预后和胎儿可能死亡有关。

（三）护理目标

（1）及时补充血容量,产妇低血容量予以纠正。

（2）能够抑制强直性子宫收缩,产妇疼痛略有缓解。

（3）产妇情绪能够得到安抚和平稳。

（四）护理措施

1.预防子宫破裂

向孕产妇宣教,做好计划生育工作,避免多次人工流产,减少多产。认真做好产前检查,如有瘢痕子宫、产道异常者提前入院待产。正确处理产程,严密观察产程进展,尽早发现先兆子宫破裂的征象并进行及时处理。严格掌握使用缩宫素的指征和禁忌证,避免滥用,滴注缩宫素时应有专人看护并记录,从小剂量起,逐渐增加,严防发生过强宫缩。

2.先兆子宫破裂的护理

密切观察产程进展,注意胎儿心率变化。待产时,如果宫缩过强过频,下腹部压痛明显,或出现病理性缩复环时,及时报告医师,停止缩宫素等一切操作,严密监测产妇生命体征,根据医嘱使用抑制宫缩药物。

3.子宫破裂的护理

迅速开放静脉通路,短时间内补充液体、输血,补足血容量,同时吸氧、保暖,纠正酸中毒,进行抗休克处理,根据医嘱做好手术前各项准备,严密监测产妇生命体征、24小时出入量,各种实验室检查结果,评估出血量,根据医嘱使用抗生素防止感染。

4.心理支持

协助医师根据产妇的情况,向产妇及其家属解释病情治疗计划,取得家属的支持和产妇的配合。如果出现胎儿死亡的产妇,要努力开解其悲伤的情绪,鼓励其说出内心感受,为其提供安静的环境,同时给予关心和生活上的护理,努力帮助其接受现实,调整情绪,为产妇提供相应的产褥期休养计划,做好关于其康复的各种宣教。

（郭玉红）

第八节　产后出血

产后出血是指胎儿娩出后24小时内出血量超过500 mL者。产后出血是分娩期的严重并发症,是产妇死亡的重要原因之一,在我国居产妇死亡原因首位。

一、病因

（1）子宫收缩乏力:产后出血最常见的原因。

（2）胎盘因素:分为胎盘滞留、胎盘粘连、胎盘部分残留。

(3)软产道裂伤：分娩过程中软产道裂伤。

(4)凝血机制障碍：任何原因的凝血功能异常均可引起产后出血。

二、临床表现

(一)阴道多量流血

胎儿娩出后立即发生阴道流血，色鲜红，应考虑软产道裂伤；胎儿娩出后数分钟出现阴道流血，色暗红，应考虑胎盘因素；胎盘娩出后阴道流血较多，应考虑子宫收缩乏力或胎盘、胎膜残留；胎儿娩出后阴道持续流血且血液不凝，应考虑凝血功能障碍。

(二)休克症状

患者出现面色苍白、出冷汗、心慌、头晕、怕冷、寒战、打哈欠、表情淡漠、呼吸急促，甚至烦躁不安。

(三)出血量评估

正确评估出血量，常采用的方法包括称重法、面积法、容积法。

三、辅助检查

(1)血常规：了解患者红细胞和血红蛋白情况。

(2)弥散性血管内凝血监测：判断出、凝血时间，凝血酶原时间及纤维蛋白原测定等结果。

四、治疗

针对出血原因，迅速止血，补充血容量，纠正失血性休克，防治感染。

五、护理措施

(一)预防分娩期产后出血

1.第一产程

密切关注产程进展、防止产程延长，保证产妇基本需要，避免产妇衰竭状态，保证休息。

2.第二产程

应严格无菌操作，指导患者正确使用腹压，并适时适度地会阴侧切，胎头胎肩娩出要慢，胎肩娩出后立即肌内注射或静脉滴注缩宫素，以加强子宫收缩，减少产后出血。

3.第三产程

避免用力牵拉脐带、按摩、挤压子宫，胎盘娩出后应检查胎盘胎膜是否完整，检查胎盘母体面和胎儿面，判断有无缺损，检查软产道包括宫颈、阴道、外阴等部位有无损伤。

(二)产褥期的护理

1.观察病情

观察生命体征变化，重点观察血压与脉搏变化。评估产妇阴道流血情况，正确评估出血量。触摸子宫硬度及宫底高度，判断子宫收缩状态，检查周身皮肤有无出血倾向，及时反馈医师，并做好护理记录。产后密切观察两小时，嘱患者及时排空膀胱，尽早哺乳。

2.抢救休克

准备抢救所需物品、药品、器械；针对不同原因出血给予相应措施；保持静脉通路的畅通，做好输血、急救准备工作；注意保持患者平卧、吸氧、保暖，严密观察并记录；监测生命体征变化，观察尿量及色;观察子宫收缩情况,有无压痛等;遵医嘱应用抗生素。失血量较多体液不足时,应遵医嘱给予补液、输血,补充血容量;合理调整输液速度,纠正休克状态。

3.处理不同原因产后出血

子宫收缩不良,导尿排空膀胱后可使用宫缩剂、按摩子宫、宫内填塞纱布条或结扎盆腔血管等方法达到止血目的;胎盘因素,应采取及时取出,必要时做好刮宫准备,胎盘粘连应行钳刮术和清宫术,若剥离困难疑有胎盘植入,切忌强行剥离并做好子宫切除术前准备;软产道损伤,应逐层缝合裂伤处,彻底止血,软产道血肿应切开血肿后缝合,同时注意止血并补充血容量;凝血功能异常,应尽快补充新鲜血、血小板和凝血酶原复合物。

4.提供健康知识

做好饮食指导,进营养丰富易消化,含铁蛋白丰富的食物,少量多餐;指导产妇适量活动的自我保健技巧;明确产后复查时间、目的和意义,使产妇能按时接受检查,及时发现问题,调整产后指导方案使产妇尽快恢复健康;进行避孕指导,合理避孕,产后 42 天,禁止盆浴和性生活。

5.预防感染

密切关注体温变化,评估患者恶露颜色、气味、量,会阴护理每天两次,保持外阴清洁。定时观察子宫复旧情况,并及时做好记录。

（郭玉红）

第十四章

儿 科 护 理

第一节　动脉导管未闭

动脉导管未闭（patent ductus arteriosus，PDA）是因动脉导管在成长发育过程中没有关闭（约 90％的婴儿在出生 2 周内即自动关闭），使左心室血液进入主动脉后，有一部分由动脉导管进入肺循环，多见于女性。

一、临床特点

（一）症状

未闭的动脉导管直径小，左向右分流小，小儿可无症状，常在体格检查时发现心脏杂音。导管粗大者分流量大，婴儿期可因左心衰竭而产生急性呼吸困难，有些患儿可表现为反复呼吸道感染，如扩大的肺动脉压迫喉返神经易引起声音嘶哑。

（二）体征

胸骨左缘第 2 肋间可闻及连续机器样杂音，以收缩末期明显。在胸骨左缘第 2 肋间肺动脉区能扪及震颤，这是由于主动脉血流进入肺动脉所致，震颤呈持续性或出现在收缩期。四肢血压脉压增大，周围血管征阳性。若肺动脉压力升高超过主动脉压力，右向左分流可形成差异性发绀。

（三）辅助检查

（1）X 线检查：分流小者，心影正常；分流量大者，多见左心室增大（左心房也可增大），主动脉结增宽，可有漏斗征，肺动脉段突出，肺血增多，有"肺门舞蹈症"。

（2）超声心动图检查：左心房、左心室增大，肺动脉与降主动脉之间有交通。

（3）心电图检查：心电图正常或左心房、左心室增大，或双室增大。

一般超声心动图检查能准确判定导管的解剖和分流，无须行心导管检查，除非超声心动图提示有严重肺动脉高压，应进行心导管检查，了解有无手术指征。

二、护理评估

（一）健康史

评估活动耐受力、进食、体重增加情形。了解平常是否服用药物及其药名等。询问家长在患儿出生时是否有早产或缺氧现象，有无反复呼吸道感染、有无心力衰竭史。

（二）症状、体征

评估有无活动量减少、呼吸困难、呼吸道感染；有无心力衰竭表现；有无差异性青紫。评估四肢血压，有无脉压增大。

（三）心理-社会评估

评估患儿情绪、认知、心理行为反应，家庭经济状况，社会支持情况，患儿及其家长对疾病的了解程度。

（四）辅助检查

了解胸片、超声心动图、心导管等辅助检查结果。

三、常见护理问题

（一）有感染的危险

与肺充血及肺水肿有关。

（二）清理呼吸道无效

与伤口疼痛、咳嗽无力、痰多有关。

（三）有血压升高的危险

与术后体循环血量增多、疼痛反射有关。

（四）疼痛

与手术切口、引流管刺激有关。

（五）知识缺乏

缺乏术后康复知识。

四、护理措施

（一）术前

1.预防感染

耐心向家长解释预防感染的重要意义。对患儿进行保护性隔离，限制探视人数，保证室内空气新鲜，每天通风2次，每次15～30分钟，评估患儿体温变化，监测血常规，尤其是白细胞计数。

2.饮食护理

给患儿进食高蛋白、高热量、高维生素、易消化的食物。分流量大的患儿由于气急，进食易疲劳，宜少量多餐，注意休息。

（二）术后

1.呼吸道护理

听诊双肺呼吸音，评估呼吸频率、节律，咳嗽是否有效，痰液的性质、量。了解肺部情况。按时雾化吸入、吸痰，每4小时1次胸部物理疗法。鼓励患儿在深呼吸后进行有效咳嗽，咳嗽时用手压住伤口以减轻咳嗽时引起的疼痛。

2.预防高血压危象

严密监测体温、脉搏、呼吸,特别是血压的变化,遵医嘱予降压药、镇静药,并观察药物疗效,保证患儿安静、舒适。

3.疼痛护理

评估引起患儿疼痛的原因、疼痛的性质和程度,鼓励患儿诉说疼痛。指导患儿采用精神放松法分散注意力,如听音乐、玩玩具等,缓慢深呼吸。注意保护好引流管,防止牵拉、移位引起疼痛和不适,必要时使用镇痛药并评估效果。

4.定时挤压引流管,保持引流通畅,及时观察、记录引流液量及性质

如引流量>3 mL/(kg·h)且连续超过 3 小时的,要怀疑术后出血的可能;如进食后引流液为乳白色牛奶状,要怀疑术后乳糜胸的可能,需立即通知医师。更换引流袋要严格无菌操作。观察切口敷料渗出情况,保持敷料清洁干燥。

5.饮食护理

术后当天禁食,拔除气管插管后 12~24 小时可进流质,逐渐恢复到半流质,少量多餐,逐渐恢复到正常饮食。

(三)健康教育

(1)根据患儿及其家长的知识层次鼓励提问,结合书面与口头教育,使家长及较大患儿了解疾病相关知识及手术的必要性,解释术前准备的必要性,取得理解及主动配合。

(2)指导术后如何增加营养,少量多餐,注意婴儿有无呛咳等情况。

(3)解释术后短时间声音嘶哑是因为喉返神经局部水肿所致,不必紧张,1~2 个月会恢复。

五、出院指导

(1)患儿在院期间就应开始制订出院指导,探讨他们的家庭关系,了解家长对患儿将来的期望,帮助其情绪上的调适,避免过度保护,渐渐恢复患儿身体活动。

(2)饮食指导:采用低脂、少刺激、高蛋白饮食,少量多餐,促进伤口愈合。

(3)伤口护理:伤口在 1 周内保持干燥,2 周后可淋浴,避免用力摩擦。伤口愈合需 1~2 个月,适当限制活动量,避免剧烈活动及碰撞伤口。

(4)预防感染:接受拔牙等治疗时,遵医嘱预防性应用抗生素,以预防感染性心内膜炎,若患儿伴有心功能不全,则出院后仍需继续接受药物治疗。

(5)病情观察:如患儿出现不明原因发热、胸痛、呼吸困难或乏力等症状,应立即到医院复诊。

(6)复查:术后 3 个月复查胸部 X 线片、心电图、心脏超声,观察心脏功能恢复情况。

(魏　然)

第二节　房间隔缺损

房间隔缺损(atrial septal defect,ASD)为心房间隔在胎儿期发育不全所致,出生后在心房内造成左向右分流。按病理解剖可分为继发孔(第二孔)房间隔缺损及原发孔(第一孔)房间隔缺损,以继发孔为多见。目前大多数继发孔房间隔缺损已可以经介入方法治愈。

一、临床特点

(一)症状

小儿时期并无任何症状,常在体检时发现。缺损较大时易反复发作肺部感染,表现为咳嗽、气促等症状。年长儿可有乏力、倦怠,活动后易感气急和心悸。

(二)体征

胸骨左缘2～3肋间闻及Ⅱ～Ⅲ级柔和的喷射性收缩期杂音,肺动脉瓣区第二音增强亢进,固定分裂,部分患儿缺损大者在三尖瓣区可闻及舒张中期杂音。

(三)辅助检查

(1)X线检查:右心房、右心室扩大,肺动脉段突出,肺血管纹理增多,部分病例可见肺门舞蹈症。

(2)心电图检查:电轴右偏,完全性或不完全性右束支传导阻滞。右心室增大,部分病例可见右心房肥大。

(3)超声心动图检查:右心房、右心室扩大,室间隔与左心室后壁呈同向运动,剑突下及胸骨旁四腔切面可见房间隔中断。

(4)右心导管检查:对不典型病例,若治疗需要时,可用本检查协助诊断。

二、护理评估

(一)健康史

评估患儿饮食和形态、体重增加情形,有无反复发生呼吸道感染,有无活动后气急、发绀及心力衰竭史。了解平常是否服用药物及其药名等。询问患儿母亲妊娠史。

(二)症状、体征

评估患儿有无因心功能不全造成的活动度减少,身高及体重是否符合其年龄的正常范围,评估呼吸、心率、心律有无异常。

(三)心理-社会评估

了解患儿及其家长对疾病的了解程度及患病的感受,患儿家庭经济状况及社会支持情况。

(四)辅助检查

了解胸部X线片、心电图、超声心动图、心导管检查结果。

三、护理问题

(一)活动无耐力

与心功能不全有关。

(二)组织灌注量改变

与体液灌注不足有关。

(三)清理呼吸道无效

与反复呼吸道感染、气管插管、术后疼痛有关。

(四)有感染的危险

与术后置入各种侵入性管道及机体抵抗力下降有关。

(五)合作性问题

心律失常。

四、护理措施

(一)术前

(1)预防感染:耐心向家长解释预防感染的重要意义,对患儿进行保护性隔离,限制探视人数,评估患儿体温变化。

(2)饮食护理:给患儿进食高蛋白、高热量、高维生素、易消化的食物。分流量大的患儿由于气急,进食易疲劳,宜少量多餐。

(3)给予最大限度休息,保证充足的睡眠。

(二)术后

1.心律失常的观察与护理

严密监测生命体征变化,密切观察心率、心律变化,观察有无房室传导阻滞等心律失常症状。维持水、电解质和及酸碱平衡,各种护理操作要轻柔,减少对患儿的刺激。维持患儿体温及血流动力学稳定,监测恶性心律失常的出现。

2.呼吸道护理

评估肺部呼吸音及气体交换情况,保持呼吸道通畅。持续监测氧饱和度,动脉血气,评估有无缺氧的症状。每2~4小时实施胸部物理治疗,鼓励患儿咳嗽,可以用手护住伤口以减轻咳嗽引起的不适。

3.疼痛护理

评估引起患儿疼痛的原因,疼痛的性质和程度;鼓励患儿诉说疼痛;指导患儿采用精神放松法分散注意力,如听音乐、玩玩具、缓慢深呼吸等;注意保护好引流管,防止牵拉、移位引起疼痛、不适;必要时使用镇痛药并评估效果。

4.预防感染

评估各种侵入性管道处有无感染的体征,监测体温。随时观察伤口敷料情况,并保持伤口敷料清洁干燥。保持心包、纵隔、胸腔引流管通畅,术后48小时内勤挤管,观察并记录引流液量及性状,引流量超过100 mL/h或>3 mL/(kg·h)且连续超过3小时的,要怀疑术后出血的可能,需立即通知医师。

5.饮食护理

术后当天禁食,拔除气管插管后12~24小时经口进食,从流质开始逐渐过渡到半流质,注意少量多餐,逐渐增加营养。

(三)健康教育

(1)向父母和学龄前患儿介绍环境,以口头教育、书面教育、观看照片、录像、参观监护室等方法,使其熟悉环境及设备。解释术前准备的意义和配合要点,可将某些仪器用在洋娃娃或小布偶身上操作,更能使患儿减少焦虑。鼓励患儿表达感受,告诉患儿术后通常在监护室1~2天,父母会一直在外面等候。有条件的医院可设立探视时间,父母的出现可给患儿情绪上的支持,以减少患儿分离性焦虑。

(2)患儿清醒后告诉患儿所处的监护室环境,嘱患儿用手语表达需求。进一步向患儿解释各种生命管道的意义,并鼓励配合咳痰、进餐、排泄及各种治疗。

(3)指导患儿饮食应少量多餐,重视优质蛋白食物的补充,以促进康复。

五、出院指导

(1)活动:患儿可逐渐恢复身体活动,3个月至半年后仍需避免剧烈活动,如跑、跳等。

(2)饮食:以高蛋白、高热量、易消化的食物为主,切忌暴饮暴食。

(3)出现发热、心悸、气短、咳嗽、水肿等异常情况,应立即到医院就诊。

（魏　然）

第三节　室间隔缺损

室间隔缺损(ventricular septal defect,VSD)是左右心室之间有缺损,是先天性心脏病最常见的类型,可分为流入道型、膜周型、流出道型、肌部4种。室间隔缺损可单独存在,也可与肺动脉狭窄、房间隔缺损、动脉导管未闭、大动脉错位等并存。

一、临床特点

(一)症状

小型室间隔缺损可无症状。缺损大者左向右分流增多,肺循环血量增多,体循环血量减少,影响生长发育,患儿多消瘦、乏力、多汗,易患肺部感染,易导致心力衰竭。

(二)体征

胸骨左缘第3～4肋间可闻及Ⅲ～Ⅳ级全收缩期杂音,分流量大者,于心杂音最响处可扪及震颤,伴肺动脉高压时心杂音可减轻,第二心音亢进,若伴有主动脉瓣脱垂,则可在心前区听到连续性杂音。

(三)辅助检查

(1)胸部X线片:缺损小者,改变不明显。缺损大者,即提示左、右心室增大,肺动脉段明显突出,肺门充血。

(2)心电图检查:缺损小者可无异常,缺损大者示左心室肥大或左、右心室肥大。

(3)超声心动图检查:左心房、左心室内径增宽,多普勒彩色血流显像可直接见到分流的位置、方向和区别分流大小。

(4)心导管检查:并发肺动脉高压的年长患儿需要心导管检查,以确定肺高压和肺血管阻力升高的程度、对纯氧吸入和血管扩张剂的反应性。

二、护理评估

(一)健康史

评估患儿活动耐受力、饮食状况、体重增加情形,有无反复发生呼吸道感染,有无发绀及心力衰竭史。了解平常是否服用药物及其药名、服用目的、剂量、时间等。询问母亲妊娠史。

(二)症状、体征

评估患儿有无因心功能不全造成的活动度减少,身高及体重是否符合其年龄的正常范围,评估皮肤颜色在休息和活动时有无差异,评估呼吸频率、节律、深度,有无发绀,发绀的程度和分布及有无心力衰竭表现。

(三)心理-社会评估

评估家长及患儿的心理状态,了解其心理反应及对疾病的认知,了解经济状况及社会支持系统。

(四)辅助检查

了解胸片、心电图、超声心动图、心导管检查结果,判断疾病的严重程度。

三、常见护理问题

(一)活动无耐力

与组织缺氧有关。

(二)组织灌注量改变

与体液灌注不足有关。

(三)清理呼吸道无效

与术前肺充血、反复呼吸道感染、气管插管、术后疼痛有关。

(四)疼痛

与手术切口、引流管刺激有关。

(五)有感染的危险

与肺充血、术后各种侵入性管道、机体抵抗力下降有关。

(六)合作性问题

肺动脉高压危象。

四、护理措施

(一)术前

(1)耐心向家长解释预防感染的重要意义,对患儿进行保护性隔离,限制探视人数,保证室内空气新鲜,温度适宜,评估患儿体温变化。

(2)监测和记录呼吸、脉搏、血压、体温,评估肝脏大小,观察有无颈静脉曲张,及时判断有无心力衰竭发生。伴有肺动脉高压患儿需要间歇低流量给氧,口服地高辛之前要测心率,并观察用药效果及有无洋地黄中毒症状。

(3)饮食护理:室间隔缺损伴肺动脉高压婴儿吸吮力较弱,容易喘、呛咳,需耐心喂养,少量多餐,奶嘴适中,避免过度疲劳及呛咳。喂奶后应拍背排气,吐奶时立即侧卧,避免吸入肺部。儿童应提供高热量、高蛋白、低盐、低脂的食物,若服用利尿剂或洋地黄时,应多吃富含钾的食物,如香蕉、柑橘、菠菜、新鲜肉类等,并观察药物疗效及不良反应。

(二)术后

(1)严密监测生命体征,定时评估患儿全身各系统情况,密切观察血压、心率、心律、肝脏大小、中心静压及尿量。密切观察血管活性药、利尿剂等药物疗效及不良反应。

(2)呼吸道护理:术前伴肺动脉高压患儿,术后呼吸道护理尤其重要,密切评估肺部呼吸音及气体交换情况,保持呼吸道通畅。吸痰前后充分给氧,每次抽吸时间不超过 15 秒。持续监测氧饱和度、动脉血气,评估有无缺氧的症状、体征。每 2~4 小时实施胸部物理治疗,鼓励患儿咳嗽、深呼吸,可以用手护住伤口以减轻咳嗽引起的不适。

(3)疼痛护理:评估引起患儿疼痛的原因、疼痛的性质及程度。鼓励患儿诉说疼痛。指导患儿采用精神放松法,分散注意力,如听音乐、玩玩具等,缓慢深呼吸。注意保护好引流管,防止牵拉、移位引起疼痛、不适,必要时使用镇痛药并评估效果。

(4)预防感染:评估各种侵入性管道处有无感染的体征,监测体温。随时观察伤口敷料情况,并保持伤口敷料清洁干燥。保持心包、纵隔、胸腔引流管通畅,术后 48 小时内勤挤管,观察记录引流液量及性状,引流量超过 100 mL/h 或＞3 mL/(kg·h)且连续超过 3 小时时,要怀疑手术后出血可能,需立即通知医师。

(5)肺动脉高压危象的观察:肺动脉高压危象(PHC)是一种综合征,一般发生在术后 72 小时内,多见于大量左向右分流合并肺动脉高压术后的新生儿和婴儿,临床表现为患儿极度烦躁、四肢湿冷、心率增快、呼吸急促、肝脏进行性增大或变硬、少尿等,动脉血气示低氧血症或高碳酸血症或代谢性酸中毒等,须密切监测肺动脉压力、中心静脉压、生命体征、末梢循环、尿量,在心脏术后 24～48 小时,持续的肌松和镇静是一项重要的预防措施,遵医嘱使用肌肉松弛药、镇静药,避免患儿剧烈哭闹。

(6)饮食护理:术后当天禁食,拔除气管插管后 12～24 小时可进食,从流质开始逐渐恢复到半流质,少量多餐;吞咽功能较弱、插管时间较长者可先予鼻饲牛奶过渡,＜3 月龄患儿给 2∶1 牛奶逐渐过渡到全奶。

(三)健康教育

(1)评估患儿及家长的知识层次、对疾病的认知程度,耐心向家长解释预防感染的重要意义、术前准备和术后治疗过程。利用图片或带患儿熟悉监护环境,提高认知,取得理解和主动配合。让康复患儿现身说法,增强患儿及家长信心。

(2)示教患儿翻身、有效咳嗽、深呼吸,训练床上排尿排便及用呼吸机期间如何表达需求。

五、出院指导

(1)饮食:术后 1 个月内应少量多餐,摄入低脂、高蛋白的食物,以促进伤口愈合。

(2)伤口护理:一般伤口愈合约需 2 个月,应避免剧烈运动及撞击伤口,衣服宽松,伤口敷料保持清洁干燥。睡眠姿势应保持平卧,避免侧卧,以防胸骨移位。

(3)活动:逐渐增加活动量,以患儿不劳累为宜。培养正常人格,促进正常发展。

(4)用药指导:部分患儿术后仍需继续服药,要帮助家长掌握服药注意事项及药物的不良反应,如需服用洋地黄糖浆,应使用 1 mL 针筒,精确给药,每次服用前需测心率或脉搏 1 分钟。

(5)出现下列症状、体征,如发热、心慌、气短、咳嗽、发绀、水肿等应及时复诊。

(魏 然)

第四节 法洛四联症

法洛四联症(tetralogy of fallot,TOF)是小儿最常见的发绀型先天性心脏病,其发病率占先天性心脏病的 10% 左右,病理改变包括 4 个部分:室间隔缺损;肺动脉狭窄(包括右心流出道梗阻)、主动脉骑跨、右心室肥厚。

一、临床特点

(一)症状

在出生后 3 个月左右出现发绀,缺氧。活动后有气促、易疲劳、蹲踞等,常有缺氧发作,表现为呼吸加快、加深,烦躁不安,发绀加重,持续数分钟至数小时。严重者可表现为神志不清,惊厥或偏瘫,甚至死亡。

(二)体征

胸骨左缘 2～4 肋间可闻及粗糙收缩期杂音,部分伴有收缩期震颤。发绀严重者胸骨上部两侧及背部可闻及连续性杂音,为支气管血管与肺血管间的侧支循环引起,肺动脉第二音减弱。

(三)辅助检查

(1)X 线检查:心影呈靴形,上纵隔增宽,肺动脉段凹陷,心尖上翘,25％患儿有右位主动脉弓,肺纹理减少,右心房、右心室肥厚。

(2)心电图检查:电轴右偏,右心房、右心室肥大。

(3)超声心动图检查:显示主动脉骑跨及室间隔缺损,右心室流出道肥厚,肺动脉狭窄,右心室和右心房肥厚。

(4)心导管造影:确定本病的 4 个畸形和程度,了解是否合并冠状动脉畸形、降主动脉侧支循环形成及其他畸形存在。

(5)血常规检查:红细胞计数增多,一般在$(5.0～9.0)×10^{12}$,血红蛋白 170～200 g/L,红细胞容积53％～80％。

二、护理评估

(一)健康史

评估患儿活动力、睡眠、进食状态、体重增加情况,有无明显的生长发育迟缓。了解平常是否服用药物及药名,患儿出现发绀时间,有无晕厥、精神呆滞,甚至抽搐等。询问患儿母亲妊娠史。

(二)症状、体征

评估患儿有无发绀及发绀的程度、分布,有无杵状指,有无特别的喜好姿势如蹲踞、屈膝等,评估呼吸形态、心功能状况。

(三)心理-社会评估

缺氧限制了患儿正常生活,如学习、游戏、活动、社会交往等,影响了社会适应能力的发展,应评估患儿的心理状态及社会适应能力,了解患儿家长对疾病的认识程度,了解亲子关系、经济状况及社会支持系统。

(四)辅助检查

了解血常规、胸片、超声心电图、心导管检查结果。

三、常见护理问题

(一)活动无耐力

与缺氧及心功能不全有关。

（二）焦虑恐惧

与对预后的不确定，治疗情境有关。

（三）有晕厥的危险

与肺动脉狭窄有关。

（四）营养失调：低于机体需要量

与组织缺氧使胃肠功能障碍、喂养困难有关。

（五）有脑血栓的危险

与血液黏稠有关。

（六）有感染的危险

与术后置入各种侵入性管道及机体抵抗力下降有关。

（七）合作性问题

低心排血量、心脏压塞。

四、护理措施

（一）术前

1.心理护理

患儿及其家长长期受疾病的折磨，手术复杂，危险性大，并发症多，患儿及其家长往往产生恐惧、焦虑心理，应多与患儿及其家长沟通，了解他们的心理特点，加强心理疏导，并介绍患儿父母认识其他类似的心脏疾病家庭，相互交流，减轻焦虑和恐惧心理。

2.营养支持

进食高蛋白、高热量、高维生素、易消化的食物，以增强机体对手术的耐受力。婴儿喂养时应少量多餐，可采用膝胸位，有助于增加吸吮力。有些病情较重患儿常食欲缺乏，应予以鼓励，并耐心喂养。

3.脑血管栓塞和缺氧发作的预防

监测生命体征，密切观察患儿的意识与行为。鼓励多饮水，尤其夏季要补足水分。如有腹泻、呕吐或出汗过多时，应及时补充液体纠正脱水，以防血液黏稠形成血栓。注意休息，控制活动量，小婴儿要耐心喂养，避免剧烈的活动及剧烈哭闹，防止缺氧发作，必要时给氧。

（二）术后

1.严密监测患儿生命体征，评估患儿全身各系统状况

观察心率、心律、血压、中心静脉压、尿量的变化，随时评估周围循环的情况如皮肤颜色、湿度、温度、动脉搏动及口唇、甲床毛细血管和静脉充盈情况。观察有无低心脏排血量发生，血管活性药应严格控制浓度、速度，并保持通畅，以改善心肌功能，减少心脏前、后负荷，并观察用药效果及有无不良反应。

2.呼吸道护理

保持呼吸道通畅，及时吸出呼吸道分泌物。每次吸痰前、后给予高浓度吸氧使肺膨隆1～2分钟，防止发生缺氧。吸痰次数不要过频，每次吸引时间控制在10秒之内。

3.胸腔引流管的护理

患儿术前低氧血症、侧支循环丰富和术中抗凝及血液稀释等均可致术后出血，故术后应严密观察引流液的量及性质，避免受压、打折，保持引流管通畅，定时挤压引流管，以防凝血块堵塞，如

引流量＞3 mL/(kg·h)且连续超过 3 小时的,要怀疑手术后出血可能,需立即通知医师。

4.并发症观察预防

(1)低心排血量:患儿术后需常规应用血管活性药,用以改善和支持循环,要根据患儿血压及中心静脉压的情况调节输液速度,同时观察低心排血量改善情况,严格控制出入液量。尿量是反应心排血量的敏感指标,为患儿留置导尿管,每小时测量一次尿量、比重、pH 等。

(2)心律失常的观察:密切观察心率、心律变化,维持电解质平衡,充分供氧,保证充足的血容量和冠状动脉灌注,避免心肌缺氧。

(3)出血:胸腔引流不畅会造成术后早期的心脏压塞,血液或血块压迫心脏会造成舒张期充盈受损,静脉压增高、颈静脉曲张、脉压缩小、动脉血压明显下降,对扩容几乎无反应。心脏压塞需外科紧急探查以排除心包腔内积血并控制出血。

5.给予情绪上的支持

患儿常由于术后疼痛、分离性焦虑等因素而表现不合作情形,护士应了解患儿引起这种改变的原因,给予精神上的支持,多安抚患儿。与监护室外等候的父母不断沟通,提供资讯。

6.饮食护理

拔除气管插管 24 小时后,尤其小婴儿,先予鼻饲牛奶过渡。拔管 48 小时后可改经口进食,先流质,逐渐恢复到半流质。如插管时间长,先予鼻饲牛奶过渡。恢复期的婴儿,母乳喂养是最佳的选择。

(三)健康教育

(1)利用口头教育、书面教育、观看照片、录像,参观监护室等方法,让患儿及其家长熟悉环境和设备。鼓励患儿多饮水,以防血液过度黏稠。向患儿及其父母说明术前准备的意义和配合要点,鼓励患儿及其家长提问,协助减轻焦虑。还应告知患儿及其家长有关术后治疗的事项及其目的,以取得患儿及家长配合。

(2)术前训练目的是预防术后并发症,包括有效咳嗽、深呼吸、翻身及体位引流。可用个别指导、集体训练的形式和游戏的方法进行,使其掌握要领,配合治疗、护理。①咳嗽训练:主要练习仰卧咳痰,嘱患儿用腹肌深吸气后,再利用腹肌动作咳嗽,或让患儿在深吸气后发"啊哈"音,有助于掌握。②深呼吸训练:主要练习腹式呼吸,用吹气球和桌上吹纸玩具等方法教患儿练习腹式呼吸。③示范肺部叩击及体位引流:告诉患儿叩击并非拍打,而是一种特殊的轻敲法。④练习床上翻身及用尿壶或便盆在床上排尿、排便等。⑤上呼吸机手语训练:如叫阿姨用手轻拍床,想大便伸大拇指,想小便伸小拇指,想喝水示指弯向拇指做成杯口状,有痰伸示指,刀口疼握拳。

(3)术后患儿清醒后,告诉患儿所处的监护室环境,嘱患儿用手语表达需求。进一步向患儿解释各种生命管道的意义,鼓励尽量配合咳痰、进餐、排泄及各种治疗。

五、出院指导

(一)活动与休息

活动量由少到多,逐渐适应学习生活,避免剧烈运动。少去公共场所,以防交叉感染。

(二)出院后用药问题

患儿出院后一般还需继续用药,需让父母掌握遵医嘱服药的重要性,提高用药依从性,并注意观察用药后反应。服用地高辛应监测脉搏,以便及时发现洋地黄中毒。服用利尿剂时应多吃含钾高的食物和橘子、香蕉等水果。

(三)饮食护理

应适当增加营养,少量多餐,不宜过饱,更不可暴饮暴食,以免加重心脏负担。

(四)伤口护理

手术切口处避免用力摩擦及碰撞。睡眠宜取平卧位,避免侧卧,防止胸骨移位。

(五)病情观察与复查

若发现患儿有不明原因发热、胸痛、水肿、气急等异常应立即与医师联系。遵医嘱定期来院复查。

(魏 然)

第五节 完全性大动脉错位

完全性大动脉错位(D-transposition of great arteries,D-TGA)是常见的发绀型先天性心脏病,其发病率占先天性心脏病的 $7\%\sim9\%$,本病是指主动脉与肺动脉干位置互换,主动脉接受体循环的静脉血,而肺动脉干接受肺静脉的动脉血即氧合血,大多伴 VSD、ASD、PDA 或其他复杂畸形,使体循环血液在心脏内相互混合,否则患儿难以存活。如不接受手术治疗 $80\%\sim90\%$ 的患儿将于 1 岁内死亡。

一、临床特点

(一)缺氧及酸中毒

多属单纯性 D-TGA,两个循环系统之间缺乏足够的交通。无 VSD 或仅有小的 VSD 存在,两个循环间血液混合不充分,出生后不久即出现发绀和呼吸困难,吸氧后并无改善。

(二)充血性心力衰竭

多为 D-TGA 伴有较大的 VSD。由于循环间有较大的交通,血液混合较充分,发绀及酸中毒不明显,症状出现较晚,出生后数周或数月内可有心力衰竭表现,易发生肺部感染。

(三)肺血减少

多为 D-TGA 伴有 VSD 及肺动脉瓣狭窄或解剖左心室(功能右心室)流出道狭窄的病例,症状出现迟,发绀较轻,出现心力衰竭及肺充血的症状较少,自然生存时间最长。

(四)辅助检查

1.超声心动图检查

大动脉短轴可见主动脉瓣口移至右前方与右心室相连,肺动脉瓣口在左后方与左心室相连。四腔切面可显示房间隔或室间隔连续性中断,胸骨上主动脉长轴和胸骨旁主动脉长轴可发现未闭动脉导管。

2.右心导管及造影

右心导管检查显示右心室压力增高,收缩压与主动脉收缩压相似,右心室血氧含量增高,心导管可自右心室进入主动脉,导管也可从右心室经室间隔缺损进入左心室而进入肺动脉,肺动脉压力和血氧含量显著增高。心室造影可显示主动脉起源于右心室,肺动脉起源于左心室。主动脉瓣位置高于肺动脉,与正常相反,主动脉位于正常时的肺动脉处,而肺动脉位于右后侧接近脊柱。

二、护理评估

(一)健康史

了解母亲妊娠史,询问患儿发绀出现的时间及进展情况,有无气促及气促程度,询问家族中有无类似疾病发生。

(二)症状、体征

评估发绀、呼吸困难的程度,有无心力衰竭。

(三)心理-社会评估

了解家长对疾病知识的认识程度和经济支持能力,了解家长对患儿的关爱程度和对手术效果的认知水平。评估较大患儿是否有自卑心理,有无因住院和手术而感到恐惧。

(四)辅助检查

了解 X 线检查及心电图、超声心动图、心导管及造影结果,了解血气分析及电解质测定结果。

三、常见护理问题

(一)气体交换功能受损

与大血管起源的异常,使肺循环的氧合血不能有效地进入体循环有关。

(二)有发生心力衰竭的危险

与心脏长期负荷过重有关。

(三)有低心排血量的危险

与手术致心肌损害使心肌收缩力减弱、术后严重心律失常有关。

(四)有出血的危险

与大血管吻合口渗血、术中止血不彻底、肝素中和不良有关。

(五)有感染的危险

与手术切口、各种引流管及深静脉置管、机体抵抗力下降有关。

(六)合作性问题

切口感染。

四、护理措施

(一)术前

(1)密切观察生命体征、面色、口唇的发绀情况及 SpO_2。

(2)对伴有 PDA 的患儿,为了防止导管关闭,遵医嘱微泵内泵入前列腺素 E,以保持动脉导管的通畅。

(3)吸氧的观察:对伴有 PDA 的患儿,术前仅靠 PDA 分流含氧量高的血到体循环以维持生命,因此应予低流量吸氧,流速为 $0.5 \sim 1.0$ L/min,用呼吸机辅助呼吸时选择 21% 氧浓度,使 SpO_2 维持在 $60\% \sim 70\%$ 即可。

(4)根据血气分析的结果,遵医嘱及时纠正酸中毒。

(5)做好术前禁食、备皮、皮试等各项术前准备。

（二）术后

（1）患儿回监护室后，取平卧位，接人工呼吸机辅助呼吸，按呼吸机护理常规进行。

（2）持续心肺监护：密切监测心率、心律、血压、各种心内压。收缩压和左心房压应维持在正常低限水平，并观察是否有良好的末梢循环。术后常规做床边全导联心电图，注意 ST 段、T 波、Q 波的改变，并与术前心电图比较。

（3）严格控制出入液量：手术当天，严格控制输液速度，以 5 mL/(kg·h) 泵入，密切注意各心内压力、血压、心率的情况，及时调整。同时密切注意早期的出血量，如术后连续 3 小时 >3 mL/(kg·h) 或任何1 小时 >5 mL/kg，应及时报告医师。维持尿量 1 mL/(kg·h)。每小时总结一次出入液量，保持其平衡。

（4）正确应用血管性药物：术后常规静脉泵入血管活性药物，根据心率、血压和心内压调节输入量。在更换药物时动作要快，同时具备两条升压药物静脉通路，并密切观察血压、心率的变化。药物必须从中心静脉内输入，以防外渗。

（5）加强呼吸道管理：每 2 小时翻身、拍背（未关胸者除外）及气管内吸痰，动作轻，保持无菌，加强对通气回路的消毒，每 48 小时更换呼吸机管道。

（6）观察切口有无渗血、渗液和红肿，保持切口敷料清洁、干燥，以防切口感染。

（7）饮食：呼吸机使用期间，禁食 24～48 小时，待肠蠕动恢复、无腹胀情况时予鼻饲牛奶。呼吸机撤离后 12～24 小时无腹胀者予鼻饲牛奶，从少到多，从稀到浓，并密切观察有无腹胀、呕吐及大便的性状。指导家长合理喂养，喂奶时注意患儿体位以防窒息。

（三）健康教育

（1）护理人员应热情、耐心介绍疾病的发生、发展过程及主要的治疗方法、手术目的及必要性，排除家长顾虑，给予心理支持，使其积极配合治疗。

（2）认真做好各项术前准备，向患儿及其家长讲解备皮、禁食、皮试、术前用药的目的及注意事项，取得家长的理解和配合。

（3）在术后康复过程中，指导家长加强饮食管理，掌握正确的喂养方法。

五、出院指导

（1）合理喂养：少量多餐，不宜过饱。多吃含蛋白质和维生素丰富的食物。

（2）适当活动：避免上下举逗孩子，术后 3 个月内要限制剧烈活动，小学生 6 个月内不宜参加剧烈的体育活动。

（3）切口护理：保持切口清洁，1 周内保持干燥，2 周后方可淋浴，避免用力摩擦。

（4）防止交叉感染：因手术后体质较弱，抵抗力差，故不宜去公共场所。

（5）出院时如有药物带回，应按医嘱定时服用，不得擅自停服或加服。

（6）按医嘱定期复查。

（魏　然）

第六节　肺动脉狭窄

肺动脉狭窄是指由于右心室先天发育不良而与肺动脉之间的血流通道产生狭窄。狭窄发生于从三尖瓣至肺动脉的任何水平,其可各自独立存在,也可合并存在。该病占先天性心脏病的25%~30%。

一、临床表现

(一)症状

肺动脉狭窄严重的新生儿,出生后即有发绀。重症患儿表现气急、躁动及进行性低氧血症。轻症或无症状的患儿可随着年龄的增长出现劳累后心悸、气促、胸痛或晕厥,严重者可有发绀和右心衰竭。

(二)体征

胸骨左缘第二肋间闻及粗糙收缩期喷射样杂音,向左颈根部传导,可触及震颤,肺动脉瓣第二心音减弱或消失。严重或病程长的患儿有发绀及杵状指(趾)及面颊潮红等缺氧表现。

二、辅助检查

(一)心电图检查

电轴右偏,P波高尖,右心室肥厚。

(二)X线检查

右心室扩大,肺动脉圆锥隆出,肺门血管阴影减少及纤细。

(三)彩色多普勒超声心动图检查

右心室增大,确定狭窄的解剖学位置及程度。

(四)心导管检查

可测定右心室压力是否显著高于肺动脉压力,并连续描记肺动脉至右心室压力曲线;鉴别狭窄的类型(瓣膜型或漏斗型);测定心腔和大血管血氧含量;注意有无其他先天性异常。疑为漏斗部狭窄或法洛三联症者,可行右心导管造影。

(五)选择性右心室造影

可确定病变的类型及范围,瓣膜型狭窄,可显示瓣膜交界融合的圆顶状征象。若为肺动脉瓣发育不良,在心动周期中可显示瓣膜活动度不良,瓣环窄小及瓣窦发育不良,则无瓣膜交界融合的圆顶状征象。

三、治疗原则

(一)介入治疗

绝大多数这类患者可以进行介入治疗,包括肺动脉瓣球囊扩张、经皮肺动脉瓣置入及肺动脉分支狭窄的支架置入。

(二)外科手术治疗

球囊扩张不成功或不宜行球囊扩张者,如狭窄上下压力阶差>5.3 kPa(40 mmHg)应采取手术治疗。

四、护理诊断

(1)活动无耐力:与心脏畸形导致的心排血量下降有关。

(2)营养失调(低于机体需要量):与疾病导致的生长发育迟缓有关。

(3)潜在并发症:心力衰竭、肺部感染、感染性心内膜炎。

(4)焦虑:与自幼患病,症状长期反复存在有关。

(5)知识缺乏:缺乏疾病相关知识。

五、护理目标

(1)患者活动耐力有所增加。

(2)患者营养状况得到改善或维持。

(3)未发生相关并发症,或并发症发生后能得到及时治疗与处理。

(4)患者焦虑减轻或消除,情绪良好。

(5)患者或家属能说出有关疾病的自我保健方面的知识。

六、护理措施

(一)术前护理

(1)重症肺动脉瓣狭窄伴有重度发绀的新生儿,术前应静脉给予前列腺素 E,以延缓动脉导管闭合。

(2)休息:由于肺动脉瓣狭窄,右心室排血受阻,致右心室压力增高,负荷加重,患者可出现发绀和右心衰竭情况,故应卧床休息,减轻心脏负担。

(3)氧气吸入:发绀明显者或有心力衰竭的患者,术前均应给予氧气吸入,每天 2 次,每次半小时,改善心脏功能,必要时给予强心、利尿剂。

(二)术后护理

1.循环系统

(1)建立有创血压监测,持续观察血压变化。对于较重患者,用微量泵泵入升压药物,并根据血压的变化随时进行调整,使血压保持稳定,切勿忽高忽低。

(2)注意中心静脉压的变化,以便了解右心有无衰竭和调节补液速度,必要时应用强心药物。此类患者由于狭窄解除后,短时间内心排血量增多,如心脏不能代偿容易造成心力衰竭。

(3)注意末梢循环的变化,如周身皮肤、口唇、指甲颜色、温度及表浅动脉搏动情况。

(4)维持成人尿量>0.5 mL/(kg·h),儿童尿量>1 mL/(kg·h)。

2.呼吸系统

(1)术后使用呼吸机辅助呼吸,保持呼吸道通畅,及时吸痰。用脉搏血氧监测仪观察氧饱和度的变化并监测 PaO_2,如稳定在 10.7 kPa(80 mmHg),可在术后早期停用呼吸机。如发生低氧血症[PaO_2<10.7 kPa(80 mmHg)]应及时向医师报告,如明确存在残余狭窄,及时做好再次手术的准备。

（2）协助患者排痰和翻身，听诊双肺呼吸音，必要时雾化吸入。

3.婴幼儿及较大的肺动脉狭窄患儿术后

婴幼儿及较大的肺动脉狭窄患儿，术后早期右心室压力及肺血管阻力可能仍较高，术后注意观察高压是否继续下降，如有异常表现，及时报告医师，必要时做进一步检查及处理。

（三）出院指导

（1）患儿出院后需要较长期的随诊，如发现残余狭窄导致右心室压力逐渐增加，或肺动脉瓣环更加变窄，均应再入院检查，可能需要再次手术，进一步切开狭窄或用补片加宽。

（2）逐步增加活动量，在术后3个月内不可过度劳累，以免发生心力衰竭。

（3）儿童术后应加强营养供给，多进高蛋白、高热量、高维生素的食物，以利生长发育。

（4）注意气候变化，尽量避免到公共场所，避免呼吸道感染。

（魏　然）

第七节　急性感染性喉炎

急性感染性喉炎是由病毒或细菌等引起的喉部黏膜的急性炎症，多见于5岁以下的儿童，冬、春季发病较多。由于小儿喉腔狭小、黏膜下血管淋巴组织丰富、声门下组织疏松等解剖特点，患儿易出现犬吠样咳嗽、声音嘶哑、吸气性喉鸣伴呼吸困难，严重时出现喉梗阻症状，若处理不及时，可危及生命。

一、临床特点

（一）症状

1.发热

患儿可有不同程度的发热，严重时体温可高达40℃以上并伴有中毒症状。

2.咳嗽

轻者为刺激性咳嗽，伴有声音嘶哑，较重的有犬吠样咳嗽。

3.喉梗阻症状

呈吸气性喉鸣、三凹征，重者迅速出现烦躁不安、吸气性呼吸困难、青紫、心率加快等缺氧症状。临床将喉梗阻分为4度。

（1）Ⅰ度喉梗阻：安静时如常人，但活动（或受刺激）后可出现喉鸣及吸气性呼吸困难。胸部听诊呼吸音清晰，心率无改变。

（2）Ⅱ度喉梗阻：即使在安静状态下也有喉鸣和吸气性呼吸困难。听诊可闻喉鸣传导或气管呼吸音，呼吸音强度大致正常。心率稍快，一般状况尚好。

（3）Ⅲ度喉梗阻：吸气性呼吸困难严重，除上述表现外，还因缺氧严重而出现明显发绀，患儿常极度不安、躁动、恐惧、大汗，胸廓塌陷，呼吸音明显减低。心率增快，常＞140次/分，心音低钝。

（4）Ⅳ度喉梗阻：由于呼吸衰竭及逐渐体力耗竭，患儿极度衰竭，呈昏睡状或进入昏迷，三凹征反而不明显，呼吸微弱，呼吸音几乎消失，胸廓塌陷明显，心率或慢或快，心律不齐，心音微弱，面色由发绀变成苍白或灰白。

(二)体征

咽部充血,肺部无湿性啰音。直达喉镜检查可见黏膜充血肿胀,声门下黏膜呈梭状肿胀,黏膜表面有时附有黏稠性分泌物。

二、护理评估

(一)健康史

询问发病情况,病前有无上呼吸道感染现象。

(二)症状、体征

检查患儿有无发热、声音嘶哑、咳嗽、气促、三凹征。

(三)心理-社会评估

评估患儿及其家长的心理状态,对疾病的了解程度,家庭环境及经济情况,了解患儿有无住院的经历。

(四)辅助检查

了解病原学及血常规检查结果。

三、常见护理问题

(一)低效性呼吸形态

与喉头水肿有关。

(二)舒适的改变

与咳嗽、呼吸困难有关。

(三)有窒息的危险

与喉梗阻有关。

(四)体温过高

与感染有关。

四、护理措施

(一)改善呼吸功能,保持呼吸道通畅

(1)保持室内空气清新,每天定时通风 2 次,保持室内相对湿度在 60% 左右,以缓解喉肌痉挛,湿化气道。

(2)适当抬高患儿颈肩部,怀抱小儿使头部稍后仰以保持气道通畅,体位舒适。

(3)Ⅱ度以上喉梗阻患儿应给予吸氧。

(4)吸入用布地奈德混悬液+肾上腺素用生理盐水稀释后雾化吸入,每天 3～4 次。以消除喉水肿,恢复气道通畅。

(5)指导较大患儿进行有效的咳嗽,当患儿剧烈咳嗽时,可嘱患儿深呼吸以抑制咳嗽。

(二)密切观察病情变化

根据患儿三凹征、喉鸣、青紫及烦躁的表现来判断缺氧的程度,及时发现喉梗阻,积极处理,避免窒息。如有喉梗阻先兆,立即通知医师,备好抢救物品,积极配合抢救。

(三)发热护理

监测体温变化,发热时给温水擦浴,解热贴敷前额,必要时按医嘱给予药物降温。

(四)提高患儿的舒适度

卧床休息,减少活动,各种护理操作尽量集中进行,避免哭闹。一般情况下不用镇静剂,若患儿过度烦躁不安,可遵医嘱用地西泮、苯巴比妥肌内注射或 10% 水合氯醛灌肠。因氯丙嗪及吗啡有抑制呼吸的作用,不宜应用。

(五)健康教育

(1)向患儿家长讲解疾病的有关知识和护理要点,指导家长耐心细致地喂养,进食易消化的流质或半流质,多饮水,不吃有刺激性的食物,避免患儿进食时发生呛咳。

(2)向家长说明雾化吸入的重要性,鼓励患儿配合治疗。

(3)避免哭闹时间过长,吸入有害气体或进食辛辣食物,刺激损伤喉部。

五、出院指导

(1)注意锻炼身体,合理喂养,增强机体抵抗力。

(2)养成良好卫生生活习惯,饭后漱口,多饮水,保持口腔清洁。

(3)一旦发生痉挛性喉炎(出现呼吸紧促如犬吠,喉鸣,吸气困难,胸廓塌陷,唇色青紫)应立即送医院治疗,并保持气道通畅(患儿头向后仰,解开衣领)。

(魏 然)

第八节 腹 泻 病

腹泻病是由多病原、多因素引起的消化道疾病,以大便次数增多,大便性状改变为特点,是小儿时期的常见病,多见于<2 岁的婴幼儿。严重腹泻者除有较重的胃肠道症状外,还伴有水、电解质、酸碱平衡紊乱和全身中毒症状。

一、临床特点

(一)一般症状

1.轻型腹泻

大便次数 5～10 次/天,呈黄色或绿色稀水样,食欲减退,伴有轻度的恶心、呕吐、溢乳、腹痛等症状,临床上无明显脱水症状或仅有轻度脱水,体液丢失<50 mL/kg。

2.重型腹泻

大便次数>10 次/天,甚至达数十次。大便水样、量多,少量黏液、腥臭,伴有不规则的发热,并伴呕吐,严重的可吐咖啡样物,体液丢失>120 mL/kg,有明显的水和电解质紊乱症状。

(二)水和电解质紊乱症状

1.脱水

根据腹泻的轻重,失水量多少可分为轻、中、重度脱水。由于腹泻时水和电解质两者丧失的比例不同,从而引起体液渗透压的变化,临床上以等渗性脱水最常见。

2.代谢性酸中毒

中、重度脱水多有不同程度的酸中毒,主要表现精神萎靡、嗜睡、呼吸深快、口唇樱桃红色,严重者可意识不清,呼气有酮味。<6月龄婴儿呼吸代偿功能差,呼吸节律改变不明显,应加以注意,尤其当pH下降<7.0时,患儿往往有生命危险。

3.低钾血症

当血钾<3.5 mmol/L时,患儿表现为精神萎靡,四肢无力,腱反射减弱,腹胀,肠鸣音减弱,心音低钝,重者可出现肠麻痹、呼吸肌麻痹、腱反射消失、心脏扩大、心律不齐,从而危及生命。

4.低钙、低镁血症

当脱水酸中毒被纠正时,原有佝偻病的患儿,大多有低钙血症,甚至出现手足搐搦等低钙症状。

(三)几种常见不同病原体所致腹泻的临床特点

1.轮状病毒肠炎

轮状病毒肠炎又称秋季腹泻,多发生于6～24个月婴幼儿。其起病急,常伴发热和上呼吸道感染症状;病初即有呕吐,常先于腹泻;大便次数多、量多、水分多,为黄色水样或蛋花汤样,无腥臭味;常并发脱水和酸中毒。本病为自限性疾病,病程为3～8天。

2.致病性大肠埃希菌肠炎

大便每天5～15次,为稀水样带有黏液,无脓血,但有腥味。可伴发热、恶心、呕吐或腹痛。病程1周左右,体弱者病程迁延。

3.鼠伤寒沙门菌肠炎

近年来有上升趋势,可占沙门菌感染中的40%～80%。全年均有发生,夏季发病率高,绝大多数患儿为小于2岁的婴幼儿,新生儿和婴儿尤易感染。临床表现多种多样,轻重不一,胃肠型表现为呕吐、腹泻、腹痛、腹胀、发热等,大便稀糊状,带有黏液甚至脓血,性状多变,有特殊臭味,易并发脱水、酸中毒。重症可呈菌血症或败血症,可出现局部感染灶,病程常迁延。

4.空肠弯曲菌肠炎

全年均可发病,以7～9月份多见,可散发或暴发流行,常伴发热,继而腹泻、腹痛、呕吐,大便为水样、黏液或典型菌痢样脓血便。

(四)辅助检查

1.大便常规

病毒、非侵袭性细菌性及非感染性腹泻大便无或偶见少量白细胞;侵袭性细菌感染性腹泻大便有较多白细胞或脓细胞、红细胞。

2.大便pH和还原糖测定

乳糖酶缺乏大便pH<5.5,还原糖>＋＋。

3.血生化检查

可有电解质紊乱。

二、护理评估

(一)健康史

询问喂养史,有无饮食不当及肠道内、外感染表现,询问患儿腹泻开始时间,大便次数、颜色、性状、量,有无发热、呕吐、腹胀、腹痛、里急后重等不适。

（二）症状、体征

评估患儿生命体征、脱水程度，有无电解质紊乱，检查肛周皮肤有无发红、破损。

（三）心理-社会评估

评估家长对疾病的了解程度和紧张、恐惧心理。

（四）辅助检查

了解大便常规、大便致病菌培养、血气分析等化验结果。

三、常见护理问题

（一）体液量不足

与排泄过多及摄入减少有关。

（二）腹泻

与肠道内、外感染，饮食不当导致肠道功能紊乱有关。

（三）有皮肤完整性受损的危险

与大便次数增多刺激臀部皮肤有关。

（四）营养失调：低于机体需要量

与摄入减少及腹泻呕吐丢失营养物质过多有关。

（五）知识缺乏

家长缺乏饮食卫生及腹泻患儿护理知识。

四、护理措施

（一）补充体液，纠正脱水

1.口服补液

适用于轻度脱水及无呕吐、能口服的患儿。世界卫生组织推荐用口服补液盐溶液（ORS）。

（1）补液量：累积损失量 50 mL/kg（轻度脱水）；继续损失量一般可按估计大便量的 1/2 补给。

（2）补液方法：2 岁以下患儿每 1～2 分钟喂 5 mL，稍大患儿可用杯少量多次喂，也可随意口服，若出现呕吐，停 10 分钟后再喂，每 2～5 分钟喂 5 mL。累积损失量于 8～12 小时内补完。

2.静脉补液

适用于中度以上脱水和呕吐较重的患儿。迅速建立静脉通道，保证液体按计划输入，对重度脱水伴有周围循环衰竭的患儿必须尽快（30～60 分钟）补充血容量，补液时按先盐后糖、先浓后淡、先快后慢、见尿补钾的原则补液，严禁直接静脉推注含钾溶液。密切观察输液速度，准确记录输液量，根据病情调整输液速度，并了解补液后第一次排尿的时间。

（二）合理喂养，调整饮食

腹泻患儿存在消化功能紊乱，应根据病情合理安排饮食，以达到减轻消化道负担的目的，原则上腹泻患儿不主张禁食。母乳喂养者，可继续母乳喂养，暂停辅食；人工喂养者应将牛奶稀释或喂以豆制代乳品或发酵奶、去乳糖奶。已断奶者，喂以稠粥、面条加一些熟植物油、蔬菜末、精肉末等，少量多餐。腹泻停止后，继续给予营养丰富的食物，并每天加餐一次，共 2 周，以赶上其正常生长发育。

(三)严密观察病情

1.监测体温变化

体温过高者应采取适当的降温措施,做好口腔及皮肤护理。鼓励患儿增加口服液体的摄入,提供患儿喜爱的饮料,尤其是含钾、钠高的饮料。

2.判断脱水程度

通过观察患儿的神志、精神、皮肤弹性、前囟及眼眶有无凹陷、尿量等临床表现,估计患儿脱水程度。同时观察经过补液后脱水症状是否得到改善。

3.观察代谢性酸中毒

当患儿呼吸深快、精神萎靡、口唇樱红、血 pH 下降时积极准备碱性液体,配合医师抢救。

4.观察低钾血症表现

低血钾常发生在输液脱水纠正时,当患儿出现精神萎靡、吃奶乏力、腹胀、肌张力低、呼吸频率不规则等临床表现,及时报告医师,做血生化测定及心电图检查。

5.注意大便的变化

观察记录大便的次数、颜色、性状,若出现脓血便,伴有里急后重的症状,考虑是否有细菌性痢疾的可能,立即送检大便化验,为输液和治疗方案提供可靠的依据。

(四)注意口腔清洁、加强皮肤护理

(1)口腔黏膜干燥的患儿,每天至少2次口腔护理,以保持口腔黏膜的湿润和清洁。如口腔黏膜有白色分泌物附着考虑为鹅口疮,可涂制霉菌素甘油。

(2)保持床单位清洁、干燥、平整,及时更换衣裤。每次便后及时更换尿布,用温水冲洗臀部并擦干,保持肛周皮肤清洁、干燥,臀部涂呋锌油或宝婴药膏。

(3)严重的尿布疹给予红外线照射臀部,每天 2 次;或 1∶5 000 高锰酸钾溶液坐浴,每天 2 次;也可用 5% 碘伏溶液外涂,每天 1~2 次。

(五)做好消毒隔离,防止交叉感染

做好床边隔离,护理患儿前后要彻底洗手,食具、衣物、尿布应专用。对传染性较强的感染患儿用后的尿布要焚烧。

(六)健康教育

(1)评估患儿家长的文化程度,对知识的接受能力,选择适当的教育方案,教给家长腹泻的病因及预防方法,讲述调整饮食的目的、方法及步骤,示范配置和服用 ORS 的方法,示范食具的清洁消毒方法,讲述观察及处理呕吐物和大便的方法。

(2)合理喂养,宣传母乳喂养的优点,如何合理调整饮食,双糖酶缺乏者不宜用蔗糖,并暂时停喂含双糖的乳类。

(3)急性腹泻患儿出院无须带药,迁延性或慢性腹泻患儿可遵医嘱继续服药,如微生态制剂、蒙脱石散、多种维生素、消化酶等,以改善消化功能。告知家长微生态制剂应温水冲服,水温 <37 ℃,以免杀伤有关的活菌。蒙脱石散最好在空腹时服用(尤其是小婴儿)以免服用该药呕吐误吸入气道,每次至少用 30~50 mL 温开水冲服,有利于药物更好地覆盖肠黏膜。具体剂量:1 岁以下,每天 1 袋;1~2 岁,每天 1~2 袋;2 岁以上,每天 2~3 袋,每天 3 次口服。

五、出院指导

(一)指导合理喂养

宣传母乳喂养的优点,避免在夏季断奶,按时逐步添加辅食,切忌几种辅食同时添加,防止过

食、偏食及饮食结构突然变动。

(二)注意饮食卫生

培养良好的卫生习惯。注意食物新鲜、清洁及食具消毒,避免肠道内感染,教育儿童饭前便后洗手,勤剪指甲。

(三)增强体质

适当户外运动,及早治疗营养不良、佝偻病。

(四)注意气候变化

防止受凉或过热,冬天注意保暖,夏季多喂水。

(五)防止脱水

可选用以下效果较好的口服补液方法。

1.米汤加盐溶液

米汤 500 mL+细盐 1.75 g,或炒米粉 25 g+细盐 1.75 g+水 500 mL,煮 2～3 分钟。此液体为 1/3 张,且不含糖,口感好。用法:20～40 mL/kg,4 小时内服完,以后随意口服。

2.糖盐水

饮用水 500 mL+白糖 10 g+细盐 1.75 g,煮沸后备用,用法用量同上。

3.口服补液盐(ORS)

此液体为 2/3 张,用于预防脱水时张力过高,可用白开水稀释降低张力。用法:每次腹泻后,2 岁以下服 50～100 mL;2～10 岁服 100～200 mL;>10 岁的能喂多少就给多少,也可按 40～60 mL/kg预防脱水,腹泻开始即服用。

（魏　然）

第九节　肠　套　叠

肠套叠是指肠管的一部分及其相邻的肠系膜套入邻近肠腔内的一种肠梗阻,以 4 月龄至 2 岁以内小儿多见,冬春季发病率较高。

一、临床特点

(一)腹痛

表现为阵发性哭闹,20～30 分钟发作一次,发作时脸色发白、拒奶、手足乱动、呈异常痛苦的表情。

(二)呕吐

在阵发性哭闹开始不久,即出现呕吐,开始时呕吐物为奶汁或其他食物,呕吐次数增多后可含有胆汁。

(三)血便

血便是肠套叠的重要症状,一般多在套叠后 8～12 小时排血便,多为果酱色黏液血便。

(四)腹部肿块

在右侧腹或右上腹季肋下可触及一腊肠样肿块,但腹胀明显时肿块不明显。

（五）右下腹空虚感

右下腹空虚感是因回盲部套叠使结肠上移,故右下腹较左侧空虚,不饱满。

（六）肛门指诊

指套上染有果酱样血便,若套叠在直肠,可触到子宫颈样套叠头部。

（七）其他

晚期患儿一般情况差,精神萎靡,反应迟钝,嗜睡甚至休克。若伴有肠穿孔则情况更差,腹胀明显,有压痛、肠鸣音减弱,腹壁水肿,发红。

（八）辅助检查

(1)空气灌肠:对高度怀疑肠套者,可选此检查,确诊后,可直接行空气灌肠整复。

(2)腹部 B 超检查:套叠肠管肿块的横切面似靶心样同心圆。

(3)腹部立位片:腹部见多个液平面的肠梗阻征象。

二、护理评估

（一）健康史

了解患儿发病前有无感冒、突然饮食改变及腹泻、高热等症状。询问以前有无肠套史。

（二）症状、体征

询问腹痛性质、程度、时间、发作规律和伴随症状及诱发因素,有无腹部肿块及血便。评估呕吐情况,有无发热及脱水症状。

（三）心理-社会评估

评估家长对小儿喂养的认知水平和对疾病的了解程度,以及对预后是否担心。

（四）辅助检查

分析辅助检查结果,了解腹部 B 超、腹部 X 线立位片等结果。

三、常见护理问题

（一）体温过高

与肠道内毒素吸收有关。

（二）体液不足

与呕吐、禁食、胃肠减压、高热、术中失血失液有关。

（三）舒适的改变

与腹痛、腹胀有关。

（四）合作性问题

肠坏死、切口感染、粘连性肠梗阻。

四、护理措施

（一）术前

(1)监测生命体征,严密观察患儿精神、意识状态、有无脱水症状及腹痛性质、部位、程度,观察呕吐次数、量及性质。呕吐时头侧向一边,防止窒息,及时清除呕吐物。

(2)开放静脉通路,遵医嘱使用抗生素,纠正水、电解质紊乱。

(3)术前做好禁食、备皮、皮试等准备,禁用止痛剂,以免掩盖病情。

（二）术后

（1）术后患儿回病房，去枕平卧 4～6 小时，头侧向一边，保持呼吸道通畅，麻醉清醒后可取平卧位或半卧位。

（2）监测血压、心率、尿量，评估皮肤弹性和黏膜湿润情况。

（3）监测体温变化，由于肠套整复后毒素的吸收，应特别注意高热的发生，观察热型及伴随症状，及早控制体温，防止高热惊厥。出汗过多时，及时更换衣服，以免受凉。发热患儿每 4 小时 1 次监测体温，给予物理降温或药物降温，并观察降温效果，保持室内通风。

（4）观察肠套整复术后有无阵发性哭闹、呕吐、便血，以防再次肠套。

（5）禁食期间，做好口腔护理，根据医嘱补充水和电解质溶液。

（6）密切观察腹部症状，有无呕吐、腹胀、肛门排气，观察排便情况并记录，保持胃肠减压引流通畅，观察引流液量、颜色、性质。

（7）肠蠕动恢复后，饮食以少量多餐为宜，逐步过渡，避免进食产气、胀气的食物，并观察进食后有无恶心、呕吐、腹胀情况。

（8）观察伤口有无渗血、渗液、红肿，保持伤口敷料清洁、干燥，防止大小便污染伤口。

（9）指导家长多安抚患儿、分散注意力，避免哭闹。

（三）健康教育

（1）陌生的环境，对疾病相关知识的缺乏及担心手术预后，使患儿及其家长易产生恐惧、焦虑的心理，护理人员应热情、耐心介绍疾病的发生、发展过程及主要的治疗方法、手术目的及必要性，排除顾虑，给予心理支持，使其积极配合治疗。

（2）认真做好各项术前准备，向患儿及其家长讲解备皮、禁食、皮试、术前用药的目的及注意事项，取得家长的理解和配合。

（3）术后康复过程中，指导家长加强饮食管理，防止再次发生肠套叠。

五、出院指导

（1）饮食：合理喂养，添加辅食应由稀到稠，从少量到多量，从一种到多种，循序渐进。注意饮食卫生，预防腹泻，以免再次发生肠套叠。

（2）伤口护理：保持伤口清洁、干燥，勤换内衣，伤口未愈合前禁止沐浴，忌用手抓伤口。

（3）适当活动，避免上下举逗孩子。

（4）如患儿出现阵发性哭闹、呕吐、便血或腹痛、腹胀，伤口红肿等情况及时去医院就诊。

（魏　然）

第十节　先天性巨结肠

先天性巨结肠（又称赫希施普龙病）是一种较为多见的肠道发育畸形。它主要是因结肠的肌层、黏膜下层神经丛内神经节细胞缺如，引起该肠段平滑肌持续收缩，呈痉挛状态，形成功能性肠梗阻，而近端正常肠段因粪便滞积，剧烈蠕动而逐渐代偿性扩张、肥厚形成巨大的扩张段。

一、临床特点

(1)新生儿首次排胎粪时间延迟,一般于出生后 48~72 小时才开始排便,或需扩肛、开塞露通便后才能排便。

(2)顽固性便秘:大便几天 1 次,甚至每次都需开塞露塞肛或灌肠后才能排便。

(3)呕吐、腹胀:由于是低位性、不全性、功能性肠梗阻,故呕吐、腹胀出现较迟,腹部逐渐膨隆呈蛙腹状,一般为中度腹胀,可见肠型,肠鸣音亢进,儿童巨结肠左下腹有时可触及粪石块。

(4)全身营养状况:病程长者可见消瘦、贫血貌。

(5)直肠指检:直肠壶腹部空虚感,在新生儿期,拔出手指后有爆发性肛门排气、排便。

(6)辅助检查。①钡剂灌肠造影:显示狭窄的直肠、乙状结肠、扩张的近段结肠,若肠腔内呈鱼刺或边缘呈锯齿状,表明伴有小肠结肠炎。②腹部 X 线立位平片:结肠低位肠梗阻征象,近段结肠扩张。③直肠黏膜活检:切取一小块直肠黏膜及肌层做活检,先天性巨结肠者神经节细胞缺如,异常增生的胆碱能神经纤维增多、增粗。④肛管直肠测压法或下消化道动力测定:当直肠壶腹内括约肌处受压后正常小儿和功能性便秘小儿,其内括约肌会立即出现松弛反应,但巨结肠患儿未见松弛反应,甚至可见压力增高。此法用于两周内的新生儿时可出现假阴性结果。

二、护理评估

(一)健康史

了解患儿出现便秘腹胀的时间、进展情况及家长对患儿排便异常的应对措施。评估患儿生长发育有无落后,询问家族中有无类似疾病发生。

(二)症状、体征

询问有无胎便延迟排出及顽固性便秘时间,有无呕吐及呕吐的时间、性质、量,腹胀程度,有无消瘦、贫血貌。

(三)心理-社会评估

评估较大患儿是否有自卑心理、有无因住院和手术而感到恐惧,了解家长对疾病知识的认识程度和经济支持能力,了解家长对患儿的关爱程度和对手术效果的认知水平。

(四)辅助检查

直肠黏膜活检神经节细胞缺如支持本病诊断。了解钡剂灌肠造影、腹部立位 X 线平片、肛管直肠测压、下消化道动力测定结果。

三、常见护理问题

(一)舒适的改变
与腹胀、便秘有关。

(二)营养失调:低于机体需要量
与食欲缺乏、肠道吸收功能障碍有关。

(三)有感染的危险
与手术切口、机体抵抗力下降有关。

(四)体液不足
与术中失血失液、禁食、胃肠减压有关。

（五）合作性问题

巨结肠危象。

四、护理措施

（一）术前

（1）给予高热量、高蛋白质、高维生素和易消化的无渣食物，禁食有渣的水果及食物，以利于灌肠。

（2）巨结肠灌肠的护理：彻底灌净肠道积聚的粪便，为手术做好准备。在灌肠过程中，操作应轻柔、肛管应插过痉挛段，同时注意观察患儿的反应，洗出液的颜色，保持出入液量平衡，灌流量每次 100 mL/kg 左右。

（3）肠道准备手术晨灌肠排出液必须无粪渣。手术前日、手术日晨予甲硝唑口服或保留灌肠。

（4）做好术前禁食、备皮、皮试、用药等术前准备。

（二）术后

（1）患儿回病房后，去枕平卧 4～6 小时，头侧向一边，保持呼吸道通畅，防止术后呕吐或舌后坠引起窒息。

（2）监测心率、血压、尿量，评估黏膜和皮肤弹性，根据医嘱补充水和电解质溶液。

（3）让患儿取仰卧位，两大腿分开略外展，向家长讲明肛门夹钳固定的重要性，必要时用约束带约束四肢，使之基本制动，防止肛门夹钳戳伤肠管或过早脱落。

（4）术后需禁食 3～5 天和胃肠减压，禁食期间，做好口腔护理，每天 2 次，并保持胃肠减压引流通畅，观察引流液的量、颜色和性质，待肠蠕动恢复后可进食流质的食物并逐步过渡为半流质的食物，限制粗粮，饮食宜少量多餐。

（5）观察腹部体征变化，注意有无腹胀、呕吐、伤口有无渗出，肛周有无渗血、渗液，随时用无菌生理盐水棉球或 PVP 碘棉球清洁肛周及肛门夹钳，动作应轻柔。清洁用具需每天更换。

（6）指导家长如何保持患儿肛门夹钳的正确位置，使夹钳位置悬空、平衡。更换尿布时要轻抬臀部，避免牵拉夹钳。

（7）肛门夹钳常在术后 7～10 天自然脱落，脱落时观察钳子上夹带的坏死组织是否完整，局部有无出血。

（8）对留置肛管者，及时清除从肛管内流出的粪便，保护好臀部皮肤，防止破损。

（9）观察患儿排便情况，肛门狭窄时指导家长定时扩肛。

（10）观察有无夹钳提早或延迟脱落、有无结肠小肠炎，闸门综合征等并发症的发生。

（三）健康教育

（1）耐心介绍疾病的发生、发展过程，手术的必要性及预后等，以排除患儿及其家长的顾虑。

（2）向患儿及其家长讲解各项术前准备（备皮、禁食、皮试、术前用药）的目的和注意事项，以取得患儿及其家长的配合。

（3）向患儿及其家长讲解巨结肠灌肠的目的，灌肠时间及注意事项，以及进食无渣饮食的目的。

（4）解释术后注意保持肛管和肛门夹钳位置固定的重要性，随时清除粪便，保持肛门区清洁及各引流管引流通畅，以促使患儿早日康复。

五、出院指导

(1)饮食适当:增加营养,3~6个月给予高蛋白、高热量、低脂、低纤维、易消化的食物,以促进患儿的康复。限制粗粮。

(2)伤口护理:保持伤口清洁,敷料干燥。小婴儿忌用手抓伤口。如发现伤口红肿及时就诊。

(3)出院后密切观察排便情况,若出现果酱样伴恶臭大便,则提示可能发生小肠结肠炎,应及时去医院诊治。

(4)肛门狭窄者要定时扩肛,教会家长正确的扩肛方法,并定期到医院复查。

（魏 然）

第十一节 腹股沟斜疝

小儿腹股沟疝均是斜疝,几乎没有直疝,在腹股沟或阴囊有一可复性肿块,它与腹膜鞘状突未完全闭合或腹股沟解剖结构薄弱有关,而腹内压增高是其诱发因素,如剧烈哭闹、长期咳嗽、便秘和排尿困难。它可发生在任何年龄,右侧多于左侧。

一、临床特点

(1)腹股沟部有弹性的可复性不痛肿物,哭闹或用力排便时明显,安静平卧或轻轻挤压肿块能消失,随着腹压的增大,肿块逐渐增大并渐坠入阴囊。

(2)斜疝嵌顿时,肿块变硬、疼痛,伴呕吐、哭闹不安,无肛门排气排便。晚期则有发热、肿块表皮红肿、便血及触痛加剧。

(3)局部无肿块时指检可感皮下环宽松,可触到增粗的精索,咳嗽时手指可在内环感到冲动感。

(4)辅助检查。①B超检查:可鉴别腹股沟肿块为肠管或液体。②骨盆部立位X线片:阴囊部肿块有气体或液平面可诊断为斜疝,在鉴别嵌顿疝时有诊断价值。

二、护理评估

(一)健康史

了解腹股沟部第一次出现肿块的时间、肿块的性状及与腹内压增高的关系,询问出现肿块的频率,有无疝嵌顿史。

(二)症状、体征

评估腹股沟部有无肿块,肿块的大小及导致肿块改变的相关因素。观察肿块表皮有无红肿、触痛。评估有无疝嵌顿的表现。

(三)心理-社会评估

评估较大患儿是否因手术而感到情绪紧张,评估家长对此疾病知识和治疗的了解程度和心理反应。

（四）辅助检查

了解 B 超和骨盆部 X 线立位片的检查结果。

三、常见护理问题

（一）焦虑

与环境改变、害怕手术有关。

（二）疼痛

与疝嵌顿、腹部切口有关。

（三）合作性问题

阴囊血肿或水肿。

（四）知识缺乏

缺乏本病相关知识。

四、护理措施

（一）术前

（1）避免哭闹和剧烈咳嗽，哭闹或剧烈咳嗽时可抬高臀部。保持大便通畅，防止斜疝嵌顿。

（2）注意冷暖及饮食卫生，防止感冒及腹泻。

（3）做好禁食、备皮、皮试等术前准备。

（二）术后

（1）术后去枕平卧 4～6 小时，头侧向一边，防止呕吐引起窒息。

（2）监测生命体征，保持呼吸道通畅。

（3）给予高蛋白、高热量、高维生素、适当纤维素、易消化的食物，保持大便通畅。

（4）观察切口有无渗血、渗液、红肿，保持切口敷料清洁干燥，防止婴儿大小便污染。注意观察腹股沟、阴囊有无血肿、水肿及其消退情况。

（5）指导家长多安抚小患儿，分散其注意力，避免哭闹。

（三）健康教育

（1）对陌生的环境，疾病相关知识的缺乏及担心，使患儿及其家长易产生恐惧、焦虑的心理，护理人员应耐心介绍疾病的发展过程、治疗方法和手术的目的及重要性，以排除顾虑，给予心理支持，使其积极配合。

（2）认真做好各项术前准备，向患儿及其家长讲解备皮、禁食、皮试、术前用药的目的及注意事项，以取得理解和配合。

（3）避免哭闹和剧烈咳嗽，保持大便通畅，避免增加腹压，防止术侧斜疝复发嵌顿。单侧斜疝术后需注意另一侧腹股沟有无斜疝发生。

五、出院指导

（1）饮食：适当增加营养，给易消化的食物，多吃新鲜水果蔬菜。

（2）伤口护理：保持伤口的清洁、干燥，小婴儿的双手用干净的手套套住或予以约束，伤口痒时切忌用手抓伤口,以防伤口发炎,伤口未愈合前忌过早浸水洗浴。

(3)注意观察腹股沟、阴囊红肿消退情况,观察腹股沟有无肿物突出。

(魏　然)

第十二节　先天性肥厚性幽门狭窄

先天性肥厚性幽门狭窄(congenital hypertrophic pyloric stenosis)是由幽门环肌增生肥厚使幽门管腔狭窄引起的不全梗阻,一般出生后 2～4 周发病。

一、临床特点

(一)呕吐

呕吐是该病早期的主要症状,每次喂奶后数分钟即有喷射性呕吐,呈进行性加重。呕吐物常有奶凝块,不含有胆汁,少数患儿因呕吐频繁致胃黏膜渗血而使呕吐物呈咖啡色。呕吐后即有饥饿感。

(二)进行性消瘦

因呕吐、摄入量少和脱水,患儿消瘦,出现老人貌、皮肤松弛、体重下降。

(三)上腹部膨隆

偶可见上腹部膨隆,有自左向右移动的胃蠕动波,右上腹可触及橄榄样肿块,是幽门狭窄的特有体征。

(四)辅助检查

(1)X 线钡餐检查:透视下可见胃扩张,胃蠕动波亢进,钡剂经过幽门排出时间延长,胃排空时间也延长,幽门前区呈鸟嘴状。

(2)B 超检查:其典型声源图改变为幽门环肌增厚,＞4 mm。

(3)血气分析及电解质测定:可表现为低氯、低钾性碱中毒。晚期脱水加重,可表现代谢性酸中毒。

二、护理评估

(一)健康史

了解患儿呕吐出现的时间、呕吐的程度及进展情况。评估患儿的营养状况及生长发育情况,了解家族中有无类似疾病发生。

(二)症状、体征

了解呕吐的次数、性质、量,大小便次数、量。评估营养状况,有无脱水及其程度。

(三)心理-社会评估

了解家长对患儿手术的认识水平及对治疗护理的需求。

(四)辅助检查

了解 X 线钡餐检查及 B 超检查结果,了解血气分析及电解质测定结果。

三、常见的护理问题

(1)有窒息的危险:与呕吐有关。

(2)营养失调:低于机体需要量与频繁呕吐,摄入量少有关。

(3)体液不足:与呕吐、禁食、术中失血失液、胃肠减压有关。

(4)组织完整性受损:与手术切口、营养状态差有关。

(5)合作性问题:切口感染、裂开或延期愈合。

四、护理措施

(一)术前

(1)监测生命体征变化,观察呕吐的情况,了解呕吐方式、呕吐物性质和量,并及时清除呕吐物。

(2)喂奶应少量多餐,喂奶后应竖抱并轻拍婴儿背部,促使胃内的空气排出,待打嗝后再平抱,以预防和减少呕吐的发生。睡眠时应尽量右侧卧,防止呕吐物误吸引起窒息。

(3)做好禁食、备皮、皮试等术前准备。

(二)术后

(1)术后应去枕平卧位,头偏向一侧,保持呼吸道通畅,监测血氧饱和度,清醒后可取侧卧位。

(2)监测体温变化,如体温不升,需采取保暖措施。

(3)监测血压、心率、尿量,评估黏膜和皮肤弹性。

(4)术后大多数患儿呕吐还可持续数天才能逐渐好转,评估呕吐的量、性质、颜色,及时清除呕吐物,防止误吸。

(5)进腹的幽门环肌切开术一般需禁食 24～48 小时、胃肠减压、做好口腔护理,并保持胃管引流通畅,观察引流液的量、颜色及性质。腹腔镜下幽门环肌切开术 6 小时后即可进食。奶量应由少到多,耐心喂养。

(6)保持伤口敷料清洁干燥,观察伤口有无红肿、渗血、渗液,避免剧烈哭闹,防止切口裂开。

(三)健康教育

(1)应该热情接待,耐心向家长介绍疾病发生、发展过程和手术治疗的必要性等;讲解该疾病的近、远期治疗效果是良好的,不会影响孩子的生长发育。

(2)向患儿家长仔细讲解术前准备的主要内容、注意事项、用药目的,充分与其沟通,取得家长积极配合。

(3)对家长进行喂奶的技术指导,注意喂乳方法,预防和减少呕吐的发生,防止窒息。

五、出院指导

(1)饮食指导:少量多餐,合理喂养。介绍母乳喂养的优点,提倡母乳喂养。4 个月后可逐渐添加辅食。

(2)伤口护理:保持伤口敷料清洁,切口未愈合时禁止浸水沐浴,小婴儿的双手要套上干净的手套,避免用手抓伤口导致发炎。如发现伤口红肿及时去医院诊治。

(3)按医嘱定期复查。

(魏　然)

第十三节　急性白血病

白血病(leukemia)是造血组织中某一系造血细胞滞留于某一分化阶段并克隆性扩增的恶性增生性疾病。它主要临床表现为贫血、出血、反复感染及白血病细胞浸润各组织、器官引起的相应症状。根据白血病细胞的形态及组织化学染色表现,可分为急性淋巴细胞性白血病和急性非淋巴细胞性白血病两大类。小儿以急性淋巴细胞性白血病为主(占 75%)。病因及发病机制尚不完全清楚,可能与病毒感染、电离辐射、化学因素、遗传因素等引起免疫功能紊乱有关。

一、临床特点

(一)症状与体征

主要表现为乏力、苍白、发热、贫血、出血,白血病细胞浸润的表现为肝、脾、淋巴结肿大、骨关节疼痛。白血病细胞侵犯脑膜时可出现头痛及中枢神经系统体征。

(二)辅助检查

(1)血常规:白细胞总数明显增高或不高甚至降低,原始细胞比例增加,白细胞数正常或减少者可无幼稚细胞,血红蛋白和血小板数常降低。

(2)骨髓象:细胞增生明显或极度活跃,原始及幼稚细胞占有核细胞总数的 30% 以上。红细胞系及巨核细胞系极度减少。

(3)脑脊液:脑膜白血病时脑脊液压力 >1.96 kPa(200 mmH$_2$O),白细胞数 $>10\times10^6$/L,蛋白 >450 mg/L,涂片找到原始或幼稚细胞。

二、护理评估

(一)健康史

询问患儿乏力、面色苍白出现的时间及体温波动情况。询问家族史,了解患儿接触的环境,家庭装修情况,既往感染史,所服的药物及饮食习惯。

(二)症状、体征

评估全身出血的部位、程度和相关伴随症状,有无头痛及恶心、呕吐,有无骨关节疼痛尤其是胸骨疼痛情况。评估患儿生命体征、脸色。

(三)心理-社会评估

评估家长对本病的了解程度及心理承受能力,评估患儿的理解力及战胜疾病的信心,评估家庭经济状况及社会支持系统情况。

(四)辅助检查

了解血常规、骨髓检查及脑脊液化验结果。

三、常见护理问题

(1)活动无耐力:与骨髓造血功能紊乱、贫血有关。

(2)疼痛:与白血病细胞浸润有关。

（3）营养失调：低于机体需要量，与疾病及化疗致食欲下降、营养消耗过多有关。

（4）有出血的危险：与血小板计数减少有关。

（5）有全身感染的危险：与中性粒细胞减少，机体抵抗力差有关。

（6）焦虑：与疾病预后有关。

（7）知识缺乏：缺乏白血病相关知识。

四、护理措施

（1）病情较轻或经治疗缓解者，可适当下床活动；严重贫血、高热及有出血倾向者，应绝对卧床休息。

（2）根据患者病情和生活自理能力为患者提供生活护理，如洗脸、剪指甲、洗头、床上擦浴、洗脚、剃胡子等。

（3）给予高蛋白、高热量、高维生素、易消化的食物。化疗期间饮食应清淡，鼓励患者多饮水。

（4）正确执行医嘱，密切观察各种药物疗效和不良反应。

（5）观察有无感染发生，监测体温，有无口腔溃疡、咽部及肺部感染的体征。

（6）保持口腔清洁卫生，进食后漱口，预防口腔黏膜溃疡。若化疗后出现口腔炎，可给予口腔护理及局部用溃疡散。

（7）保持大便通畅，必要时便后用 1∶5 000 的高锰酸钾溶液坐浴，防止发生肛裂及肛周感染。

（8）观察有无出血倾向，皮肤有无出血点，观察有无呕血、便血及颅内出血表现等。

（9）使用化疗药物时注意观察药物的不良反应，注意保护静脉。

（10）保持病室空气清新，每天定时开窗通风。严格限制探视和陪护人员，若患儿白细胞数低于$1.0×10^9/L$，应实施保护性隔离。

（11）做好心理疏导，引导患者积极配合治疗与护理。

（魏　然）

第十四节　再生障碍性贫血

再生障碍性贫血（aplastic anemia，AA）简称再障，是一种由多种原因引起的骨髓造血功能代偿不全，临床上出现全血细胞减少而肝、脾、淋巴结大多不肿大的一组综合征。它可继发于药物、化学品、物理或病毒感染等因素。按病程长短及症状轻重可分为急性再障和慢性再障。其发病机制可归纳为造血干细胞缺陷、造血微环境损害及免疫性造血抑制等。

一、临床特点

（一）症状

急性再障起病急，病程短，一般为 1～7 个月，贫血呈进行性加重，感染时症状严重，皮肤黏膜广泛出血，重者内脏出血。慢性再障起病缓慢，病程长，达一年以上，贫血症状轻，感染轻，皮肤黏膜散在出血，内脏出血少见。

（二）体征

急性再障 1/3 患儿可有肝轻度肿大（肋下 1～2 cm），脾、淋巴结不肿大；慢性再障肝、脾、淋巴结均不肿大。

（三）辅助检查

(1)血常规：急性再障除血红蛋白下降较快外，须具备以下 3 项之中 2 项：①网织红细胞＜1%，绝对值＜$15×10^9$/L。②白细胞总数明显减少，中性粒细胞绝对值＜$0.5×10^9$/L。③血小板＜$20×10^9$/L。慢性再障血红蛋白下降速度较慢，网织红细胞、白细胞、中性粒细胞及血小板常较急性型为多。

(2)骨髓象：急性型多部位增生减低。慢性型至少一个部位增生不良，巨核细胞减少。均有三系血细胞不同程度减少。

(3)其他：骨髓造血干细胞减少。淋巴细胞亚群改变，出现 $CD4^+$/$CD8^+$ 比值下降或倒置（$CD4^+$↓，$CD8^+$↑），慢性型主要累及 B 淋巴细胞。

二、护理评估

（一）健康史

询问家族史，了解母亲怀孕时期和患儿出生后服用过的各种药物，暴露过的环境，感染情况等。询问患儿乏力、面色苍白出现的时间，高热时的体温，鼻出血的程度及其他部位出血的伴随症状。

（二）症状、体征

测量生命体征，评估患儿贫血程度，皮肤、黏膜出血情况及有无内脏出血征象。

（三）心理-社会评估

评估患儿对疾病的耐受状况，评估患儿家长对本病的了解程度和焦虑程度，评估家庭经济状况及社会支持系统的情况。

（四）辅助检查

了解血常规、骨髓等各项检查结果，判断疾病的种类及严重程度。

三、常见护理问题

(1)活动无耐力：与骨髓造血功能不良、贫血有关。

(2)有出血的危险：与血小板计数减少有关。

(3)有感染的危险：与白细胞低下，机体抵抗力差有关。

(4)焦虑：与疾病预后有关。

(5)知识缺乏：缺乏疾病相关知识。

(6)自我形象紊乱：与服用雄性激素及环孢霉素引起容貌改变有关。

四、护理措施

(1)按出血性疾病护理常规。

(2)做好保护性隔离，保持床单、衣服清洁和干燥，白细胞计数低时嘱戴口罩，减少探视，避免交叉感染，有条件者进层流室。

(3)特殊药物的应用及观察。

环孢霉素 A(CsA):总疗程至少 3 个月,应用时应注意以下几点:①密切监测肝肾功能情况,并及时反馈给医师。②减轻药物胃肠道反应:大孩子可于饭后服,婴幼儿可将 CsA 滴剂掺入牛奶、饼干、果汁内摇匀服用。③正确抽取血液以检测血药浓度:应在清晨未服药前抽取 2 mL 血液,盛于血药浓度特殊试管内摇匀及时送检。④服药期间应避免进食高钾食物、含钾药物及保钾利尿剂,以防高血钾发生。⑤密切监测血压变化,注意有无头痛、恶心、痉挛、抽搐、惊厥等,以防高血压脑病的发生。

抗胸腺细胞免疫球蛋白(ATG):本制剂适用于血小板计数>$10×10^9/L$ 的病例。常见的不良反应有变态反应和血清病样反应。在应用 ATG 时应注意以下几点:①静脉输注 ATG 前,应遵医嘱先用日需要量的皮质醇和静脉抗组织胺类药物,如氢化可的松、异丙嗪等。②选择大静脉缓慢滴注,开始时速度宜慢,根据患儿对药物的反应情况调节速度,使总滴注时间不短于 4 小时。③密切观察患儿面色、生命体征变化,观察有无寒战、高热、心跳过速、呕吐、胸闷、气急、血压下降等,如有不适应及时通知医师,减慢滴速或暂停输液,必要时予心肺监护、吸氧、降温等。一般这些反应经对症处理后逐渐好转。④输液过程中应注意局部有无肿胀外渗。一旦渗出应重新穿刺,局部用 25% 的硫酸镁湿敷,尽量选择粗大的静脉,以避免血栓性静脉炎的发生。⑤观察血清病样反应发生:于初次使用后 7~15 天,患儿若出现发热、瘙痒、皮疹、关节痛、淋巴结肿大,严重者出现面部及四肢水肿、少尿、喉头水肿、哮喘、神经末梢炎、头痛、谵妄,甚至惊厥,应考虑血清病样反应。一旦发生,应立即报告医师,及时处理。

(4)健康教育。①疾病相关知识宣教:疾病确诊后应向家长讲解引起再障的各种可能因素,尽可能找到致病因素,避免再次接触,向家长宣传再障治疗的新进展,树立战胜疾病的信心。②宣传做好各种自我防护的必要性:如白细胞数低时能使患儿自觉戴上口罩或进层流室隔离,血小板数降至 $50×10^9/L$ 以下时减少活动,卧床休息。③做好各种治疗、用药必要性的宣教:向家长详细说明使用免疫抑制剂及雄激素等药物可能会出现的各种并发症及应对措施,以减轻患儿及家长的顾虑,积极配合治疗。

五、出院指导

(1)饮食指导:除遵守饮食护理原则外,可吃些红枣、带衣花生、黑木耳等补血食物,以促进造血;多食菌类食物及大蒜等,增强机体抵抗力,应用激素时需补充钙剂及含钙丰富的食物。

(2)运动指导:适当运动,劳逸结合,促进骨髓血循环,促进造血。

(3)环境及温度:居室及周边环境空气新鲜,温度适宜,定时通风换气。不去公共场所,注意冷暖,及时增减衣服,防止感冒、发热。

(4)卫生指导:注意个人卫生,勤换内衣,勤剪指甲,不用手指甲挖鼻,不用力搔抓皮肤。

(5)就医指导:定时复查血常规,如有异常及时就医。按医嘱定时服药,正确掌握服药的方法,不随意增减药量,用药过程如出现较严重的不良反应,应及时来院咨询。

(6)告知药物不良反应:长期应用环孢霉素及雄激素类药物会出现容貌改变及多毛、皮肤色素沉着、牙龈肿胀、乳腺增生、水、钠潴留、手足烧灼感、震颤、肌肉痉挛及抽搐、高血压及头痛等,告知家长对于药物引起的体形及容貌方面的改变停药后会逐渐恢复,不必为此担忧而擅自停药,其他不良反应严重时应及时来院就诊。

(7)病情稳定时可予中药调理。

(魏　然)

第十五节 溶血性贫血

溶血性贫血(hemolytic anemia)是由于红细胞破坏增多、增快,超过造血代偿能力所发生的一组贫血。按发病机制可分为葡萄糖-6-磷酸脱氢酶缺陷症、免疫性溶血性贫血等。

一、临床特点

(一)葡萄糖-6-磷酸脱氢酶缺陷症

葡萄糖-6-磷酸脱氢酶(G-6-PD)缺陷症是一种伴性不完全显性遗传性疾病,因缺乏 G-6-PD 致红细胞膜脆性增加而发生红细胞破坏,男性多于女性。临床上可分为无诱因的溶血性贫血、蚕豆病、药物诱发和感染诱发等溶血性贫血及新生儿黄疸 5 种类型。此病在我国广西壮族自治区、海南岛黎族、云南省傣族为最多。

1.症状和体征

发病年龄越小,症状越重。患儿常有畏寒、发热、恶心、呕吐、腹痛和背痛等,同时出现血红蛋白尿,尿呈酱油色、浓茶色或暗红色。血红蛋白迅速下降,多有黄疸。极重者甚至出现惊厥、休克、急性肾衰竭和脾脏肿大,如不及时抢救可于 1～2 天内死亡。

2.辅助检查

(1)血常规:溶血发作时红细胞与血红蛋白迅速下降,白细胞数可增高,血小板数正常或偏高。

(2)骨髓象:粒系、红系均增生,粒系增生程度与发病年龄呈负相关。

(3)尿常规:尿隐血试验 60%～70% 呈阳性。严重时可导致肾功能损害,出现蛋白尿、红细胞尿及管型尿,尿胆原和尿胆红素增加。

(4)血清游离血红蛋白增加,结合珠蛋白降低,Coombs 试验阴性,高铁血红蛋白还原率降低。

(二)免疫性溶血性贫血

由于免疫因素如抗体、补体等导致红细胞损伤、寿命缩短而过早地破坏。产生溶血和贫血症状者称为免疫性溶血性贫血,常见为自身免疫性溶血性贫血。

1.症状和体征

多见于 2～12 岁的儿童,男性多于女性,常继发于感染尤其是上呼吸道感染后,起病大多急骤,伴有虚脱、苍白、黄疸、发热、血红蛋白尿等。病程呈自限性,通常 2 周内自行停止,最长不超过 6 个月。溶血严重者可发生急性肾功能不全。

2.辅助检查

(1)血常规:大多数病例贫血严重,血红蛋白<60 g/L,网织红细胞可高达 50%。慢性迁延型者严重时可发生溶血危象或再生障碍性贫血危象,可出现类白血病反应。

(2)红细胞脆性试验:病情进展时红细胞脆性增加,症状缓解时脆性正常。

(3)Coombs 试验:大多数直接试验强阳性,间接试验阴性或阳性。

二、护理评估

(一)健康史
询问家族中有无类似患儿;有无可疑药物、食物接触史,如注射维生素 K 或接触樟脑丸或食用过蚕豆及其蚕豆制品;最近有无上呼吸道感染史;发病季节。

(二)症状、体征
评估患儿有无畏寒、发热、面色苍白、黄疸、茶色尿和腹痛、背痛及其程度与性质,有无脏器衰竭的表现。

(三)心理-社会评估
评估患儿家长对本病的了解程度,家庭经济状况及社会支持系统。

(四)辅助检查
了解血红蛋白、红细胞、网织细胞数量、骨髓化验结果、尿常规等。

三、常见护理问题

(1)活动无耐力:与贫血致组织缺氧有关。

(2)体温过高:与感染、溶血有关。

(3)有肾脏受损危险:与血红蛋白尿有关。

(4)焦虑:与病情急、重有关。

(5)知识缺乏:家长及患儿缺乏该疾病相关知识。

(6)自我形象紊乱:与长期应用大剂量糖皮质激素,引起库欣貌有关。

四、护理措施

(1)急性期卧床休息,保持室内空气新鲜,避免受凉,血红蛋白低于 70 g/L 者应绝对卧床休息,减少耗氧量。

(2)明确疾病诊断及发病原因后,G-6-PD 缺陷者应避免该病可能的诱发因素如感染,服用某些具有氧化作用的药物、蚕豆等。

(3)溶血严重时要密切观察生命体征、尿量、尿色的变化并记录。若每天尿量少于 250 mL/m^2,或学龄儿童每天<400 mL,学龄前儿童<300 mL,婴幼儿<200 mL,应警惕急性肾衰竭的可能,要控制水的入量(必要时记 24 小时出入液量),注意水、电解质紊乱,防止高钾血症,遵医嘱纠正酸中毒,及时碱化尿液以防急性肾衰竭。

(4)自身免疫性溶血性贫血患儿应遵嘱及时应用免疫抑制剂,并观察免疫抑制剂,如糖皮质激素、环孢霉素 A(CsA)、环磷酰胺(CTX)等药物的不良反应。

(5)溶血严重时应立即抽取血交叉,遵嘱输洗涤红细胞并做好输血相关护理。

(6)行脾切除的患儿应做好术前、术后的护理。

(7)健康教育:①疾病确诊后应向家长讲解引起溶血性贫血的各种可能因素,尽可能找到致病因素,避免感染,G-6-PD 缺乏患儿应避免服用氧化类药物、蚕豆,避免接触樟脑丸等,以免引起疾病复发。②告知家长该病的相关症状及干预措施,如血红蛋白低时应绝对卧床休息,出现腹痛、腰酸、背痛、尿色变化时应及时告知医护人员。②做好各种治疗、用药知识的宣教,向家长详细说明使用激素及其他免疫抑制剂等药物可能会出现的各种并发症及应对措施,以减轻患儿及家长的顾虑,积极配合治疗。②做好脾切除的术前、术后健康宣教。

五、出院指导

(1)饮食指导:给以营养丰富,富含造血物质的食物。G-6-PD 缺陷患儿(蚕豆黄)应避免食用蚕豆及其制品,避免应用氧化类的药物(磺胺类、呋喃类、奎宁、解热镇痛类、维生素 K 等),小婴儿要暂停母乳喂养(疾病由母亲食用蚕豆后引起者),防止接触樟脑丸。

(2)脾大的患儿平时生活中要注意安全,防止外伤引起脾破裂。脾切除患儿免疫功能较低,应注意冷暖,做好自身防护,避免交叉感染。

(3)定期检查血常规(包括网织细胞计数),如发现面色发黄、血红蛋白低于 70 g/L 应来院复诊,必要时输血治疗。

(4)G-6-PD 缺陷症的患儿要随身携带禁忌药物卡。

(5)自身免疫性溶血病患儿要按医嘱继续正确用药,注意激素药物的不良反应(高血压、高血糖、精神兴奋、库欣貌、水肿等)。告知家长,服药后引起的容貌改变是暂时的,不能擅自停药或减药,以免病情反复或出现其他症状;如出现发热及严重药物不良反应应及时来院就诊。

(魏　然)

第十六节　营养性贫血

贫血是指单位容积中红细胞数、血红蛋白量低于正常或其中一项明显低于正常。营养性贫血(nutritional anemia)是由于各种原因导致造血物质缺乏而引起的贫血,如缺铁引起营养性缺铁性贫血,缺乏叶酸、维生素 B_{12} 引起营养性巨幼红细胞贫血等。

一、临床特点

(一)营养性缺铁性贫血

营养性缺铁性贫血(nutritional iron deficiency anemia)是体内铁缺乏致使血红蛋白合成减少而发生的一种小细胞低色素性贫血。临床上除出现贫血症状外,还可因含铁酶活性降低而出现消化道功能紊乱、循环功能障碍、免疫功能低下,出现精神神经症状及皮肤黏膜病变等一系列非血液系统的表现。可由早产、喂养不当、摄入不足、偏食、吸收障碍、失血等原因引起。

1.症状和体征

发病高峰年龄在 6 个月～2 岁,贫血呈渐进性,患儿逐渐出现面色苍白,不爱活动,食欲缺乏,甚至出现异食癖。新生儿或小婴儿可有屏气发作;年长儿童可诉头晕、目眩、耳鸣、乏力等,易患各种感染。患儿毛发干枯,缺乏光泽,脉搏加快,心前区可有收缩期吹风样杂音,贫血严重时可有心脏扩大和心功能不全,肝脾淋巴结可轻度肿大。

2.辅助检查

(1)血常规:红细胞、血红蛋白低于正常,血红蛋白减少比红细胞减少更明显。红细胞体积小、含色素低。白细胞和血小板计数正常或稍低。

(2)骨髓象:涂片见幼红细胞内、外可染铁明显减少或消失。幼红细胞比例增多,有核细胞增

347

生活跃。

(3)其他:血清铁蛋白减少(<12 μg/L),血清铁减低(<50 μg/dL),总铁结合力增高(>62.7 μmol/L),运铁蛋白饱和度降低(<15%),红细胞游离原卟啉增高(>9 μmol/L)。

(二)营养性巨幼红细胞性贫血

营养性巨幼红细胞性贫血(nutritional megaloblastic anemia)又称大细胞性贫血,主要由叶酸和/或维生素 B_{12} 直接或间接缺乏所致,大多因长期单一母乳喂养而导致直接缺乏引起。临床除有贫血表现外,还常伴有精神、神经症状。

1.症状、体征

好发于 6 个月~2 岁的婴幼儿,病程进展缓慢,逐渐出现贫血,面部水肿,常有厌食、恶心、呕吐、腹泻,偶有吞咽困难、声音嘶哑。患儿面色蜡黄,烦躁不安,表情呆滞,舌、肢体颤抖,食欲差,疲乏无力,呼吸、脉搏快,舌面光滑,头发稀黄。肝脾淋巴结及心脏病变同缺铁性贫血。维生素 B_{12} 缺乏可出现明显的精神神经症状及智力障碍。

2.辅助检查

(1)血常规:红细胞较血红蛋白降低得更明显,红细胞体积增大,中央淡染区缩小。粒细胞及血小板数量减少,出血时间延长。

(2)骨髓象:骨髓细胞大多数代偿性增生旺盛,均有红细胞巨幼变。

(3)其他:血清叶酸及维生素 B_{12} 含量减低,胃酸常减低,个别内因子缺乏。

二、护理评估

(一)健康史

询问母亲怀孕时期的营养状况及患儿出生后的喂养方法和饮食习惯,有无饮食结构不合理或患儿偏食导致铁、叶酸、维生素 B_{12} 长期摄入不足。对小婴儿则应询问有无早产、多胎、胎儿失血等引起先天储铁不足的因素,了解有无因生长发育过快造成铁相对不足及有无慢性疾病如慢性腹泻、肠道寄生虫、反复感染使铁丢失、消耗过多或吸收减少等现象。了解患儿乏力、面色苍白出现的时间。

(二)症状、体征

评估贫血程度,注意患儿面色、皮肤、毛发色泽,评估有无肝、脾大等其他系统受累的表现。

(三)心理-社会评估

了解家长对本病相关知识的熟知程度,评估家长的焦虑水平及患儿对疾病的承受能力。

(四)辅助检查

了解各项相关检查如血红蛋白值、红细胞数量及形态变化、骨髓变化等。

三、常见护理问题

(1)活动无耐力:与贫血致组织缺氧有关。

(2)营养失调:低于机体需要量,与相关元素供应不足、吸收不良、丢失过多或消耗增加有关。

(3)有感染的危险:与营养失调、免疫功能低下有关。

(4)知识缺乏:缺乏营养知识。

四、护理措施

(一)注意休息,适当活动

应根据患儿的病情制订适合个体的运动方案。贫血较轻者,对日常活动均可耐受,但应避免剧烈运动,以免疲乏而致头晕目眩;严重贫血或因贫血已引起心功能不全者,应注意休息,减少活动,有缺氧者酌情吸氧。

(二)饮食护理

应予高蛋白、高维生素、适量脂肪的食物,营养搭配应均衡,纠正患儿偏食、挑食等不良饮食习惯,多吃含铁或含叶酸、维生素 B_{12} 丰富的食物。积极治疗原发病如胃炎、腹泻、感染等,促进营养物质的吸收和利用。巨幼红细胞性贫血患儿伴有吞咽困难者要耐心喂养,防止窒息。

(三)铁剂应用的注意事项

(1)铁剂对胃肠道有刺激,可引起胃肠道反应及便秘或腹泻,故口服铁剂应从小剂量开始,在两餐之间服药。

(2)可与稀盐酸和/或维生素 C 同服以利吸收,忌与抑制铁吸收的食物同服,如茶、咖啡、牛奶等。

(3)注射铁剂时应精确计算剂量,分次深部肌内注射,每次应更换注射部位,以免引起组织坏死。首次注射后应观察 1 小时,以免个别患儿因应用右旋糖酐铁引起过敏性休克的发生。

(4)疗效的观察:铁剂治疗 1 周后可见血红蛋白逐渐上升,血红蛋白正常后继续服用铁剂 2 个月,以增加储存铁,但需防止铁中毒。如用药 3~4 周无效,应查找原因。

(四)安全护理

巨幼红细胞性贫血患儿伴有精神、神经症状者要做好安全防护工作,防止摔伤、跌伤、烫伤等;对智障者要有同情心和耐心,积极争取患儿配合治疗和护理。

(五)输血护理

严重贫血(Hb<70 g/L)或因贫血引起心功能不全者,应少量多次输血,以减轻慢性缺氧。输血时注意点滴速度要缓慢(<20 滴/分),并注意观察输血不良反应。

(六)健康教育

(1)疾病相关知识:疾病确诊后应向家长讲解引起营养性贫血的各种因素,积极查找和治疗原发病,宣教合理饮食的重要性,纠正不良饮食习惯。

(2)治疗与用药相关知识:向家长详细说明骨髓穿刺的重要性,使家长积极配合,尽快明确病因;说明应用铁剂可能会出现的不良反应,如胃肠道反应、便秘、腹泻、牙黑染、大便呈黑色等,以消除患儿及家长的顾虑,积极配合治疗;告知减轻或避免服用铁剂不良反应的应对措施,如餐后服,用吸管吸取,避免与牙齿接触。

(3)教育和培训:对于智力低下、身材矮小、行为异常的患儿应耐心教育和培训,不应歧视和谩骂,帮助患儿提高学习成绩,过正常儿童的生活,养成良好的性格和行为。

五、出院指导

(一)饮食指导

遵守饮食护理原则,多吃些含铁丰富的食物,如红枣、花生、黑木耳、猪肝、各种动物蛋白、豆类等以促进造血。维生素 C、氨基酸、果糖、脂肪酸可促进铁吸收,可与铁剂或含铁食品同时进食,忌与抑制铁吸收的食物如茶、咖啡、牛奶、蛋类等同服。婴幼儿时应及时添加含铁丰富的辅食,提倡母乳喂养。富含叶酸及维生素 B_{12} 的食物有红苋菜、龙须菜、菠菜、芦笋、豆类、酵母发酵食物及苹果、柑橘等。应用叶酸时需补充铁剂及含钾丰富的食物。

(二)运动指导

适当运动,劳逸结合,增强机体抵抗力,促进骨髓血循环,促进造血。

(三)环境及温度

居室及周边环境空气新鲜,温度适宜,定时通风换气。不去公共场所,注意冷暖,及时增减衣服,防止感冒、发热。

(四)用药就医指导

定时复查血常规,如有异常及时就医。按医嘱定时服药,正确掌握服药的方法,不随意增加药量,以防铁中毒。巨幼红细胞性贫血者须每 3 天肌内注射维生素 B_{12} 1 次,共 2～3 周,伴有神经系统症状者可加用维生素 B_6,适当加服铁剂以供制造红细胞所用,多食含钾丰富的食物,如香蕉、橘子、含钾饮料等。用药过程如出现较严重的不良反应,应及时来院咨询。

(魏 然)

第十七节 维生素 D 缺乏性佝偻病

维生素 D 缺乏性佝偻病(简称佝偻病)是由于体内维生素 D 不足而使钙、磷代谢失常,钙盐不能正常沉积于骨骼的生长部分,造成以骨骼病变为特征的一种慢性营养缺乏性疾病。其主要见于婴幼儿,发病的主要原因是日光照射不足、维生素 D 摄入不足、食物中钙磷比例不当、生长过快、对维生素 D 需要量增多、疾病影响。我国患本病者北方多于南方。

一、临床特点

本病常见于 3 个月～2 岁的小儿,临床上将其分为 3 期,即活动期(初期、激期)、恢复期和后遗症期。

(一)活动期

初期多于出生后 3 个月左右开始起病,主要表现为易激惹、烦躁、睡眠不安、易惊、夜啼、多汗、枕秃等非特异性症状,骨骼改变轻。激期除上述非特异的神经精神症状外,骨骼改变加重,出现颅骨软化、方颅、前囟增宽、闭合延迟、出牙延迟、牙釉质缺乏、手镯、足镯、肋骨串珠、鸡胸或漏斗胸、肋膈沟。常久坐者有脊柱后突或侧突畸形;下肢可见"O"型或"X"型腿;肌肉发育不良、肌张力低下、韧带松弛,故坐、立、行等运动功能落后。条件反射形成缓慢,表情淡漠,免疫功能低下,常伴感染。

(二)恢复期

临床症状减轻或消失。

(三)后遗症期

多见于 3 岁以后,仅留下不同程度的骨骼畸形。

（四）辅助检查

1.活动期

血钙正常或稍低、血磷减低，钙、磷乘积常低于 30，碱性磷酸酶增高。X 线检查显示长骨骺端膨大，临时钙化带模糊或消失，有杯口状改变；骨骺软骨明显增宽，骨质疏松。

2.恢复期

血钙、血磷浓度、碱性磷酸酶水平恢复正常，X 线检查显示骨骼异常明显改善。

3.后遗症期

血生化及 X 线检查正常。

二、护理评估

（一）健康史

注意询问患儿每天户外活动的时间、饮食情况、生长发育的速度，有无肝、肾及胃肠疾病。母亲怀孕晚期有无严重缺乏维生素 D 的情况，小儿开始补充维生素 D 的时间和量。

（二）症状、体征

评估患儿有无骨骼病变体征，如有无方颅、颅骨软化、前囟过大或闭合延迟，胸部有无肋骨串珠、鸡胸、漏斗胸改变，四肢有无"O"型"X"型腿改变。

（三）心理-社会评估

评估家长对疾病了解程度、心理需求和对患儿的关注程度。

（四）辅助检查

了解血钙、血磷及钙磷乘积，碱性磷酸酶是否增多，X 线长骨有无异常等。

三、护理问题

（一）营养失调：低于机体需要量

与户外活动过少、日光照射不足和维生素 D 摄入不足有关。

（二）潜在并发症

骨骼畸形、药物不良反应。

（三）有感染的危险

与免疫功能低下有关。

（四）知识缺乏

家长缺乏对佝偻病的预防及护理知识。

四、护理措施

（一）增加内源性维生素 D 合成

指导家长带小儿定期户外活动，直接接受阳光照射。一般来说户外活动越早越好，初生儿可在满 1～2 个月开始，时间由少到多，从数分钟增加至 1 小时，以上午 9～10 时、下午 3～4 时为合适，避免太阳直射。

（二）增加外源性维生素 D 供给量

提倡母乳喂养，指导按时添加辅食，帮助家长选择含维生素 D 丰富的婴儿食品。活动期供给维生素 D 制剂，使每天维生素 D 的摄入量能满足患儿需要。口服法：每天给维生素 D 0.5 万～

2.0万U,连服1月后改预防量,直至2岁。突击治疗常用于重症或合并肺炎、腹泻、急性传染病者,维生素D₃10万～30万U,注射1次,同时给予钙剂,1个月后复查。痊愈后改预防量口服,直至2岁。

(三)限制活动

活动性佝偻患儿在治疗期间应限制其立、坐、走等,以免加重脊柱弯曲、"O"形、"X"形腿畸形。护理操作时动作轻柔,换尿布拉抬小儿双腿时要轻而慢,以免发生骨折。

(四)预防感染

重度佝偻病患儿免疫功能低下,胸廓畸形致肺扩张不良,故易患呼吸道感染性疾病,应避免与感染性疾病患儿同一病室,防止交叉感染。

(五)健康教育

(1)对患儿父母进行佝偻病护理知识教育,讲述佝偻病病因、护理及预防方法。

(2)指导家长加强患儿的体格锻炼,对骨骼畸形可采用主动和被动运动的方法进行矫正。

(3)3岁后的佝偻病骨畸形者,应予矫形疗法。如遗留胸廓畸形,可做俯卧位抬头展胸运动;下肢畸形可施行肌肉按摩,"O"型腿按摩外侧肌,"X"型腿按摩内侧肌,以增加肌张力,矫正畸形。

(4)遗留严重骨骼畸形者,可于4岁后行外科手术矫治,此时应督促家长正确使用矫形器具。

五、出院指导

(1)维生素D过量中毒的观察及指导:维生素D中毒,多在连续服用过量维生素D制剂1～3个月出现,中毒早期症状有厌食、体重减轻、低热、精神不振、恶心、呕吐、顽固性便秘、腹泻,甚至脱水、酸中毒。如遇过量应立即停服维生素D。

(2)出院后患儿应每天坚持户外活动至少2小时。指导家长给予小儿正确的户外活动。给家长示教日光浴。

(3)指导家长学习按摩肌肉纠正畸形的方法。

(4)指导正确服用维生素D,冬春季补充预防量维生素D 400 U/d,直到2岁。

(5)对小婴儿要强调母乳喂养,合理添加辅食,食物中应富有维生素D、钙、磷和蛋白质。及早治疗腹泻及其他慢性疾病。

(魏　然)

第十八节　维生素D缺乏性手足搐搦症

维生素D缺乏性手足搐搦症又称佝偻性手足搐搦症或佝偻性低钙惊厥。因维生素D缺乏而甲状旁腺调节反应迟钝,骨钙不能及时游离入血,致使血钙降低。当总血钙<1.75 mmol/L(7.0～7.5 mg/dL)或离子钙<1 mmol/L时,可导致神经肌肉兴奋性增高,出现全身惊厥、喉痉挛或手足搐搦等症状。该病多见于婴幼儿期。

一、临床特点

典型的临床表现为惊厥、手足搐搦、喉痉挛发作,常伴有烦躁、睡眠不安、易惊、夜啼、多汗等症状,常不伴发热。

(一)惊厥

多见于婴儿,表现为突然四肢抽动,两眼上翻,面肌抽动,短暂意识丧失,大小便失禁,发作时间持续数秒至数分钟,发作可数天 1 次或 1 天数次。发作停止后意识恢复,但精神萎靡而入睡,醒后精神正常。

(二)喉痉挛

多见于婴儿,声门及喉部肌肉痉挛表现为吸气性呼吸困难,可出现喉鸣,哭闹时加剧,严重者可窒息。

(三)手足搐搦

手足搐搦多见于＞2 岁的小儿。其表现为腕部屈曲、手指伸直、拇指贴近掌心;足痉挛时,踝关节伸直、足趾弯曲向下,似"芭蕾舞"足。

(四)辅助检查

血钙降低而血磷正常或升高。

二、护理评估

(一)健康史

同佝偻病。

(二)症状、体征

评估除佝偻病体征外,有无神经肌肉兴奋性增高的体征。惊厥时小儿有无两眼上翻、面肌抽动,甚至四肢抽动;有无吸气性呼吸困难,面色有无发绀;手足搐搦发作时两手腕部、足部有无异常。此外,无发作时有无神经肌肉兴奋性增高的隐性体征,如面神经征阳性、腓反射或陶瑟征阳性。

(三)心理-社会评估

评估家长对疾病了解程度、恐惧心理和对患儿的关注程度。

(四)辅助检查

了解血清钙降低情况。

三、护理问题

(一)神经肌肉兴奋性增高

与血钙降低有关。

(二)有窒息的危险

与喉痉挛有关。

(三)有受伤的危险

与惊厥、静脉注射钙剂外漏有关。

四、护理措施

(一)控制惊厥、喉痉挛发作

遵医嘱首先给予苯巴比妥钠,每次 5～7 mg/kg 肌内注射,或 10% 水合氯醛每次 40～50 mg/kg 保留灌肠,或地西泮 0.1～0.3 mg/kg 肌内或静脉注射。同时应用 10% 葡萄糖酸钙 5～

10 mL 稀释后静脉推注或滴注。惊厥、喉痉挛发作控制后,可给 10％氯化钙或 10％葡萄糖酸钙口服。

(二)防止窒息

惊厥和喉痉挛是维生素 D 缺乏性手足搐搦症患儿发生窒息的危险因素。对有惊厥和喉痉挛发作的患儿应置于监护病房,密切观察,做好气管插管或气管切开的准备。一旦发现症状及时抢救。患儿头偏向一侧,保持呼吸道通畅,避免窒息。喉痉挛一旦发生应立即将患儿舌头拉出口外,进行人工呼吸,给氧,必要时行气管插管或气管切开。

(三)避免组织损伤

(1)惊厥发生时为防止舌咬伤,可在上下磨牙之间放置用纱布包裹的压舌板或牙垫,但应避免强行塞入,同时可在腋下置一纱布以防皮肤擦伤。

(2)静脉注射钙剂时应先用生理盐水针筒穿刺,穿刺成功后再接钙剂针筒;推注钙剂的浓度和速度不能过高过快,以防心搏骤停;推注时密切观察局部有无红肿,随时回抽血液,避免药液外漏引起组织坏死;一旦渗漏,立即用 0.25％普鲁卡因局部封闭或 20％硫酸镁湿敷。

(四)健康教育

(1)给家长讲解本病的病因,惊厥及喉痉挛发作的护理知识和本病预防知识。

(2)告诉家长在惊厥发作时保持冷静,勿大哭大叫,勿摇晃及搬动患儿,应让患儿平卧,松开衣领,头偏向一侧,保持呼吸道通畅,并及时呼叫医护人员。

五、出院指导

指导家长科学合理喂养,改进喂养方法,按时添加辅食,及时补充维生素 D 制剂,适量补充钙,小儿户外活动每天达 2 小时左右。

(魏 然)

第十九节 锌缺乏症

锌缺乏症是由各种原因引起体内必需微量元素锌缺乏所致的疾病。近年来经调查发现,锌缺乏症在某些地区小儿中发病率有增高,越来越受到人们重视。锌为人体必需微量元素之一,在体内参与 90 多种酶的合成,与 200 多种酶活性有关,在核酸与蛋白质代谢中发挥重要作用。锌缺乏症主要表现为食欲下降、生长发育迟缓、免疫功能低下、性成熟延迟等。造成锌缺乏的主要原因是摄入不足,需要量增加,体内吸收障碍、机体丢失增多所致。

一、临床特点

(一)机体多种生理功能紊乱

患儿常有食欲减退、味觉异常、异食癖、毛发易脱落、怠倦、精神抑郁、暗适应力减低。由于锌缺乏可影响核酸及蛋白质的合成,使脑垂体生长激素分泌减低,引起发育停滞,骨骼发育障碍,第二性征发育不全,致使患儿身材矮小。锌缺乏时,肠腺、脾脏萎缩,免疫功能减低,易发生各种感染,尤其是呼吸道感染。此外,患儿伤口愈合延迟,常出现口腔溃疡。少数患儿有抗维生素 A 夜盲症。

(二)辅助检查

血清锌＜11.47 μmol/L(75 μg/dL)提示锌缺乏。毛发锌测定干扰因素多,结果波动大,仅作为过去体内锌营养状况的参考,一般不做个体锌缺乏的诊断依据。

二、护理评估

(一)健康史

注意询问患儿出生史,有无早产、双胎、小样儿等情况,喂养史中有无动物性食物缺乏史。年长儿有无偏食、挑食等不良饮食习惯,有无慢性腹泻、多汗、反复失血等疾病史。

(二)症状、体征

评估小儿有无生长发育延迟,毛发有无枯黄脱落,智能发育与第二性征发育情况;评估食欲、味觉、免疫情况、创伤愈后情况,有无口腔溃疡及暗适应情况的改变。

(三)心理-社会评估

评估家长对喂养知识及本病预后的了解程度,有无焦虑心理,有条件还应了解居住地是否为锌缺乏地区。

(四)辅助检查

及时了解血锌检查结果。

三、常见护理问题

(一)营养失调:低于机体需要量

与锌摄入不足或疾病影响有关。

(二)有感染的危险

与免疫力低下有关。

(三)知识缺乏

家长缺乏喂养知识及不了解本病。

四、护理措施

(一)饮食护理

鼓励患儿多进食含锌丰富的食物,如鱼、肝脏、肉类、蛋黄、牡蛎、花生、豆类、面筋等,在缺锌地区可在生长发育迅速时期给予锌强化乳制品。

(二)按医嘱补锌剂

补给量每天按元素锌计算,为0.5～1.0 mg/kg(相当于葡萄糖酸锌3.5～7.0 mg/kg),常用葡萄糖酸锌,也可用硫酸锌、醋酸锌等,疗程一般为2～3个月,注意勿长期过量使用。

(三)健康教育

(1)介绍喂养知识,提倡母乳喂养,尤其是初乳不要随意丢弃。合理添加辅食,注意培养小儿良好的饮食习惯,为小儿提供平衡饮食,多吃富含锌的食品。

(2)介绍锌剂服用的剂量,防止过量使用引起中毒症状,如恶心、呕吐、腹泻、腹痛等消化道症状,脱水、电解质紊乱、急性肾衰竭等表现。

五、出院指导

（1）让家长了解导致患儿缺锌的原因，以配合治疗，防止复发。

（2）由于锌缺乏使患儿免疫功能受损而易发生感染，故应保持居室空气清新，注意口腔护理，告知家长少带患儿去拥挤的公共场所，积极参加户外活动，坚持合理喂养，合理安排膳食，并养成良好的饮食习惯。

（魏　然）

第二十节　单纯性肥胖症

单纯性肥胖症是指全身脂肪组织异常增加，主要是由于营养过剩造成的。一般以体重超过同年龄、同身高小儿正常标准的 20%，或超过同年龄、同性别健康儿童平均体重 2 个标准差称为肥胖。小儿时期的肥胖症是成人肥胖症、冠心病、高血压、糖尿病等的先驱症，故应引起社会和家庭的重视，及早加以预防。

一、临床特点

单纯性肥胖在任何年龄的小儿均可发生，尤以婴儿期、5～6 岁及青春期最为常见。肥胖儿体重超过正常，平时食欲旺盛、皮下脂肪厚、少动（与肥胖形成恶性循环）。

（一）症状

外表和同龄儿比较，高大、肥胖，皮下脂肪分布均匀，面颊、乳部、肩部、四肢肥大，尤以上臂和腹部特别明显。男童因外阴部脂肪堆积，将外生殖器遮盖，显得阴茎短小，常被误认为外生殖器发育不良，腹部皮肤可见粉红色或紫色线纹。

（二）体征

胸廓与膈肌运动受损，可致呼吸浅快，肺泡换气量减少，少数严重病例可有低氧血症、红细胞增多症，甚至心脏增大，充血性心力衰竭。

（三）心理-社会评估

由于外形肥胖不好动，性情孤僻，有自卑感。

（四）辅助检查

血清甘油三酯、胆固醇增高，血尿酸水平增高，男孩雄激素水平下降，女孩雌激素水平增高，血生长激素水平下降。

二、护理评估

（一）健康史

询问患儿每天进食状况，食物种类、数量、烹饪方式，主食是什么；家族成员中有无肥胖或糖尿病史；生活习惯。

（二）症状、体征

测量小儿的身高与体重、皮下脂肪的厚度，评估体重超标情况，有无活动后感到胸闷、气促、面色发绀等情况。

(三)心理-社会评估

评估家长和小儿对疾病、减肥的认知程度。

(四)辅助检查

了解血生化中脂肪代谢,如胆固醇、甘油三酯、血细胞比容等结果。

三、常见护理问题

(一)营养失调:高于机体需要量

与过量进食或消耗减少使皮下脂肪过多积聚有关。

(二)自我形象紊乱

与体态异常有关。

(三)焦虑

与控制饮食困难有关。

(四)知识缺乏

家长对合理营养的认识不足。

四、护理措施

(一)限制饮食,缓慢减轻体重

改变不良的饮食习惯,供给低热能膳食,避免过快进食。少进食糖类、软饮料及快餐,避免暴饮暴食。为使食后有饱满感,不使小儿短时间内产生饥饿,可多食蔬菜、水果。少吃油炸食品,尽量少食动物脂肪。培养良好的饮食习惯,提倡少量多餐,杜绝过饱,不吃夜宵和零食。鼓励患儿坚持饮食疗法。

(二)增加活动量

肥胖小儿平时少动,应鼓励小儿坚持长期锻炼,通过运动增加机体热量消耗,例如饭后散步,小跑走或竞走,也可跳绳、爬楼梯、游泳、踢球等。每天坚持运动 1 小时,运动量根据患儿耐受力而定,以运动后感轻松愉快、不感到疲劳为原则,如运动后出现疲惫不堪、心慌、气促,以及食欲大增,提示活动过度。

(三)消除顾虑,改变心理状态

让患儿多参加集体活动,改变孤僻、怕羞的心理状态,避免因家长对子女的肥胖过分忧虑而到处求医,对患儿进食的习惯经常指责而引起患儿精神紧张。让患儿积极参与制订饮食控制和运动计划,提高坚持控制饮食和运动锻炼的兴趣,帮助患儿对自身形象建立信心,达到身心健康的发展。

(四)健康教育

(1)告知家长小儿肥胖治疗以限制饮食、体格锻炼为主,儿童期肥胖不主张服用减肥食品、减肥饮品,从小要养成良好的进食习惯,细嚼慢咽,不要过分偏食糖类、高脂、高热量的食物,体重减轻需要一个较长的过程,要不断鼓励运动。

(2)让家长知道过度肥胖不仅影响小儿外形,而且与成人期的肥胖症、高血压、糖尿病息息相关,使家长认识到肥胖不是富有的体现。

五、出院指导

(1)小儿出院后应每天监测体重,3～6个月复查肝功能、血脂。

(2)继续做好饮食控制,使体重逐渐降低,当体重达到正常范围10%左右时,则给小儿正常饮食。给予低热量、高容积的食物,如西红柿、黄瓜、萝卜、芹菜等,主食以粗粮替代,如红豆粥、燕麦片、玉米等,改变食物的制作及烹调方法,以炸、煎改为蒸、煮、凉拌等,减少热量的摄入。

(3)坚持运动锻炼,制订合理的运动方案,从运动兴趣效果着手,例如骑自行车、散步、慢跑、游泳;也可以让小儿做一些合适的家务劳动。运动应循序渐进,家长共同参与,以达到运动持之以恒的效果。

(魏　然)

第十五章

精神科护理

第一节 神 经 症

一、疾病概述

神经官能症又称神经症,是一组精神障碍的总称。神经症是一组高发疾病,在门诊中常见。神经症的总患病率国外报告在 5% 左右。我国据精神疾病流行病学调查资料显示,神经症的总患病率为 2.2%,女性高于男性;以 40~44 岁年龄段患病率最高,但初发年龄最多为 20~29 岁年龄段;文化层次低、经济状况差、家庭氛围不和睦者患病率较高。

其共同特征为起病常与心理社会因素有关;病前多有一定的素质和人格基础;症状主要表现为脑功能失调症状、情绪症状、强迫症状、疑病症状、分离或转换症状、多种躯体不适感等,这些症状在不同类型的神经症患者身上常混合存在,但均不伴有器质性病变;患者无精神病性症状,对疾病有相当的自知力,疾病痛苦感明显,有求治要求;社会功能相对完好,行为一般保持在社会规范允许的范围之内;病程大多持续迁延。

(一)临床表现
神经症的临床表现因为临床分型不同,所以其表现也很复杂多样,但是大体分为以下几类。

1.脑功能失调症状

(1)精神易兴奋:主要表现为 3 个特点。①在日常生活中,事无巨细均可使患者浮想联翩或回忆增多,尤其多发生在睡眠阶段。②不随意注意增强,患者极易被周围细微的事物变化所吸引,以致注意很难集中。③患者感受阈值降低,表现为别人轻言细语在他听来嘈杂难耐,别人关门、移椅即感觉如同山崩地裂;对身体内部信息的感觉阈值下降则表现为躯体不适感觉增强。

(2)精神易疲劳:主要表现为能量不足、精力下降,工作稍久就觉得疲惫不堪,严重者一动脑筋就感到疲劳,注意力很难集中且不能持久,故思考问题十分困难。由于思维不清晰,精力不旺盛,故感到记忆力差,工作效率低,做事常丢三落四、茫无头绪。这种能量的不足并不伴有动机的削弱,因而患者苦于"力不从心"。

2.情绪症状

(1)焦虑:指在缺乏充足的客观原因时,患者产生紧张、不安或恐惧的内心体验并表现相应的自主神经功能失调。此时患者警醒水平提高,严重者有大祸临头、惶惶不可终日之感;有运动性不安、坐卧不宁,伴心悸、出汗、尿频、震颤、眩晕、恶心等自主神经功能紊乱的症状。

(2)恐惧:特指患者对某种客观刺激产生的一种不合理的恐惧,而且患者明知这种情绪的出现是荒唐的、不必要的,却不能摆脱,是恐惧症的主要临床表现。患者同时伴有一系列自主神经症状,如面红或苍白、心跳呼吸加快、恶心、出汗、血压波动等,并常伴有相应的回避行为。

(3)易激惹:一种负性情绪,它不仅仅指易发怒,还包括易伤感、易烦恼、易委屈、易愤慨等。这种情绪启动状态是情绪启动阈值和情绪自控能力双重降低的结果。极小的刺激便可触动情绪的扳机,一触即发、大发雷霆最为常见。

(4)抑郁症状:种不愉快的情绪体验,可以表现为从轻度的缺少愉快感到严重的绝望自杀,核心症状是丧失感,如兴趣、动机、生活的期望、自我价值、自信心、欲望(如食欲、性欲)等,均可不同程度地下降或丧失。常伴有厌食、体重减轻、睡眠障碍、性欲减退、疲乏无力及慢性疼痛等症状。神经症患者的抑郁症状一般程度较轻,以躯体不适的表现较为多见。

3.强迫症状

(1)强迫观念:多表现为同一意念的反复联想,患者明知多余,但欲罢不能。这些观念可以是毫无意义的,对常识、自然现象和/或日常生活中遭遇的各种事件进行强迫性的穷思竭虑,患者常常是事无巨细、反复回忆思考,并为此痛苦不堪。强迫怀疑是强迫观念中常见的表现,如怀疑门没有锁好、煤气阀没有关好等,常伴随出现相应的强迫行为。

(2)强迫意向:一种尚未付诸行动的强迫性冲动,使患者感到一种强有力的内在驱使。如患者站在高楼上,就有"跳下去"的冲动;抱起孩子,便出现"掐死他"的冲动等。这种冲动与患者的主观意愿相违背,所以一般情况下不会转变为行动。患者能够意识到这种冲动是不合理的、荒谬的,但经努力克制仍无法摆脱,冲动的反复出现使患者焦虑不安、忧心忡忡,以致患者极力回避相关场合,造成社会功能的损害。

(3)强迫行为:较为常见的表现有强迫性洗涤、强迫性检查、强迫性计数及强迫性仪式动作等。

4.疑病症状

疑病症状是指对自身的健康状况或身体的某些功能过分关注,以致怀疑患了某种躯体疾病或精神疾病,而与现实健康状况并不相符;医师的解释或客观医疗检查的正常结果不足以消除患者的疑病观念,因而到处反复求医。患者往往感觉过敏,对一般强度的外来刺激感到不堪忍受,对内脏的正常活动,也能"清晰"的感知并过分关注,如感到体内膨胀、堵塞、跳动、牵扯、扭转、流窜等。这些内感性不适便成为疑病观念的始因和基础,加上多疑固执的个性素质,便可发展成为疑病观念。

5.躯体不适症状

(1)慢性疼痛:神经症性的疼痛,以头颈部为最多见,其次是腰背、四肢,呈持续性或波动性。疼痛发生的频率与患者的心理压力及其他神经症症状有关。

(2)头昏:神经症的常见症状,患者将体验描述为"头昏脑胀""头昏眼花""脑子不清晰"。头昏常与头痛、头胀相伴出现,患者自觉感知不清晰,注意力难以集中,记忆模糊,分析综合能力受损,焦虑、烦躁,并可伴有不同程度的自主神经症状。

（3）自主神经症状群：不同神经症的自主神经紊乱的表现可能不一样。神经衰弱的自主神经症状是泛化的，不具有明显的特点；焦虑症的自主神经症状以交感神经功能亢进为主要特点，主要表现在心血管方面如心悸、气促。也可同时出现副交感神经亢进的表现如尿频、多汗等。

6.睡眠障碍

睡眠障碍在神经症患者中极为普遍，其中失眠是睡眠障碍中最常见的形式，主要表现为睡眠时间短或睡眠质量差，或者对睡眠缺乏自我满足的体验。神经症患者以入睡困难为主诉最为常见，其次是易惊醒和早醒。

（二）临床分型

1.焦虑症

焦虑症又称焦虑性神经症，是一种以焦虑情绪为主的神经症，以广泛和持续性焦虑或反复发作的惊恐不安为主要特征，常伴有自主神经功能紊乱，肌肉紧张与运动性不安。以上表现并非由于实际的威胁所致，且其紧张恐慌的程度与现实情况很不相称。临床分为广泛性焦虑症与惊恐障碍两种主要形式。

（1）广泛性焦虑：又称慢性焦虑症，是焦虑症最常见的表现形式。常缓慢起病，以经常或持续存在的焦虑为主要临床相。①精神焦虑：表现为对未来可能发生的、难以预料的某种危险或不幸事件的经常担心，尽管也知道这是一种主观的过虑，但患者因不能自控而颇感苦恼。患者常有恐慌的预感终日心烦意乱，忧心忡忡，坐卧不宁，似有大祸临头之感。常伴有觉醒度提高，表现为过分的警觉，对外界刺激敏感，易于出现惊跳反应；注意力难于集中，易受干扰，难以入睡，睡中易惊醒；情绪易激惹；感觉过敏等。②躯体焦虑：表现为运动性不安与多种躯体症状，如搓手顿足，不能静坐，严重时有肌肉酸痛，多见于肩背部、颈部及胸部肌肉，紧张性头痛也很常见；自主神经功能紊乱以交感神经系统活动过度为主，表现为心动过速，皮肤潮红或苍白，口干，便秘或腹泻，出汗、尿频、尿急等症状，有的患者还可出现早泄、阳痿、月经紊乱等内分泌失调症状。

（2）惊恐障碍：又称急性焦虑障碍。其特点是患者在无特殊的恐惧性处境时，突然感到一种突如其来的惊恐体验，伴濒死感或失控感及严重的自主神经功能紊乱。患者觉得好像死亡将至、灾难将至，表现为奔走、惊叫，伴胸闷、心动过速、呼吸困难、头痛头晕、四肢麻木等自主神经症状。惊恐发作通常起病急骤，终止也迅速，一般历时5～20分钟，很少超过1小时，但不久又可突然再发。发作期间始终意识清晰，高度警觉，发作后仍心有余悸，担心再次发作，但此时焦虑体验不再突出，而已虚弱无力感为主，常需数小时到数天才能恢复。

2.强迫症

强迫症又称强迫性神经症，是以强迫症状为主要临床表现的一类神经症。本病通常在青少年期发病，也有起病于童年期者。起病缓慢，多数无明显诱因，基本症状为强迫观念，常伴有强迫动作或行为，也可有强迫情绪和强迫意向。可以一种为主，也可为几种症状兼而有之。以强迫观念最多见，强迫动作或行为多为减轻强迫观念引起的焦虑，而不得不采取的顺应行为。其特点是有意识的自我强迫和反强迫并存，两者强烈冲突使患者感到焦虑和痛苦；患者体验到观念和冲动是来源于自我，但违反自己的意愿，需极力抵抗，但无法控制；患者也意识到这些强迫症状是不必要的、异常的，但不能为主观意志所控制。患者自知力保持完好，求治心切。病程迁延者可表现为仪式动作为主而精神痛苦减轻，但社会功能严重受损。

3.恐惧症

恐惧症又称恐惧性神经症，是以恐惧症状为主要临床表现的神经症。患者对外界某种客观事物或情境产生异乎寻常的恐惧和紧张,发作时常伴有明显的焦虑不安及自主神经症状。患者明知这种恐惧反应是过分的、不合理的和不必要的,但在相同场合下仍反复出现,难以控制。为了解除这种焦虑不安,患者常主动回避他所恐惧的客观事物或情境,以致影响到正常的生活和工作。根据恐惧对象的不同可将恐惧症归纳为三大类,如下。

(1)场所恐惧症:又称广场恐惧症、旷野恐惧症、聚会恐惧症等,是恐惧症中最常见的一种,主要表现为对某些特定环境的恐惧,如高处、广场、密封的环境和拥挤的公共场所等。

(2)社交恐惧症:主要特点是害怕被人注视,一旦发现别人注视自己就不自然,脸红、不敢抬头、不敢与人对视,甚至觉得无地自容,因而回避社交,不敢在公共场合演讲,集会不敢坐在前面。社交恐惧的对象可以是熟人,甚至是自己的亲朋、配偶,较常见的是异性、严厉的上司和未婚夫(妻)的父母亲等。

(3)单一恐惧症:患者对某一具体的物件、动物等有一种不合理的恐惧。最常见的为对某种动物或昆虫的恐惧,如蛇、猫、蜘蛛、毛毛虫等,也可以是鲜血、尖锐锋利的物品或某些自然现象。

4.躯体形式障碍

躯体形式障碍是一种以持久的担心或相信各种躯体症状的优势观念为特征的神经症,常伴有焦虑或抑郁情绪。患者反复就医,各种医学检查的阴性结果和医师的再三解释均不能打消其疑虑。有时患者确实存在某种躯体障碍,但不能解释症状的性质、程度或患者的痛苦与先占观念。这些躯体症状被认为是心理冲突和个性倾向所致。躯体形式障碍包括躯体化障碍、未分化的躯体形式障碍、疑病障碍、躯体形式的自主功能紊乱、躯体形式的疼痛障碍等多种形式。

5.神经衰弱

神经衰弱是指大脑由于长期的情绪紧张和精神压力,使精神活动能力减弱的神经症,其主要特征是精神易兴奋和脑力易疲乏,常伴有情绪不稳定、易激惹、睡眠障碍、头痛、多种躯体不适等症状,这些症状不能归于躯体疾病、脑器质性疾病或某种特定的精神疾病。

(三)辅助检查

虽然诊断该疾病主要以临床表现为主,但是实验室的检查对该疾病的诊断也很重要,也可以与其他共症疾病相鉴别,因此除完成血常规、尿常规、大便常规、肝肾功能、胸片、B超、心电图外,还可以进行脑电图检查,以及神经系统的辅助检查和心理测验等。

(四)诊断要点

1.症状标准

以下症状之一为主要临床相:轻度抑郁症状,恐怖症状,强迫症状,惊恐发作,广泛性焦虑症状,疑病症状,神经衰弱症状,其他神经症症状或上述症状的混合。

2.严重程度标准

因上述症状造成至少下述情况之一:妨碍工作、学习、生活或社交;无法摆脱精神痛苦,以至于主动求医。

3.病程标准

持续病程至少3个月(除惊恐障碍外)。

4.排除标准

排除器质性精神障碍、精神分裂症等疾病。

神经症的共同特征除了上述诊断标准所列项目以外,起病常与心理因素或社会因素有关,患者具有一定的人格特征,没有任何可以证实的器质性病变,自知力完好,主动求治,人格完整,社会功能相对完好。

(五)治疗要点

神经症的治疗根据各种不同的类型各有不同,应该根据其神经症的类型和患者的具体情况制定个体的治疗方案;具体有下列几种治疗方法。

1.心理治疗

(1)心理疏导:引导患者认识疾病的性质,消除患者的疑虑。鼓励患者面对现实,发挥其主动性,树立战胜疾病的信心,正确对待病因,配合医师的要求进行训练。

(2)行为治疗:常用的行为疗法有系统脱敏疗法、厌恶疗法、阳性强化方法等。

(3)认知疗法:由于神经症患者有特殊的个体易感素质,因此常常做出不现实的、病理性的估计与认知,以致出现不合理的、不恰当的反应,这种反应超过一定限度与频度,便出现疾病。认知心理治疗通过分析与改变患者的错误的认知方式来纠正患者的神经症症状。

(4)其他心理治疗:如精神分析疗法、森田疗法等。

2.药物治疗

治疗神经症的药物种类较多,如抗焦虑药、抗抑郁药及促进大脑代谢药等。药物治疗的优点是控制靶症状起效较快,尤其是早期与心理治疗合用,有助于缓解症状,提高患者对治疗的信心,促进心理治疗的效果与患者的遵医行为。

二、护理

(一)护理评估

1.一般情况

评估患者日常生活情况,如睡眠、衣着、饮食、大小便、自理能力;与周围环境接触如何;对周围事物是否关心;主动接触及被动接触状况;合作情况。

2.生理功能

神经症患者常常有许多心因性的躯体不适主诉,这些症状是心理痛苦在躯体的表现,没有器质性的改变。所以除了要常规评估患者的生命体征、睡眠、全身营养与水电解质平衡情况、进食状况、排泄状况、躯体各器官功能及生活自理能力等情况以外,还应对患者的多种躯体不适主诉认真评估,鉴别其性质是器质性的还是心因性的,以便作出正确处理。

3.心理功能

评估患者的精神症状、情感状态、行为表现、病前性格特点、对应激的心理应对方式。

4.社会功能

神经症患者最常见的社会功能损害是人际交往能力的缺陷,与患者病前个性缺陷和不良的心理应对方式有关,可通过询问患者本人及其亲友来进行综合评估。

5.家庭与环境

评估患者幼年时的生活环境、所受的教育、父母的教养方式、家庭经济状况及成年后的婚姻状况、子女、生活及工作学习环境等情况及患者的社会支持系统等资源,尤其要了解对患者有重要影响力的人,以制订合理有效的治疗和护理计划。

6.其他方面

评估患者的家族史、既往疾病史;评估患者以往用药情况、治疗效果,有无药物不良反应等;评估患者的常规化验及特殊检查结果。

(二)护理问题

1.生理功能

睡眠形态紊乱,潜在的或现存的营养失调,疼痛或身体不适,皮肤完整性受损,部分自理能力下降。

2.心理功能

(1)焦虑:注意力难于集中,易受干扰,情绪易激惹。

(2)抑郁:患者由于疾病的困扰情绪可能低落。

(3)恐惧:惊恐相的表现。

3.社会功能

潜在的或现存的自杀、自伤行为,有暴力行为的危险,自我保护能力改变,社交能力受损,个人应对无效,不合作(治疗的合作程度),知识缺乏(对疾病的了解程度)。

(三)护理目标

神经症患者最重要的护理目标是患者能够正确认识和对待所患疾病,善于分析患病原因,学会合理宣泄情绪,认识个性缺陷及积极有效的心理应对方式应对应激性事件,这是一个长期目标。具体包括:①症状减轻或消失。②能正确认识疾病表现,恰当的宣泄焦虑、抑郁情绪,减轻痛苦。③患者基本的生理及心理需要得到满足,舒适感增加。④能运用有效的心理预防机制及应对技巧控制不良情绪,减轻不适感。⑤能与他人建立良好的人际关系。⑥能增强处理压力与冲突的能力。⑦能正确认识心理、社会因素与疾病的关系。⑧家庭及社会支持逐步提高。⑨社会功能基本恢复。

(四)护理措施

1.安全护理

为患者提供安静舒适的环境,减少外界刺激。加强安全护理,避免环境中的危险品及其他不安全因素,防患于未然。

2.生理功能

睡眠障碍与躯体不适或疼痛是神经症患者常见的躯体问题。睡眠障碍的护理包括创造良好的睡眠环境、安排合理的作息制度、养成良好的睡眠习惯等。

值得一提的是,由于神经症患者许多躯体不适症状的缓解在于其应激因素的消除和内心冲突的最终解决,因此除一般护理外,要特别注意其心理功能的护理。鼓励患者参加适当的集体活动,减少白天卧床时间,转移注意力,减少对恐惧、焦虑、惊恐发作或强迫等症状的过分关注和担忧。另外,患者可能有食欲减退、体重下降等情况,因此护士要鼓励患者进食,帮助选择易消化、富营养和色香味俱全的食物。对便秘患者鼓励多进食蔬菜水果,多喝水,养成每天排便习惯。如便秘超过 3 天,应按医嘱给予缓泻剂或灌肠等帮助排便。

3.心理功能

(1)建立良好的护患关系:以和善、真诚、支持、理解的态度对待患者,耐心的协助患者,使患者感到自己是被接受、被关心的。如当患者主诉躯体不适时应做到确实的体格检查,进行客观评估,即使有时找不到器官的病理性证据来解释症状,也应理解其所主诉的疼痛不适是真实存在的,患者并非无病呻吟,护理人员应以一种接受的态度倾听,并选择适当的时机,结合检查的正常结果,使患者相信其障碍并非器质性病变所致。

(2)鼓励患者表达自己的情绪:鼓励患者表达自己的情绪和不愉快的感受,协助其识别和接受负性情绪及相关行为。神经症患者内心常常不愿接受（或承认）自己的负性情绪和行为。护理人员通过评估识别出这些负性情绪后,要引导患者识别、继而接受它。

（3）协助患者消除应激:与患者共同探讨与疾病有关的应激原及应对方法,协助患者消除应激,帮助其正确认识和对待疾病,学习新的应对方法,接受和应付不良情绪。

（4）训练患者的应对技巧:提供环境和机会让患者学习和训练新的应对技巧,强化患者正性的控制紧张焦虑等负性情绪的技巧,例如根据焦虑症的特点设计某些应激情境,召集患同类疾病的患者一起做行为的模拟预演,及时提供反馈信息,辅以放松训练。活动结束后,鼓励他们交流心得,取长补短。

（5）帮助患者学会放松:增进放松的方法很多,如静坐、慢跑、气功、太极拳及利用生物反馈仪训练肌肉放松等,都是十分有效的方法。

（6）积极鼓励患者:反复强调患者的能力和优势,忽略其缺点和功能障碍。鼓励患者敢于面对疾病表现,提供可能解决问题的方案,并鼓励和督促实施。经常告知患者他的进步,及时表扬鼓励,让患者明白自己的病情正在好转,有利于增强自信心和减轻无助无望感。

4.社会功能

（1）提供安静舒适的环境,减少外界刺激:①焦虑患者常坐立不安,不愿独处,可设专门陪护,以增强其安全感。②应严密观察,严加防范患者可能发生的自杀、自伤及冲动伤人等行为,早发现早干预。③及时督促患者完成药物治疗计划,观察药物疗效和不良反应,给予服药指导,以有效控制神经症的症状。

（2）协助患者获得社会支持:护理人员应帮助患者认清现有的人际资源,并扩大其社会交往的范围,使患者的情绪需求获得更多的满足机会,并可防止或减少患者使用身体症状来表达情绪的倾向。同时协助患者及家庭维持正常角色行为。家庭是患者最主要的社会支持系统,它既可以帮助患者缓解压力,也可能是造成或加重患者压力的根源。护理人员应协助分析患者可能的家庭困扰,确认正向的人际关系,并对存在的困扰进行分析,如加入群体互助团体、成人教育班、社区活动或特殊的兴趣团体等,以便让患者发现别人有和自己同样的问题,而减少寂寞感,并增加情绪上的支持。

（3）帮助患者改善自我照顾能力:神经症患者可因躯体不适的症状及焦虑、抑郁等负性情绪而忽视个人卫生,也可因仪式动作、强迫行为而导致生活自理能力的下降。护理人员应耐心协助患者做好沐浴、更衣、头发、皮肤的护理。这些活动均可增加患者对自己的重视与兴趣。护士对患者的每一个进步及时肯定、表扬鼓励,让患者感受他随时受到护士关注,有利于患者逐步树立起治病的信心。

5.康复期护理

在神经症的康复期,护士应帮助患者正确认识和对待疾病及其致病因素,克服个性缺陷,教会患者正确应对生活困难和创伤性体验,恰当处理人际关系,防止疾病复发。积极参加社会活动,体现自身价值,增强治病信心,参加康复训练,以利身体康复。

6.特殊护理（惊恐发作）

（1）患者在惊恐发作时,护士必须镇定、稳重,防止将医护人员的焦虑传给患者,应立即让患者脱离应激原或改换环境,有条不紊地进行治疗和护理。应明确地向患者表示,发作不会危及生命,病情一定能控制。

（2）对惊恐发作急性期的患者,要陪伴在患者身边,态度和蔼,耐心倾听和安抚,对其表示理解和同情,并可给予适当的按摩和安慰。对患者当前的应对机制表示认同、理解和支持。鼓励患者按可控制和可接受的方式表达焦虑、激动,允许自我发泄。

(3)与惊恐发作相关的焦虑反应有时可表现为挑衅和敌意,应适当限制,并对可能的后果有预见性,针对可能出现的问题,预先制定相应的处理措施。惊恐发作时,应将患者和家属分开或隔离,以免互相影响和传播,加重病情。

(4)有的患者坐立不安,不愿独处,又不愿到人多的地方,应尊重患者,创造有利治疗的环境,如允许保留自己的天地和注意其隐私,必要时设专人陪护等。

(5)遵照医嘱给予相应的治疗药物,如抗焦虑药、抗抑郁药等,控制惊恐发作,减轻病情,取得患者合作。

(6)在间歇期教会患者放松技术,参加反馈治疗,适当应用药物,避免再次发作,以使其相信该病有治愈的希望。配合医师做好行为治疗。做好家属工作,争取家庭和社会的理解和支持。

(五)护理评价

评价患者的症状是否得到改善,不良的心理应对方式是否得到矫正,是否消除了心理应激的影响及提高了社会适应能力等。对癔症的知识了解了多少等。

(六)健康指导

(1)使患者对神经症发作有正确的认识,消除模糊观念引起的焦虑、抑郁,纠正错误观念,减少不良因素的刺激,控制疾病发作。

(2)帮助患者充分认识自己,挖掘出自身性格上的弱点及与疾病的关系。

(3)教会患者一些科学实用的处理问题的方法,不断完善自己的性格,学会处理好人际关系,调整不良的情绪,增强心理承受能力。

(4)鼓励患者积极参加有意义的活动,增强适应能力。

(5)此外还应使家属理解患者的痛苦和困境,既要关心和尊重患者,又不能过分迁就或强制,帮助患者合理安排工作、生活,恰当处理与患者的关系,并要教会家属帮助患者恢复社会功能。

三、预后及预防

(一)预后

在社区调查中,年龄在 20~50 岁的神经症患者中,约半数在 3 个月内康复。通科医师的患者,约有一半在一年内康复,其余的许多月仍无变化。转到精神专科门诊或住院的患者中,只有一半在 4 年后获得了满意的适应。从另一个方面看这些问题,据国外有资料称,新近发作的病例每年约 70% 复发,慢性病例每年仅 3% 复发。

神经症的死亡率在门诊患者中增加 0.5~1.0 倍,在住院患者中增加 1~2 倍。这些患者死亡的主要原因是由于自杀和意外。

(二)预防

进行健康人格的培养,增加应付挫折的能力,普及疾病防治知识,消除对神经症疾病患者的歧视及不正确看法,改变不良态度使者能够及早发现和早期得到治疗。在各级医疗机构中普及精神疾病防治知识,开设心理咨询,提高精神科诊疗水平,有助于早期诊断、早期治疗。对于患者出现的不适症状给予及时的对症处理或根据患者的心理状况给予针对性的训练均对其预防神经症有益。

(邱利慧)

第二节　精神分裂症

一、疾病概述

精神分裂症是最常见、最难描述、最难作出完整定义的重性精神病。在千余年的有关记载中，直到 1896 年才由德国的克雷培林将其作为一个独立疾病"早发性痴呆"进行描述，1911 年瑞士的 E·布鲁勒对本病进行了细致的临床观察，指出本病的临床特点是精神分裂：联想障碍、情感淡漠、意志缺乏和继之而来的内向性，提出了"精神分裂"的概念。加以本病的结局并非皆以衰退而告终，因此建议命名为精神分裂症。本病女性患病率高于男性，城市高于农村，但无论是城市还是农村，精神分裂症的患病率均与家庭经济水平呈负相关。该病造成的直接花费和间接损失巨大，构成患者家庭及社会疾病负担的重要部分。在我国精神分裂症的致残率达 56.4%，患者及其亲属的身心健康遭到严重损害，造成家庭的沉重负担。

精神分裂症是一组常见而病因尚未完全阐明的重性精神疾病，具有感知、思维、情感、行为等多方面的障碍，以精神活动脱离现实与周围环境不协调为主要特征。患者一般无意识障碍和智力缺损，部分患者可出现认知功能损害。多起病于青壮年，常缓慢起病，病程迁延，有慢性化倾向和衰退的可能，而部分患者经治疗可保持痊愈或基本痊愈的状态。

(一)临床表现

1.早期症状

精神分裂症患者在发病初期、主要症状出现前，可出现一些非特异性症状。其表现多种多样，一般与起病类型有关。可包括以下几个方面。

(1)类神经衰弱状态：表现为不明原因的头痛、失眠、多梦易醒、做事丢三落四、注意力不集中、遗精、月经紊乱、倦怠乏力，虽有诸多不适，但无痛苦体验，且不主动就医。

(2)性格改变：一向温和沉静的人，突然变得蛮不讲理，为一点微不足道的小事就发脾气，或疑心重重，认为周围的人都跟他过不去，见到有人讲话，就怀疑在议论自己，甚至别人咳嗽也疑为针对自己。或出现对自己身体某个部位过分、不合理地关注。

(3)情绪反常：如无故发笑，对亲人和朋友变得淡漠，疏远不理，既不关心别人，也不理会别人对他的关心，或无缘无故地紧张、焦虑、害怕。

(4)意志减退：如无明显原因而一反原有积极、热情、好学上进的状态，变得工作马虎，不负责任，甚至旷工，学习成绩下降，不专心听讲，不愿交作业，甚至逃学；或生活变得懒散，仪态不修，没有进取心，得过且过，常日高三竿而拥被不起。

(5)零星出现难以理解的行为：一反往日热情乐观的神情而沉默不语，动作迟疑，面无表情，或呆立、呆坐、呆视，独处不爱交往，或对空叫骂，喃喃自语，或做些莫名其妙、令人费解的动作。

由于早期症状不具特异性、出现频率较低，加之此时患者其他方面基本保持正常，已对早期症状有合理化解释，易被忽略。亲属虽觉得患者有某些变化，但也多站在患者的角度去理解患者的症状。但早期症状对精神分裂症的早期诊断及早期治疗有重要意义，值得重视。

2.核心症状

精神分裂症的临床症状十分复杂和多样,不同类型、不同阶段的临床表现可有很大差别。但它具有特征性的思维和知觉障碍,情感、行为不协调和脱离现实环境,可分为阳性、阴性症状及认知功能障碍。

(1)阳性症状:主要指正常心理功能的偏移或扭曲;涉及感知、思维、情感和意志行为等多个方面,多在疾病的早期或急性发作期出现。常见的阳性症状如下。

知觉障碍:包括幻觉、错觉和感知综合障碍。

幻觉指没有现实刺激作用于感觉器官时出现的知觉体验,是一种虚幻的知觉。最常出现的知觉障碍是听幻觉。其内容可以是非言语性的,如机器轰鸣声、流水声、鸟叫声。也可以是言语性的,如在无客观刺激下,患者听见有人喊自己的名字,或听到某些人的秽语,或听到来自"天外"的神灵或外星人的讲话。有的患者还可以听到声音对自己进行评价、议论或发号施令。幻听常影响患者的思维、情感和行为,如侧耳倾听,甚至与幻听对话,破口大骂,为之苦恼、不安或恐惧,并出现自杀及冲动毁物行为。少数患者还可出现幻视、幻嗅、幻味、幻触等。

正常人在光线暗淡、恐惧、紧张和期待等心理状态下可产生错觉,但经验证后可纠正和消除。临床上多见错听和错视,如将一条绳索看成一条蛇等。错觉还可见于其他精神障碍中,特别是意识障碍的情况下。

感知综合障碍指患者对客观事物整体感知没有偏差,但对其个别属性的感知发生障碍。常见:视物变形症,指对外界事物的形状、大小、体积发生变化,如看到母亲的脸变形,眼睛小如瓜子,鼻子大如鲜桃;空间知觉障碍,患者感到周围事物的距离发生改变;时间感知综合障碍,患者对时间的快慢出现不正确的感知;非真实感,患者感到周围事物和环境发生变化,变得不真实。

思维障碍:包括思维联想障碍、思维逻辑障碍和思维内容障碍。

思维联想障碍是精神分裂症的重要症状之一,主要表现在联想结构和联想自主性方面。联想结构障碍是指思维联系过程缺乏连贯性、目的性和逻辑性。其特点是患者在意识清楚时,思维活动联想松弛,内容散漫,缺乏主题,一个问题与另一个问题之间缺乏联系。说话东拉西扯,以至别人弄不懂他要传达什么信息(思维散漫)。严重时言语支离破碎,个别语句之间缺乏联系,甚至完全没有逻辑关系(思维破裂)。联想自主性障碍常伴有明显的不自主感,患者感到难以控制自己的思维,常做出妄想性判断,如认为自己的思想受外力的控制或操纵,主要表现有思维云集、思维中断、思维插入、思维被夺等。

思维逻辑障碍主要是指概念的形成及判断、推理方面的障碍。如患者用一些很普通的词句、名词或动作表达某些特殊、只有患者自己明白的意义(病理性象征性思维)。如某患者经常反穿衣服,以表示自己"表里合一、心地坦白"。有些患者还自创一些新的符号、图形、文字或语言并赋予特殊含义(词语新作)。

思维内容障碍主要表现为各种妄想。妄想是在病理基础上产生的歪曲信念,发生在意识清晰情况下,是病态推理和判断的结果。据统计,最常出现的妄想:被害妄想(出现率80%)、关系妄想(50%)、夸大妄想(39%)。其他常见还有嫉妒妄想、非血统妄想、物理影响妄想、钟情妄想等。

情感障碍:精神分裂症的患者可有焦虑、抑郁、易激惹等情感症状,尤其在疾病早期。但贯穿整个疾病过程的情感障碍特点是情感反应与环境不协调和情感的淡漠。疾病最早损害的是最细腻的情感,如对亲人的关怀和体贴。对一般人能鲜明、生动情感反应的刺激缺乏相应的情感反应，随着疾病发展，患者对周围事物的情感反应变得迟钝或平淡，对一切无动于衷，甚至对那些使人大悲大喜的事件，也表现得心如死水，不能唤起情感的共鸣。还可表现为矛盾意向、情感倒错。表情倒错，当提及悲伤的事时哈哈大笑，提及高兴的事时则痛哭流涕，有时对轻微小事则产生暴发性的情感反应。

意志行为障碍：最常见的症状是意志的下降或衰退，表现为主动性差，行为被动退缩，对生活毫无所求，如不主动与人来往，无故旷课或旷工等。严重的患者日常生活都懒于料理，长时间不梳洗，不换衣服，日益孤僻离群，脱离现实。有的患者表现为意向倒错，吃一些不能吃的东西，如肥皂、昆虫、喝痰盂里的水或伤害自己的身体。有的患者可对一事物产生对立的意向，表现为缄默、违拗。有的患者可表现为运动或行为障碍，如刻板动作、模仿动作。此外，患者的自杀行为值得高度注意。据报道，约50%的精神分裂症患者存有自杀观念，15%的患者出现自杀行为。其原因主要是抑郁情绪，幻觉和妄想等精神症状的影响也是其重要原因。

（2）阴性症状：正常的心理功能缺失所表现的各种障碍。可表现为以下几个方面。①思维贫乏：患者言语减少、谈话内容空洞、应答反应时间延长等。②情感平淡或淡漠：患者对周围事物的情感反应变得迟钝或平淡，表情变化减少，最早涉及的是最细腻的情感，如对朋友、同事的关心、同情，对亲人的体贴。随着疾病发展，患者的情感体验日益贫乏，面部完全没有表情变化，对周围人或自己漠不关心，丧失对周围环境的情感联系。③意志活动减退：可表现在很多方面，如不修边幅，不注意个人卫生，不能坚持正常的工作或学习，精力缺乏，社交活动减少或完全停止，与家人或朋友保持亲密的能力丧失。

（3）认知功能障碍：早在1919年就有学者对精神分裂症患者的认知功能障碍作了描述，但直到近几年人们才开始关注该障碍在康复过程的重要作用。据统计，有85%左右的精神分裂症患者有认知功能障碍的表现。可具体表现为注意警觉障碍、记忆障碍、抽象思维障碍、信息整合障碍、运动协调障碍。

（二）临床类型

精神分裂症根据其临床表现出的主导症状分型。疾病的早期，往往很难明确分型，当疾病发展到一定阶段，其主导症状便逐渐明朗化，更便于分型。精神分裂症的不同亚型，有其特有的发病形式、临床特点、病程经过、治疗反应、预后，对临床有一定的指导意义。临床上常见的类型如下。

1.偏执型

偏执型又称妄想型，精神分裂症最常见的一个类型。发病年龄多在中年（25～35岁），起病缓慢或亚急性起病，其临床表现以相对稳定的妄想为主，关系和被害妄想多见，其次为夸大、自罪、影响、钟情和嫉妒妄想等。妄想可单独存在，也可伴有以幻听为主的幻觉。幻觉妄想症状长期持续。情感障碍表面上可不明显，智力通常不受影响。患者的注意和意志往往增强，尤以被害妄想者为著，警惕、多疑且敏感。在幻觉妄想影响下，患者开始时保持沉默，以冷静眼光观察周围动静，以后疑惑心情逐渐加重，可发生积极的反抗，如反复向有关单位控诉或请求保护，严重时甚至发生伤人或杀人。患者也可能感到已成为"众矢之的"，自己已无力反抗的心境下，不得已采取消极的自伤或自杀行为。因而此型患者容易引起社会治安问题。病程经过缓慢，发病数年后，在相当长时期内工作能力尚能保持，较少出现显著的人格改变和衰退。如能及时治疗多数疗效较好。患者若隐瞒自己表现或者强调理由时，往往不易早期发现，以致诊断困难。

2.紧张型

多在青春期或中年起病,起病较急,病程多呈发作性。以紧张性木僵或紧张性兴奋为主要表现,两种状态并存或单独发生,也可交替出现。典型表现是患者出现紧张综合征。该型近年来在临床上有减少趋势,预后较好。

(1)紧张性木僵:以运动抑制为突出表现。轻者动作缓慢,少语少动,或长时间保持某一姿势不动。重者终日卧床,不动不食,缄默不语,对外界刺激不起反应,唾液、大小便滞留。两眼睁大或紧闭,四肢呈强直状,对被动运动有抵抗,稍轻者可能有蜡样屈曲,不自主服从、模仿动作和言语,重复动作等紧张综合征。意识无障碍,即使是严重的运动抑制,也能感知周围事物,病后均可回忆。一般持续数天至数周。木僵状态可在夜间缓解或转入兴奋。

(2)紧张性兴奋:以运动兴奋为突出表现。行为冲动,言语刻板,联想散漫,情感波动显著。可持续数天至数周,病情可自发缓解,或转入木僵状态。

3.青春型

多在青春期(15~25 岁)发病,起病较急,病情进展快,一般 2 周内达到高峰。症状以精神活动活跃且杂乱多变为主。情感改变为突出表现,情感肤浅、不协调、喜怒无常、变化莫测、表情做作,行为幼稚、奇特、好扮鬼脸,常有冲动行为。可表现出本能活动亢进,尤其是性欲亢进而格外惹人注目,如言语低级下流、当众手淫、裸体等。也可有意向倒错,如吃脏东西、吃痰、吃粪便等。也可出现幻觉、妄想,但多是片段而零乱的,内容荒谬与患者的幼稚行为相一致。因此,临床上这些患者看起来愚蠢和孩子气,常常不合时宜地扮怪相和傻笑,自我专注,幻觉、妄想支离破碎,而不像偏执型患者那样系统。此型病程发展较快,症状显著,内容荒谬,虽可缓解,也易再发,预后欠佳。

4.单纯型

多在青少年期起病,经过缓慢,持续发展。早期多表现类似"神经衰弱"的症状,如主观的疲劳感、失眠、记忆减退、工作效率下降等,但求医心情不迫切,即使求医也容易被疏忽或误诊。疾病初期,常不引起重视,甚至会误认为患者"不求上进""性格不够开朗"或"受到打击后意志消沉"等,直至经过一段时间后病情发展明显才引人注意,往往在病程多年后才就诊。本型症状以精神活动逐渐减退为主要表现。逐渐出现日益加重的孤僻退缩,行为被动,情感淡漠,失去对家人及亲友的亲近感,懒散,甚至连日常生活都懒于自理,丧失兴趣、社交活动贫乏、生活毫无目的,学习或工作效率逐渐下降。一般无幻觉和妄想,虽有也是片段的或一过性的,此型自动缓解者较少,治疗效果和预后差。

5.其他类型

(1)未分化型:此型患者症状符合精神分裂症的诊断标准,但症状复杂,同时存在各型的精神症状,无法归到上述分型中的任一类别,故将其放到"未分化型"中,此型患者在临床并不少见。

(2)残留型:在发展期的急性症状缓解后,尚残留片段、不显著的幻觉和妄想,或有某些轻微症状,但并不严重,仍可进行日常劳动。

(3)衰退型:病期时间已久,思维极度贫乏或破裂,情感淡漠,意志缺乏,行为退缩幼稚,病情固定少波动。

此外,英国学者 Crom 提出了精神分裂症阳性症状和阴性症状两个综合征的概念。阳性症状指精神活动异常或亢进,包括幻觉、妄想、行为冲动紊乱、情感不稳定且与环境不协调等,也称为 Ⅰ 型精神分裂症;阴性症状指精神功能减弱或缺乏,如思维贫乏、情感淡漠、意志活动减退、社会隔离、反应迟钝等,也称为Ⅱ型精神分裂症。研究发现两者在临床症状、对抗精神病药物的反应、预后、生物学基础上都有不同之处,按此法分型,将生物学和症状学结合在一起,有利于临床治疗药物的选择。

(三)辅助检查

精神分裂症一般没有客观的检查依据(除器质性所致精神障碍外),因此,实验室血常规、大小便常规及生化检查一般无阳性发现。神经系统检查一般正常。精神状况检查可有幻觉、妄想、行为冲动紊乱、思维贫乏、意志活动减退、社会隔离、反应迟钝、情感不稳定、淡漠且与环境不协调等。脑电图、脑涨落图、心理测验可有异常发现。CT 和 MRI 检查发现 $30\%\sim40\%$ 精神分裂症患者有脑室扩大或其他脑结构异常,以前额角扩大最为常见。

(四)诊断要点

精神分裂症的诊断在遗传生物学、生物化学等实验室检查尚未发现有特异性变化以前,诊断主要依据全面可靠的病史、临床特点,即建立在临床观察和描述性精神病理学的基础上。目前国内常根据中国精神障碍分类与诊断标准第 3 版(CCMD-3)的标准进行诊断。具体诊断标准如下。

1.症状学标准

至少有以下两项,并非继发于意识障碍、智能障碍、情感高涨或低落,单纯型分裂症另规定。①反复出现的言语性幻听。②明显的思维松弛、思维破裂、言语不连贯,或思维贫乏或思维内容贫乏。③思想被插入、被撤走、被播散、思维中断或强制性思维。④被动、被控制、被洞悉体验。⑤原发性妄想(包括妄想知觉,妄想心境)或其他荒谬的妄想。⑥思维逻辑倒错、病理性象征性思维或语词新作。⑦情感倒错,或明显的情感淡漠。⑧紧张症综合征、怪异行为或愚蠢行为。⑨明显的意志减退或缺乏。

2.严重程度标准

自知力障碍,并有社会功能严重受损或无法进行有效交谈。

3.病程标准

(1)符合症状学标准和严重程度标准至少已持续 1 个月,单纯型另有规定。

(2)若同时符合分裂症和情感性精神障碍的症状标准,当情感症状减轻到不能满足情感性精神障碍标准时,分裂症状需继续满足分裂症的症状标准至少 2 周以上,方可诊断为分裂症。

4.排除标准

排除器质性精神障碍及精神活性物质和非成瘾物质所致精神障碍。尚未缓解的分裂症患者,若又罹患本项中前述两类疾病,应并列诊断。

(五)治疗要点

精神分裂的治疗中,抗精神病药物起着重要作用。支持性心理治疗,改善患者的社会生活环境及为提高患者社会适应能力的康复措施,亦十分重要。一般在急性阶段,以药物治疗为主。慢性阶段,心理社会康复措施对预防复发和提高患者社会适应能力有十分重要的作用。

1.治疗原则

(1)目前虽无法根治精神分裂症,但治疗能减轻或缓解病症,并减少其他疾病的患病率及死亡率。治疗目标是降低复发的频率、严重性及心理社会性不良后果,并增强发作间歇期的心理社会功能。

(2)识别分裂症的促发或延续因素,提倡早期发现,早期治疗。应用恰当的药物,心理治疗和心理社会康复。后者的目的在于减少应激事件,使患者主动配合治疗。

(3)确定药物及其他治疗,制定全面的全程综合性治疗计划。

(4)努力取得患者及其家属的配合,增强执行治疗计划的依从性。

(5)精神科医师除直接治疗患者,还常作为合作伙伴或指导者,以团队工作方式与其他人员共同根据患者的需要,最大限度地改善社会功能和提高生活质量。

(6)以适合患者及其家属的方式提供健康教育,并应贯穿整个治疗过程。

(7)精神分裂症各期治疗原则如下。

前驱期:一旦明确分裂症的前驱症状,应立即治疗。药物可用于前驱期、先兆发作,或急性发病的防治及改善间歇期症状。

急性期:①尽力减轻和缓解急性症状,重建和恢复患者的社会功能。②尽早使用抗精神病药。如经典抗精神病药利培酮、奥氮平应作为一线药。如存在不依从情况,可用肌内注射或静脉给药。③其他药在一种抗精神病药疗效不佳时可并用,如卡马西平、丙戊酸盐、苯二氮䓬类,和改用氯氮平等二线药物。④紧张症、药物治疗无效或有禁忌证时,电休克治疗(ECT)可作为后备手段。

恢复期:①减少对患者的应激,改善症状,降低复发可能性和增强患者适应社区生活的能力。如一种抗精神病药已使病情缓解,应续用相同量6个月,再考虑减量维持治疗。②心理治疗的支持作用。③避免过度逼迫患者完成高水平职业工作或实现社会功能,可增加复发风险。

康复期:①保证患者维持和改善功能水平及生活质量,使前驱期症状或逐渐出现的分裂性症状得到有效控制,继续监测治疗不良反应。②一旦出现早期症状,应及时干预。③抗精神病药:长期的药物治疗计划应针对药物不良反应与复发风险加以权衡。初发患者经1年维持治疗,可尝试停药;多次反复发作者,维持治疗至少5年甚至终身。

2.治疗方法

(1)抗精神病药物治疗:能有效地控制急性和慢性精神症状,提高精神分裂症的临床缓解率;缓解期内坚持维持治疗者多可避免复发;在防止精神衰退治疗中常发挥出积极作用。

(2)电抽搐治疗:对紧张性兴奋和木僵、兴奋躁动、伤人、自伤和消极情绪严重者的疗效显著。症状控制后应配合精神药物治疗。

(3)胰岛素昏迷治疗:对妄想型和青春型精神分裂症疗效较好。由于治疗方法复杂、需要专门设施和受过训练的人员监护、治疗期长等因素的限制,现几乎已被更方便、安全的抗精神病药物取代。

(4)精神治疗:指广义的精神治疗,纯精神分析治疗不适用于本症。作为一种辅助治疗有利于提高和巩固疗效,适用于妄想型和精神因素明显的恢复期患者,行为治疗有利于慢性期患者的管理与康复。

(5)精神外科治疗:一种破坏性治疗措施,适应证应从严掌握,仅作为应用其他方法久治无效、危及社会和周围人安全的慢性难治患者最后的治疗手段。

二、护理

(一)护理评估

在对精神分裂症患者进行护理评估时需注意:要关心和了解患者的需求,不必注重精神分裂症的分型,因为分型对护理计划的制订关系不大;要重视患者的家属、同事、朋友提供的资料,因为许多患者对本身所患疾病缺乏自知力,很难正确反映病史;对患者心理状况、社会功能的评估,可通过与患者的直接交谈从语言、表情、行为中获得直接的资料,或可从患者的书信、日记、绘画等作品中了解情况,临床上还常借助于一些评估量表来测定。

1.健康史

(1)个人史:患者是否足月顺产、母孕期及分娩期有无异常、成长及智力情况,有无酗酒史、生活能否自理、大小便情况等。

(2)现病史:此次发病的时间、表现、有无诱因、对学习工作的影响程度、就医经过、饮食、睡眠、是否服用安眠剂等。有无自杀、自伤或冲动、外走。

(3)既往史:过去是否有过发病、发病的情形、第一次发病的时间和表现、治疗经过、效果如何、是否坚持服药、病后的社会交往能力等。

(4)家族史:家族成员中是否有精神疾病患者。

2.生理功能

(1)患者的生命体征是否正常。

(2)患者的饮食、营养状况,有无营养失调。

(3)患者睡眠情况,有无入睡困难、早醒、多梦等情况。

(4)患者的大小便情况,有无便秘、尿潴留等情况。

(5)患者有无躯体外伤。

(6)患者个人卫生,衣着是否整洁。

(7)患者日常生活是否自理等情况。

3.心理功能

(1)病前个性特点:①患者病前性格特点如何,是内向还是外向型。②患者兴趣爱好有哪些,学习、工作、生活能力如何。

(2)病前生活事件:患者在近期(6个月内)有无重大生活事件的发生,如至亲的死亡、工作变化、失业、离婚等,患者有什么样的反应程度。

(3)应付悲伤/压力:患者是如何应对挫折和压力,具体的应付方式是什么,效果如何。

(4)对住院的态度:患者对住院、治疗的合作程度,是否配合治疗和检查,对医护人员的态度怎样。

4.社会功能

(1)社会交往能力:①患者病前的社会交往能力如何,是否善于与人交往。②患者病前对于社会活动是否积极、退缩、回避等。

(2)人际关系:患者的人际关系如何,有无特别亲密或异常的关系,包括家属、男/女朋友、同事、同学、其他等。

(3)支持系统:患者的社会支持系统怎样,患病后单位同事、同学、亲属与患者的关系有无改变,家庭成员对患者的关心程度、照顾的方式,婚姻状况有无改变等。

(4)经济状况:患者经济收入、对医疗费用支出的态度等。

5.精神状况

(1)自知力:患者是否承认自己有病,是否有治疗的要求。

(2)思维:①患者有无思维联想障碍,如思维破裂、思维散漫、思维贫乏。②有无思维逻辑障碍,如词语新作、逻辑倒错。③有无思维内容障碍,如妄想,及其内容、程度、频率、持续时间等。

　　(3)情感情绪:患者的情感反应,有无情感淡漠、情感迟钝、情感反应与周围环境是否相符等。

　　(4)意志行为:①患者的意志是否减退,行为是否被动、退缩。②患者的行为与周围环境是否适宜,有无意向倒错。③患者有无违拗、空气枕头等现象。

　　(5)认知:患者有无幻觉、错觉,幻觉的表现形式和内容、程度、频率、持续时间等。

　　(6)人格的完整性:患者有无人格改变、人格衰退、人格解体等表现。

　　6.药物不良反应

　　患者有无锥体外系反应、自主神经系统反应、药物过敏史等。

　　(二)护理诊断

　　(1)营养失调:营养低于机体需要量,与幻觉、妄想、极度兴奋、躁动,消耗量过大及摄入量不足有关。

　　(2)睡眠形态紊乱:如入睡困难、早醒、多梦等,与妄想、幻听、兴奋、环境陌生、不适应、睡眠规律紊乱等有关。

　　(3)躯体移动障碍:与疾病及药物所致不良反应有关。

　　(4)感知改变:与疾病症状及药物所致不良反应有关。

　　(5)思维过程改变:与思维内容障碍(妄想)、思维逻辑障碍、思维联想障碍等有关。

　　(6)自我形象紊乱:与疾病症状有关。

　　(7)不合作:与幻听、妄想、自知力缺乏、对药物的不良反应产生恐惧、违拗等有关。

　　(8)角色紊乱:与疾病症状及药物不良反应有关。

　　(9)生活自理缺陷:与药物不良反应所致运动及行为障碍、精神障碍及精神衰退导致生活懒散有关。

　　(10)有冲动、暴力行为的危险:对自己或对他人有冲动、暴力行为的危险,与命令性幻听、评论性幻听、被害妄想、嫉妒妄想、被控制妄想、精神运动性兴奋、缺乏自知力等有关。

　　(三)护理问题

　　(1)语言沟通障碍:与精神障碍及药物不良反应有关。

　　(2)个人应对无效:与疾病症状及药物不良反应有关。

　　(3)功能障碍性悲哀:与精神疾病及药物不良反应有关。

　　(4)自我防护能力改变:与精神疾病及药物不良反应有关。

　　(5)社交孤立:与精神疾病及认知改变有关。

　　(6)医护合作问题:与药物不良反应,如急性肌张力障碍、直立性低血压等有关。

　　(四)护理目标

　　(1)患者能用他人可以理解的语言或非语言方式与人沟通,并表达自己的内心感受。

　　(2)患者的精神症状逐步得到控制,日常生活不被精神症状所困扰,能最大限度地完成社会功能。

　　(3)患者在住院期间不发生冲动伤人、毁物的现象,能控制攻击行为。

　　(4)患者能学会控制自己情绪的方法,能用恰当的方法发泄自己的愤怒,适当表达自己的需要及欲望。

　　(5)患者按时按要求进食,患者体重不得低于标准体重的10%。

　　(6)患者能说出应对失眠的几种方法,患者睡眠得到改善,能按时入睡,时间保持在每天7~8小时。

(7)患者身体清洁无异味,患者在一定程度上生活自理。

(8)患者愿意配合治疗和护理,主动服药。患者能描述不配合治疗的不良后果。

(9)患者及其家属对疾病的知识有所了解。

(五)护理措施

在护理措施的实施过程中,建立良好的护患关系,是极为重要且不容易实施的措施。因为多数患者对疾病没有自知力,不认为自己有病,因而拒绝治疗。甚至某些患者将医护人员涉入其精神症状之中,如被害妄想患者,可能认为医护人员也与他人串通加害他(她),因而对医护人员采取敌视态度甚至伤害医护人员。所以,护理人员应掌握与不同患者接触的技巧,与患者建立良好的护患关系。

1.生活护理

患者受妄想幻觉内容的支配,拒绝进食;木僵、精神衰退的患者自理缺陷,导致生活不能料理,营养失调;睡眠障碍是各型分裂症各阶段的常见症状;抗精神病药物的不良反应也可导致患者生活料理困难等,因此做好分裂症患者的生活护理是非常必要的。

(1)保证营养供给:精神分裂症患者因进食自理缺陷,往往有营养失调。所以保证患者正常进食,以纠正或防止营养失调,是护理工作面临的常见问题。护理人员应首先了解患者不进食的原因,针对不同原因采取不同的方法,保证患者正常进食。①如被害妄想患者害怕食物中有毒而不敢进食,幻听的患者受命令性幻听的支配不愿进食,护理人员应耐心说服解释,可让患者自己到配餐间参与备餐或现场示范食物无毒后督促其进餐,或鼓励与其他病友集体进餐。②坚持不进食者应给予鼻饲或输液。③如是兴奋、行为紊乱不知进食的患者,宜单独进食或喂食,以免干扰其他患者进餐。④对木僵患者及服用抗精神病药出现锥体外系反应者,宜准备半流质或容易消化的食物,由护理人员协助患者进食,并密切观察,以防止因吞咽困难导致噎食。⑤注意评估患者进餐后的情况,有无腹胀等,记录进食量,每周称体重一次。

(2)保证充足的睡眠:睡眠障碍是精神分裂症患者初发、复发早期最常见的症状之一,应持续评估患者睡眠情况,如入睡时间、睡眠质量、觉醒时间、醒后能否继续入睡等,了解患者睡眠紊乱的原因。①提供良好的睡眠条件,保持环境安静,温度适宜,避免强光刺激。②对于新入院患者因环境陌生而入睡困难,护理人员应在病房多陪伴患者,直至入睡。③防止睡眠规律倒置,鼓励患者白天尽量多参加集体活动,保证夜间睡眠质量。④指导患者使用一些促进睡眠的方法,如深呼吸、放松术等。⑤对严重的睡眠障碍的患者,经诱导无效,可遵医嘱运用镇静催眠药物辅助睡眠,用药后注意患者睡眠的改善情况,做好记录与交班。

(3)卫生护理:对生活懒散、木僵等生活不能或不完全自理的患者,应做好卫生护理、生活料理或督促其自理。①对木僵患者应做好口腔护理,皮肤护理,女患者经期的护理,二便护理。②保持呼吸道通畅,头偏向一侧。③对生活懒散者应教会患者日常生活的技巧,训练其生活自理能力,如穿衣、叠被、洗脸、刷牙等,训练应循序渐进,不能操之过急,对患者的点滴进步应及时表扬鼓励。

(4)躯体状况观察:精神分裂症患者一般很少注意身体方面的疾病,即使有病也不求医,所以护理人员应该经常注意患者的身体状况,及时给予帮助。对抗精神病药物治疗所产生的不良反应,护理人员宜针对服药的反应予以记录,预防可能出现藏药、拒绝服药的情况发生。服药初期应特别注意是否有药物过敏或嗜睡反应,同时还应预防直立性低血压,告诉患者(或家属)改变体位宜缓慢。

2.心理护理

（1）与患者建立良好的护患关系：精神分裂症患者意识清晰，智能良好，无自知力，不安心住院，对医护人员有抵触情绪。护理人员只有与患者建立良好的护患关系，取得患者信任，才能深入了解病情，顺利完成观察和护理工作。护士应主动接触、关心、尊重、接纳患者，温和、冷静、坦诚的对待患者，适当满足其合理要求。

（2）正确运用沟通技巧：①护理人员应耐心倾听患者的述说，鼓励患者说出对疾病和有关症状的认识及感受，鼓励其用语言表达内心感受而非冲动行为，并做出行为约定，承诺今后用其他方式表达愤怒和激动情绪。②倾听时应对每一诉说作适当限制，不要与患者争论有关妄想的内容，而是适当提出自己的不同感受，仅在适当时机（如幻觉减少或妄想动摇时），才对其病态体验提出合理解释，并随时注意其反应。③与患者交谈时，态度亲切温和，语言具体、简单、明确，对思维贫乏的患者，护士则不要提出过多要求，给患者足够的时间回答问题，不训斥、责备、讽刺患者。④避免一再追问妄想内容的细节，以免强化其病理联想，使症状更加顽固。

3.社会功能方面的护理

患者由于意志减退、情感淡漠，多有社会功能缺损或衰退，包括角色紊乱，个人生活自理能力下降或丧失，生活懒散，人际交往能力受损，孤僻、退缩，处于社会隔离状态等。对此，应鼓励患者参加集体活动，减轻不良刺激因素对患者的影响。安排合理文娱活动，转移其注意力，缓解其恶劣情绪。当患者情绪稳定后，可与患者共同制定生活技能训练和社交技巧训练计划，鼓励患者自理。对于极度懒散的患者，还可进行行为治疗，通过社会技能训练、工作康复、娱乐活动等手段，培养良好的生活习惯，促进生活、劳动技能的恢复，延缓精神衰退的进展。

4.特殊护理

（1）提供良好病房环境、合理安置患者：①严格执行病区安全管理与检查制度，注意门窗、钥匙的安全管理。②将易激惹与兴奋躁动的患者分开居住与活动。③将妄想明显、症状活跃、情绪不稳等患者与木僵、痴呆等行为迟缓的患者分开安置。④有自杀、自伤行为的患者应避免单独居住，或安置在重症病房，由专人看护，一旦意外发生，应及时处理。

（2）加强巡视、了解病情：①及时发现自杀、自伤、冲动，或出走行为的先兆。②掌握住院患者自杀、自伤、不合作、冲动、出走行为等发生的规律。③对有明显危险的患者应严加防范，其活动应控制在工作人员视线范围内，并认真交接。

（3）冲动行为的处理：①预防患者冲动行为的发生是非常重要的。做好病房的安全管理工作，提供安静、舒适的环境，患者应在护士的视线下活动。②对不合作或冲动等过激言行不进行辩论，但不轻易迁就。③在日常沟通、治疗护理等需与患者发生躯体接触时应谨慎，必要时应有他人陪同。④患者一旦出现冲动行为，护士应保持冷静、沉着、敏捷，必要时让患者信任的护士予以口头限制，并配合药物控制。⑤如有暴力行为，可酌情隔离或保护约束患者，约束时要向患者说明，并注意约束部位的血液循环，保证患者基本的生理需要，执行保护约束护理常规。⑥病情缓解后及时解除隔离或约束，讲解冲动的危害性和进行隔离或约束的必要性。⑦对患者做好冲动后心理疏导，让患者讲述冲动原因和经过，和患者共同评价冲动前后的感觉，让患者说出自己的感受，给予理解和帮助支持，以便进一步制订防范措施。⑧同时注意妥善处理遭受冲动损害者。

（4）自杀自伤或受伤的处理：①患者因幻觉妄想、冲动或怪异行为等，易导致自杀自伤或与他人的冲突，应注意保护患者的人身安全。②有严重自杀、自伤倾向的患者应禁止其单独活动与外出、在危险场所逗留,外出时应严格执行陪伴制度,必要时设专人护理。③一旦患者发生自杀、自伤或受伤等意外,应立即隔离患者,与医师合作实施有效抢救措施。④对自杀、自伤后的患者,要作好自杀、自伤后心理护理,了解其心理变化,以便进一步制订针对性防范措施。

(5)出走的护理:对有出走危险的患者,入院时就应注意热情接待,做好入院介绍。患者发生出走时,立即报告,组织力量及时寻找并通知家属。对出走回归的患者,要做好回归后心理护理,并了解外走经过,以便进一步制定防范措施,并严禁单独外出。

(6)妄想与幻觉的护理:妄想与幻觉是精神分裂症的常见症状,可同时出现,也可单独出现。患者对妄想和幻觉的内容坚信不疑,并可支配患者的思维、情感、行为,特别是"命令性幻听",患者认为这些命令无法抗拒而必须执行,因而产生出走及危害社会、伤害自己和他人的行为,给患者的安全和病区的管理带来很大的困难。护理人员必须根据妄想和幻觉的内容特点及疾病的不同阶段进行护理。

妄想是精神分裂症患者最常见的思维障碍。在妄想内容的影响下,患者出现自杀、伤人、毁物、拒食、拒药等情况,需根据妄想的内容,有针对性地护理。①有被害妄想者,护士应耐心劝导,外出有人陪伴,如拒食可采用集体进餐,如对同病房患者有被害嫌疑时,及时将患者安置在不同病房,如护士也被牵连进其妄想内容,护士不要过多解释,注意安全,必要时进行调整。②有关系妄想者,护士在接触时,语言应谨慎,避免在患者看不到却听得到的地方低声轻语、发出笑声或谈论其病情症状,以免加重病情。③疑病妄想的患者认为自己患了不治之症,并有许多身体不适的主诉,护理人员要耐心解释,必要时配合医师给予暗示治疗。④自罪妄想的患者,认为自己罪大恶极,死有余辜,情绪低落,以致拒绝进食,坐以待毙,或捡拾饭菜,或无休止地劳动以求赎罪。护理人员应根据这些特点进行护理,可劝喂进食或将饭菜搅拌在一起,使患者误认为是剩饭剩菜,收到诱导进食的效果。对无休止地劳动的患者应限制其劳动强度和时间,督促其休息,避免过度劳累。注意规范患者的行为,对患者的怪异言行不辩论、不训斥,但也不轻易迁就。

对有幻觉的患者,首先要注意观察其表情、言语、情绪和行为的表现;掌握患者幻觉出现的次数、规律性、内容和时间。根据患者对幻觉所持的态度合理安置病室。①对幻觉出现频繁,并受幻觉支配而产生冲动、伤人、毁物、自伤者,应安置在重症监护室,由专门护士护理,以密切观察病情变化,防止意外发生。②对幻觉出现频繁影响日常生活的患者,应给予帮助,保证其基本需求。如果患者愿意诉说幻觉的内容,护理人员应认真倾听,给予同情和安慰,使患者感受到理解、关心和信任。③对因幻觉造成焦虑不安的患者,应主动询问,提供帮助;根据幻觉的内容,改变环境,设法诱导,缓解症状。④对因幻嗅、幻味而拒食的患者,应耐心解释,并可采取集体进餐的方法,以缓解疑虑。⑤有幻触、幻嗅的患者可嗅到病室有异常气味,床铺、身上穿的衣服有虫子爬的感觉,可及时为其改善居住条件,更换衣服、被褥。⑥幻觉有时在安静状态或睡眠前出现,可根据患者的特长组织参加文娱治疗活动,以分散患者的注意力;为患者创造良好的睡眠环境,缩短其入睡过程,保证足够的睡眠时间。

当患者对妄想、幻觉的信念开始动摇时,要抓紧时间和患者谈话,分析病情,引导患者进一步认识病态表现,促进自知力的恢复。

(7)不合作患者的护理:①护士主动关心、体贴、照顾患者,使患者感到自己是被重视、接纳的。②护士选择适当的时机向患者宣传有关知识,帮助患者了解自己的疾病,向患者说明不配合治疗会带来的严重后果。③护士严格执行操作规程,发药速度宜慢,注意力高度集中,发药到手,看服到口,服后检查口腔、舌下、颊部及水杯,确保药物到胃,但要注意采取适当的方式,要尊重患者的人格。④饮水杯采用白色透明塑料杯,服药用白开水,这样便于观察。⑤一旦发现藏药患者要书面、口头交班,让全体护理人员在发药时重点观察这些患者。⑥对一贯假服药者,每次服药时提前或最后单独进行,便于仔细检查,同时可避免其他患者学习其假服药方式。⑦还要防止个别患者跑到洗手间用特殊催吐法将尚未溶解的药丸吐出,可观察患者 10～20 分钟。⑧对拒绝服药的患者,应耐心劝导,必要时采取注射或使用长效制剂。⑨对药物反应明显的患者要及时给予处置,以消除患者不适,提高其对药物的依从性。⑩鼓励患者表达接受治疗时的感受和想法。

(8)对意志减退、退缩淡漠的患者:①教会患者日常生活的基本技巧,开展针对性行为治疗。②对受到挑衅或攻击时不能采取有效措施保护自己的患者,应加以保护。③帮助制定和实施自理生活能力的训练计划,循序渐进,鼓励其参与文娱治疗和体育锻炼。

(9)对情感障碍的患者:情感淡漠是患者的主要情感特点。所以护理人员很难接近患者,与患者有情感上的沟通。因此,护理人员必须坚持以真诚、友善的态度接纳患者,让患者感到他所处的环境是安全的和值得信赖的。护理人员可用语言的或非语言的方式来表达对患者的关注,如鼓励患者说出心里的感受,或是利用治疗性触摸,甚至静坐在患者身旁陪伴他。上述方法都有利于帮助患者走出自己的情感困境,改善情感障碍。

(10)对木僵患者:①生活护理。②维持水、电解质、能量代谢平衡,必要时给予鼻饲。③预防并发症的护理,如保持呼吸道通畅,做好口腔护理,取头偏向一侧卧位,做好二便护理,预防压疮。④必要时遵医嘱配合医师作 ECT,注意观察治疗作用与不良反应。

(11)用药护理:遵医嘱给各种药物,严格执行"三查八对"用药治疗制度,密切观察患者用药后的治疗效果和不良反应,一旦出现异常情况与医师联系并果断处理。

(六)护理评价

(1)患者的精神症状缓解的情况,是否出现伤人、自伤、毁物等行为。

(2)患者的自知力恢复情况如何。

(3)患者有无意外事件和并发症的发生。

(4)患者最基本的生理需要是否得到满足。

(5)患者是否配合治疗护理,并参加文娱活动。

(6)患者的生活技能,语言沟通及其他社会交往技能的恢复情况。

(7)患者的个人应对能力与自我防护能力是否获得改善。

(8)患者对疾病的看法和对治疗的态度是否改变。

(9)患者及其家属对疾病的知识是否有所了解。

(七)健康指导

精神分裂症是一种迁延性、预后大多不良的精神疾病,且有反复发作的倾向,复发次数越多,其功能损害和人格改变越严重,最终导致精神衰退和人格瓦解,对患者、家庭和社会造成很大损失。精神分裂症患者在接受治疗中,待症状基本消失后,仍需较长时间的药物维持治疗和接受心理方面的治疗和训练。有效地控制症状复发,使其社会功能和行为得到最大限度的调整和恢复,是分裂症患者系统治疗的一个重要步骤。但患者及家属对维持治疗的依从性较差,可能是不了解疾病的特点,不能耐受药物的不良反应,也可能是对疾病的治疗失去信心等原因,最终导致疾病加重。因此,对恢复期患者及其家属做好疾病知识的宣传和教育,是精神科护士的重要工作之一。

(1)教会患者和家属有关分裂症的基本知识,让患者和家属知道精神分裂症是容易复发的精神疾病,使其认识到疾病复发的危害,认识药物维持治疗、心理治疗对预防疾病复发及防止疾病恶化的重要性。

(2)让患者及家属知道有关精神药物的知识,对药物的作用、不良反应有所了解,告诉患者服用药物应维持的年限及服用中的注意事项。教育患者按时复诊,在医师指导下服药,不擅自增药、减药或停药。使患者及家属能识别药物不良反应的表现,并能采取适当的应急措施。

(3)教育患者及家属能识别疾病复发的早期征兆,如睡眠障碍、情绪不稳、生活不自理、懒散、不能正常完成社会功能等现象,应及时到医院就诊。

(4)教育患者正确对待和处理生活中发生的各种事件,适应并正确处理与已有关的社会矛盾,保持与亲朋好友的交往,引导患者扩大接触面,克服自卑心理,树立坚强的意志;努力克服性格中的缺陷,与外界保持良好的人际关系。

(5)教育患者保持良好生活习惯,患者应保持有规律的生活制度,即充足的睡眠、适度的娱乐、合理用脑及适当的体力劳动。

(6)教会患者和家属应对各种危机(如自杀、自伤、冲动)的方法,争取病友、家庭和社会支持。

三、预后及预防

(一)预后

精神分裂症的预后与病因、临床特点、病程、治疗的及时性和系统性等因素密切相关。随着精神疾病治疗方法和药物的不断发展,精神分裂症预后较以前明显改善。

(1)在精神病前驱期至发病后的 5 年中,如能科学、系统、及时地进行药物和心理社会干预,部分患者病情通常不进一步恶化,并能使其功能基本恢复到病前水平。

(2)如果病程表现为持续发作、反复发作,常导致精神症状日益加重,迁延不愈,出现人格改变、社会功能下降,有不同程度的残疾状态;较轻时患者尚保留一定的社会适应能力和工作能力。

据调查,在第一次发作的精神分裂症患者中,有 75% 可以临床治愈,约 20% 可以保持终生健康。预后较好的相关因素:起病急,中年以后发病,病程短暂,有明显的情感症状,病前无明显个性缺陷,社会与适应能力良好,有明显诱因者。反之,起病缓慢,反复发作,持续病程,年龄较早,病前个性异常,社会孤立者,预后不良。疾病如能早期发现,早期系统治疗,预后好于未系统治疗者。预后与家庭的照顾和社会的支持密切相关。

(二)预防

重点在于早期发现、早期治疗和预防复发。要在社区建立精神疾病防治机构,在群众中普及精神疾病防治知识,消除对精神疾病患者的歧视及不正确看法,改变不良态度,使患者能够及早发现和早期得到治疗。在各级医疗机构中普及精神疾病防治知识,开设心理咨询,提高精神科诊疗水平,有助于早期诊断、早期治疗。在返回社会后,要动员家庭和社会力量,为患者的康复创造条件。在社会康复机构的指导和训练下,在家庭的支持下,提高患者社会适应能力,减少心理应激,坚持服药,避免复发,减轻残疾。

心因性疾病的防治。临床实践提示,某些精神疾病的发病过程中,机体反应不仅以诱发因素的强度、持续时间和机体的功能状态为转移,同时也与患者的病前个性特征紧密相关。因此,预防精神疾病,首先防治心因性疾病,具有相当重要的作用。精神健康,除直接受社会文化的影响,还与个体的高级神经活动过程的均衡性和灵活性有密切关联。巴甫洛夫的高级神经活动学说指出,神经类型虽有天赋的特性,但仍存在高度的可塑性。因此,个体的个性锻炼,包括对强而不可抑制的人经常不断地训练其内抑制过程,培养其忍耐、克制和涵养的能力,可消除过多的兴奋性,以促其兴奋和抑制的均衡;对弱型者,经培养和锻炼,也可消除过多的被动性防御反应,变得逐渐坚强。同理,通过个性锻炼,还可增进神经活动过程的灵活性,防止因外周环境的急剧变化造成的高级神经活动失调。此外,还要注意神经系统的功能状态。实践证明,高级神经活动处于衰弱时,如过度疲劳、长期失眠或躯体耗竭,容易促成某些心因性精神疾病的发生。因此,注意睡眠情况、劳逸结合,加强体育锻炼,增强体质,对防止心因性疾病的发生有着积极意义。

优生和遗传咨询。遗传素质是精神分裂症发生的因素之一。提倡预防性优生,做好男女双方的婚前检查,杜绝精神分裂症患者之间婚配和生育子女,积极防止高风险儿童的出生。开展精神分裂症的遗传咨询工作,建议已婚处于生育年龄的患者,在精神症状明显时不宜生育子女。如双方均患过精神分裂症,建议避免生育。另外,对高危人群的家庭及时进行咨询,注意母孕期和分娩过程的保健,以及对其子女成长发育阶段的心理健康发育环境,以减少胎儿发育成长环境中的生物学和心理应激因素也十分重要。

(邱利慧)

第三节　情感性精神障碍

在对情感性精神障碍的患者进行护理时,应从患者生理、心理、社会文化等多层面去观察和系统分析,细致观察,制订周密的计划,保证患者的安全及生理方面的需求。当患者出现冲动、自杀企图等危险行为时,应及时采取应急措施。

一、护理评估

对情感性精神障碍患者进行评估时,除了从现病史、既往史、个人发育史、家族史等方面进行评估外,更应从生理功能、心理功能和社会功能等多方面去了解和评估患者病前个性特点、病前生活事件、患者应对挫折和压力的心理行为方式和效果;患者所面临的困境和出现的问题,对治疗的态度;还应对患者的家庭、生活环境、可利用的社会支持系统等情况进行全面分析,特别是对患者的危险行为如自杀、伤人等要重点评估。对患者的精神状况进行评估时,除了要进行详细的精神检查外,还可以使用心理测量工具来评估躁狂、抑郁、焦虑等情绪的严重程度,如 HAMD、HAMA、BRMS 等。

(一)躁狂发作的护理评估

1.健康史

(1)个人史:母孕期是否正常,患者是否足月顺产,成长及发育情况,学习及智力状况等。

(2)既往史:患者以往健康状况,有无慢性疾病史,患病的经过、诊断及治疗效果情况等。

(3)疾病史:患者以往精神障碍病史,患病的经过、诊断及治疗效果情况等。

(4)家族史:患者家族中有无患精神疾病的亲属,与患者的密切程度,具体发病情况等。

(5)生活习惯:患者的饮食量,进餐次数,进餐时间,有无特殊饮食嗜好;生活自理能力情况,能否自行洗漱、进餐、整理个人卫生,按时起居等。

2.生理功能方面

患者的意识状态、生命体征；患者的睡眠情况，有无入睡困难、早醒、多梦、睡眠减少等情况；患者的二便情况，有无便秘、尿潴留等情况；患者的营养状况，有无营养失调，食欲旺盛等情况；患者有无躯体外伤；患者个人卫生，衣着是否有奇装异服等情况。

3.心理功能方面

（1）病前个性特点：患者病前性格特点如何，兴趣爱好有哪些，学习、工作、生活能力如何等。

（2）病前生活事件：患者在近期（6个月内）有无重大生活事件发生，如至亲的死亡、工作变化、离婚及患者的反应程度怎样等。

（3）应付悲伤/压力：患者是如何应对挫折和压力，具体的应付方式是什么，效果如何等。

（4）对住院的态度：患者对住院、治疗的合作程度，是否配合治疗和检查，对医护人员的态度怎样等。

4.社会功能方面

（1）社会参与能力：患者病前的社会参与情况如何，如积极、独处、退缩等。

（2）人际关系：患者的人际关系如何，有无特别亲密或异常的关系，包括家属、男/女朋友、同事、同学、其他等。

（3）支持系统：患者的社会支持系统怎样，患病后单位同事、同学、亲属与患者的关系有无改变，家庭成员对患者的关心程度、照顾的方式，婚姻状况有无改变等。

5.精神状况

对患者的情感、认知及行为反应等方面进行全面评估。

（1）情感情绪：患者有无情绪高涨、易激惹、兴奋、情绪不稳等表现。

（2）认知：患者有无幻觉、错觉、注意力随境转移，患者思维障碍的表现形式怎样，如思维奔逸、夸大妄想等。

（3）行为与活动：患者有无冲动；患者的行为与周围环境是否适切；患者语言有无增多、夸大、好提意见；患者活动有无增多、精力充沛、爱管闲事、行为鲁莽、有冒险性等情况；兴趣广泛而无定性等情况。

（4）自知力：患者是否承认自己有病，是否有治疗的要求等。

6.药物不良反应

患者有无手震颤、恶心呕吐、运动失调等表现，有无药物过敏史等。

（二）抑郁发作的护理评估

1.健康史

同躁狂发作的评估。

2.生理功能方面

患者的意识状态、生命体征；患者睡眠情况，有无入睡困难、早醒、多梦、醒后难于入睡等情况；患者的二便情况，有无便秘、尿潴留等情况；患者的营养状况，有无营养失调，食欲减退等情况；患者有无躯体外伤；患者个人卫生，衣着是否整洁，生活是否自理等情况。

3.心理功能方面

同躁狂发作的护理评估。

4.社会功能方面

同躁狂发作的护理评估。

5.精神状况

对患者的情感、认知及行为反应等方面进行全面评估。

(1)情感情绪:患者有无情绪不稳、情绪低落、焦虑、抑郁、无助、无用、罪恶感、沮丧,尤其是有无自杀意念等表现。

(2)认知:患者有无认知范围变小,过分注意自己,忽视外界环境;患者有无幻觉、错觉;患者思维障碍的表现形式怎样,如缓慢、自责、自罪等情况。

(3)行为与活动:患者有无自伤、自杀、哭泣等行为反应;患者的行为与周围环境是否适切;患者有无语言活动减少、不食不动,抑郁性木僵的表现。

(4)自知力:患者是否承认自己有病,是否有治疗的要求。

6.药物不良反应

患者有无直立性低血压、头晕、排尿困难及有无药物过敏史等。

二、常用护理诊断/问题

(一)躁狂发作的护理诊断

1.有暴力行为的危险

与情感控制力下降、激惹状态、挑衅滋事、意识障碍所致谵妄和错乱等有关。

2.有外走的危险

与情绪控制力下降、缺乏自知力有关。

3.营养失调

营养摄入低于机体需要量,与极度兴奋、活动过多,消耗增加、摄入不足等有关。

4.睡眠形态紊乱

入睡困难、睡眠需求减少,与精神运动性兴奋有关。

5.思维过程障碍

与躁狂所致的思维联想过程和思维内容障碍有关。

6.个人应对不良

与好管闲事、情绪不稳定、易激惹有关。

7.自知力不全或缺乏

与疾病所致精神症状有关。

(二)抑郁发作的护理诊断

1.有自伤(自杀)的危险

与抑郁、悲观情绪、自责自罪观念、自我评价低、无价值感等有关。

2.焦虑

与情绪抑郁、无价值感、罪恶感、内疚、自责、疑病等因素有关。

3.营养失调

营养摄入低于机体需要量,与抑郁所致食欲下降,自罪、木僵状态等所致摄入量不足有关。

4.睡眠形态紊乱

早醒、入睡困难,与情绪低落等因素有关。

5.思维过程障碍

与认知障碍、思维联想受抑制有关。

6.个人应对无效

与情绪抑郁、无助感、精力不足、疑病等因素有关。

7.自知力不全或缺乏

与精神疾病症状有关。

8.自我防护能力改变

与精神运动抑制、行为反应迟缓有关。

三、其他护理诊断/问题

(一)躁狂发作的护理诊断

1.生活自理能力下降

与极度兴奋有关。

2.便秘

与生活起居无规律、饮水量不足等有关。

3.感知改变

与躁狂的感知改变有关。

4.不合作

与自知力缺乏有关。

5.社交障碍

与极度兴奋、易激惹有关。

6.医护合作性问题

(1)药物不良反应:恶心呕吐、疲乏、思睡、共济失调、震颤等。

(2)电痉挛治疗的并发症:骨折、脱臼、误吸、呼吸暂停等。

(二)抑郁发作的护理诊断

1.生活自理能力下降(缺失)

与精神运动迟滞、兴趣减低、无力照顾自己有关。

2.便秘与尿潴留

与日常活动减少、胃肠蠕动减慢、药物不良反应有关。

3.情境性自我贬低

与抑郁情绪、自我评价过低、无价值感等有关。

4.不合作

与自知力缺乏有关。

5.社交孤立

与抑郁悲观情绪、社会行为不被接受、社会价值不被接受等有关。

6.绝望

与严重的抑郁情绪、认知功能障碍等有关。

7.医护合作性问题

(1)药物不良反应:口干、恶心、视物模糊、步态不稳、运动失调、震颤、体重增加等。

(2)电痉挛治疗的并发症:骨折、脱臼、误吸、呼吸暂停等。

四、护理目标

(一)躁狂发作的护理目标

(1)生活起居有规律,饮水充足,便秘缓解或消失,睡眠恢复正常。

(2)患者过多的活动量减少,机体消耗与营养供给达到基本平衡。

(3)情绪高涨、思维奔逸等症状得到基本控制。

(4)在护理人员的帮助下,患者能控制自己的情绪,学会用恰当的方式表达愤怒,不发生伤害他人或自杀的行为。

(5)建立良好的护患关系并协助患者建立良好的人际关系。

(6)患者了解躁狂发作的相关知识,能恰当表达自己的需求。

(7)在护理人员的协助下,患者的生活自理能力显著改善。

(二)抑郁发作的护理目标

(1)患者摄入营养均衡的食物,体重未下降。

(2)患者在不服用药物时,每晚有 6~8 小时的睡眠时间,对睡眠有自我满足。

(3)尽早发现便秘与尿潴留的征兆,患者对腹胀、粪便干结、排尿困难等不适能及时叙说。

(4)患者抑郁情绪得到缓解,对治疗有信心。

(5)患者住院期间不伤害自己。

(6)患者能用语言表达对于自我、过去和未来的正向观点,出院前自我评价增强。

(7)患者个人日常生活能自理,能保持床单位的清洁。

(8)患者能愿意并适当与他人交往。

(9)患者能叙述疾病相关知识,用适当的方式宣泄内心的抑郁与愤怒,恰当地表达个人需要,有适当的应对方式。

五、护理措施

情感性精神障碍患者都是独特的个体,尽管他们的医学诊断相同、护理诊断也可能相同,但每一个患者的护理措施却不尽相同。为了更有效地帮助患者,护理措施必须遵循个体化的原则。以下介绍的内容虽有普遍意义,但选用时应考虑患者的个体特点。

(一)躁狂发作的护理措施

1.生活护理

躁狂患者因过度忙碌于自认为有意义的"伟大"的事情,而忽视了最基本的生理需要,因此补充水和营养,加强个人卫生,保证充分休息是非常必要的。

(1)病室环境:提供一个安静的病室环境,空间宽大,室内物品力求简单,注意室内物品颜色淡雅、整洁,可帮助患者安定情绪。冲动或易激惹的患者应分开活动与居住。

(2)维持足够的营养和水分:因为躁狂患者活动多、话多,体力消耗大,容易造成水分和营养的不足。所以应提供患者喜欢吃且高热量、高营养、易消化的食物,定时、定量提供水分和水果,保证水、电解质的平衡。进餐时最好在单独房间,以防止周围环境、人群对患者的影响。患者如果处于极度兴奋状态,可在数人协助或保护下耐心喂食。选择合适的时机向患者讲解饮食无规律、无节制的危害,引导患者能自行控制过度活动和正常进食饮水。

(3)睡眠护理:提供良好睡眠环境;减少日间卧床时间;睡前提供热牛奶,用热水泡脚;教会患者2～3种应对失眠和早醒的方法,如深呼吸、听轻音乐等;遵医嘱运用药物,在药物的帮助下,保证患者足够的睡眠。

(4)个人仪表与服饰:导患者料理个人卫生和保持服饰整洁,婉转地指正患者异常的打扮和修饰,耐心教育患者,使其服饰符合个人的身份和年龄。

2.患者的特殊护理

躁狂发作者往往有用不完的精力,加上活动增多,急躁不安,易出现破坏行为,不仅使自身体力衰竭,也可伤害到别人或周围的物品,因此做好安全的护理,引导患者朝建设性方向消耗过剩的精力是护理人员很重要的工作。

(1)教育患者自觉遵守和执行安全管理和检查制度。门窗、门锁有损坏及时修理,凡是有患者活动的场所都应有护士看护。对患者及其家属进行安全知识的宣传和教育。

(2)护士态度和蔼,不用刺激性的语言,对患者过激言论不辩论,但不轻易迁就,对其打抱不平的行为必须婉言谢绝。在沟通、治疗和护理中,与患者发生躯体接触时应谨慎,必要时要有他人陪同。

(3)教给患者控制和发泄情绪的技巧,如焦虑时从1数到10,冲动时可做操、跑步、撕纸片等。

(4)护理人员可根据患者病情及医院场地设施等,安排既需要体能又不需要竞争的活动项目,如健身运动、跑步等。引导患者参与他喜爱的活动,如打球、唱歌、跳舞、小手工制作、参与病室卫生的打扫等活动。也可鼓励患者把自己的生活经历"写"或"画"出来,这类静态活动既减少了活动量,又可发泄内心感受。护理人员对患者完成的每一项活动,应及时予以鼓励和肯定,以增加患者的自尊和自信心,使过剩的精力得以发泄,避免破坏性事件的发生。

(5)预防患者的兴奋冲动行为。部分躁狂症患者以愤怒、易激惹、敌意为特征,动辄暴跳如雷、怒不可遏,甚至可出现破坏和攻击行为。护理人员需及时了解每个患者既往发生兴奋冲动行为的原因,评估这些原因是否仍然存在;或是否有新的诱发因素出现,设法消除或减少这些因素。此外,护理人员还需善于早期发现冲动行为的先兆,如情绪激动、挑剔、质问、无理要求增多、有意违背正常秩序、出现辱骂性语言、动作多而快等,以便及时采取预防措施,设法稳定患者情绪,避免冲动行为的发生。对处在疾病急性阶段的患者,应尽可能地满足其大部分要求;对于不合理、无法满足的要求也应尽量避免采用简单、直接的方法拒绝,以避免激惹患者。鼓励患者以可控制和可接受的方式表达与宣泄激动和愤怒情绪。当确定患者有明显的冲动行为先兆时,应立刻按照冲动行为的防范措施处理。一旦患者出现兴奋冲动行为,应安置在安静的隔离房间,加强巡视,班班交接,禁止单人活动,必要时约束于床,认真执行保护约束护理常规。对周围人群做好有针对性的防范措施,对于易受冲动行为损害的人如抑郁、木僵、痴呆等患者加以保护。妥善处理受冲动损害的患者。

(6)解除隔离或约束后,解释进行隔离或约束的必要性,鼓励患者评价约束前后的感觉,并做出行为约定,让其承诺用其他方式表达内心的冲动。

3.心理护理

帮助患者正确认识自我,正确评价自己的能力,协助患者了解挑衅滋事、操纵行为、破坏行为在社会交往中带来的不良影响。为患者创造条件和机会,学习和训练社交技巧,如病区生活会、娱乐活动等场所,使患者建立新型的人际关系,学会关心其他患者,助人为乐。

4.药物疗效的观察及护理

遵医嘱给予药物治疗,保证药物治疗的顺利实施,在用药的过程中,护理人员应密切观察患者的合作性、药物的耐受性,注意观察药物疗效与不良反应。护士应教育患者坚持服用药物,说明服药的重要性和必要性,强化服药意识。对药物不良反应应密切观察,特别是服用锂盐的患者,应注意:血锂浓度的监测;早期发现不良反应,教会患者及家属如何识别不良反应的早期征象;鼓励患者多喝一些淡盐水,增加钠的摄入,有利于肾脏对锂的排泄,保证用药的安全。

(二)抑郁发作的护理措施

1.生活护理

满足患者的生理需求,维持适当的营养、排泄、睡眠、休息活动与个人生活上的照顾。

(1)热情接待新患者:主动介绍病室的医护人员和生活环境,消除其陌生感;以亲切友善的态度关心患者,耐心帮助患者,使患者产生安全感和信任感。

(2)病室环境:病室光线明亮,空气流通,整洁舒适,色彩明快,可提高患者的情绪,增强生活信心。

(3)日常生活护理:协助患者制定和安排每天的生活卫生作息表,内容包括起居、梳理、洗漱、沐浴,鼓励患者在自己能力范围内独立完成每天的卫生洗漱及服饰整理。抑郁患者经常诉说疲劳、无力,最基本的穿衣、叠被等基本生活也感吃力,整日卧床,生活懒散。护理人员应改变患者的消极态度,与患者共同制订计划并协助完成,绝对不能完全包办代替。取得进步及时给予肯定,对独立完成给予称赞,如"你做得很好""你的进步真大"等,通过语言和表情给患者予以支持,帮助患者逐步树立起生活的信心。对木僵患者必须做好基本的生活护理,包括皮肤护理、口腔护理、大小便护理等,防止出现并发症。

(4)保证营养的供给:抑郁常导致食欲缺乏,自责自罪常导致拒食,因此患者常常营养不良及消瘦。首先必须了解患者不愿进食或拒绝进食的原因,护理人员即可根据不同情况,制订出相应的对策,以保证患者的营养摄入。应选择患者平时较喜欢的食物,可陪伴患者用餐或少食多餐。若患者自罪,认为进食是浪费,可让患者从事一些为别人服务的活动而后进餐,或将饭菜搅拌在一起,让其认为是剩饭以促进患者接受食物等。若患者坚持不肯进食,则必须采取另外的措施如喂食、鼻饲、静脉输液等。

(5)解除便秘:食物应富含纤维素,鼓励其饮水,多活动,如仍未解决,可给予缓泻剂或灌肠。

(6)改善睡眠:抑郁患者最值得关注的睡眠障碍为早醒,比平时至少提前1小时醒来,提前2小时以上醒来称为严重早醒。早醒会加剧患者的情绪低落,此时患者的情绪为一天中最悲观抑郁的时候,自杀的发生率最高。因此保证患者的睡眠是非常重要的。护理人员应鼓励并陪伴患者白天参加多次、短暂的文娱活动;晚上入睡前喝热牛奶、热水泡脚、热水洗澡、不会客、不谈病情等,创造安静的睡眠环境;对入睡困难和半夜醒来不能再入睡者,可报告医师,遵医嘱使用镇静催眠药物,帮助患者入睡,以减轻患者的紧张和焦虑;还可以教患者一些自我放松的技术,如深呼吸、肌肉的放松活动等;清晨应加强护理巡视,对早醒者应予以安抚,使其延长睡眠时间。或者督促患者起床,并做一些活动,避免患者陷入极度悲观失望之中。

2.患者的特殊护理

自杀观念和行为是抑郁症患者最严重的情况,可出现在疾病的发展期,也可出现在早期和好转期。

(1)能早期识别自杀的先兆:通过患者的情感变化、行为、语言和书写的内容等,早期辨认自杀的意图及可能采取的方式,及时采取有效的阻止措施,防止意外发生。

(2)病室设施安全:加强安全检查,谨慎地安排患者生活和居住的环境,使其不具有自伤的工具。严加管理危险品,如药品、器械、玻璃品、锐利品等,要定位、加锁、交接班,患者入院后、会客后、假出院返回等,均需做好安全检查,严防危险品进入病房。每天整理床铺时注意检查。

(3)重点防护:有自杀、自伤危险的患者安置于重点房间,加强巡视,其活动范围不离开护士的视线,禁止单独活动,禁止在危险场所停留,外出一定有人陪同。

(4)一旦出现自杀、自伤等危险,应立即隔离患者,与医师合作进行抢救。

(5)对自杀后患者应做好心理护理,了解其心理变化,便于制订针对性防范措施。

(6)对有罪恶妄想等思维障碍的患者,应在适当时机,对其病态提出合理解释,并注意反应。

3.心理护理

(1)护理人员相对固定:尽可能固定一位护士照顾患者,以建立信任感,从一对一的人际关系开始。避免竞争性活动。为患者创造机会,改善患者被动消极的交往方式,让患者掌握交往技巧,建立正常的人际关系,主动在病房与病友和工作人员相处。

(2)建立良好的护患关系:护理人员在照顾抑郁患者时,首先要具备温和、接受的态度,要有耐心和信心。抑郁患者往往情绪低落,对任何事物都失去兴趣,甚至有自责、自罪感,意志活动减退等症状,因此护理人员在与患者相处时会备感困难,甚至可能会为自己的无效交流而感到无能为力、沮丧、害怕、生气或愤怒。这就要求护理人员以平常心态接受患者,必须有耐心并相信患者有可能改变这些行为。

由于抑郁患者消极被动,不愿意说话,沉默呆坐,护士很难与其交流,注意应用沟通技巧:①热情接待新患者,主动介绍病室的医护人员和生活环境,消除其陌生感。②以亲切友善的态度关心患者,耐心帮助患者,使患者产生安全感和信任感。③加强心理疏导,每天同患者谈话不少于2次,每次不少于10分钟,即使患者不说话,也要陪他一会儿。④说话尽量用简单、具体、形象的词语,但应避免使用简单生硬的语言,更要避免使用训斥性的语言,以免加重患者的自卑感。⑤鼓励患者抒发自身的感受,专心倾听患者的述说。患者往往因思维迟钝而言语减少和语速缓慢,应允许患者有足够反应和思考的时间,并耐心倾听,使患者感到工作人员在关心和理解他(她)。不要表现出不耐烦、不关心,甚至嫌弃的表情和行为。鼓励患者的情绪表达或疏泄其心理痛苦或逆境,分担患者的痛苦。也不要过分认同患者的悲观感受,避免强化患者的抑郁情绪。⑥交谈中应选择患者感兴趣的或较为关心的话题,鼓励和引导他们回忆以往愉快的经历和体验,用讨论的方式抒发和激励他们对美好生活的向往。对患者的生活自理或某些功能的恢复,给予肯定和支持,促进患者认识到"知足者常乐"的道理。⑦对缄默不语的患者,护理人员常只能静静地陪伴,以非语言的方式(如眼神、手势、轻轻地抚摸、沉默等)或简单、中性、缓慢的语言传递,表达对患者的关怀和支持,通过这些活动慢慢引导患者注意外界,逐渐表达其自身的感受。非语言沟通技巧可起到意想不到的安抚作用。

(3)增加正性的思考:抑郁症患者常不自觉地对自己或事物保持否定的看法(负性思考),认为"自己不如别人""生活没有希望"等,护理人员必须协助患者确认这些负性思考,然后设法打断这种负性循环,使患者从负性情绪中摆脱出来。护理人员可同患者共同回顾他的优点、长处和成就,取代其负性思考,增加患者对自身或外界的正向认识,培养正性的认知方式;根据患者的兴趣爱好,鼓励其参与有益的活动,使其从负性情感中解脱出来,使其认识到自身存在的价值。教会患者放松技术。引导患者多关注周围及外界的事物。对患者的进步及时表扬鼓励。

（4）建立新的应对技巧：护理人员要训练患者学习新的心理应对方式。在护理过程中，应积极地为患者营造和利用一切个人或团体的人际交往机会，帮助患者改善以往消极被动的交往方式，逐步建立积极健康的人际交往方式，增强社交技巧，逐步建立积极的交往能力。另外，还应改善患者处处需要别人关照和协助的心理，并通过学习和行为矫正训练的方式，改变患者的病态应对方式，建立新的应对技巧，为患者今后重新融入社会，独立处理各种事务创造良好基础。

（5）运用正性的感染力：抑郁患者具有一定的"感染力"，要防止抑郁患者之间的交往，医护人员应以饱满的精神去感染患者。

4.保证有效的药物治疗及观察药物不良反应

护士应确保患者每次将药物全部服下，对发现有藏药、吐药意图的患者，应用合适的方法检查其口腔和药杯，服后注意观察其行为。治疗药物的不良反应是患者不能坚持服药的原因，护士应将常见的不良反应告诉患者，让其有心理准备，护士应采取适当措施最大限度地降低药物的不良反应对患者造成的不良影响。

六、护理评价

对情感性精神障碍患者的护理评价应从以下一些方面进行。

（1）患者的基本生理需要，如营养、水分、排泄和卫生等是否得到满足，是否能自行料理日常生活。

（2）患者的睡眠是否改善，能在 30 分钟内入睡。

（3）患者异常的情绪反应是否得到改善。

（4）患者是否发生了冲动、伤人、自伤、自杀等意外行为，是否造成自身或他人躯体或周围物品的损害。

（5）患者是否学会控制和疏泄自己高涨或抑郁的情绪。

（6）患者自知力恢复情况如何，是否能认识和分析自己的病态行为，对自己的行为负责。

（7）患者是否了解疾病的相关知识，能否正确面对今后的生活、学习和工作。

（8）患者能否正确评价自我，对新的应对方式的接受能力如何，人际交往方式，沟通交流能力是否得到改善。

（9）患者家属是否对疾病的相关知识及如何应对疾病有所了解，掌握一定的照顾患者的方法。

七、健康指导

指导应针对患者、配偶、其他亲密的家庭成员和涉及照顾的人员实施。注意改善患者与家人的关系及减少家庭环境对疾病的影响，促进康复。

（一）疾病知识教育

简介疾病的可能病因、临床表现及目前的主要诊疗方法，帮助患者及家属正确对待疾病，增强信心，配合治疗和护理。

（二）自我病情监测

主要是各种情感症状、情绪变化和药物不良反应的自我监测。对患者及家属进行相关知识的宣传教育，使他们了解疾病的表现、治疗药物、不良反应的观察及处理，教育患者及家属如何识别疾病复发的早期征象，一旦出现，提示有病情复发的可能，应及时向医师护士汇报或及时就医。

（三）心理调适指导

护士应适时运用良好的治疗性护患关系与沟通技巧，帮助患者确认其异常的思维、情感和行为表现。随着病情的好转，选择适当时机让患者了解自己的病态，从主观上调整情感和行为，帮助患者克服性格弱点，正确评价自我及过去，保持乐观的心态、良好的情绪，正确面对未来。患者可能需要的是实质性的帮助来减轻疾病对其经济、法律和职业方面的影响。

（四）用药与随访指导

强调坚持服药的重要性，一定在医师的指导下用药，不擅自增量或减药。对恢复期的患者，应明确告知维持用药对巩固疗效、减少复发的意义，并了解患者不能坚持服药的原因，与患者一起寻找解决的办法。讲解药物不良反应的表现及处理措施。嘱维持治疗期间的患者定期门诊复查。

（五）家属方面

指导家属如何学习疾病的有关知识和如何预防疾病复发的常识；教会家属为患者创造良好的家庭环境及如何锻炼患者的生活和工作能力；指导家属学会识别、判断疾病症状的方法；使家属了解督促和协助患者按时服药、定期复查的重要性；指导家属由专人负责帮助患者管理好药物。

（六）预防疾病的复发或复燃

对患者及其家庭进行关于疾病症状、病程和治疗的教育；制定良好的生活方式计划（社交常规化和睡眠规律化，避免使用违禁药物）；找出并避免复发的触发因素（如睡眠剥夺、物质滥用）；明确复发早期的主观征象（如感到被驱使，睡眠差）及意外的行动计划；加强用药重要性的教育（依从性教育）；对不良反应应保持警惕以及采取积极的措施来减少。

八、预后

一般来说，情感性精神障碍预后良好。不管是躁狂发作还是抑郁发作均可有效控制，而且多次发作也不导致精神衰退，但也有少数患者迁延不愈或频繁地反复发作以致无正常期。自杀是抑郁症患者死亡的主要原因，而躁狂症患者可因鲁莽行为引起意外。影响预后的主要因素包括遗传因素、药物和社会环境等方面。随着社会精神病学的发展，许多专家认为，动员社会力量，重视精神康复问题，对争取一些精神疾病的良好预后会起到积极的作用。

（一）躁狂发作的预后

无论是单次躁狂发作还是复发性躁狂，大多数为急性或亚急性起病，好发季节为春末夏初。躁狂症的发病年龄在 30 岁左右，也有的发病较早，5～6 岁发病；有的发病较晚，在 50 岁以后。但 90% 以上的病例起病于 50 岁以前。

躁狂发作的自然病程一般持续数周到 6 个月，平均 3 个月左右，有的病例只持续数天，个别病例可达 10 年以上。有人认为反复发作的躁狂症，每次发作持续时间几乎相仿，多次发作后可成慢性，少数患者残留轻度情感症状，社会功能也不能完全恢复至病前水平。现代治疗最终可使 50% 的患者完全恢复。有人认为，一生中只发作一次的病例仅占 5%，但也有人认为可高达 50%。最初的 3 次发作，每次发作间歇期会越来越短，但以后发作间歇期持续时间不再改变。每次发作的显著和完全缓解率为 70%～80%。

（二）抑郁发作的预后

抑郁症大多数也表现为急性或亚急性起病，好发季节为秋冬季。单相抑郁发病年龄较双相障碍晚,每次发作持续时间比躁狂症长,但持续时间短者仅有几天,而长者可至 10 年以上,平均病程约 6～8 个月。病程的长短与年龄、病情严重程度及发病次数有关。一般认为发作次数越多,病情越严重,伴有精神病性症状,年龄越大,病程持续时间就越长,缓解期也相应缩短。

有研究发现,大多数经治疗恢复的抑郁症患者,一年内复发仍有 30％;有过一次抑郁发作的患者中 50％会再发;有过两次抑郁发作的患者,再次发作的可能性为 70％;有 3 次抑郁发作的患者,几乎 100％复发。影响复发的主要因素:①维持治疗的抗抑郁药剂量及时间不足,有相当一部分复发患者是由于未接受适当的维持治疗。②生活事件和应激,抑郁症患者的复发常有应激性生活事件的增加,特别是人际关系的紧张和丧失。③社会适应不良。④慢性躯体疾病。⑤缺乏社会和家庭的支持。⑥心境障碍家族史:有人曾对单、双相抑郁症患者进行随访研究,发现两者的痊愈率无显著差别。⑦遗有残留症状者,经治疗未获痊愈的抑郁症常遗有残留症状,主要表现为睡眠障碍、焦虑乏力及性功能障碍,存在残留症状常易导致复发。

抑郁症的预后一般较好,但反复发作、慢性、老年、有心境障碍家族史、病前为适应不良人格、有慢性躯体疾病、缺乏社会支持系统、未经治疗和治疗不充分者,预后往往较差。发作间期随年龄和发作次数的增加而逐渐缩短。

(三)双相情感障碍的预后

双相障碍的躁狂发作通常起病突然,持续时间两周至四五个月不等;抑郁发作持续时间较长,约 6 个月,但除在老年期外,很少超过 1 年。两类发作通常都继之于应激性生活事件或其他精神创伤。首次发病可见于任何年龄,但大多数发病于 50 岁之前。发作频率、复发与缓解的形式均有很大变异,随着时间推移,缓解期有逐渐缩短的趋势。中年之后,抑郁变得更为常见,持续时间也更长。

临床研究中典型的双相障碍的起病年龄为 21 岁,但在社区研究的结果中则更早(约为17 岁)。晚发性双相障碍较为罕见,可能由器质性脑病引起。躁狂发作平均持续(不管治疗与否)约 6 个月。至少 90％以上的躁狂患者还会再次发作心境紊乱。长达 25 年的随访显示,双相障碍患者平均有 10 次以上的心境紊乱发作。发作间期随年龄和发作次数的增加而逐渐缩短。几乎所有的双相障碍患者都能从急性发作中康复,但长期预后并不乐观。不到 20％的双相障碍患者能达到 5 年的临床稳定,即能维持较好的社会和职业功能;双相障碍Ⅱ型的患者预后稍好;快速循环型患者预后较差。

(四)持续性心境障碍的预后

恶劣心境本身是一种慢性障碍,半年发病率仅比终身患病率略低一点,终身患病风险大约为3％,在缺乏有效治疗时,患者通常会描述抑郁症状已经持续很多年。恶劣心境多在青春期或成年早期起病,并导致患者出现明显的痛苦和功能损害,且常有其他类型的抑郁障碍的家族聚集性,女性发病率高于男性,离异者的发病率也较高。研究表明,恶劣心境的自发缓解率很低,有的患者在一生中会出现重性抑郁的发作,还有一些开始表现为重性抑郁的患者会逐渐衍变为恶劣心境。

根据病情移行研究发现,环性心境障碍患者一生中大多移行至双相情感障碍。

九、预防

病因预防是最根本的预防措施,我国已有多所精神卫生研究所和专家从事有关精神疾病的遗传、生理、生化、心理和社会等方面的研究。由于病因未明,预防发病难度较大。目前主要从早期发现、早期诊断、早期治疗，争取良好的疗效，防止复发，预防后遗症，并减少疾病带来的危害与精神缺陷等几个方面着手进行。

流行病学调查结果表明遗传因素是本病发生的重要因素之一。除了有比较明显的遗传倾向外，不少患者还由于生育后抚养子女过度劳累使病情不断反复，不仅对自己身体不利，而且子女也得不到合理的照顾和教育。即使把孩子从小寄养到健康人的家庭中，成年后的发病率仍比正常人高。

临床实践提示，某些精神疾病的发病过程中，机体反应不仅以诱发因素的强度、持续时间和机体的功能状态为转移，同时也与患者的病前个性特征紧密相关。因此，预防精神疾病，首先防治心因性疾病，具有相当重要的作用。

广泛建立精神疾病的防治机构，发展社区精神卫生服务，加强心理卫生知识的教育，提高人群精神健康水平，减少精神疾病的发生，对患者开展心理治疗，宣传精神疾病知识，纠正或改善自身个性的缺陷，提高心理上应变能力，有利于康复和防止复发。扩大精神疾病防治工作的专业队伍，提高精神医学专科人员的专业知识水平。非专科医务人员也应具有必要精神科，加强宣传，改变对精神疾病及患者的偏见，有利于早期发现，早期诊断和治疗。

锂盐能减少躁狂症的复发率，对抑郁症也有一定的预防复发作用，对双相病例的躁狂与抑郁发作均有较好预防作用。抑郁症临床缓解后，持续服用三环类抗抑郁药 6 个月以上，比服安慰剂者的复发率减少一半。

（邱利慧）

第十六章

消毒供应室护理

第一节　微　波　消　毒

　　波长为 0.001～1 m，频率为 300～300 000 MHz 的电磁波称为微波。物质吸收微波能所产生的热效应可用于加热，在加热、干燥和食品加工中，人们发现微波具有杀菌的效能，于是又被逐渐用于消毒和灭菌领域。近年来，微波消毒技术发展很快，在医院和卫生防疫消毒中已有较广泛的应用。

一、微波的发生及特性

　　微波是一种波长短而频率较高的电磁波。磁控管产生微波的原理是使电子在相互垂直的电场和磁场中运动，激发高频振荡而产生微波。磁控管的功率可以做得很大，能量由谐振腔直接引出，而无须再经过放大。现代磁控管一般分为两类：一类是产生脉冲微波的磁控管，其最大输出功率峰值可达 10 000 kW，另一类是产生连续微波的磁控管，如微波干扰及医学上使用的磁控管，其最大输出功率峰值可达 10 kW。用于消毒的微波的频率为 2 450 MHz 及 915 MHz，由磁控管发生，能使物品发热，热使微生物死亡。微波频率高、功率大，使物体发热时，内外同时发热且不需传导，故所需时间短，微波消毒的主要特点如下。

（一）作用快速

　　微波对生物体的作用就是电磁波能量转换的过程，速度极快，可在 10^{-9} 秒之内完成，加热快速、均匀，热力穿透只需几秒至数分钟，不需要空气与其他介质的传导。用于快速杀菌时是其他因子无法比拟的。

（二）对微生物没有选择性

　　微波对生物体的作用快速而且不具选择性，所以其杀菌具有广谱性，可以杀灭各种微生物及原虫。

（三）节能

　　微波的穿透性强，瞬时即可穿透到物体内部，能量损失少，能量转换效率高，便于进行自动化流水线式生产杀菌。

（四）对不同介质的穿透性不同

对有机物、水、陶瓷、玻璃、塑料等穿透性强，而对绝大部分金属则穿透性差，反射较多。

（五）环保、无毒害

微波消毒比较环保、无毒害、无残留物、不污染环境，也不会形成环境高温。还可对包装好的，较厚的或是导热差的物品进行处理。

二、微波消毒的研究与应用

（一）医疗护理器材的消毒与灭菌

微波的消毒灭菌技术是在微波加热干燥的基础上发展而来的，这一技术首先是在食品加工业得到推广应用，随着科技的发展，微波的应用越来越广泛。现在微波除了用于医院和卫生防疫消毒以外，还广泛用于干燥、筛选及物理、化工等行业。但是微波消毒目前仍处于探索研究阶段，许多实验的目的主要是探索微波消毒的作用机制。目前使用较多的有以下几种。

1.微波牙钻消毒器

目前市场上，已有通过国家正式批准生产的牙钻涡轮机头专用微波消毒装置，WBY 型微波牙钻消毒器为产品之一，多年临床使用证明，该消毒器有消毒速度快，效果可靠，不损坏牙钻，操作简单等优点。

2.微波快速灭菌器

型号为 WXD-650A 的微波快速灭菌器是获得国家正式批准的医疗器械微波专用灭菌设备，该设备灭菌快速，5 分钟内可杀灭包括细菌芽孢在内的各种微生物，效果可靠，可重复使用，小型灵活，适用范围广，特别适合用于需重复消毒、灭菌的小型手术用品，它可用于金属类、玻璃陶瓷类、塑料橡胶类材料的灭菌。

3.眼科器材的专用消毒器

眼科器械小而精细、要求高、消毒后要求不残留任何有刺激性的物质，目前眼科器械消毒手段不多，越来越多的眼科器械、仿人工替代品、角膜接触镜（又称隐形眼镜）等物品的消毒开始使用微波消毒。

4.口腔科根管消毒

有学者将 WB-200 型电脑微波口腔治疗仪用于口腔急、慢性根尖周炎及牙髓坏死患者根管的治疗，微波消毒组治愈率 95.2％、好转率 3.1％、无效率 1.8％，常规组分别为 90.0％、5.0％、5.0％，统计学处理显示，两者差别显著。

5.微波消毒化验单

用载体定量法将菌片置于单层干布袋和保鲜袋内，用 675 W 微波照射 5 分钟，杀菌效果与双层湿布袋基本一致，照射 8 分钟，对前两种袋内的大肠埃希菌、金黄色葡萄球菌、枯草杆菌黑色变种芽孢平均杀灭率均达到 99.73％～99.89％，而双层湿布包达到 100％。周惠联等报道，利用家用微波炉对人工染菌的化验单进行消毒，结果以 10 张为一本，800 W 照射 5 分钟，以 50 张为一本，照射 7 分钟，均可完全杀灭大肠埃希菌、金黄色葡萄球菌和铜绿假单胞菌，但不能完全杀灭芽孢；以 50 张为一本，800 W 作用 7 分钟可以杀灭细菌繁殖体，但不能杀灭芽孢。

6.微波消毒医用矿物油

医用矿物油类物质及油纱条的灭菌因受其本身特性的影响，仍是医院消毒灭菌的一个难题。常用的干热灭菌和压力蒸汽灭菌都存在一些弊端，而且灭菌效果不理想。采用载体定性杀菌试验方法,观察了微波灭菌器对液状石蜡和凡士林油膏及油纱布条的杀菌效果。结果液状石蜡和凡士林油膏经 650 W 微波灭菌器照射 20 分钟和 25 分钟,可全部杀灭嗜热脂肪杆菌芽孢;分别照射 25 分钟和 30 分钟,可全部杀灭枯草杆菌黑色变种芽孢,但对凡士林油纱布条照射 50 分钟,仍不能全部杀灭枯草杆菌黑色变种芽孢,试验证明,微波照射对液状石蜡和凡士林油膏可达到灭菌效果。

(二)食品与餐具的消毒

由于微波消毒快捷、方便、干净、效果可靠,将微波应用于食品与餐具消毒的报道亦较多。将 250 mL 酱油置玻璃烧杯中,经微波照射 10 分钟即达到消毒要求。有学者将细菌总数为 312×10^6 CFU/g 的塑料袋装咖喱牛肉置微波炉中照射 40 分钟,菌量减少至 413×10^2 CFU/g。市售豆腐皮细菌污染较严重,当用 650 W 功率微波照射 300 g 市售豆腐皮 5 分钟,可使之达到卫生标准。用微波对牛奶进行消毒处理,亦取得了较好的效果。用微波炉加热牛奶至煮沸,可将铜绿假单胞菌、分枝杆菌、脊髓灰质炎病毒等全部杀灭;但白色念珠菌仍有存活。用 700 W 功率微波对餐茶具,如奶瓶、陶瓷碗及竹筷等照射 3 分钟,可将污染的大肠埃希菌全部杀灭,将自然菌杀灭 99.17% 以上;照射 5 分钟,可将 HBsAg 的抗原性破坏。专用于餐具和饮具的 WX-1 微波消毒柜,所用微波频率为 2450 MHz,柜室容积为 480 mm×520 mm×640 mm。用该微波消毒柜,将染有枯草杆菌黑色变种(ATCC9372)芽孢、金黄色葡萄球菌(ATCC6538)、嗜热脂肪杆菌芽孢及短小芽孢杆菌(E601 及 ATCC27142)的菌片放置于成捆的冰糕棍及冰糕包装纸中,经照射 20 分钟,可达到灭菌要求。

(三)衣服的消毒

用不同频率的微波对染有蜡状杆菌(4001 株)芽孢的较大的棉布包(16 cm×32 cm×40 cm)进行消毒,当微波功率为 3 kW 时,杀灭 99.99% 芽孢,2450 MHz 频率微波需照射 8 分钟,而 915 MHz 者则仅需 5 分钟。微波的杀菌作用随需穿透物品厚度的增加而降低。如将蜡状杆菌芽孢菌片置于含水率为 30% 的棉布包的第 6、34 和 61 层,用 2450 MHz 频率(3 kW)微波照射 2 分钟,其杀灭率依次为 99.06%、98.08% 和 91.57%。关于照射时间长短对杀菌效果影响的试验证明,用 2 450 MHz 频率(3 kW)微波处理,当照射时间由 1 分钟增加至 2、3、4 分钟时,布包内菌片上的残存芽孢的对数值由 3.8 依次降为 1.4、0.7 和 0。在一定条件下,微波的杀菌效果可随输出功率的增加而提高。当输出功率由 116 kW 增至 216 kW 和 316 kW 时,布包内菌片上的残存蜡状杆菌芽孢的对数值依次为 3.0、1.5 和 0。将蜡状杆菌芽孢菌片置于含水率分别为 0、20%、30%、45% 的棉布包中,用 450 MHz(3 kW)微波照射 2 分钟。结果,残存芽孢数的对数值依次为 3.31、2.39、1.51 和 2.62。该结果表明,当含水率在 30% 左右时最好,至 45% 其杀菌效果反而有所降低。吴少军报道,用家用微波炉,以 650 W 微波照射 8 分钟,可完全杀灭放置于 20 cm×20 cm×20 cm 衣物包(带有少量水分)中的枯草杆菌黑色变种芽孢。丁兰英等报道,用 915 MHz(10 kW)微波照射 3 分钟,可使马鬃上蜡状杆菌芽孢的杀灭率达 100%。

(四)废弃物等的消毒

用传送带连续照射装置对医院内废物,包括动物尸体及组织、生物培养物、棉签,以及患者的血、尿、粪便标本和排泄物等进行微波处理。结果证明,该装置可有效地杀灭废弃物中的病原微生物。为此,他建议在医院内,可用这种装置代替焚烧炉。在德国,污泥的农业使用有专门法规,如培育牧草用的污泥,必须不含致病微生物。传送带式微波处理为杀灭其中病原微生物的方法之一。用微波-高温压力蒸汽处理医疗废物,效果理想。处理流程见图 16-1。

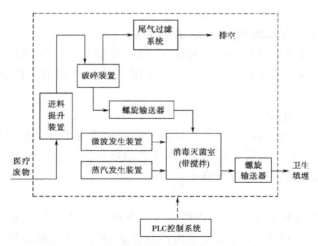

图 16-1 微波高温高压处理医疗废物流程图

(五)固体培养基的灭菌

金龟子绿僵菌是一种昆虫病原真菌,在农林害虫生物防治中应用广泛。为了大批量培养绿僵菌,其培养基的灭菌工作十分重要。目前常用的灭菌方法是传统的压力蒸汽灭菌法,存在灭菌时间长,不能实现流水作业等缺点。微波灭菌具有灭菌时间短、操作简便及对营养破坏小等特点。

为探讨微波对金龟子绿僵菌固体培养基的灭菌效果及其影响因素,用家用微波炉、载体定量法对农业用绿僵菌固体培养基灭菌效果进行了实验室观察,结果随着负载量的增大,杀菌速度降低。负载量为 200 g 以下时,微波处理 3 分钟,全部无菌生长。负载量为 250 g 时,微波照射 4 分钟,存活菌数仍达 100 CFU/g,试验证明,随着微波处理时间的延长,灭菌效果增强。以 100 g 固体培养基加 60 g 水的比例经微波处理效果比较好,灭菌处理 3 分钟均能达到灭菌目的。微波对绿僵菌固体培养基灭菌最佳工艺为 100 g 的固体培养基加 60 g 水,浸润 3 小时,在 800 W 的微波功率处理 3 分钟,可达到灭菌效果。

三、影响微波消毒的因素

(一)输出功率与照射时间

在一定条件下,微波输出功率大,电场强,分子运动加剧,加热速度快,消毒效果就好。

(二)负载量的影响

杨华明以不同重量敷料包为负载,分别在上、中、下层布放枯草杆菌芽孢菌片,经 2 450 MHz、3 kW 照射 13 分钟,结果 4.25～5.25 kg 者,杀灭率为 99.9%;5.5 kg 者,杀灭率为 99.5%;6.0 kg 者,杀灭率为 94.9%。

(三)其他因素

包装方法、灭菌材料含湿量、协同剂等因素对微波杀菌效果的影响也是大家所认同的,这些因素在利用微波消毒时应根据现场情况酌情考虑。

四、微波的防护

微波过量照射对人体产生的影响,可以通过个体防护而减轻,并加以利用,因此在使用微波时需要采取的防护措施如下。

(一)微波辐射的吸收和减少微波辐射的泄漏

当调试微波机时,需要安装功率吸收天线,吸收微波能量,使其不向空间发射。设置微波屏障需采用吸收设施,如铺设吸收材料,阻挡微波扩散。做好微波消毒机的密封工作,减少辐射泄漏。

(二)合理配置工作环境

根据微波发射有方向性的特点,工作点应置于辐射强度最小的部位,尽量避免在辐射束的前方进行工作,并在工作地点采取屏蔽措施,工作环境的电磁强度和功率密度,不要超过国家规定的卫生标准,对防护设备应定期检查维修。

(三)个人防护

针对作业人员操作时的环境采取防护措施。可穿戴喷涂金属或金属丝织成的屏障防护服和防护眼镜。对作业人员每隔 1~2 年进行一次体格检查,重点观察眼晶状体的变化,其次为心血管系统,外周血常规及男性生殖功能,及早发现微波对人体健康危害的征象,只要及时采取有效的措施,作业人员的安全是可以得到保障的。

(李玉泽)

第二节 超声波消毒

近 20 年来,人们一直在努力寻找一种更迅速、更便宜而又能克服高温(饱和蒸汽或干热)消毒灭菌方法和化学消毒法的弱点的消毒方法,超声波消毒就是其中的一种。随着超声波的使用越来越广泛,人们对其安全性产生了担忧。事实上,临床实践证明,即使以超过临床使用数倍的剂量也难以观察到其对人体的损伤,现在普遍认为,强度小于 $20 \ mW/cm^2$ 的超声波对人体无害,但对大功率超声波照射还是应注意防护。

一、超声波的本质与特性

超声波和声波一样,也是由振动在弹性介质中的传播过程形成的,超声波是一种特殊的声波,它的声振频率超过了正常人听觉的最高限额,达到 20 000 Hz 以上,所以人听不到超声波。

超声波具有声波的一切特性,它可以在固体、液体和气体中传播。超声波在介质中的传播速度除了与温度、压强及媒介的密度等有关外,还与声源的振动频率有关。在媒介中传播时,其强度随传播距离的增长而减弱。超声波也具有光的特性。可发生辐射和衍射等现象,波长越长,其衍射现象越明显。但由于超声波的波长仅有几毫米,所以超声波的衍射现象并不明显。高频超声波也可以聚焦和定向发射,经聚焦而定向发射的超声波的声压和声强可以很大,能贯穿液体或固体。

二、超声波消毒的研究与应用

(一)超声波的单独杀菌效果

用 2.6 kHz 的超声波进行微生物杀灭实验,发现某些细菌对超声波是敏感的,如大肠埃希菌、巨大芽孢杆菌、铜绿假单胞菌等可被超声波完全破坏。此外,超声波还可使烟草花叶病毒、脊髓灰质炎病毒、狂犬病毒、流行性乙型脑炎病毒和天花病毒等失去活性。但超声波对葡萄球菌、链球菌等效力较小,对白喉毒素则完全无作用。

(二)超声波与其他消毒方法的协同作用

虽然超声波对微生物的作用在理论上已获得较为满意的解释。但是,在实际应用上还存在一些问题。例如超声波对水、空气的消毒效果较差,很难达到消毒作用,而要获得具有消毒价值的超声波,必须首先具有高频率、高强度的超声波波源,这样,不仅在经济上费用较大,而且与所得到的实际效果相比是不经济的。因此,人们用超声波与其他消毒方法协同作用的方式,来提高其对微生物的杀灭效果。例如,超声波与紫外线结合,对细菌的杀灭率增加;超声波与热协同,能明显提高对链球菌的杀灭率;超声波与化学消毒剂合用,即声化学消毒,对芽孢的杀灭效果明显增强。

1.超声波与戊二醛的协同消毒作用

据报道,单独使用戊二醛完全杀灭芽孢,要数小时,在一定温度下戊二醛与超声波协同可将杀灭时间缩短为原来的 $1/12\sim1/2$。如果事先将菌悬液经超声波处理,则它对戊二醛的抵抗力是一样的。将戊二醛与超声波协同作用,才能提高戊二醛对芽孢的杀灭能力(表 16-1)。

表 16-1　超声波与戊二醛协同杀菌效果

戊二醛含量(%)	温度(℃)	超声波频率(kHz)	完全杀灭芽孢所需时间(分钟)
1	55	无超声波	60
1	55	20	5
2	25	无超声波	180
2	25	250	30

2.超声波与环氧乙烷的协同消毒作用

Boucher 等用频率为 30.4 kHz,强度为 2.3 W/cm² 的连续性超声波与浓度 125 mg/L 的环氧乙烷协同,在 50 ℃恒温,相对湿度 40%的条件下对枯草杆菌芽孢进行消毒,作用 40 分钟可使芽孢的杀灭率超过 99.99%,如果单用超声波时只能使芽孢的菌落数大约减少 50%。因此认为环氧乙烷与超声波协同作用的效果比单独使用环氧乙烷或超声波消毒效果好,而且还认为用上述频率与强度的超声波,在上述的温度与相对湿度的条件下,与环氧乙烷协同消毒是最理想的条件。环氧乙烷与超声波协同消毒在不同药物浓度、不同温度条件及不同作用时间的条件下消毒效果有所不同。环氧乙烷与超声波协同消毒在相同药物浓度、相同温度时,超声波照射时间越长,杀菌率越高;在相同药物浓度、相同照射时间下,温度越高,杀菌率越高;而在相同照射时间、相同温度下,药物浓度越高,杀菌率也越高。

3.超声波与环氧丙烷的协同消毒作用

有报道,在 10 ℃,相对湿度为 40%的条件下,暴露时间为 120 分钟时,不同强度的超声波与环氧丙烷协同消毒的结果不同,在环氧丙烷浓度为 500 mg/L,作用时间为 120 分钟时,用强度为 1.6 W/cm² 的超声波与环氧丙烷协同作用,可完全杀灭细菌芽孢。在相同条件下,单独使用环氧丙烷后,不能完全杀灭。而且,在超声波与环氧丙烷协同消毒时,存活芽孢数是随声强的增加而呈指数下降。

4.超声波与强氧化高电位酸性水协同杀菌

强氧化高电位酸性水是一种无毒无不良气味的杀菌水,技术指标:氧化还原电位(ORP)值 ≥1 100 MV,pH≤2.7,有效氯≤60 mg/L。如单独使用超声波处理10分钟,对大肠埃希菌杀灭率为89.9%;单独使用强氧化高电位酸性水作用30秒,对大肠埃希菌杀灭率为100%;超声波与氧化水协同作用15秒,杀灭率亦达到100%。单用超声波处理10分钟、单独用强氧化高电位酸性水作用1.5分钟,可将悬液内HBsAg阳性血清的抗原性完全灭活,两者协同作用仅需30秒即可达到完全灭活。

5.超声波与其他消毒液的协同杀菌作用

试验表明,用超声波(10 W/cm²)与多种消毒液对芽孢的杀灭均有协同作用,特别是对一些原来没有杀芽孢作用的消毒剂,如氯己定(洗必泰)、苯扎溴铵(新洁尔灭)、醛醇合剂等,这种协同作用不仅对悬液中的芽孢有效,对浸于液体中的载体表面上的芽孢也有同样效果。超声波可加强过氧化氢的杀菌作用,使其杀芽孢时间从25分钟以上缩短到10～15分钟。有学者用超声波使过氧化氢形成气溶胶,使之均匀附着在消毒物表面,从而提高消毒效果。

有研究者用超声波与臭氧协同消毒污水,有明显增效作用,可能是因为超声波:①增加臭氧溶解量;②打碎细菌团块和外围有机物;③降低液体表面张力;④促进氧的分散,形成小气泡,增加接触面积;⑤加强氧化还原作用。声化学消毒的主要机制是由于超声波快速而连续性的压缩与松弛作用,使化学消毒剂的分子打破细菌外层屏障,加速化学消毒剂对细菌的渗透,细菌则被进入体内的化学消毒剂的化学反应杀死。超声波本身对这种化学杀菌反应是没有作用的,但它能加速化学消毒剂在菌体内的扩散。在声化学消毒中,超声波的振幅与频率最为重要。

(三)超声波的破碎作用

利用高强度超声波照射菌液,由于液体的对流作用,整个容器中的细菌都能被破碎(图16-2)。超声波的破碎作用应用于生物研究中,能提高从器官组织或其他生物学基质中分离病毒及其他生物活性物质(如维生素、细菌毒素等)的阳性率。

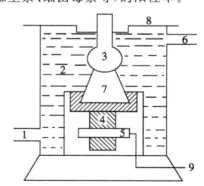

图16-2　超声波细胞破碎器结构示意图

1.冷却水进口;2.冷却水;3.处理容器;4.换能器;5.高频线圈;6.冷却水出口;7.增幅杆;8.固定容器装置;9.电源输入

三、影响超声波消毒效果的因素

超声波的消毒效果受到多种因素的影响,常见的有超声波的频率、强度、照射时间、媒质的性质、细菌的浓度等。

（一）超声波频率

在一定频率范围内，超声波频率高，能量大，则杀菌效果好，反之，低频率超声波效果较差。但超声波频率太高则不易产生空化作用，杀菌效果反而降低。

（二）超声波的强度

利用高强度超声波处理菌液，由于液体的对流作用，整个容器中的细菌都能被破碎。据报道，当驱动功率为 50 W 时，容器底部的振幅为 10.5 μm，对 50 mL 含有大肠埃希菌的水作用 10～15 分钟后，细菌 100% 破碎。驱动功率增加，作用时间减少。

（三）作用时间和菌液浓度

超声波消毒的消毒效果与其作用时间成正比，作用时间越长，消毒效果越好。作用时间相同时，菌液浓度高比浓度低时消毒效果差，但差别不很大。有人用大肠埃希菌试验，发现 30 mL 浓度为 3×10^6 CFU/mL 的菌液需作用 40 分钟，若浓度为 2×10^7 CFU/mL 则需作用 80 分钟。15 mL 浓度为 4.5×10^6 CFU/mL 的菌液只需作用 20 分钟即可杀死。另有人用大肠埃希菌、金黄色葡萄球菌、枯草杆菌、铜绿假单胞菌试验发现，随超声波作用时间的延长，其杀灭率皆明显提高，而且在较低强度的超声波作用下以铜绿假单胞菌提高最快，经统计学处理发现，铜绿假单胞菌、枯草杆菌的杀灭率和超声波作用时间之间的相关系数有统计学意义。

（四）盛装菌液容器

R.Davis 用不锈钢管做容器，管长从 25 cm 不断缩短，内盛 50% 酵母菌液 5 mL，用 26 kHz 的超声波作用一定时间，结果发现，细菌破碎的百分数与容器长度有关，在 10～25 cm，出现 2 个波峰和 2 个波谷，两波峰或两波谷间相距约 8 cm。从理论上说盛装容器长度以相当于波长的一半的倍数为最好。

（五）菌液容量

由于超声波在透入媒质的过程中不断将能量传给媒质，自身随着传播距离的增长而逐渐减弱。因此，随着被处理菌悬液的菌液容量的增大，细菌被破坏的百分数降低。R.Davis 用 500 W/cm² 的超声波对 43.5% 的酵母菌液作用 2 分钟，结果发现，容量越大，细菌被破坏的百分数越低。此外被处理菌悬液中出现驻波时，细菌常聚集在波节处，在该处的细菌承受的机械张力不大，破碎率也最低。因此，最好使被处理液中不出现驻波，即被处理菌悬液的深度最好短于超声波在该菌悬液中波长的一半。

（六）媒质

一般微生物被洗去附着的有机物后，对超声波更敏感，另外，钙离子的存在，pH 的降低也能提高其敏感性。

（李玉泽）

第三节　紫外线消毒

紫外线（ultraviolet ray，简称 UV）属电磁波辐射，而非电离辐射（图 16-3），根据其波长范围分为 3 个波段：A 波段（波长为 400.0～315.0 nm）、B 波段（315.0～280.0 nm）、C 波段（280.0～100.0 nm），是一种不可见光。杀菌力较强的波段为 280.0～250.0 nm，通常紫外线杀菌灯采用的波长为 253.7 nm,广谱杀菌效果比较明显。

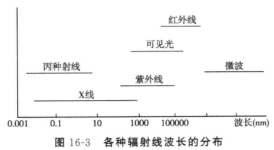

图 16-3　各种辐射线波长的分布

一、紫外线的发生与特性

(一)紫外线的发生

目前用于消毒的紫外线杀菌灯多为低压汞灯,它所产生的紫外线波长 95% 为 253.7 nm。用于消毒的紫外线灯分为普通型紫外线灯和低臭氧紫外线灯,低臭氧紫外线灯因能阻挡 184.9 nm 波长的紫外线向外辐射,减少臭氧的产生,因此目前医院多选择低臭氧紫外线灯。

(二)紫外线灯消毒特性

紫外线灯的杀菌特性有以下几点。

(1)杀菌谱广。紫外线可以杀灭各种微生物,包括细菌繁殖体、细菌芽孢、结核杆菌、真菌、病毒和立克次体。

(2)不同微生物对紫外线的抵抗力差异较大,由强到弱依次为真菌孢子＞细菌芽孢＞抗酸杆菌＞病毒＞细菌繁殖体。

(3)穿透力弱。紫外线属于电磁辐射,穿透力极弱,绝大多数物质不能穿透,因此使用受到限制;在空气中可受尘粒与湿度的影响,当空气中每立方厘米含有尘粒 800～900 个,杀菌效力可降低 20%～30%,相对湿度由 33% 增至 56% 时,杀菌效能可减少到 1/3。在液体中的穿透力随深度增加而降低,小、中杂质对穿透力的影响更大,溶解的糖类、盐类、有机物都可大大降低紫外线的穿透力。酒类、果汁、蛋清等溶液只需 0.1～0.5 mm 即可阻留 90% 以上的紫外线。

(4)杀菌效果与照射剂量有关。杀菌效果直接取决于照射剂量(照射强度和照射时间)。

(5)在不同介质中紫外线杀菌效果不同。

(6)杀灭效果受物体表面因素影响。紫外线大多是用来进行表面消毒的,粗糙的表面不适宜用紫外线消毒,当表面有血迹、痰迹等污染物质时,消毒效果亦不理想。

(7)协同消毒作用。有报道,某些化学物质可与紫外线起协同消毒作用,如紫外线与醇类化合物可产生协同杀菌作用,经乙醇湿润过的紫外线口镜消毒器可将杀芽孢时间由 60 分钟缩短为 30 分钟,污染有 HBsAg 的玻璃片经 3% 过氧化氢溶液湿润后,再经紫外线照射 30 分钟即可完全灭活,而紫外线或过氧化氢单独灭活上述芽孢菌都需要 60 分钟左右。

二、紫外线消毒装置

(一)紫外线杀菌灯分类

紫外线灯管根据外形可分为直管、H 型管、U 型管;根据使用目的不同被分别制成高强度紫外线消毒器、紫外线消毒箱、紫外线消毒风筒、移动式紫外线消毒车、便携式紫外线灯等。

(二)杀菌灯装置

1.高强度紫外线灯消毒器

高强度的紫外线灯是专门研制出的 H 型热阴极低压汞紫外线灯,它在距离照射表面很近时,照射强度可达 $5\,000\ \mu W/cm^2$ 以上,5 秒内可杀灭物体表面污染的各种细菌、真菌、病毒,对细菌芽孢的杀灭率可达 99.9% 以上,目前国内生产的有 9 W、11 W 等小型 H 型紫外线灯,在 3 cm 的近距离照射,其辐射强度可达到 $5\,000\sim12\,000\ \mu W/cm^2$。该灯具适用于光滑平面物体的快速消毒,如工作台面、桌面及一些大型设备的表面等。刘军等(2005)报道,多功能动态杀菌机内,在常温常湿和有人存在情况下,对自然菌的消除率在 59%～83%,最高可达 86%。

2.紫外线消毒风筒

在有光滑金属内表面的圆桶内安装高强度紫外线灯具,在圆桶一端装上风扇,进入风量为 $25\sim30\ m^3/min$,开启紫外线灯使室内空气不断经过紫外线照射,不间断地杀灭空气中的微生物,以达到净化空气的目的,适合有人存在的环境消毒。

3.移动式紫外线消毒车

有立式和卧式两种,该车装备有紫外线灯管 2 支、控制开关和移动轮,机动性强。适合于不经常使用或临时需要消毒的表面和空气的消毒。

4.循环风空气净化(洁净)器

现在市场上有很多种类的空气净化器,这些净化器大多由几种消毒因素组合而成,紫外线在其中起着非常重要的杀菌作用,而且还具有能在各种动态场所进行空气消毒的显著特点。某公司生产的 MKG 空气洁净器,就是由过滤器、静电场、紫外线、空气负离子等消毒因素和进、出风系统组成。连续消毒 45 分钟,可使空气中喷染的金黄色葡萄球菌和大肠埃希菌的杀灭率达到 99.90% 以上,对枯草杆菌黑色变种芽孢的杀灭率达到 99.00% 以上。朱伯光等研制了动态空气消毒器(图 16-4),由循环箱体、风机、低臭氧紫外线灯、初效和中效过滤器、程控系统等组成。结果在 $60\ m^3$ 房间,静态开启 30 分钟,可使自然菌下降 80%,60 分钟下降 90%,动态环境下可保持空气在 II 类环境水平。但循环风空气消毒器内可能存在未被破坏的细菌,重复使用的消毒器内可能存在定植菌,进而造成空气二次污染。

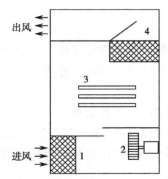

图 16-4　动态空气消毒器结构示意图

1、4.初、中效过滤器;2.轴流抽风机;3.紫外线灯管

5.高臭氧紫外线消毒柜

高臭氧紫外线消毒柜是一种以高臭氧、紫外线为杀菌因子的食具消毒柜。在实验室用载体定量灭活法进行检测,在环境温度 20～25 ℃,相对湿度 50%～70% 的条件下,开机 4 分钟,柜内

紫外线辐射强度为 $1400 \sim 1600$ $\mu W/cm^2$，臭氧浓度 40.0 mg/m^3，消毒作用 60 分钟加上烘干 45 分钟，对玻片上脊髓灰质炎病毒的平均灭活对数值 $\geqslant 4.0$。以臭氧和紫外线为杀菌因子的食具消毒柜，工作时臭氧浓度为 53.6 mg/L，紫外线辐照值为 $675 \sim 819$ $\mu W/cm^2$，只消毒或只烘干均达不到消毒效果，只有两者协同作用 90 分钟，才可达到杀灭对数值 > 5.0。

三、影响紫外线消毒效果的因素

与紫外线消毒效果有关的因素很多，概括起来可分为两类：影响紫外线辐射强度、照射剂量的因素和微生物方面的因素。

（一）影响紫外线辐射强度和照射剂量的因素

1.电压

紫外线光源的辐射强度明显受到电压的影响，同一个紫外线光源，当电压不足时，辐射强度明显下降。

2.距离

紫外线灯的辐射强度随灯管距离的增加而降低，辐射强度与距离成反比。

3.温度

消毒环境的温度对紫外线消毒效果的影响是通过影响紫外线光源的辐射强度来实现的。一般，紫外线光源在 40 ℃时的辐射强度最强，温度降低时，紫外线的输出减少，温度再高，辐射的紫外线因吸收增多，输出也减少。因此，过高或过低的温度对紫外线的消毒都不利，杀菌试验证明，$5 \sim 37$ ℃范围内，温度对紫外线的杀菌效果影响不大。

4.相对湿度

当进行空气紫外线消毒时，空气的相对湿度对消毒效果有影响，RH 过高时，空气中的水分增多，可以阻挡紫外线，因此用紫外线消毒空气时，要求相对湿度最好在 60% 以下。

5.照射时间

紫外线的消毒效果与照射剂量呈指数关系，照射剂量为照射时间和辐照强度的乘积，所以要杀灭率达到一定程度，必须保证足够的照射剂量，在光源达到要求的情况下，可以通过保证足够的时间来达到要求剂量。

6.有机物的保护

有机物对消毒效果有明显影响，当微生物被有机物保护时，需要加大照射剂量，因为有机物可以影响紫外线对微生物的穿透，并且可以吸收紫外线。

7.悬浮物的类型

紫外线是一种低能量的电磁辐射，其能量仅有 6eV，穿透力很弱，空气尘埃能吸收紫外线而降低杀菌率，当空气中每立方厘米含有尘粒 $800 \sim 900$ 个，杀菌效能可降低 20% $\sim$ 30%。如枯草杆菌芽孢在灰尘中悬浮比在气溶胶中悬浮时，对紫外线照射有更大的抗性。

8.紫外线反射器的使用

为了更有效地对被辐照表面进行消毒，必须使用对波长为 253.7 nm 的紫外线具有高反射率的反射罩，反射罩的使用，还可以避免操作者受紫外线的直接照射。

（二）微生物方面的因素

1.微生物的类型

紫外线对细菌、病毒、真菌、芽孢、衣原体等均有杀灭作用，不同微生物对紫外线照射的敏感性不同。细菌芽孢对紫外线的抗性比繁殖体细胞大,革兰氏阴性杆菌最易被紫外线杀死,紧接着依次为葡萄球菌属、链球菌属和细菌芽孢,真菌孢子抗性最强。抗酸杆菌的抗力,较白色葡萄球菌、铜绿假单胞菌、肠炎沙门菌等要强 3~4 个对数级。即使在抗酸杆菌中,不同种类对紫外线的抗性亦不相同。

根据抗力大致可将微生物分为 3 类:高抗性的有真菌孢子、枯草杆菌黑色变种芽孢、耐辐射微球菌等;中度抗性的有鼠伤寒沙门菌、酵母菌等;低抗性的有大肠埃希菌、金黄色葡萄球菌、普通变形杆菌等。

2.微生物的数量

微生物的数量越多,需要产生相同致死作用的紫外线照射剂量也就越大,因此,消毒污染严重的物品需要延长照射时间,加大照射剂量。

四、紫外线消毒应用

(一)空气消毒

紫外线的最佳用途是对空气消毒,也是空气消毒的最简便方法。紫外线对空气的消毒方式主要有 3 种。

1.固定式照射

紫外线灯固定在天花板上的方法有以下几种:①将紫外线灯直接固定在天花板上,离地约 2.5 m;②固定吊装在天花板或墙壁上,离地约 2.5 m,上有反光罩,往上方向的紫外线也可被反向下来;③安装在墙壁上,使紫外线照射在与水平面呈 3°~80°角范围内;④将紫外线灯管固定在天花板上,下有反光罩,这样使上部空气受到紫外线的直接照射,而当上下层空气对流交换时,整个空气都会被消毒(图 16-5)。

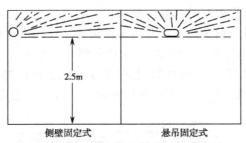

侧壁固定式　　　　　悬吊固定式

图 16-5　固定式紫外线空气消毒

通常灯管距地面 1.8~2.2 m 的高度比较适宜,这个高度可使人的呼吸带受到最高辐射强度有效照射,使用中的 30 W 紫外线灯在垂直 1 m 处辐照强度应高于 70 $\mu W/cm^2$(新灯管 >90 $\mu W/cm^2$),每立方米分配功率不少于 1.5 $\mu W/cm^2$,最常用的直接照射法时间应不少于 30 分钟。唐贯文等(2004)报道,60 m^3 烧伤病房,住患者 2~3 人,悬持 3 支 30 W 无臭氧石英紫外线灯,辐照度值>90 $\mu W/cm^2$,直接照射 30 分钟,可使烧伤病房空气达到 Ⅱ 类标准(空气细菌总数≤200 CFU/cm^3)的合格率为 70%,60 分钟合格率达到 80%。

2.移动式照射

移动式照射法主要是利用其机动性,即可对某一局部或物体表面进行照射,也可对整个房间的空气进行照射。

3.间接照射

间接照射是指利用紫外线灯制成各种空气消毒器,通过空气的不断循环达到空气消毒的目的。

(二)污染物体表面消毒

1.室内表面的消毒

紫外线用于室内表面的消毒主要是医院的病房、产房、婴儿室、监护病房、换药室等场所,某些食品加工业的操作间也比较常用。一般较难达到卫生学要求,必要时可以在灯管上加反射罩或更换高强度灯管,提高消毒效果。

2.设备表面的消毒

用高强度紫外线消毒器进行近距离照射可以对平坦光滑表面进行消毒。如便携式紫外线消毒器可以在近距离表面 3 cm 以内进行移动式照射,每处停留 5 秒,对表面细菌杀灭率可达99.99%。

3.特殊器械消毒的应用

针对某些特殊器械专门设计制造的紫外线消毒器,近几年已开发使用。如紫外线口镜消毒器,内装3支高强度紫外线灯管,采用高反射镜和载物台,一次可放 30 多支口镜,消毒 30 分钟可灭活 HBsAg。紫外线票据消毒器可用于医院化验单、纸币和其他医疗文件的消毒。

(三)饮用水和污水的消毒

紫外线消毒技术正以迅猛发展的态势出现在各种类型的水消毒领域,许多大型水厂和污水处理厂开始使用紫外线消毒技术和装置。紫外线用于水消毒,具有杀菌力强,不残留对人体有害有毒物质和安装维修便捷等特点。目前,紫外线水消毒技术已在许多国家得到推广和使用。按紫外线灯管与水是否接触,紫外线消毒装置分为灯管内置式和外置式两类。目前正在使用和开发的大多数紫外线消毒技术均为灯管内置式装置。

紫外线用于水的消毒有饮用水的消毒和污水的消毒。饮用水的消毒是将紫外线灯管固定在水面上,水的深度应小于 2 cm,当水流缓慢时,水中的微生物被杀灭。另一种方法是制成套管式的紫外线灯(图 16-6),水从灯管周围流过时,起到杀菌作用。国内现已研制出纯水消毒器,使用特殊的石英套,能确保在正常水温下灯管最优紫外输出。每分钟处理水量5.7 L,每小时 342 L。

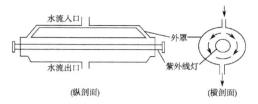

图 16-6 套管式紫外线灯水消毒

(四)食具消毒

餐具保洁柜以臭氧和紫外线为杀菌因子。实验室载体定量杀菌试验,启动保洁柜 60 分钟,对侧立于柜内碗架上左、中、右三点瓷碗内表面玻片上大肠埃希菌的平均杀灭率分别为 99.89%、99.99%、99.98%,对金黄色葡萄球菌的平均杀灭率为 99.87%、99.98%、99.96%,但是启动保洁柜 180 分钟,对平铺于保洁柜底部碗、碟内的玻片 HBsAg 的抗原性不能完全破坏。

五、消毒效果的监测

紫外线灯具随着使用时间的延长，辐射强度不断衰减，杀菌效果亦会受到诸多因素的影响，因此对紫外线灯做经常性监测是确保其有效使用的重要措施，监测分为物理监测、生物监测两种，在卫健委的《消毒技术规范》里均有较详细说明。

（一）物理监测

物理监测器材是利用紫外线特异敏感元件制成的紫外线辐射照度计，直接测定辐照度值，间接确定紫外线的杀菌能力，国家消毒技术规范将其列入测试仪器系列。

仪器组成：由受光器、信号传输系统、信号放大电路、指示仪（或液晶显示板）等部件组成。测试原理：当光敏元件受到照射时，光信号转变成电信号，通过信号传输放大器由仪表指示出读值或转变成数字信号，在显示窗口显示出来。测试前先开紫外线灯5分钟，打开仪器后稳定5分钟再读数。

（二）生物监测

生物监测是通过测定紫外线对特定表面污染菌的杀灭率来确定紫外线灯的杀菌强度。方法：先在无菌表面画出染菌面积5 cm×5 cm，要求对照组回收菌量达到 $5\times10^5 \sim 5\times10^6$ CFU/cm^2。打开紫外线灯后5分钟，待其辐射稳定后移至待消毒表面垂直上方1 m处，消毒至预定时间后采样并做活菌培养计数，计算杀菌率，以评价杀菌效果。

（李玉泽）

第十七章

手术室护理

第一节 术前护理

手术前期是指从患者决定接受手术至将患者送至手术台。手术前护理的重点是在全面评估的基础上,做好必需的术前准备,纠正患者存在及潜在的生理、心理问题,加强健康指导,提高患者对手术和麻醉的耐受能力,使手术的危险性降到最低。

一、术前评估

(一)健康史与相关因素
了解患者身体的一般状况、既往健康状况、皮肤状况,以及与现有疾病相关的病史、药物应用情况及过敏史、手术史、家族史、遗传病史和女性患者婚育史等。此外还要了解患者既往有无高血压、糖尿病及心脏病,有无体内置入物(金属置入物、起搏器)等,初步判断其手术耐受性。

(二)身体状况
通过患者主诉和全面体格检查,了解其主要内脏器官的功能,是否存在心、肺、肝及肾脏等器官功能不全;有无营养不良、肥胖及水、电解质平衡失调等高危因素,评估手术的安全性。

1.评估各系统状况

如心血管系统、呼吸系统、泌尿系统、神经系统和血液系统等状况和高危因素。

2.辅助检查

了解患者各项实验室检查结果,如血、尿、便常规和血生化检查结果。了解 X 线、B 超、CT 及 MRI 等影像学检查结果,以及心电图、内镜检查报告和其他特殊检查的结果,以助判断病情及完善术前检查。

3.评估患者对手术的耐受能力

全身状况较好、无重要内脏器官功能损害、疾病对全身影响较小者手术耐受良好;全身情况不良、重要内脏器官功能损害较严重、疾病对全身影响明显、手术损害大者手术耐受不良。

(三)心理-社会支持状况
手术患者易产生不良的心理状态,如感到紧张、焦虑、恐惧等,这些都可以削弱患者对手术和麻醉的耐受力,从而影响创伤的愈合和手术效果。评估、识别并判断出手术患者的心理状态,为患者提供及时有效的心理护理。

1.心理状态的改变

(1)睡眠形态紊乱,如失眠。

(2)语言和行为改变,如沉默寡言、易激动、无耐心、易怒或哭泣。

(3)尿频、食欲缺乏、疲劳和虚弱感,自我修饰程度下降。

(4)呼吸和脉搏加快、手心出汗、血压升高等。

2.心理状态改变的相关因素

(1)担心疾病严重甚至危及生命。

(2)担心疾病预后及后续影响。

(3)对手术、麻醉及治疗过程的担忧,以及相关知识未知、不确定。

(4)担心住院对家庭的照顾、子女和老人等带来不便。

(5)对住院费用的担忧。除了对患者进行上述评估以外,还要进一步评估其家庭经济状况、家庭成员及其单位同事对其住院的反应、态度,以利于发挥社会支持系统的作用。

(四)手术种类

手术的具体种类取决于患者疾病的情况,同一种外科疾病的不同发展阶段手术种类也可能不同。需要根据患者的具体情况,选择适宜的手术种类。手术类型按手术期限大致分为 3 类。

1.择期手术

手术时间没有期限的限制,可在充分的术前准备后进行手术,如一般的良性肿瘤切除术、腹股沟疝修补术等。

2.限期手术

手术时间可以选择,但有一定限度,不宜过久以免延误手术时机,应在限定的时间内完成术前准备,如各种恶性肿瘤根治术。

3.急症手术

病情危重,需要在最短时间内进行必要的准备后迅速实施手术,以抢救患者生命,如外伤性肝、脾破裂和肠破裂、胸腔和腹腔大血管破裂等。

(五)麻醉方法与术前准备

患者麻醉前用药的目的在于解除焦虑、镇静和催眠、镇痛、抑制腺体分泌及抑制不良反射。常用的麻醉药物有镇静药和催眠药、镇痛药、抗胆碱药及抗组胺药。

任何麻醉都可能给患者带来不同程度的损害和风险。为了保障患者在麻醉期间的安全,增强患者对手术和麻醉的耐受性,避免麻醉意外,减少麻醉后并发症,必须做好麻醉前病情评估和准备工作。根据麻醉作用部位和所用药物的不同,临床麻醉分为全身麻醉、局部麻醉、椎管内麻醉、复合麻醉、基础麻醉。局部麻醉又包括表面麻醉、局部浸润麻醉、区域阻滞麻醉、神经及神经丛阻滞麻醉;椎管内麻醉又可分为蛛网膜下腔阻滞和硬脊膜外阻滞。

二、护理措施

(一)术前的常规准备与护理

1.饮食和休息

术前准备期间根据患者的手术种类、方式、部位和范围,进行饮食指导,鼓励患者多摄入营养丰富、易消化的食物。患者术前应补充足够的热量、蛋白质和维生素。消除引起患者不良睡眠的诱因,创造安静舒适的环境,促进患者睡眠。督促患者活动与休息相结合,必要时遵医嘱予以镇静安眠药。

2.术前适应性训练

(1)指导患者练习使用便盆,在床上排尿和排便。

(2)教会患者自行调整卧位和床上翻身的方法,以适应术后体位的变化。

(3)指导患者练习术中体位,如甲状腺手术者,术前给予肩部垫枕、头后仰的体位训练,以适应术中颈过伸的姿势。

(4)教会患者正确的深呼吸、咳嗽、咳痰方法并进行练习。

3.输血和补液

(1)术前应做好血型和交叉配血试验,备好一定数量的全血、血细胞或血浆。

(2)凡有水、电解质及酸碱平衡失调和贫血者,应在术前予以纠正。

(3)加强病情观察和生命体征监测,发现异常及时给予对症处理。

4.协助完成术前检查

术前做好肝、肾功能检查及出血和凝血时间、凝血酶原时间、血小板计数检查,必要时监测有关凝血因子。了解肝、肾功能损害程度,最大限度地改善肝、肾功能,提高患者对手术的耐受能力。

5.合理应用抗感染药物,预防术后感染

抗感染药物的预防性应用一般适用于以下几种情况。

(1)涉及感染病灶或切口接近感染区域的手术。

(2)胃肠道手术。

(3)预计操作时间长、创面大的手术。

(4)开放性创伤,创面已污染,清创时间长或清创不彻底者。

(5)涉及大血管的手术。

(6)植入人工制品的手术。

(7)器官移植术。

此外,积极处理已存在的感染灶,避免与其他感染者接触。

6.消化系统的准备

(1)成人择期手术前8～12小时开始禁食,术前4小时开始禁水,以防呕吐引起窒息或吸入性肺炎;小儿术前应4～8小时禁食(奶),2～3小时禁水。

(2)胃肠道手术患者术前1～2天进流质食物,非胃肠道手术患者术前一般不限制饮食种类。

(3)一般性手术的患者,督促其术前晚排便,必要时使用开塞露或0.1%～0.2%肥皂水灌肠等促使残留粪便的排出,以防麻醉后肛门括约肌松弛而有粪便排出,增加污染的机会。

(4)消化道手术或某些特殊疾病(如急性弥散性腹膜炎、急性胰腺炎等),术前应放置胃管。

7.手术前皮肤准备

(1)术前1天督促患者剪短指甲、理发、沐浴及更衣。细菌栖居密度较高的部位(如手、足)或不能接受刺激消毒剂的部位(如面部、会阴部)术前可用氯己定反复清洗,必要时协助其完成。

(2)做好手术区皮肤准备:彻底清除手术切口部位和周围皮肤的污染。术前备皮应当在手术当日进行,确需去除手术部位毛发时,应当使用不损伤皮肤的方法,避免使用刀片刮除毛发。备皮时注意遮挡和保暖,动作轻巧,防止损伤表皮和增加感染的可能性。手术区皮肤准备范围包括切口周围至少 15 cm 的区域。

(二)心理准备

通过健康教育及术前访视建立良好的护患关系,给予患者心理支持和疏导,帮助患者认识疾病、手术的相关知识及术后用药的注意事项,向患者说明术前准备的必要性,逐步掌握术后配合技巧及康复知识,使患者对手术的风险及可能出现的并发症有足够的认识及心理准备。

(三)术日晨的护理

认真检查、确定各项准备工作的落实情况;若发现患者有不明原因的体温升高,或女性患者月经来潮等情况,应延迟手术;进入手术室前,指导患者排尽尿液;估计手术时间持续 4 小时以上及接受下腹部或盆腔内手术者,应予以留置导尿管并妥善固定;胃肠道及上腹部手术者,应放置胃管;嘱患者拭去指甲油、口红等化妆品;取下活动的义齿、发夹、眼镜、手表、首饰和其他贵重物品;备好手术需要的病历、各种影像检查片及特殊药品等,随同患者带入手术室;与手术室接诊人员仔细核对患者、手术部位及名称,做好交接;根据手术类型及麻醉方式准备麻醉床,备好床旁监护设备及物品。

(四)特殊手术患者的护理

1.急症手术

在最短时间内做好急救处理的同时进行必要的术前准备,如立即输液,改善患者水、电解质及酸碱平衡失调状况。若患者处于休克状态,立即建立两条以上静脉通道,迅速补充血容量;尽快处理伤口及原发病等。

2.营养不良

血清蛋白在 35 g/L 以下、血清转铁蛋白<1.5 mg/L、体重 1 个月内下降 5% 者,存在营养不良。营养不良患者常伴低蛋白血症,可引起组织水肿,影响愈合;此外,营养不良者抵抗力低下,易并发感染。因此,术前尽可能改善其营养状况,经口服或静脉补充热量、蛋白质和维生素,以利术后组织的修复和创口愈合,提高机体抵抗力。

3.高血压

血压在 21.3/13.3 kPa(160/100 mmHg)以下者可不必做特殊准备;高血压患者术前 2 周停用利血平等降压药,指导患者改用钙通道阻滞剂或 β 受体阻滞剂等合适的降压药以控制血压,但不要求血压降至正常水平再手术。

4.心脏病

伴有心血管疾病的患者,术前应注意以下问题。

(1)长期低盐饮食和服用利尿药物导致患者水、电解质平衡失调者,术前需纠正。

(2)有心律失常者,偶发的室性期前收缩一般不需特殊处理;如有心房颤动伴心室率≥100 次/分者,遵医嘱予以毛花苷 C 或口服普萘洛尔,尽可能将心率控制在正常范围;老年冠心病患者,若出现心动过缓,心室率≤50 次/分,术前遵医嘱用阿托品0.5~1.0 mg,必要时放置临时心脏起搏器。

(3)急性心肌梗死患者 6 个月内不施行择期手术,6 个月以上无心绞痛发作者,在监护条件下可施行手术。

(4)心力衰竭患者,在心力衰竭控制 3~4 周再施行手术。

5.呼吸功能障碍

(1)术前2周停止吸烟,防止呼吸道分泌物过多,影响呼吸道通畅。

(2)伴有阻塞性肺功能不全的患者,遵医嘱行雾化吸入治疗,改善通气功能。

(3)哮喘患者可口服地塞米松等药物,减轻支气管黏膜水肿。

(4)痰液黏稠的患者,可采用雾化吸入或服用药物使痰液稀薄,易于咳出。

(5)急性呼吸系统感染的患者,若为择期手术应推迟至治愈后1~2周再行手术;若为急症手术,需应用抗生素并避免吸入麻醉。

(6)重度肺功能不全及并发感染者,必须采取积极措施,改善其肺功能,待感染控制后再施行手术。

6.肝脏疾病

手术创伤和麻醉都将加重肝脏负荷。术前进行肝功能检查,了解患者肝功能情况。肝功能轻度损害者一般不影响手术耐受力;肝功能损害严重或濒于失代偿者,如有营养不良、腹水、黄疸等或急性肝炎患者,手术耐受力明显减弱,除急症抢救外,一般不宜手术。术前给予高糖、高蛋白饮食改善营养状况,必要时输注入血清蛋白、少量多次新鲜血液、维生素以纠正贫血、低蛋白血症、增加凝血因子等,改善全身情况。有胸腔积液、腹水者,限制钠盐,遵医嘱用利尿药。

7.肾脏疾病

手术创伤、麻醉和药物都将加重肾脏负荷。术前进行肾功能检查,了解患者肾功能情况。依据24小时内肌酐清除率和血尿素氮测定值,可将肾功能损害分为轻度、中度、重度。轻度、中度肾功能损害者,经过适当的内科处理多能较好地耐受手术;重度损害者需在有效透析治疗后才可耐受手术,但手术前应最大限度地改善肾功能。

8.糖尿病

糖尿病患者易发生感染,术前应积极控制血糖及相关并发症。一般实施大手术前将血糖水平控制在正常或轻度升高状态(5.6~11.2 mmol/L)、尿糖为＋~＋＋为宜。如应用长效胰岛素或口服降血糖药物者,术前均改为胰岛素皮下注射,每4~6小时1次,使血糖和尿糖控制在上述水平。为避免发生酮症酸中毒,尽量缩短术前禁食时间,静脉输液时胰岛素与葡萄糖的比例为1 U∶5 g。禁食期间定时监测血糖。

9.妊娠

妊娠患者患外科疾病需行手术治疗时,需将外科疾病对母体及胎儿的影响放在首位。如果手术时机可以选择,妊娠中期相对安全。如果情况可以,术前尽可能全面检查各系统、器官功能,特别是心、肺、肝、肾等功能,若发现异常,术前尽量纠正。需禁食时,从静脉补充营养,尤其是氨基酸和糖类,以保证胎儿的正常发育。

10.使用影响凝血功能药物时

(1)监测凝血功能。

(2)对于长期服用阿司匹林或非甾体抗炎药的患者,术前7天停药。

(3)术前使用华法林抗凝的患者,只要国际标准化比值维持在接近正常的水平,小手术可安全实施;大手术前4~7天停用华法林,但是对血栓栓塞的高危患者在此期间应继续使用肝素。

(4)择期大手术患者在手术前12小时内不使用大剂量低分子量肝素,4小时内不使用大剂量普通肝素;心脏外科患者手术前24小时内不使用低分子量肝素。

(5)在抗凝治疗期间需急诊手术的患者,一般需停止抗凝治疗。用肝素抗凝者,可用鱼精蛋白拮抗;用华法林抗凝者,可用维生素 K、血浆或凝血因子制剂拮抗。

三、健康指导

(1)告知患者与疾病相关的知识,使其理解手术的必要性。

(2)告知麻醉、手术的相关知识,使其掌握术前准备的具体内容。

(3)术前加强营养,注意休息和适当活动,提高抗感染能力。

(4)戒烟,早晚刷牙、饭后漱口,保持口腔卫生;注意保暖,预防上呼吸道感染。

(5)术前指导患者做各种训练,包括呼吸功能锻炼、床上活动、床上使用便盆等。

(石　婷)

第二节　术中护理

手术中期是指从患者被送至手术台到患者手术后送入恢复室(观察室)或外科病房。手术室护理工作重点是保证患者安全、严格无菌操作和恰当术中配合,以确保麻醉和手术的顺利完成。

一、术前准备

(一)环境准备

评估手术室的环境,尽可能降低交叉感染风险,全过程控制污染因素。手术室只有建立健全各项规章制度,明确各类人员的职责,才能防止已经灭菌和消毒的物品、已行无菌准备的手术人员或手术区不再被污染。除参加手术及相关人员外,其他人员一律不准随便进入手术室。患有急性上呼吸道感染、急慢性皮肤感染性疾病者,不可进入手术室,更不能参加手术;凡进入手术室的人员,必须按规定更换手术室的清洁衣裤、口罩、帽子、鞋等。凡来参观者必须在指定的手术间内参观,参观人员不可随意走动;手术间内人数应根据手术间大小决定;手术开始后,应尽量减少开门次数、减少走动和不必要的活动,不可在无菌区内穿行,大声叫喊、咳嗽;无菌手术与有菌手术严格分开,若在同一手术间内接台,应先安排做无菌手术,后做污染或感染手术;所有工作人员应严格执行无菌操作技术,并相互监督。

(二)物品器械准备

评估手术物品及器械的准备及灭菌情况:手术时手术器械和用物直接穿过皮肤或黏膜接触人体组织或器官,属于高危险性物品,所以手术器械和物品的灭菌是预防手术感染的重要环节。

1.手术器械、器具和物品的灭菌

灭菌前准备包括手术器械、物品的清洗、包装、装载,遵循 WS310.2 的要求。

灭菌方法:①耐热、耐湿手术器械,应首选压力蒸汽灭菌。②不耐热、不耐湿手术器械,应采用低温灭菌方法。③不耐热、耐湿手术器械,应首选低温灭菌方法,无条件的医疗机构可采用灭菌剂浸泡灭菌。④耐热、不耐湿手术器械,可采用干热灭菌方法。⑤外来医疗器械,医疗机构应要求器械公司提供清洗、包装、灭菌方法和灭菌循环参数,并遵循其灭菌方法和灭菌循环参数的要求进行灭菌。⑥置入物:医疗机构应要求器械公司提供置入物的材质、清洗、包装、灭菌方法和灭菌循环参数,并遵循其灭菌方法和灭菌循环参数的要求进行灭菌,置入物灭菌应在生物监测结果合格后放行;紧急情况下置入物的灭菌,应遵循 WS310.3 的要求。⑦动力工具:分气动式和电动式,一般由钻头、锯片、主机、输气连接线、电池等组成。应按照使用说明的要求对各种部件进行清洗、包装与灭菌。

2.手术敷料的灭菌

手术敷料灭菌前应存放于温度为 18～22 ℃,相对湿度为 35%～70% 的环境。棉布类敷料可采用符合 YY/T0698.2 要求的棉布包装。棉纱类敷料可选用符合 YY/T0698.2、YY/T0698.4、YY/T0698.5 要求的医用纸袋、非织造布、皱纹纸或复合包装袋,采用小包装或单包装。

灭菌方法:棉布类敷料和棉纱类敷料应首选压力蒸汽灭菌,符合 YY/T0506.1 要求的手术敷料,应根据材质不同选择相应的灭菌方法。

(三)手术人员准备

避免手术患者伤口感染,手术人员的无菌准备是必要条件之一。评估手术人员的准备情况,手术进行前,手术人员应进行手臂洗刷消毒,穿无菌手术衣,戴无菌手套,防止细菌污染手术切口。

1.外科口罩佩戴方法

(1)方法:①将口罩罩住鼻、口及下巴,口罩下方带系于颈后,上方带系于头顶中部。②将双手指尖放在鼻夹上,从中间位置开始,用手指向内按压,并逐步向两侧移动,根据鼻梁形状塑造鼻夹。③调整系带的松紧度。

(2)注意事项:不应一只手捏鼻夹。医用外科口罩只能一次性使用。口罩潮湿、受到患者体液污染后,应及时更换。

2.外科手消毒

(1)定义:外科手术前医务人员用肥皂(皂液)和流动水洗手,再用手消毒剂清除或者杀灭手部暂居菌和减少常居菌的过程。使用的手消毒剂可具有持续抗菌活性。外科手消毒,监测的细菌菌落总数应≤5 cfu/cm^2。

(2)外科手消毒应遵循以下原则:先洗手,后消毒。不同患者手术之间、手套破损或手被污染时,应重新进行外科手消毒。

(3)洗手方法与要求:①洗手之前应先摘除手部饰物,并修剪指甲,长度应不超过指尖。②取适量的清洁剂清洗双手、前臂和上臂下 1/3,并认真揉搓。清洁双手时,应注意清洁指甲下的污垢和手部皮肤的皱褶处。③流动水冲洗双手、前臂和上臂下 1/3。④使用干手物品擦干双手、前臂和上臂下 1/3。

(4)外科手消毒方法。①冲洗手消毒方法:取适量的手消毒剂涂抹至双手的每个部位、前臂和上臂下 1/3,并认真揉搓 2～6 分钟,用流动水冲净双手、前臂和上臂下 1/3,无菌巾彻底擦干。流动水应达到 GB5749 的规定。特殊情况水质达不到要求时,手术医师在戴手套前,应用醇类手消毒剂再消毒双手后戴手套。手消毒剂的取液量、揉搓时间及使用方法遵循产品的使用说明。②免冲洗手消毒方法:取适量的免冲洗手消毒剂涂抹至双手的每个部位、前臂和上臂下 1/3,并认真揉搓直至消毒剂干燥。手消毒剂的取液量、揉搓时间及使用方法遵循产品的使用说明。

(5)注意事项:不应戴假指甲,保持指甲和指甲周围组织的清洁。在整个手消毒过程中应保持双手位于胸前并高于肘部,使水由手部流向肘部。洗手与消毒可使用海绵、其他揉搓用品或双手相互揉搓。术后摘除外科手套后,应用肥皂(皂液)清洁双手。用后的清洁指甲用具、揉搓用品如海绵、手刷等,应放到指定的容器中;揉搓用品每次使用后消毒或者一次性使用;清洁指甲用品应每天清洁与消毒。

3.穿无菌手术衣

许多医院目前已使用全遮盖式手术衣(又称遮背式手术衣,图17-1),它有3对系带:领口一对系带;左叶背部与右叶内侧腋下各一系带组成一对;右叶宽大,能包裹术者背部,其上一系带与左腰部前方的腰带组成一对。

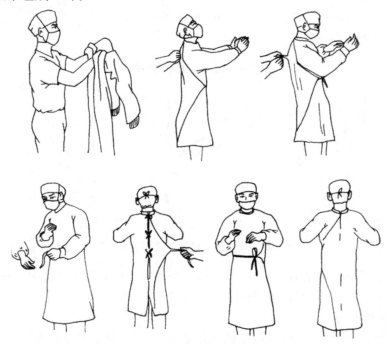

图 17-1 全遮盖式手术衣穿法

穿戴方法:①同传统方法穿上无菌手术衣,双手向前伸出袖口外,巡回护士协助提拉并系好领口的一对系带及左叶背部与右叶内侧腋下的一对系带。②按常规戴好无菌手套。③术者解开腰间活结(由左腰带与右包围叶上的带子结成)。④由洗手护士直接或巡回护士用持物钳夹取右叶上的带子,自术者后面绕到前面,使手术衣右叶遮盖左叶,将带子交术者与腰带一起系结于左腰部前。

4.戴无菌手套

戴无菌手套有闭合式和开放式两种方法(图17-2,图17-3)。目前临床提倡采用闭合式戴手套方法。

(1)闭合式:穿上手术衣时双手不出袖口,右手隔衣袖取左手套,将手套指端朝向手臂,拇指相对,放于左手衣袖上,两手拇指隔衣袖分别插入手套反折部并将之翻转包裹于袖口上,手迅速深入手套内;同法戴右手套。

(2)开放式:掀开手套袋,捏住手套口向外翻折部分(即手套内面);取出手套,分清左、右侧;左手捏住并显露右侧手套口,将右手插入手套内,戴好手套,注意未戴手套的手不可接触手套外面(无菌面);用已戴好手套的右手指插入左手手套口翻折部的内面(即手套的外面),帮助左手插入手套并戴好;分别将左、右手套的翻折部翻回,并盖住手术衣的袖口,注意已戴手套的手只能接触手套的外面(无菌面);用无菌生理盐水冲洗手套上的滑石粉。

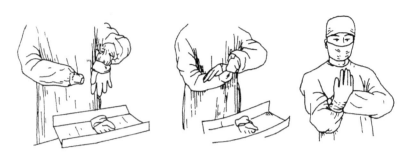

图 17-2　闭合式戴无菌手套法

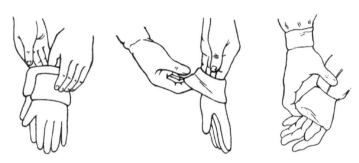

图 17-3　开放式戴无菌手套法

（3）协助他人戴手套：被戴者的手自然下垂，由洗手护士用双手撑开其中一只手套，拇指对准被戴者，协助其将手伸入手套并包裹于袖口上。

（四）手术患者准备

手术时需将患者置于一定的体位，才能充分显露手术野，使手术顺利进行。一般由巡回护士协助医师根据患者的手术部位安置合适的手术体位。利用手术床的转动和附件的支持，应用枕垫、沙袋及固定带物件保持患者的体位，必要时由手术医师和麻醉师核实或配合，共同完成患者手术体位的安置。

1.基本要求

（1）最大限度地保证患者的安全与舒适。

（2）充分暴露手术区域，同时减少不必要的裸露。

（3）肢体及关节托垫须稳妥，不能悬空。

（4）保证呼吸和血液循环通畅，不影响麻醉医师的观察和监测。

（5）妥善固定，避免血管和神经受压、肌肉扭伤及压疮等并发症的发生。

2.常用的手术体位

（1）仰卧位：最常见的体位，适用于腹部、颌面部、颈部、骨盆及下肢手术等。

（2）侧卧位：适用于胸、腰部及肾手术。

（3）俯卧位：适用于脊柱及其他背部手术。

（4）膀胱截石位：适用于会阴部、尿道和肛门部手术。

（5）半坐卧位：适用于鼻咽部手术。

（五）评估手术术野皮肤消毒情况

安置好手术体位后，评估手术切口及周围皮肤的清洁程度、有无破损及感染。若皮肤表面有较多油脂或胶布粘贴的残迹,先用汽油或松节油拭去,用浸有碘伏消毒液的无菌纱球用力均匀地涂擦消毒手术区皮肤,局部擦拭 2 遍。消毒范围应在手术野及其外扩展≥15 cm,由内向外擦拭。已接触消毒范围边缘或污染部位的消毒纱球,不能再返擦清洁处。每遍范围逐渐缩小,不可超出上一次涂擦范围。若为污染、感染切口及会阴、肛门区手术时,消毒的顺序为由外向内、由上向下、由手术区外周清洁部向感染伤口或肛门、会阴部涂擦。

二、护理措施

(一)手术中严格执行无菌操作原则

1.明确无菌区域

树立无菌观念,手术人员一经洗手,手臂即不准接触未经消毒的物品。穿无菌手术衣及戴好无菌手套后,背部、腰部以下和肩部以上均应视为有菌区,不能再用手触摸。手术人员的手臂应肘部内收,靠近身体,既不可高举过肩,也不可下垂过腰或交叉放于腋下,手术床边缘以下的布单不可接触。凡下坠超过手术床边缘以下的器械、敷料、皮管及缝线等一概不可再取回使用。无菌桌仅桌缘平面以上属无菌,参加手术人员不得扶持无菌桌的边缘。器械护士和巡回护士都不能接触无菌桌桌缘平面以下的桌布。

2.保持无菌物品的无菌状态

无菌区内所有物品都必须是灭菌的,若灭菌包破损、潮湿或可疑污染时均应视为有菌。手术中若手套破损或接触到有菌物品,应立即更换无菌手套,前臂或肘部若受污染应立即更换手术衣或加套无菌袖套。无菌区的布单若被水或血浸湿即失去无菌隔离作用,应加盖干的无菌巾或更换新的无菌单。巡回护士取用无菌物品时须用无菌持物钳夹取,并与无菌区域保持一定距离。任何无菌包及容器的边缘均视为有菌,取用无菌物品时不可触及。

3.保护皮肤切口

皮肤虽经消毒,但残存在毛囊中的细菌对开放的切口仍有一定潜在威胁,因此,切开皮肤前,一般先用无菌聚乙烯薄膜覆盖,再经薄膜切开皮肤,以保护切口不被污染。切开皮肤和皮下脂肪层后,边缘应以大纱布垫或手术巾遮盖并固定,仅显露手术野。凡与皮肤接触的刀片和器械不应再用,延长切口或缝合前再消毒皮肤 1 次。手术中途因故暂停时,切口应用无菌巾覆盖。

4.正确传递物品和调换位置

手术时不可在手术人员背后或头顶方向传递器械及手术用品,手术者或助手需要器械时应由器械护士从器械升降台侧方或正面方向递给。手术过程中,手术人员须面向无菌区,并在规定区域内活动,同侧手术人员如需调换位置时,应先退后一步,转过身背对背地转至另一位置,以防触及对方背部不洁区。

5.污染手术的隔离技术

进行胃肠道、呼吸道或宫颈等污染手术时,切开空腔脏器前,先用纱布垫保护周围组织,并随时吸除外流的内容物,被污染的器械和其他物品应放在污染器械专用盘内,避免与其他器械接触,污染的缝针及持针器应在等渗盐水中刷洗。完成全部污染步骤后,手术人员应用灭菌用水冲洗或更换无菌手套,尽量减少污染的机会。

6.减少空气污染、保持洁净效果

手术进行时门窗应关闭,尽量减少人员走动。不用电扇,室内空调机风口也不能吹向手术床,以免扬起尘埃污染手术室内空气。手术过程中保持安静,不高声说话嬉笑,避免不必要的谈

话。尽量避免咳嗽、打喷嚏,不得已时须将头转离无菌区。请他人擦汗时,头应转向一侧。口罩
若潮湿,应更换。若有参观手术者,每个手术间参观人数不宜超过 2 人,参观手术人员不可过于
靠近手术人员或站得过高,也不可在室内频繁走动。

（二）严格执行手术安全核查制度

对手术患者进行安全核查,分别在麻醉实施前、手术开始前、患者离开手术室前由具有执业
资质的手术医师、麻醉医师和手术室护士三方依次核对患者身份（科室、姓名、性别、年龄、住院
号）、手术方式、知情同意、手术部位与标识、麻醉安全检查、皮肤是否完整、术野皮肤准备、静脉通
道建立、患者过敏史、抗生素皮试结果、感染性疾病筛查结果、术前备血情况、假体、体内置入物、
影像学资料等内容,由核查三方共同核查确认。

（三）严格执行手术室物品清点查对制度

器械护士和巡回护士在手术开始前、关闭体腔前、关闭体腔后、术毕（缝完皮肤后）共同准确
清点各种器械、敷料和缝针等数目,核对后并登记;在一些腔隙部位如膈肌、子宫、心包、后腹膜等
部位的关闭前、后,器械护士与巡回护士亦应共同清点物品;术中临时添加的器械、敷料,器械护
士与巡回护士必须在器械台上及时清点数目至少两次,并检查其完整性,及时准确记录无误后方
可使用;手术切口涉及两个或两个以上部位或腔隙,关闭每个部位或腔隙时均需清点。

（石　婷）

第三节　术　后　护　理

手术后期是指从患者被送到恢复室或外科病房至患者出院或继续追踪的时期。手术创伤导
致患者防御能力下降,术后禁食、切口疼痛和应激反应等加重了患者的生理、心理负担,不仅影响
创伤愈合和康复过程,而且可导致多种并发症的发生。手术后护理的重点是防治并发症,减轻患
者的痛苦和不适,促进患者康复。

一、术后评估

（一）术中情况

了解手术方式和麻醉情况,手术进程及术中出血、输血和补液情况,以及留置的引流管情况
等,以判断手术创伤大小及对机体的影响。

（二）身体状况

1.生命体征

评估患者回到病室时的神志、血压、脉搏、呼吸、血氧。

2.切口状况

了解切口部位及敷料包扎情况。

3.引流管

了解所置引流管的种类、数目和引流部位,注意引流液的量和性状、导尿管引流尿液的量和
色泽。

4.肢体功能

了解术后肢体感知觉恢复情况和四肢活动度、皮肤的温度和色泽。

5.体液

评估术后患者尿量、各种引流的丢失量、失血量及术后补液量和种类。

6.营养状态

评估术后患者每天摄入营养素的种类、量和途径,了解术后体重变化。

7.术后不适及并发症

了解有无切口疼痛、恶心呕吐、腹胀、呃逆、尿潴留等不适,观察和评估不适的种类和程度;评估有无术后出血、感染、切口裂开、深静脉血栓形成等并发症及危险因素。

8.辅助检查

了解术后血、尿常规、生化检查、血气分析等结果,尤其注意尿比重、血清电解质水平、血清蛋白及血清转铁蛋白的变化。

(三)心理和社会支持状况

评估术后患者和家属对手术的认识和看法,了解患者术后的心理感受,有无紧张、焦虑不安、恐惧、悲观、猜疑或敏感等心理反应。

进一步评估有无引起术后心理变化的原因:①手术致正常生理结构和功能改变,担忧手术对今后生活、工作及社交带来不利影响,如截肢、乳房切除或结肠造口等。②术后出现的各种不适如切口疼痛、尿潴留或呃逆等。③术后身体恢复缓慢及发生并发症。④担心不良的病理检查结果、预后差或危及生命。⑤担忧住院费用昂贵和难以维持后续治疗。

(四)判断预后

了解术后患者的治疗原则和治疗措施的落实情况。评估其机体修复情况,包括切口愈合、肠功能恢复、精神和体力恢复程度、休息和睡眠状况、食欲及饮食种类等。根据手术情况、术后病理检查结果和患者术后康复情况,判断其预后。

二、护理措施

(一)全麻恢复期的护理

1.生命体征和病情的观察

苏醒前设专人护理,常规监测心电图、血压、呼吸频率和血氧饱和度,每15~30分钟测量1次,直至患者完全清醒,呼吸循环功能稳定。

2.维持呼吸功能稳定

呕吐和误吸是引起全麻患者呼吸道阻塞、窒息的常见原因。为防止呕吐物误吸,术后应将患者去枕平卧,头偏向一侧,准备好吸引器及时清除口咽部分泌物。密切观察患者的病情变化,保持呼吸道通畅,常规给予患者吸氧,出现并发症时及时通知医师并协助处理。全麻后患者容易发生舌后坠阻塞咽喉部,这也是常见的呼吸道梗阻的原因,此外气管插管拔除后,因麻醉药、肌肉松弛药的残留肌力尚未恢复者,口咽部组织松弛的老年人及颈部短的肥胖者也容易发生呼吸道梗阻。表现为不完全呼吸道梗阻,此时可见呼吸时发出强弱不等的鼾声,有时带有哨音,而血氧饱和度呈进行性下降。出现舌后坠时用手托起下颌,放入口咽通气管,清除咽喉部分泌物和异物。

3.维持循环功能稳定

在麻醉恢复期,血压容易波动,体位变化也可影响循环功能。低血压的主要原因包括低血容量、静脉回流障碍、血管张力降低等;高血压常见原因有术后疼痛、尿潴留、低氧血症、高碳酸血症、颅内压升高等。

4.其他

手术结束后,除意识障碍患者需带气管插管回病房外,一般应待患者意识恢复、拔除导管后再送回病房。此阶段工作可在手术间或麻醉苏醒室进行。全麻未清醒前,患者处于意识丧失阶段,必须守护在患者旁边适当防护、加以约束,防止患者发生坠床及引流管意外脱管等,保持引流管通畅,严密观察有无术后出血。维持体温正常,多数麻醉大手术术后患者体温过低,应注意保暖。少数患者,特别是婴幼儿,全麻后可出现高热、惊厥,与全麻药物引起中枢性体温调节失调有关,一旦发现体温升高,应积极进行物理降温,特别是头部降温,以防脑水肿。

5.明确麻醉苏醒进展情况

达到以下标准,可转回病房:①神志清醒,有定向力,回答问题准确。②呼吸平稳,能深呼吸及咳嗽,血氧饱和度>95%。③血压及脉搏稳定30分钟以上,心电图无严重的心律失常和心肌缺血改变。

6.苏醒延迟

若全身麻醉后超过2小时意识仍未恢复,在排除昏迷后,即可认为是麻醉苏醒延迟。与麻醉药物过量、麻醉药物应用不当、麻醉中低血压和低氧血症、代谢功能紊乱等原因有关。引起的苏醒延迟首先严密观察生命体征,维持呼吸道通畅,及时寻找患者苏醒延迟原因,进行针对性处理。

7.患者的转运

在转运前应补足容量,轻柔、缓慢地搬动患者。转送过程中妥善固定各管道,防止脱出。有呕吐可能者,将其头偏向一侧;全麻状态未醒者,在人工呼吸状态下转运;心脏及大手术、危重患者,在吸入纯氧及监测循环、呼吸等生命体征下转运。

(二)一般护理

1.安置患者

(1)与麻醉师和手术室护士做好床旁交接。

(2)搬运患者时动作轻稳,注意保护头部、手术部位及各引流管和输液管道。

(3)正确连接各引流装置。

(4)检查输液是否通畅。

(5)遵医嘱给氧。

(6)注意保暖,但避免贴身放置热水袋,以免烫伤。

2.合适体位

根据麻醉方式、术式安置患者的卧位。

(1)全身麻醉:尚未清醒的患者应平卧,头偏向一侧,使口腔分泌物或呕吐物易于流出,避免误吸入气管;全身麻醉清醒后根据需要调整卧位。

(2)蛛网膜下腔麻醉:患者应去枕平卧或头低卧位6~8小时,防止脑脊液外渗致头痛。

(3)硬脊膜外隙麻醉:患者一般取平卧位6小时,随后可根据手术部位安置成需要的卧位。

(4)休克:患者取中凹体位或平卧位。下肢抬高15°~20°,头部和躯干抬高20°~30°。

(5)颅脑手术:术后无休克或昏迷的患者可取15°~30°头高脚低斜坡卧位。

(6)颈、胸手术:术后患者多采用高半卧位,便于呼吸和有效引流。

(7)腹部手术:术后多采用低半卧位或斜坡卧位,以减少腹壁张力,便于引流,并可使腹腔渗血、渗液流入盆腔,避免形成膈下脓肿。

(8)脊柱或臀部手术后患者可取俯卧或仰卧位。

(9)腹腔内有污染者,在病情许可的情况下,尽早改为半坐位或头高脚低位。

(10)肥胖患者可取侧卧位,以利呼吸和引流。

3.病情观察

(1)生命体征:手术当天每15～30分钟测量1次脉搏、呼吸、血压,监测6～8小时至生命体征平稳。对危重患者,还必须密切观察瞳孔和神志,直至病情稳定,随后可改为每小时测量1次或遵医嘱定时测量,并做好记录。有条件者可使用床旁心电监护仪连续监测。

(2)体液平衡:手术后详细记录24小时出入量;对于病情复杂的危重患者,留置尿管,观察并记录每小时尿量。

(3)中心静脉压:如果手术中有大量血液、体液丢失,在术后早期应监测中心静脉压。呼吸功能或心脏功能不全者可采用Swan-Ganz导管以监测肺动脉压、肺动脉楔压及混合静脉血氧分压等。

(4)其他:特殊监测项目需根据原发病及手术情况而定,如胰岛素瘤患者术后需定时监测血糖、尿糖;颅脑手术后的患者监测颅内压及苏醒程度;血管疾病患者术后定时监测指(趾)端末梢循环状况等。

4.静脉补液

由于手术野的不显性液体丢失、手术创伤及术后禁食等原因,术后患者多需接受静脉输液直至恢复进食。术后输液的量、成分和输注速度,取决于手术的大小、器官功能状态和疾病严重程度。必要时遵医嘱输血浆、红细胞等,以维持有效循环血量。

5.饮食护理

(1)消化道手术:需禁食,待肠道功能恢复、肛门排气后,开始进少量流质饮食,逐步递增至全量流质饮食,至第5～6天进食半流质饮食,第7～9天可过渡到软食,术后10～12天开始普食。术后留置有空肠营养管者,可在术后第2天自营养管滴入营养液。

(2)非消化道手术:视手术大小、麻醉方法及患者的全身反应而定。体表或肢体的手术,全身反应较轻者,术后即可进食;手术范围较大,全身反应明显者,待反应消失后方可进食。局部麻醉者,无任何不适,术后即可按需进食。蛛网膜下腔麻醉和硬脊膜外隙麻醉者,若无恶心、呕吐,术后3～6小时可根据需要适当进食。全身麻醉者,应待完全清醒、无恶心呕吐后方可进食,先给予流质饮食,以后视情况逐步过渡到半流质饮食或普食。

6.引流管护理

区分各引流管放置的部位和作用,做好标记并妥善固定。保持引流通畅,若引流液黏稠,可通过负压吸引防止堵塞;术后经常检查引流管道有无堵塞或扭曲。观察并记录引流液的量、性状和颜色,如有异常及时通知医师。如使用引流瓶,更换连接管及引流瓶时要注意无菌操作技术。熟悉各类引流管的拔管指征,并进行宣教。

(1)置于皮下等浅表部位的乳胶片一般术后1～2天拔除。

(2)烟卷引流一般术后3天拔除。

(3)腹腔引流管若引流液甚少,可于术后1～2天拔除;如作为观察胃肠道吻合口渗漏情况,则需保留至所预防的并发症可能发生的时间后再拔除,一般为术后5～7天。

(4)胸腔引流管:①保持管道的密闭。②严格无菌操作,防止逆行感染。③保持引流管道系统通畅。④观察和记录。⑤妥善固定引流管,防止脱出。⑥拔管指征和方法。

（5）胃肠减压管:在肠功能恢复、肛门排气后拔除,其他引流管则视具体情况而定。

7.休息与活动

（1）休息:保持病室安静,减少对患者的干扰,保证其安静休息及充足的睡眠。

（2）活动:早期活动有助于增加肺活量、减少肺部并发症、改善全身血液循环、促进切口愈合、预防深静脉血栓形成、促进肠功能恢复和减少尿潴留的发生。原则上,大部分患者术后 24～48 小时内可试行下床活动。病情稳定后鼓励患者早期床上活动,争取在短期内起床活动,除非有治疗方面的禁忌。鼓励并协助患者在床上进行深呼吸运动、四肢主动活动与被动活动、自行翻身等。活动时固定好各种导管,防跌倒,并给予协助。

8.手术切口护理

观察切口有无渗血、渗液,切口及周围皮肤有无发红及切口愈合情况,及时发现切口感染、切口裂开等异常。保持切口敷料清洁干燥,并注意观察术后切口包扎是否限制了胸、腹部呼吸运动或指(趾)端血液循环。对烦躁、昏迷患者及不合作患儿,可适当使用约束带,防止敷料脱落。

（1）外科手术切口的分类。①清洁切口:手术未进入感染炎症区,未进入呼吸道、消化道、泌尿生殖道及口咽部位。②清洁-污染切口:手术进入呼吸道、消化道、泌尿生殖道及口咽部位,但不伴有明显污染。③污染切口:手术进入急性炎症但未化脓区域;开放性创伤手术;胃肠道、尿路、胆道内容物及体液有大量溢出污染;术中有明显污染(如开胸心脏按压)。④感染切口:有失活组织的陈旧创伤手术;已有临床感染或脏器穿孔的手术。

（2）切口愈合等级。①甲级愈合:愈合良好,无不良反应。②乙级愈合:愈合处有炎症反应,如红肿、硬结、血肿、积液等,但未化脓。③丙级愈合:切口已化脓,需要做切开引流等处理。

（3）缝线拆除时间:根据切口部位、局部血液供应情况、患者年龄及全身营养状况决定。一般而言,头、面及颈部切口在术后 4～5 天拆线,下腹部和会阴部切口为术后 6～7 天拆线,胸部、上腹部、背部和臀部术后 7～9 天拆线,四肢术后 10～12 天拆线,减张缝线于术后 14 天拆除。青少年患者拆线时间可适当缩短,年老体弱、营养不良或糖尿病患者拆线时间需适当延迟;切口较长者先间隔拆线,1～2 天后再将剩余缝线拆除。用可吸收缝线者可不拆线。

（三）术后不适的护理

1.切口疼痛

（1）常见原因:麻醉作用消失后,患者开始感觉切口疼痛。切口疼痛在术后 24 小时内最剧烈,2～3 天后逐渐减轻。剧烈疼痛可影响各器官的正常生理功能和休息,故需关心患者,并给予相应的处理和护理。

（2）护理措施:①评估和了解疼痛的程度,可采用口述疼痛分级评分法、数字疼痛评分法、视觉模拟疼痛评分法等。②观察患者疼痛的时间、部位、性质和规律。③鼓励患者表达疼痛的感受,并简单解释切口疼痛的规律。④手术后,可遵医嘱给予患者镇静、镇痛类药物,如地西泮、布桂嗪、哌替啶等。⑤大手术后 1～2 天内,可持续使用患者自控镇痛泵进行镇痛。患者自控镇痛泵是指患者感觉疼痛时,通过按压计算机控制的微量泵按钮,向体内注射医师事先设定的药物剂量进行镇痛;给药途径以经静脉、硬膜外最为常用。常用药物为吗啡、芬太尼、曲马多或合用非甾体抗炎药等。⑥尽可能满足患者对舒适的需要,如协助变换体位,减少压迫等。⑦指导患者运用正确的非药物方法减轻疼痛,减轻对疼痛的敏感性,如分散患者注意力、按摩、放松或听音乐等。

2.发热

发热是术后患者最常见的症状。由于手术创伤的反应,术后患者的体温可略升高,变化幅度在0.1～1.0 ℃,一般不超过38 ℃,称为外科手术热或吸收热,于术后1～2天体温逐渐恢复正常。

(1)常见原因:术后24小时内的体温过高(＞39 ℃),常为代谢性或内分泌异常、低血压、肺不张和输血反应等;术后3～6天的发热或体温降至正常后再度发热,则要警惕继发感染的可能,如手术切口、肺部及尿路感染。如果发热持续不退,要密切注意是否因更为严重的并发症所引起,如体腔术后残余脓肿等。

(2)护理措施:①监测体温及伴随症状。②及时检查切口部位有无红、肿、热、痛或波动感。③遵医嘱应用药物降温或物理降温。④结合病史进行如X线胸片、B超、CT、切口分泌物涂片和培养、血培养、尿液检查等,寻找原因并有针对性治疗。

3.腹胀

(1)常见原因:术后早期腹胀常是由于胃肠道蠕动受抑制、肠腔内积气无法排出所致。随着肠胃功能恢复、肛门排气后症状可缓解。若手术后数天仍无肛门排气、腹胀明显或伴有肠梗阻症状,可能是腹膜炎或其他原因所致的肠麻痹。若腹胀伴有阵发性绞痛、肠鸣音亢进,可能是早期肠粘连或其他原因所引起的机械性肠梗阻,应做进一步检查。

(2)护理措施:①胃肠减压、肛管排气或高渗溶液低压灌肠等。②协助患者勤翻身、下床活动。③遵医嘱使用促进肠蠕动的药物如新斯的明肌内注射。④若是因腹腔内感染或机械性肠梗阻导致的腹胀,非手术治疗不能改善者,需做好再次手术的准备。

4.恶心、呕吐

(1)常见原因:①术后早期的恶心、呕吐常常是麻醉反应所致,待麻醉作用消失后,即可自然停止。②开腹手术对胃肠道的刺激或引起幽门痉挛。③药物影响,常见的如环丙沙星类抗生素、单独静脉使用复方氨基酸、脂肪乳剂等。④严重腹胀。⑤水、电解质及酸碱平衡失调等。

(2)护理措施:①患者呕吐时,将其头偏向一侧,并及时清除呕吐物。②行针灸治疗或遵医嘱给予镇静、止吐药物及解痉药物。③若持续性呕吐,应查明原因,进行相应处理。

5.尿潴留

(1)常见原因:①合并有前列腺增生的老年患者。②蛛网膜下腔麻醉后或全身麻醉后,排尿反射受抑制。③切口疼痛引起后尿道括约肌和膀胱反射性痉挛,尤其是骨盆及会阴部手术后。④手术对膀胱神经的刺激。⑤患者不习惯于床上排尿。⑥镇静药物用量过大或低血钾等。对术后6～8小时尚未排尿或虽排尿但尿量少、次数频繁者,应在耻骨上区叩诊检查,明确有无尿潴留。

(2)护理措施:①稳定患者情绪,采用诱导排尿,如变换体位、下腹部热敷或听流水声等。②遵医嘱采用药物、针灸治疗。③上述措施无效时则应考虑在严格无菌技术下导尿,1次放尿液不超过1 000 mL。尿潴留时间过长或导尿时尿液量超过500 mL者,应留置导尿管1～2天。

6.呃逆

(1)常见原因:术后呃逆可能是神经中枢或膈肌直接受刺激引起。

(2)护理措施:①术后早期发生者,可压迫眶上缘,抽吸胃内积气、积液。②遵医嘱给予镇静或解痉药物。③上腹部术后患者若出现顽固性呃逆,要警惕吻合口漏或十二指肠残端漏、膈下积液或感染的可能,做超声检查可明确病因。一旦明确,配合医师处理。④未查明原因且一般治疗无效时,协助医师行颈部膈神经封闭疗法。

(四)术后并发症的观察与护理

1.出血

(1)常见原因:术后出血的可能原因有术中止血不完善或创面渗血、痉挛的小动脉断端舒张、结扎线脱落或凝血机制障碍等。可发生于手术切口、空腔脏器及体腔内。

(2)护理措施:①严密观察患者生命体征、手术切口,若覆盖切口的敷料被血液渗湿,可怀疑为手术切口出血,应打开敷料检查切口以明确出血情况和原因。②了解各引流管内引流液的性状、量和颜色变化。如胸腔手术后,若胸腔引流血性液体持续超过 200 mL/h,提示进行性出血。③未放置引流管者,可通过密切的临床观察,评估有无失血性休克的早期表现,如烦躁、心率增快、尿量少、中心静脉压<0.49 kPa(5 cmH$_2$O)等,特别是在输入足够的液体和血液后,休克征象未改善或加重,或好转后又恶化,都提示有术后出血。④腹部手术后腹腔内出血,早期临床表现不明显,只有通过密切的临床观察,必要时行腹腔穿刺,才能明确诊断。⑤少量出血时,一般经过更换切口敷料、加压包扎或全身使用止血药即可止血;出血量大时,应加快输液,遵医嘱输血或血浆,扩充血容量,并做好再次手术止血的术前准备。

2.压疮

压疮是术后常见的皮肤并发症。

(1)常见原因:术后患者由于切口疼痛、手术特殊要求需长期卧床,局部皮肤组织长期受压,同时受到汗液、尿液、各种引流液等的刺激,以及营养不良、水肿等原因,易导致压疮发生。

(2)护理措施:①积极采取预防措施,每 2 小时翻身 1 次;正确使用石膏、绷带及夹板;保持患者皮肤及床单清洁干燥,使用便盆时协助患者抬高臀部;协助并鼓励患者坚持每天进行主动或被动运动,鼓励早期下床;增加营养。②去除致病原因。③小水疱未破裂可自行吸收;大水疱在无菌操作下用注射器抽出疱内液体,再用无菌敷料包扎。④浅度溃疡用透气性好的保湿敷料覆盖;坏死溃疡者,清洁创面、去除坏死组织、保持引流通畅。

3.切口感染

(1)常见原因:切口内留有无效腔、血肿、异物或局部组织供血不良,合并有贫血、糖尿病、营养不良或肥胖等。

(2)护理措施:①术中严格遵守无菌技术原则、严密止血,防止残留无效腔、血肿或异物等。②保持伤口清洁、敷料干燥。③加强营养支持,增强患者抗感染能力。④遵医嘱合理预防性使用抗生素。手术患者皮肤切开前 30 分钟至 2 小时内或麻醉诱导期给予合理种类和合理剂量的抗生素。需要做肠道准备的患者,还需术前 1 天分次、足剂量给予非吸收性口服抗生素。若手术时间超过 3 小时,或者手术时间长于所用抗生素半衰期,或者失血量>1 500 mL 者,手术中应当对患者追加合理剂量的抗生素。⑤术后密切观察手术切口情况。若术后 3~4 天切口疼痛加重,切口局部有红、肿、热、压痛或波动感等,伴有体温升高、脉率加速和白细胞计数升高,可怀疑为切口感染。感染早期给予局部理疗,使用有效抗生素;化脓切口需拆除部分缝线,充分敞开切口,清理切口后,放置凡士林油纱条引流脓液,定期更换敷料,争取二期愈合;若需行二期缝合,做好术前准备。

4.深静脉血栓形成

深静脉血栓形成多见于下肢。开始时患者自感腓肠肌疼痛和紧束,或腹股沟区出现疼痛和压痛,随之下肢出现凹陷性水肿,沿静脉走行有触痛,可扪及索状变硬的静脉。一旦血栓脱落可引起肺动脉栓塞,导致死亡。

（1）常见原因：①术后腹胀、长时间制动、卧床等引起下肢及髂静脉回流受阻（特别是老年及肥胖患者）、血流缓慢。②手术、外伤、反复穿刺置管或输注高渗性液体、刺激性药物等致血管壁和血管内膜损伤。③手术导致组织破坏、癌细胞的分解及体液的大量丢失致血液凝集性增加等。

（2）护理措施。①加强预防：鼓励患者术后早期下床活动；卧床期间进行肢体的主动和被动运动；术后穿弹力袜以促进下肢静脉回流；对于血液处于高凝状态的患者，可预防性口服小剂量阿司匹林或复方丹参片。②正确处理：严禁经患肢静脉输液，严禁局部按摩，以防血栓脱落；抬高患肢、制动，局部 50% 硫酸镁湿热敷，配合理疗和全身性抗生素治疗；遵医嘱静脉输入低分子右旋糖酐和复方丹参溶液，以降低血液黏滞度，改善微循环；血栓形成 3 天内，遵医嘱使用溶栓剂（首选尿激酶）和抗凝剂（肝素、华法林）进行治疗。

5.切口裂开

切口裂开多见于腹部及肢体邻近关节部位。常发生于术后 1 周左右或拆除皮肤缝线后 24 小时内。往往发生在患者一次突然腹部用力或有切口的关节伸屈幅度较大时，通常自觉切口疼痛和突然松开，随即有淡红色液体自切口溢出，浸湿敷料。切口裂开分为全层裂开和深层裂开，但皮肤缝线完整的部分裂开。腹部切口全层裂开者可见有内脏脱出。

（1）常见原因：营养不良、组织愈合能力差、切口张力大、缝合不当、切口感染及腹内压突然升高，如剧烈咳嗽、打喷嚏或严重腹胀等。

（2）护理措施：①对年老体弱、营养状况差、估计切口愈合不良的患者，术前加强营养支持。②对评估发生此并发症可能性大的患者，在逐层缝合腹壁切口的基础上，加用全层腹壁减张缝线，术后用腹带适当加压包扎伤口，减轻局部张力，延迟拆线时间。③及时处理和消除慢性腹内压升高的因素。④手术切口位于肢体关节活动部位者，拆线后应避免大幅度动作。⑤一旦发生大出血，立即平卧，稳定患者情绪，避免惊慌，告知患者勿咳嗽和进食进饮；用无菌生理盐水纱布覆盖切口，用腹带轻轻包扎，与医师联系，立即送往手术室重新缝合；有肠管脱出者，切勿将其直接回纳腹腔，以免引起腹腔感染。

6.尿路感染

尿路感染常起自膀胱，若上行感染可引起肾盂肾炎。急性膀胱炎的主要表现为尿频、尿急、尿痛，伴或不伴排尿困难，一般无全身症状。急性肾盂肾炎多见于女性，主要表现为畏寒、发热、肾区疼痛等。

（1）常见原因：尿潴留、长期留置导尿管或反复多次导尿是术后尿路感染的常见原因。

（2）护理措施：①术前训练床上排尿。②指导患者术后自主排尿。③出现尿潴留及时处理，若残余尿量超过 500 mL 时，应严格按照无菌操作原则留置导尿管做持续引流。④鼓励患者多饮水，保持尿量在 1 500 mL/d 以上。⑤收集尿液并及时送检，根据尿培养及药物敏感试验结果选用有效抗生素控制感染。

7.肺部感染

肺部感染常发生在胸、腹部大手术后，特别是老年患者、长期吸烟、术前合并急、慢性呼吸道感染者。

（1）常见原因：术后呼吸运动受限、呼吸道分泌物积聚及排出不畅是引起术后肺部感染的主要原因。

（2）护理措施：①保持病室适宜温度（18～22 ℃）、湿度（50%～60%），维持每天液体摄入量 2 000～3 000 mL。②术后卧床期间鼓励患者每小时重复做深呼吸 5～10 次，帮助其翻身、叩背，促进气道内分泌物排出。③教会患者保护切口和进行有效咳嗽、咳痰的方法,用双手按住患者季肋部或切口两侧,限制胸部或腹部活动的幅度以保护切口,在深吸气后用力咳痰,并做间断深呼吸。④协助患者取半卧位,病情允许尽早下床活动。⑤痰液黏稠不易咳出者,予以雾化吸入。⑥遵医嘱应用抗生素及祛痰药物。

8.消化道并发症

常见急性胃扩张、肠梗阻等。腹腔手术后胃肠道功能的恢复往往需要一定时间。一般肠道功能的恢复从术后 12～24 小时开始,此时可闻及肠鸣音;术后 48～72 小时整个肠道蠕动可恢复正常,肛门排气、排便。

预防措施:①胃肠道手术前灌肠、留置胃管。②维持水、电解质和酸碱平衡,及早纠正低血钾、酸中毒等。③术后禁食、胃肠减压。④取半卧位,按摩腹部。⑤及早下床活动。

(五)心理护理

加强巡视,建立相互信任的护患关系,鼓励患者说出自身的想法,明确其所处的心理状态,给予适当的解释和安慰;满足其合理需要,提供有关术后康复、疾病恢复方面的知识,帮助患者缓解术后不适;告知其配合治疗与护理的要点,帮助患者建立疾病康复的信心,正确面对疾病及预后;鼓励患者提升生活自理能力。

(六)健康教育

1.休息与活动

保证充足的睡眠,活动量从小到大,一般出院后 2～4 周可从事一般性工作和活动。

2.康复锻炼

告知患者康复锻炼的知识,指导术后康复锻炼的具体方法。

3.饮食与营养

恢复期患者合理摄入均衡饮食,避免辛辣刺激食物。

4.用药指导

需继续治疗者,遵医嘱按时、按量服药,定期复查肝、肾功能。

5.切口处理

切口拆线后用无菌纱布覆盖 1～2 天,以保护局部皮肤。若开放性伤口出院者,向患者及家属交代门诊换药时间及次数。

6.复诊

告知患者恢复期可能出现的症状,有异常立即返院检查。一般手术后 1～3 个月门诊随访 1 次,以评估和了解康复过程及切口愈合情况。

(石　婷)

参 考 文 献

[1] 吴旭友,王奋红,武烈.临床护理实践指引[M].济南:山东科学技术出版社,2021.

[2] 张纯英.现代临床护理及护理管理[M].长春:吉林科学技术出版社,2019.

[3] 艾翠翠.现代疾病护理要点[M].长春:吉林科学技术出版社,2019.

[4] 尹玉梅.实用临床常见疾病护理常规[M].青岛:中国海洋大学出版社,2020.

[5] 赵玉洁.常见疾病护理实践[M].北京:科学技术文献出版社,2019.

[6] 白志芳.实用临床护理技术与操作规范[M].长沙:湖南科学技术出版社,2019.

[7] 贾雪媛,王妙珍,李凤.临床护理教育与护理实践[M].长春:吉林科学技术出版社,2019.

[8] 姜雪.基础护理技术操作[M].西安:西北大学出版社,2021.

[9] 周霞.护理教学与临床实践[M].北京:中国纺织出版社,2021.

[10] 王绍利.临床护理新进展[M].长春:吉林科学技术出版社,2019.

[11] 蔡华娟,马小琴.护理基本技能[M].杭州:浙江大学出版社,2020.

[12] 张薇薇.基础护理技术与各科护理实践[M].开封:河南大学出版社,2021.

[13] 陈素清.现代实用护理技术[M].青岛:中国海洋大学出版社,2021.

[14] 窦超.临床护理规范与护理管理[M].北京:科学技术文献出版社,2020.

[15] 管清芬.基础护理与护理实践[M].长春:吉林科学技术出版社,2020.

[16] 黄俊蕾,赵娜,李丽沙.新编实用临床与护理[M].青岛:中国海洋大学出版社,2019.

[17] 任潇勤.临床实用护理技术与常见病护理.[M]昆明:云南科技出版社,2020.

[18] 孙丽博.现代临床护理精要[M].北京:中国纺织出版社,2020.

[19] 涂英.基础护理技能训练与应用[M].北京:科学出版社,2021.

[20] 万霞.现代专科护理及护理实践[M].开封:河南大学出版社,2020.

[21] 王艳.常见病护理实践与操作常规[M].长春:吉林科学技术出版社,2020.

[22] 李峰.护理综合实训教程[M].济南:山东大学出版社,2021.

[23] 廖喜琳,刘武,周琦.护理综合实训指导[M].西安:西安交通大学出版社,2020.

[24] 刘爱杰,张芙蓉,景莉,等.实用常见疾病护理[M].青岛:中国海洋大学出版社,2021.

[25] 王婷,王美灵,董红岩,等.实用临床护理技术与护理管理[M].北京:科学技术文献出版社,2020.

[26] 刘峥.临床专科疾病护理要点[M].开封:河南大学出版社,2021.

[27] 蒙黎.现代临床护理实践[M].北京:科学技术文献出版社,2018.

[28] 潘洪燕,龚姝,刘清林,等.实用专科护理技能与应用[M].北京:科学技术文献出版社,2020.

[28] 彭旭玲.现代临床护理要点[M].长春:吉林科学技术出版社,2019.

[30] 王春雷.实用护理技术与护理教学[M].长春:吉林科学技术出版社,2019.

[31] 吴小玲.临床护理基础及专科护理[M].长春:吉林科学技术出版社,2019.

[32] 张蕾.实用护理技术与专科护理常规[M].北京:科学技术文献出版社,2019.

[33] 张文燕,冯英,柳国芳,等.护理临床实践[M].青岛:中国海洋大学出版社,2019.

[34] 章志霞.现代临床常见疾病护理[M].北京:中国纺织出版社,2021.

[35] 赵静.新编临床护理基础与操作[M].开封:河南大学出版社,2021.

[36] 吕忠艳,孙敏,刘雪君.评价并分析支气管扩张症患者的临床护理效果[J].中国医药指南,2020,18(4):255-256.

[37] 王蕊.延续性护理对骨关节炎手术后患者康复进程及神经功能的影响[J].中国药物与临床,2019,19(1):171-174.

[38] 陈珍,李永顺,陈志勇.晚期肺癌护理中优质护理的应用效果观察[J].基层医学论坛,2020,24(6):816-818.

[39] 韩慧慧,马彩霞,吴霞.个性化护理在先兆早产护理中的应用分析[J].实用妇科内分泌电子杂志,2019,6(17):159-159.

[40] 许苇苇.健康教育干预在产后出血护理中的应用[J].中国继续医学教育,2020,12(19):173-175.